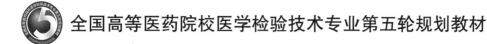
全国高等医药院校医学检验技术专业第五轮规划教材

临床微生物学检验

第 5 版

（供医学检验技术专业用）

U0196487

主　编　李　敏　赵建宏

主　审　洪秀华

副主编　李小俊　杨启文　周铁丽　马秀敏　刘双全

编　者　（以姓氏笔画为序）

马秀敏（新疆医科大学第三临床医学院）　　王月华（吉林医药学院）

王豫萍（贵州医科大学）　　向　阳（陆军军医大学）

刘双全（南华大学第一临床学院）　　江玉凤（山东第一医科大学）

李　敏（上海交通大学医学院）　　李　静（青岛大学青岛医学院）

李小俊（河北北方学院）　　李冬冬（四川大学华西临床医学院）

李擎天（上海交通大学医学院）　　杨启文（北京协和医学院）

张　楚（南京医科大学康达学院）　　张　鹏（皖南医学院）

陆书华（济宁医学院）　　陈怡丽（中山大学）

周铁丽（温州医科大学）　　郑碧英（广东医科大学）

赵建宏（河北医科大学）　　聂志妍（上海健康医学院）

原素梅（山西医科大学汾阳学院）　　黄　健（遵义医科大学）

黄连江（厦门医学院）　　曹　越（韶关学院医学院）

程东庆（浙江中医药大学）

中国健康传媒集团

中国医药科技出版社

内 容 提 要

本教材是"全国高等医药院校医学检验技术专业第五轮规划教材"之一，系根据医学检验技术专业《临床微生物学检验》最新教学大纲要求和课程特点，结合编者多年的教学和临床经验编写而成。本教材共4篇、36章，系统介绍了微生物检验基础理论、微生物检验技术、微生物检验及临床标本微生物检验等内容。本教材为书网融合教材，即纸质教材有机融合电子教材、教学配套资源（PPT、微课/视频等）、题库系统、数字化教学服务（在线教学、在线作业、在线考试等），使教学内容更加多样化、立体化、生动化，便教易学。

本教材主要供全国高等医药院校医学检验技术专业师生教学使用。亦可作为相关专业的研究生考试复习参考和本专业工作人员的业务参考书。

图书在版编目（CIP）数据

临床微生物学检验 / 李敏，赵建宏主编. -- 5 版.
北京：中国医药科技出版社，2024. 12. --（全国高等医药院校医学检验技术专业第五轮规划教材）. -- ISBN
978-7-5214-4844-3

Ⅰ. R446.5

中国国家版本馆 CIP 数据核字第 2024SF6785 号

美术编辑　陈君杞
版式设计　友全图文

出版　**中国健康传媒集团** | 中国医药科技出版社
地址　北京市海淀区文慧园北路甲 22 号
邮编　100082
电话　发行：010 - 62227427　邮购：010 - 62236938
网址　www.cmstp.com
规格　889mm×1194mm $^1/_{16}$
印张　29 $^1/_2$
字数　846 千字
初版　2004 年 9 月第 1 版
版次　2025 年 1 月第 5 版
印次　2025 年 1 月第 1 次印刷
印刷　天津市银博印刷集团有限公司
经销　全国各地新华书店
书号　ISBN 978-7-5214-4844-3
定价　**118.00 元**

获取新书信息、投稿、为图书纠错，请扫码联系我们。

出版说明

全国高等医药院校医学检验技术专业本科规划教材自2004年出版至今已有20多年的历史。国内众多知名的有丰富临床和教学经验、有高度责任感和敬业精神的专家、学者参与了本套教材的创建和历轮教材的修订工作，使教材不断丰富、完善与创新，形成了课程门类齐全、学科系统优化、内容衔接合理、结构体系科学的格局。因课程引领性强、教学适用性好、应用范围广泛、读者认可度高，本套教材深受各高校师生、同行及业界专家的高度好评。

为深入贯彻落实党的二十大精神和全国教育大会精神，中国医药科技出版社通过走访院校，在对前几轮教材特别是第四轮教材进行广泛调研和充分论证基础上，组织全国20多所高等医药院校及部分医疗单位领导和专家成立了全国高等医药院校医学检验技术专业第五轮规划教材编审委员会，共同规划，正式启动了第五轮教材修订。

第五轮教材共18个品种，主要供全国高等医药院校医学检验技术专业用。本轮规划教材具有以下特点。

1. 立德树人，融入课程思政　深度挖掘提炼医学检验技术专业知识体系中所蕴含的思想价值和精神内涵，把立德树人贯穿、落实到教材建设全过程的各方面、各环节。

2. 适应发展，培养应用人才　教材内容构建以医疗卫生事业需求为导向，以岗位胜任力为核心，注重吸收行业发展的新知识、新技术、新方法，以培养基础医学、临床医学、医学检验交叉融合的高素质、强能力、精专业、重实践的应用型医学检验人才。

3. 遵循规律，坚持"三基""五性"　进一步优化、精炼和充实教材内容，坚持"三基""五性"，教材内容成熟、术语规范、文字精炼、逻辑清晰、图文并茂、易教易学、适用性强，可满足多数院校的教学需要。

4. 创新模式，便于学生学习　在不影响教材主体内容的基础上设置"学习目标""知识拓展""重点小结""思考题"模块，培养学生理论联系实践的实际操作能力、创新思维能力和综合分析能力，同时增强教材的可读性及学生学习的主动性，提升学习效率。

5. 丰富资源，优化增值服务　建设与教材配套的中国医药科技出版社在线学习平台"医药大学堂"教学资源（数字教材、教学课件、图片、微课/视频及练习题等），邀请多家医学检验相关机构丰富优化教学视频，使教学资源更加多样化、立体化，满足信息化教学需求，丰富学生学习体验。

本轮教材的修订工作得到了全国高等医药院校、部分医院科研机构以及部分医药企业的领导、专家与教师们的积极参与和支持，谨此表示衷心的感谢！希望本教材对创新型、应用型、技能型医学人才培养和教育教学改革产生积极的推动作用。同时，精品教材的建设工作漫长而艰巨，希望广大读者在使用过程中，及时提出宝贵意见，以便不断修订完善。

中国医药科技出版社

2025年1月

全国高等医药院校医学检验技术专业第五轮规划教材

◆ 编审委员会 ◆

数字化教材编委会

前言 *PREFACE*

临床微生物学检验是医学检验技术专业的主干课程之一。本课程内容涵盖临床微生物学基础知识、基本理论、临床微生物检测和鉴定技术、临床感染样本检测程序和技术等核心内容。本课程既具有丰富的理论知识，也具有高度的实践性和应用性。掌握本课程内容有助于医学检验技术专业学生将理论知识运用于实际临床检验工作，为临床感染性疾病的诊断、治疗和预防发挥关键作用。本课程以培养学生的实践能力和创新思维为重点，对学生未来的职业发展也有重要促进作用。

本教材既体现了教材的"三基"（基本理论、基本知识、基本技能）、"五性"（思想性、科学性、先进性、启发性、适用性）、"三特定"（特定对象、特定要求、特定限制），又符合了"本科医学检验技术专业毕业生应达到的学科专业基本要求"，即要求掌握医学检验技术基本知识、基本理论和基本技能，以及与之关联的基础医学、临床医学相关知识。

本版《临床微生物学检验》既有临床经典的继承性的内容，也充实了现代先进的检验内容与微生物最新的分类。全书随文配以彩图，帮助记忆与理解。教材中的英语专业名词为学生学习专业外语提供方便。与上一版教材相比，本版教材除融入国内外研究进展之外，在结构上将"微生物分类学"引至第一章，并在全本教材规范使用微生物分类标准。

本版教材分四篇36章。第一篇（绪论，1~6章）微生物检验基础理论，从微生物检验的角度阐述细菌、真菌与病毒的生理、生化与遗传特征以及微生物与宿主间的关系。第二篇（7~10章）微生物检验技术，阐述细菌、真菌与病毒的检验技术，并将抗微生物药物敏感性试验列入本篇内容。每种检验技术都从技术原理、技术方法、临床意义与评价三个层面叙述。第三篇（11~27章）微生物检验，主要介绍细菌、真菌与病毒的鉴定。细菌、真菌以属为单元，病毒以科为单元，从分类和命名、生物学特性、鉴别与鉴定、抗菌药物敏感性与临床意义五个方面加以阐述，更符合临床工作实际要求。第四篇（28~36章）临床标本微生物检验，以器官与系统的临床检验标本为单元，从常见病原微生物，标本采集、检验程序与方法，结果报告及解读方面加以阐述。

本教材编写团队由全国多所医学院及附属医院的专家学者组成，在编写分工上注意基础与临床相结合。本教材作为全国高等医药院校医学检验技术专业规划教材，主要以四年制本科医学检验技术专业人才为对象。同时，亦可作为相关专业的研究生考试复习参考和本专业工作人员的业务参考书。

本教材在编写过程中，得到各编写者所在单位的大力支持，在此深表谢意。鉴于编者水平和时间仓促，书中难免存在不足之处，敬请读者和专家批评、指正，以便再版时修正。

编　者
2024 年 8 月

CONTENTS 目录

第二篇　微生物检验技术

第三篇　微生物检验

第四篇 临床标本微生物检验

第一篇 微生物检验基础理论

本篇从临床微生物检验的角度阐述细菌、真菌及病毒等的分类命名、生理生化与遗传特征以及微生物与宿主间的关系，旨在掌握临床微生物检验操作技术的理论依据，更能熟悉检验结果的分析与临床应用评价，并在不断地完善现有检验技术基础上发展与创新。

绪　论

一、微生物与微生物学

微生物（microorganism）是广泛存在于自然界的一大群体积微小、结构简单、大部分需要借助光学显微镜或电子显微镜放大几百至几万倍才能看到的微小生物。微生物涉及卫生健康、食品和工农业等诸多领域，与人类关系密切。

微生物学（microbiology）是生命科学中的一门重要学科，是研究微生物的种类、生物学性状及其与人类、动植物等相互关系的学科。

（一）微生物的类型

按照微生物有无细胞基本结构、分化程度和化学组成等不同，可将其分成以下三种类型。

1. 非细胞型微生物（acellular microorganism）　体积微小，能通过细菌滤器，无细胞结构，无产生能量的酶系统，由单一核酸（DNA 或 RNA）和（或）蛋白质衣壳组成，必须在活的易感细胞内生长繁殖。属于非细胞型微生物的有病毒、亚病毒（比病毒更小的感染因子，如仅由 RNA 组成的卫星病毒和类病毒）以及仅由蛋白质组成的朊粒。

2. 原核细胞型微生物（prokaryote microorganism）　由单细胞组成，细胞核的分化程度较低，仅有原始核，染色体仅为单个裸露的环状 DNA 分子，无核膜和核仁等结构。细胞壁由肽聚糖构成，缺乏完整的细胞器。主要包括细菌、支原体、衣原体、立克次体、螺旋体和放线菌等。

（1）细菌（bacterium）　具有细胞壁、细胞膜和细胞核等基本结构。一些细菌还有特殊结构，包括鞭毛、菌毛、芽胞和荚膜等。

（2）支原体（mycoplasma）　一类没有细胞壁、形态不规则，可通过一般的除菌滤器，是目前所知的能独立生活、自行繁殖的最小原核细胞型微生物。支原体细胞膜不是类脂双层蛋白质镶嵌结构，而是三层结构，内外层由蛋白质和糖类组成，中层为磷脂（或糖脂）和胆固醇。

（3）衣原体（chlamydia）　一类介于细菌和病毒之间的细胞内寄生的原核细胞型微生物。它类似于革兰阴性菌，有独特的发育周期（原体和始体）和形态。

（4）立克次体（rickettsia）　一类除少数外均专性寄生在宿主细胞内的原核细胞型微生物。除细胞内寄生外，与革兰阴性菌相似。

（5）螺旋体（spirochete）　一类细长、柔软、富有弹性、弯曲成螺旋状，利用细胞壁和细胞膜间的轴丝活泼运动的原核细胞型微生物。

（6）放线菌（actinomyces）　和细菌相似，形态特点是呈丝状，行分枝生长。

3. 真核细胞型微生物（eukaryote microorganism）　大部分由多细胞组成，细胞核分化程度高，有典型的核结构（核仁、核膜和染色体），通过有丝分裂进行繁殖。胞质内有多种完整的细胞器（如内质网、核糖体、线粒体等）。细胞壁由纤维素、几丁质构成。属于这类型的微生物有真菌（fungus）、藻类等。真菌可进行有性和（或）无性繁殖，有细胞壁，常可产生分枝或不分枝的丝状体。

（二）微生物与人类的关系

人类生活的环境、人类体表及与外界相通的腔道（呼吸道、消化道及泌尿生殖道等）均存在着数量众多的微生物，这些微生物绝大多数对人类无害，甚至是有益的，而且有些是必需的。根据与人类的关系分类，微生物主要分为以下三类。

1. 正常微生物群（normal microbiota）　主要是指在健康人体体表及与外界相通腔道黏膜上稳定存在的微生物群。在正常情况下对人类无害，可通过竞争营养、竞争宿主细胞结合靶位，甚至分泌具有杀菌作用的小分子代谢物等方式阻断外来病原微生物入侵。

2. 机会致病微生物或条件致病微生物（opportunistic pathogenic microorganism）　原属正常微生物群中的微生物，在某些特定条件下，如机体免疫功能降低时（如肿瘤、疲劳），或正常微生物群中的微生物进入非正常寄居部位时（如临床各种侵入性手术），或由于某种原因（如抗感染药物的过度应用）导致正常微生物群组呈显著改变时，它们就会引起内源性感染。

3. 病原微生物（pathogenic microorganism）　是指少数具有致病性的微生物，对人类致病的称为人类病原微生物，对动物致病的称为动物病原微生物。但人类病原微生物与动物病原微生物有时有交叉感染发生，即动物病原微生物也能引起人类疾病，故这类微生物又称为人畜共患病原微生物。

二、医学微生物学发展简史

医学微生物学（medical microbiology）是微生物学的一个分支，是一门基础医学学科。主要研究与医学有关的致病微生物的生物学性状、致病与免疫机制、特异性诊断和防治方法等，以控制和消灭感染性疾病和与之有关的免疫性疾病，达到保障和提高人类健康水平的目的。

（一）细菌的发现

最早观察到微生物的是荷兰人列文虎克（Antony Van Leewenhoek，1632—1723年），他用自制的原始显微镜（放大约266倍），观察了自然界污水、牙垢和粪便等标本，发现其中都存在着许多运动着的"微小动物"，并正确地描述了这些微生物的形态有球状、杆状和螺旋状，证实了微生物在自然界和机体内的客观存在，从而揭开了微生物形态学时代的序幕。

（二）发酵与微生物的作用

法国科学家巴斯德（Louis Pasteur，1822—1895年），通过著名的"S型曲颈瓶"实验证实了有机物质是因酵母菌的发酵所致。为了防止酒类变质，他将待发酵的基质液预先经巴氏消毒法（pasteurization）加热至62℃，30分钟后，再加入酵母菌，成功解决了杂菌污染的难题。巴斯德还证明鸡霍乱、炭疽病和狂犬病等都是由相应的微生物所致，并研制了炭疽病、狂犬病疫苗。他的研究开创了微生物生理学的时代。至此，医学微生物学亦成为一门独立的学科。

（三）细菌性传染病病原的证实

德国学者郭霍（Robert Koch，1843—1910年）用固体培养基代替液体培养基，从环境或患者排泄物等标本中分离出单个菌落。几年内他相继发现了炭疽芽胞杆菌（1876年）、结核分枝杆菌（1882年）和霍乱弧菌（1883年）。在他的带动和影响下，短期内世界各地先后发现了许多细菌性传染病的病原菌，如脑膜炎奈瑟菌、伤寒沙门菌、痢疾志贺菌、结核分枝杆菌、白喉棒杆菌和鼠疫耶尔森菌等。郭霍为证实炭疽芽胞杆菌是炭疽的病原菌，将其接种于健康动物，结果引起了同样的疾病，然后从感染动物体内又分离出同样的细菌。这种从患病机体分离出纯种细菌，感染健康动物后再分离出同一菌种的过程证实了微生物的致病学说，称为郭霍法则（Koch's postulates）。郭霍的另一贡献是创用了染色法。他利用苯胺（aniline）及其衍生物染料使细菌着色，为细菌染色技术奠定了基础。

（四）病毒的发现

1892 年俄国学者伊凡诺夫斯基（Iwanovsky，1864—1920 年）首先发现染有烟草花叶病的烟叶汁通过除菌滤器后仍有感染性。直到 1898 年荷兰科学家贝杰林克（Beijerinck，1851—1931 年）重复上述试验后，明确提出烟叶汁中存在一种比细菌更小的滤过性病原体，开创了人类对病毒的认识。同时德国学者 Loeffer 和 Frasch 发现了牛口蹄疫病毒。1901 年美国科学家 Walter Reed 首先分离成功第一个人类病毒（黄热病病毒），1951 年英国学者 Twort 发现细菌病毒（噬菌体）。在 20 世纪早期，植物病毒、动物病毒、人类病毒和细菌病毒相继被分离出来。1930 年以来，随着微量化学与生化分析方法的进展，以及电子显微镜技术、超速离心技术、组织培养方法的不断完善，使得很多病毒相继被分离出来。1971 年美国病毒学家 Diener 发现了无蛋白质外壳的环状 RNA 分子，称为类病毒（viroid）。后来，在研究类病毒过程中又发现了造成某些植物病害的拟病毒（virusoid）。1983 年有关国际会议将这些微生物统称为亚病毒（subvirus）。

（五）免疫学的兴起

我国古代首创人痘法预防天花后，直到 1796 年英国医生琴纳（Edward Jenner，1749—1823 年）创用牛痘预防天花，成为近代抗感染免疫的开端。以后，巴斯德研制成炭疽病疫苗、狂犬病疫苗和鸡霍乱疫苗，为主动/自动免疫法在预防医学中的应用开辟了更加广阔的前景。德国学者贝林格（Behring）于 1891 年用含白喉抗毒素的动物免疫血清成功治疗了白喉患儿，随后又有许多疫苗及抗血清被发现和使用。1980 年 5 月世界卫生组织（WHO）宣布全球已彻底消灭天花。随着人类计划免疫的实施，许多严重危害人类健康的感染性疾病都会被征服。自 1950 年以来，由于分子生物学、分子遗传学等基础生物科学的发展，免疫学也进入了一个迅速发展的阶段。著名免疫学家 Burnet（1959 年）开创了免疫球蛋白分子结构的研究，大大推动了免疫化学和免疫诊断的发展。1975 年 Kohller 和 Milstein 用杂交瘤技术制备了单克隆抗体，这是免疫学诊断技术上的一次突破性的进展，给临床微生物快速准确诊断提供了重要手段。

（六）化学制剂的发明及抗生素的发现

最早合成的化学制剂是治疗梅毒的砷凡纳明"606"，由德国化学家欧立希（Ehrlich，1910 年）经过 605 次失败后才研制成功的，后又合成了新砷凡纳明，从而开创了化学制剂治疗微生物传染性疾病的新时期。1935 年 Domagk 发现百浪多息可以治疗致病性球菌感染后，又有一系列磺胺药物相继合成并得到广泛应用。1929 年英国细菌学家弗莱明（Fleming）发现污染的青霉菌在固体培养基上可有效地抑制金黄色葡萄球菌生长的现象，直到 1940 年弗洛瑞（Florey）等将青霉素培养液予以提纯，才获得可以供临床使用的青霉素结晶纯品，并证实了其临床应用的价值。青霉素的成功研制为抗生素的研究和生产翻开了第一页，由此鼓舞了人们寻找从微生物来源的具有抗菌活性的化合物，如链霉素、氯霉素、四环素、头孢菌素、红霉素、庆大霉素等抗生素相继被发现并广泛应用于临床，给感染性疾病的治疗带来了曙光。为此，Fleming 和 Florey 在 1945 年获得诺贝尔奖。

（七）现代微生物学的发展

进入 20 世纪中期，随着化学、物理学、生物化学、遗传学、细胞生物学、免疫学和分子生物学等学科的进展，以及电子显微镜、细胞培养、组织化学、超薄切片、气相和液相色谱、免疫标记、单克隆抗体技术、聚合酶链反应（PCR）及基因探针杂交等技术的创建和改进，对微生物形态结构的研究已突破亚显微结构水平，可以在分子水平上探讨基因结构的功能、致病性的物质基础及诊断方法，使人们对微生物的活动规律有了更深入的认识。1973年以来，新发现的病原微生物已有几十种，如1976年从肺炎患者标本中分离出军团菌；1983年从慢性胃炎患者活检标本中分离出幽门螺杆菌；1992年自印度的霍乱流行中分离出O139血清型新流行菌株；1986年自我国台湾省分离出肺炎衣原体；1981年首先在美国发现人类免疫缺陷病毒（HIV）；1995年，扎伊尔发现埃博拉病毒（EBOV）等。1995年完成第一个细菌——流感嗜血杆菌的全基因组DNA测序后即开启从基因组水平对微生物基因结构、功能及致病机制等的进一步认知。病原微生物基因组测序意义重大，除有助于了解其致病机制和与宿主的相互关系外，还可发现更灵敏、特异的致病分子标记作为诊断、分型等依据。

在生产和应用方面，微生物已用于众多的领域，并广泛用于生产药物（如抗生素等）、植物生长激素、生物制品等；利用基因工程生产某些药物等（如白细胞介素、胰岛素、人生长激素等）。

我国在微生物学研究方面也做出了重大贡献。如发现旱獭为鼠疫耶尔森菌的宿主；较早地消灭了天花，使鼠疫、白喉、麻疹、脊髓灰质炎、结核、霍乱等传染病得到有效控制；1934年谢少文首先用鸡胚培养分离立克次体；20世纪30年代，黄帧祥发现并首创了病毒体外细胞培养技术，为现代病毒学奠定了基础。在微生物病原学研究方面，我国学者汤飞凡首先成功分离出沙眼衣原体。1959年分离出麻疹病毒并制成减毒活疫苗；20世纪70年代分离出流行性出血热的病原体，80年代相继分离出军团菌、空肠弯曲菌等。医学微生物学的研究不仅提高了疾病的防治水平，而且在推动整个微生物学及相关学科发展上也起到了重要作用。

三、临床微生物学检验

（一）临床微生物学检验的发展

临床微生物学检验是医学微生物学、临床微生物学以及微生物学检验技术密切结合的一门新兴学科。它是利用医学微生物学的基础理论、技能和临床微生物学的基本知识，掌握各类与临床有关的微生物特性，通过系统的检验方法，及时、准确地对临床标本作出病原学诊断和抗微生物药物敏感性的报告，为临床感染性疾病的诊断、治疗和预防提供科学依据，故又名诊断微生物学（diagnostic microbiology）。

目前，临床微生物学检验中快速诊断方法发展较快，如利用自动化的微生物鉴定仪与基质辅助激光解吸电离飞行时间质谱鉴定技术（matrix assisted laser desorption ionization time – of – flight mass spectrometry，MALDI – TOF MS）对临床可培养微生物进行快速准确地鉴定；采用荧光免疫、发光免疫、胶体金免疫等免疫学技术直接检测微生物感染标本中特异性抗原或血清抗体；采用PCR、基因测序、微滴式数字PCR等分子生物学方法特异、敏感和快速地检测微生物感染标本中特异性DNA/RNA片段等。

临床微生物学检验中的快速、微量和自动化诊断方法，经过多年地研究和不断改进已得到广泛应用，常规诊断已可由商品化成套供应的系列试剂盒代替自行配制的试剂，繁琐的手工操作已由全自动微生物鉴定/药敏系统、全自动血培养检测和分析系统以及微量、快速微生物鉴定系统所替代，大大加快了临床微生物学检验的时效性和准确性。

（二）临床微生物学检验的任务

临床微生物学检验是为感染性疾病提供微生物学诊断，以控制和预防传染病的扩散，应注重如何从临床标本中分离出病原微生物，并正确鉴定及快速发出检验报告。临床微生物学检验的基本任务是：

（1）研究样本的采集、运送、保存及处理等方法，提高病原微生物的检出率；

（2）了解特定病原微生物感染后患者的特殊症状和体征，有利于对引起感染的病原微生物作初步判断，使实验诊断有的放矢；

（3）选择各种感染性疾病病原体的最佳检验方法，探讨各种病原微生物的鉴定程序；

（4）正确进行各种病原微生物的快速诊断、抗微生物药物的敏感性试验及自动化仪器和微量化装置的使用；

（5）以患者标本为分析对象，学会对未知病原微生物的综合分析，认真进行检验结果的分析、实验方法及临床意义的评价；

（6）了解病原微生物在分类学上的特征，正确对其进行分类鉴定，特别要了解生物学特征相似的病原微生物的区别，以免在进行种属鉴定时相互混淆；

（7）及时对检验结果进行统计处理，定期向有关部门报告所分离菌株的变化趋势及其抗菌药物的抗菌谱，为临床医生提供合理用药的依据；

（8）在医院感染中，对医院环境进行微生物学调查监测、分析与质量控制。

临床微生物学检验是临床医学的一部分，是以实验为基础的科学。它在临床上的应用主要是通过对临床标本的微生物实验检验而得出有关病原微生物的鉴定报告，实验结果的真实可靠直接影响临床的正确诊断和有效治疗，也直接关系到患者的生命安全。因此，临床微生物学检验工作者及广大医务人员任重而道远。

（李　敏）

第一章　微生物分类学

PPT

1. 通过本章学习，掌握细菌、病毒与真菌分类方法及命名，熟悉细菌、病毒与真菌分类系统。
2. 具有正确使用生物双名式命名法进行微生物鉴定的能力。
3. 树立终身学习理念，理解专业知识的不断变化性。

分类学是生物研究的基础，包括分类（classification）、命名（nomenclature）和鉴定（identification）三个方面。分类学的一致性使得全世界的生物学家在众多生物学学科中对每一个研究的生物体使用一个共同的标签，从而减少关于生物体名称、生理学和生物相关性的混淆。临床微生物学检验以分类学为原则，对临床标本中可能存在的微生物给出确切的生物学名称。在本篇的开始首先引入微生物分类学是必要之举。

第一节　细菌分类与命名

细菌分类是根据每种细菌的特征，并按照它们的亲缘关系分类，以不同等级编排成系统。分类方法大体有两种：①以细菌的形态和生理、生化等特性为依据的表型特征分类法；②用化学分析和核酸分析，以细菌大分子物质（核酸、蛋白质）结构的同源程度进行分类的遗传学分类法。在实践中，将表型与遗传学分类的优点相结合的分类方法也称为多相分类学（polyphasic taxonomy）。多相分类学是 Colwell 于 20 世纪 70 年代提出的，其含义是将所有可以获得的表型、基因型和系统发育信息整合在一起，建立普遍适用于所有细菌的分类方案。

细菌命名是在分类基础上，给予每种细菌一个科学名称，使之在生产实践、临床实践和科学研究工作中的相互交流成为可能，保证所有的科研工作者以同样方式给细菌命名。

细菌鉴定是将未知细菌按分类原则放入系统中某一适当位置和已知细菌比较其相似性，用对比分析方法确定细菌的分类地位。若与已知细菌相同即采用已知菌的名称，不同者则按命名原则确定一个新名。

一、细菌分类 🄴 微课/视频

（一）细菌的分类等级

广义的细菌或者说原核生物分为两个域：狭义的细菌域和古菌域（archaea）。细菌域包含环境原核生物（蓝绿藻或蓝藻）和异养型医学相关细菌。古菌域是生活在高盐、燃料或高温等极端环境中的环境分离菌。细菌的分类从"域"级别开始，通常不使用"界"级别，并按如下方式继续，括号中为分类等级拉丁字尾。

域 Domain

门 Phylum（－*ota*）

纲 Class（－*ia*）

目 Order（－*ales*）

亚目 Suborder（－*ineae*）

科 Family（－*aceae*）

亚科 Subfamily（－*oideaae*）

属 Genus

种 Species

微生物分类在诊断实验室中的应用通常从科级别开始。科，是由具有共同性状的多个属组成，科的命名是在该科的模式属（type genus）的根名称后缀"－*aceae*"。属（复数形式为 genera），则是由具有重要共同特征的不同的种组成。将一个物种归入特定的属是基于种间共有的各种遗传和表型特征，而属内的每个种都具有足够的差异，以维持其作为独立物种的地位。种（单数缩写 sp.，复数缩写 spp.）是最基本的分类单元，可以定义为具有共同生理和遗传特征，并与其他微生物种有显著区别的菌株集合。同一菌种的各个细菌若在某些方面仍有一定的差异，可再分成亚种（subspecies），亚种以下的分类等级为型（type），以区别某些特殊但相对次要的特征。例如，根据抗原结构不同而分的血清型（serotype），对噬菌体敏感性不同的噬菌体型（phagetype），对细菌素敏感性不同的细菌素型（bacteriocin－type），生化反应和某些生物学性状不同的生物型（biotype）。由不同来源分离的同一种、同一亚种或同一型的细菌，称为株（strain）。株的建立是从一次单独分离物的单个原始菌落传代的纯培养物，如从 10 个肺结核患者的痰液中分离出的 10 株结核分枝杆菌。具有某种细菌典型特征的菌株称为模式菌（typical strain）或标准菌株（standard strain），是该种菌株的参比菌株。在细菌的分类、鉴定和命名时以模式菌为依据，也可作为质量控制的标准。

（二）细菌的分类方法

1. 细菌表型特征分类法　细菌的表型特征，包括细菌的形态、染色和特殊结构是最早应用的分类依据。理化特征，包括生长条件、营养需求、需氧性、抵抗力、菌体成分、糖类和有机酸的利用、蛋白质和氨基酸的代谢途径、代谢产物、毒素和致病力等，也是分类的重要依据。细菌表型特征分类法从依赖基本形态和生化特性的传统分类法，发展到了利用计算机技术进行数值分类法，再到目前趋向于自动化和标准化的商品化半自动及全自动鉴定系统，显示了细菌分类技术的不断进步和现代化。

2. 细菌遗传学分类法　遗传学分类是以细菌的核酸、蛋白质等组成的同源程度分类。目前较稳定的细菌基因型分类法如下。

（1）DNA 碱基组成 G＋C 摩尔百分比［DNA(G＋C)mol%］分析　由于不同菌属的 DNA 中鸟嘌呤（G）和胞嘧啶（C）的（G＋C)mol% 差异大，但同一细菌种内该值相对稳定，差异不大于 3%，同一菌属内不同种间差异不大于 10%。因此通过测定（G＋C)mol% 来反映细菌间 DNA 分子的同源程度。

（2）核酸同源值测定　使用分子杂交技术测定 DNA 分子的相似度，反映两种 DNA 碱基序列的相似程度和菌种间的亲缘关系。

（3）核蛋白体 RNA（rRNA）碱基序列测定　细菌的 16S rRNA 序列较为保守且进化缓慢，通过分析 16S rRNA 的寡核苷酸碱基序列，可以确定细菌的种系发生关系和分类。该方法常用于界定"种"的界限，但对某些包含亲缘关系密切复合群的菌属（如棒杆菌属、分枝杆菌属）不适用，因为这些菌种间 16S rRNA 基因序列几乎完全一致。需要认识到，由于生物体之间的基因转移导致的基因组变异将使生物体的表型和分类变得更加复杂。

3. 细菌化学分类法　细菌化学分类法包括蛋白质研究、脂肪酸分析和细胞壁组成。采用质谱和基质辅助激光解吸电离飞行时间质谱（MALDI - TOF MS）通过分离和分析高丰度蛋白质和肽段，对细菌个体进行分类和鉴定。

二、细菌命名与分类系统

（一）细菌的命名

《国际细菌命名法典》（*International Code of Nomenclature of Bacteria*）及其后续的法典文件，汇集了一系列的指导性因素、原则、规则和建议。这些内容共同构成了细菌命名的方式，可在在线数据库 LPSN 中查询（https：//www.bacterio.net/）。细菌的科学名称（学名）采用生物双名式（binomen），包括两个部分，即属名和种名，通常以拉丁化文字表示。属名在前，是名词，首字母大写；种名在后，是形容词，不论是否为人名或地名均须小写，两者均需斜体表示。细菌学名的中文译名则种名在前，属名在后。如 *Mycobacterium tuberculosis*（结核分枝杆菌）。属名也可用第一个字母代表，如 *M. tuberculosis* 等。有时某些常见的细菌也可用通用俗名，如结核杆菌（*tuberculousis*）或伤寒杆菌（*typhoid bacillus*）等。在讨论单种特定微生物时，可使用 sp. 表示种，使用 spp. 表示属内的一群种，例如 *Staphylococcus* sp. 和 *Staphylococcus* spp.；如使用亚种的名称，则在种名后再加亚种名，如 *Klebsiella pneumoniae* subspecies *pneumoniae*。与医学相关的重要细菌如表 1-1 所示。

> **知识拓展**
>
> ### 林奈与现代分类学
>
> 林奈（Carl Linnaeus），瑞典自然科学家，被誉为现代生物分类学之父。他提出了一种系统化的生物分类方法，即双名法（binomial nomenclature），这是一种为生物物种命名的正式系统。在双名法中，每个物种的名称由两部分组成：属名（generic name）和种加词（specific epithet）。这种命名方式使得物种的名称具有唯一性和标准化，便于科学家们在全球范围内进行交流和研究。
>
> 林奈在 1753 年出版的《植物种类》（*Species Plantarum*）一书中，首次系统地应用了双名法，为植物的分类和命名奠定了基础。随后，他在 1758 年出版的《自然系统》（*Systema Naturae*）中，进一步将双名法应用于动物的分类。双名法的引入，简化了物种的命名过程，为生物分类学提供了一种统一的语言。这种命名方式至今仍被广泛使用，是生物学研究中不可或缺的一部分。

（二）细菌的分类系统

国际上普遍采用伯杰（Bergey）分类系统。1923 年《伯杰鉴定细菌学手册》（*Bergey's Manual of Determinative Bacteriology*）第 1 版问世，此后每隔四五年修订一次，一直出版至第 9 版。该书的编排完全基于表型特征，未提供自然的高级分类，书中细菌被分成 35 个组，旨在帮助细菌的鉴定。

随着 DNA 测序技术的发展，细菌分类学开始向系统化转变。自 1984 年至 2012 年第 1 版与第 2 版《伯杰系统细菌学手册》（*Bergey's Manual of Systematic Bacteriology*）先后出版，书中采用了细胞化学分析、数值分类方法和核酸技术，尤其是 16S rRNA 基因序列分析技术，将细菌按照门、纲、目、科、属进行分类，反映了细菌分类从按表型分类体系向基于进化特征的自然分类体系的转变。

2015 年，《伯杰古菌和细菌系统学手册》（*Bergey's Manual of Systematics of Archaea and Bacteria*，BMSAB）电子版开始在线发布。手册取代并扩展了《伯杰系统细菌学手册》第 2 版，持续更新用以适应信息化时代微生物信息快速增长的需求。

临床上也有采用美国疾病控制和预防中心（*Center for Disease Control and Prevention*，CDC）系统分类，该系统由 CDC 使用核酸杂交和核酸序列分析结果编排，如肠杆菌目的 CDC 分类法（详见第十二章）。

表 1-1　与医学有关的重要细菌

科	属	种
密螺旋体科 Treponemataceae	密螺旋体属 Treponema	梅毒螺旋体 T. pallidum 品他病密螺旋体 T. carateum
	疏螺旋体属 Borrelia	伯氏疏螺旋体 B. burgdorferi 回归热疏螺旋体 B. recurrentis
钩端螺旋体科 Leptospiraceae	钩端螺旋体属 Leptospira	问号钩端螺旋体 L. interrogans 博氏钩端螺旋体 L. biflexa
布鲁菌科 Brucellaceae	布鲁菌属 Brucella	马耳他布鲁菌 B. melitensis 流产布鲁菌 B. abortus 猪布鲁菌 B. suis 犬布鲁菌 B. canis
巴尔通体科 Bartonellaceae	巴尔通体属 Bartonella	汉氏巴尔通体 B. henselae
立克次体科 Rickettsiaceae	立克次体属 Rickettsia	普氏立克次体 R. prowazekii 伤寒立克次体 R. typhi
	东方体属 Orientia	恙虫病东方体 O. tsutsugamushi
埃里希体科 Ehrlichiaceae	埃里希体属 Ehrlichia	
奈瑟菌科 Neisseriaceae	奈瑟菌属 Neisseria	脑膜炎奈瑟菌 N. meningitides 淋病奈瑟菌 N. gonorrhoeae
产碱菌科 Alcaligenaceae	产碱菌属 Alcaligenes	
	鲍特菌属 Bordetella	百日咳鲍特菌 B. pertussis
螺菌科 Spirillaceae	螺菌属 Spirillum	
柯克斯体科 Coxiellaceae	柯克斯体属 Coxiella	贝纳柯克斯体 C. burnetii
军团菌科 Legionellaceae	军团菌属 Legionella	嗜肺军团菌 L. pneumophila
假单胞菌科 Pseudomonadaceae	假单胞菌属 Pseudomonas	铜绿假单胞菌 P. aeruginosa
莫拉菌科 Moraxellaceae	莫拉菌属 Moraxella	
弗朗西斯菌科 Francisellaceae	弗朗西斯菌属 Francisella	土拉弗朗西斯菌 F. tularensis
肠杆菌科 Enterobacteriaceae	埃希菌属 Escherichia	大肠埃希菌 E. coli
	志贺菌属 Shigella	痢疾志贺菌 S. dysenteriae 福氏志贺菌 S. flexneri 鲍氏志贺菌 S. boydii 宋内志贺菌 S. sonnei
	沙门菌属 Salmonella	肠沙门菌伤寒血清型 Salmonella enterica serotype Typhi 肠沙门菌副伤寒血清型 Salmonella enterica serotype Paratyphi 肠沙门菌鼠伤寒血清型 Salmonella enterica serotype Typhimurium 肠沙门菌猪霍乱血清型 Salmonella enterica serotype Choleraesuis 肠沙门菌肠炎血清型 Salmonella enteric serotype Enteritidis
	克雷伯菌属 Klebsiella	肺炎克雷伯菌 K. peneumoniae
摩根菌科 Morganellaceae	变形菌属 Proteus	
	普罗威登斯菌属 Providencia	
耶尔森菌科 Yersiniaceae	耶尔森菌属 Yersinia	鼠疫耶尔森菌 Y. pestis 小肠结肠炎耶尔森菌 Y. enterocolitica 假结核耶尔森菌 Y. pseudotuberculosis
弧菌科 Vibrionaceae	弧菌属 Vibrio	霍乱弧菌 V. cholerae 副溶血弧菌 V. parahemolyticus
巴斯德菌科 Pasteurellaceae	巴斯德菌属 Pasteurella	多杀巴斯德菌 P. multocida
	嗜血杆菌属 Haemophilus	流感嗜血杆菌 H. influenzae
弯曲菌科 Campylobacteraceae	弯曲菌属 Campylobacter	空肠弯曲菌 C. jejuni

续表

科	属	种
螺杆菌科 *Helicobacteraceae*	螺杆菌属 *Helicobacter*	幽门螺杆菌 *H. pylori*
拟杆菌科 *Bacteroidaceae*	拟杆菌属 *Bacteroides*	脆弱拟杆菌 *B. fragilis*
梭杆菌科 *Fusobacteriaceae*	梭杆菌属 *Fusobacterium*	坏死梭杆菌 *F. necrophorum*
衣原体科 *Chlamydiaceae*	衣原体属 *Chlamydia*	沙眼衣原体 *C. trachomatis*
		鹦鹉热衣原体 *C. psittaci*
		肺炎衣原体 *C. pneumoniae*
韦荣球菌科 *Veillonellaceae*	韦荣球菌属 *Veillonella*	发酵氨基酸球菌 *Acidaminococcus fermentans*
氨基酸球菌科 *Acidaminococcaceae*	氨基酸球菌属 *Acidaminococcus*	肠氨基酸球菌 *Acidaminococcus intestini*
消化链球菌科 *Peptostreptococcaceae*	消化链球菌属 *Peptostreptococcus*	
梭菌科 *Clostridiaceae*	梭菌属 *Clostridium*	破伤风梭菌 *C. tetani*
		产气荚膜梭菌 *C. perfringens*
		肉毒梭菌 *C. botulinum*
消化链球菌科 *Peptostreptococcaceae*	拟梭菌属 *Clostridioides*	艰难拟梭菌 *C. difficile*
肠球菌科 *Enterococcaceae*	肠球菌属 *Enterococcus*	
链球菌科 *Streptococcaceae*	链球菌属 *Streptococcus*	化脓链球菌 *S. pyogenes*
		无乳链球菌 *S. agalactiae*
		肺炎链球菌 *S. pneumoniae*
葡萄球菌科 *Staphylococcaceae*	葡萄球菌属 *Staphylococcus*	金黄色葡萄球菌 *S. aureus*
		表皮葡萄球菌 *S. epidermidis*
芽胞杆菌科 *Bacillaceae*	芽胞杆菌属 *Bacillus*	炭疽芽胞杆菌 *B. anthracis*
		蜡样芽胞杆菌 *B. cereus*
李斯特菌科 *Listeriaceae*	李斯特菌属 *Listeria*	产单核细胞李斯特菌 *L. monocytogenes*
丹毒丝菌科 *Erysipelotrichaceae*	丹毒丝菌属 *Erysipelothrix*	
支原体科 *Mycoplasmataceae*	支原体属 *Mycoplasma*	肺炎支原体 *M. pneumoniae*
		人型支原体 *M. hominis*
		生殖支原体 *M. genitalinm*
		穿通支原体 *M. penetraus*
	脲原体属 *Ureaplasma*	解脲脲原体 *U. urealyticum*
放线菌科 *Actinomycetaceae*	放线菌属 *Actinomyces*	衣氏放线菌 *A. israelii*
		内氏放线菌 *A. naeslundi*
		黏放线菌 *A. viscousus*
棒杆菌科 *Corynebacteriaceae*	棒杆菌属 *Corynebacterium*	白喉棒杆菌 *C. diphtheriae*
分枝杆菌科 *Mycobacteriaceae*	分枝杆菌属 *Mycobacterium*	结核分枝杆菌 *M. tuberculosis*
		麻风分枝杆菌 *M. leprae*
		胞内分枝杆菌 *M. intracellulare*
诺卡菌科 *Nocardiaceae*	诺卡菌属 *Nocardia*	星形诺卡菌 *N. asteroides*
		巴西诺卡菌 *N. brasiliensis*

第二节　病毒分类与命名

目前临床上发现有 500 多种病毒可对人类致病，国际病毒学分类学委员会（International Committee on Taxonomy of Viruses，ICTV）于 1971 年提出根据病毒基本性质进行分类的原则，随着近数十年各种新技术的发展和应用，病毒分类方法也不断完善。

一、病毒分类

（一）病毒的分类等级

病毒的正式分类由国际病毒分类委员会系统负责，ICTV 当前认可病毒分类从域级别开始，并按如下方式继续，括号中为分类后缀。

域 Realm（ *-viria* ）

亚域 Subrealm（ *-vira* ）

界 Kingdom（ *-virae* ）

亚界 Subkingdom（ *-virites* ）

门 Phylum（ *-viricota* ）

亚门 Subphylum（ *-viricotina* ）

纲 Class（ *-viricetes* ）

亚纲 Subclass（ *-viricetidae* ）

目 Order（ *-virales* ）

亚目 Suborder（ *-virineae* ）

科 Family（ *-viridae* ）

亚科 Subfamily（ *-virinae* ）

属 Genus（ *-virus* ）

亚属 Subgenus（ *-virus* ）

种 Species

截至 2024 年，ICTV 分类列出了 14690 个命名病毒种（包括一些被列为卫星病毒和其他类病毒），分 3522 个属、314 个科、781 个目、41 个纲、18 个门、10 个界和 6 个域。病毒种指构成一个复制谱系（replicating lineage）、占据一个特定小生境（ecological niche）与具有多个分类特征的病毒。

（二）病毒的分类方法

病毒的分类是通过综合收集和比较病毒的多种描述性特征从而对不同病毒加以区分。描述性特征包括病毒基因组的分子组成、病毒衣壳的结构以及病毒是否有包膜、病毒蛋白的基因表达机制、病毒的宿主范围、病毒的致病性以及病毒基因组序列的相似性。虽然所有特征对于确定分类关系都很重要，但使用序列相似性分析和基于系统发育关系的序列比较已成为定义和区分病毒分类群的主要特征集之一。

二、病毒命名与分类系统

（一）病毒的命名

所有的病毒种名用斜体，第一个词的首字母大写，其他词除专有名词外首字母一般不大写，病毒种名不缩写。而一个具体病毒实体名不使用斜体，小写书写，以此与物种名称进行区分，如 *Poxviridae*（科），*Orthopoxvirus*（属）的 *Variola virus*（种），若写为 variola virus 则表示病毒实体名天花（small pox）。病毒实体名中也有个例，其专有名词（如地名等）或句首的第一个字母使用大写，如西尼罗病毒（West Nile virus，WNV）；病毒名称中的单个字母可大写，且病毒名称可缩写，如 hepatitis C virus（HCV）。与物种名称一样，高级分类单元（域到属）名称以斜体书写，并以大写字母开头。为了使病毒的命名方式与细胞物种中采用的双名式命名系统并行，ICTV 最近（2021 年）要求以双名式格式命名新病毒物种，并逐步将现有病毒物种名称替换为双名式格式的新名称。如水泡性口炎印第安纳病毒 vesicular stomatitis Indiana virus（VSIV）属于 *Rhabdoviridae*（科）、*Vesiculovirus*（属）、*Vesicular stomatitis Indiana virus*（种），双名式格式种名为 *Vesiculovirus indiana*（种）。ICTV 要求新病毒物种的命名必须使用双名式格式，在 2021 年 3 月之前命名的不符合双名式命名的物种名称，将逐步改为双名式名称。为了便于理解，本书采用 2021 年以前的命名版本与双名式命名相结合的方式进行介绍。

（二）病毒的分类系统

1948 年，霍姆斯将病毒分为三个组，噬菌病毒（*Phaginae*，侵袭细菌）、植物病毒（*Phytophaginae*，侵袭植物）、动物病毒（*Zoopophaginae*，侵袭动物），称为霍姆斯分类法（Holmes classification）。

1971 年定义的巴尔的摩分类法（Baltimore classification）根据病毒的核酸类型（DNA 或 RNA）、链状结构（单链或双链）以及复制方法，将病毒分为七个组：双链 DNA 病毒（dsDNA viruses）、单链 DNA 病毒（ssDNA viruses）、双链 RNA 病毒（dsRNA viruses）、单正链 RNA 病毒（+ssRNA viruses）、单负链 RNA 病毒（-ssRNA viruses）、单链 RNA - 逆转录病毒（ssRNA - RT viruses）和双链 DNA - 逆转录病毒（dsDNA - RT viruses）。

国际病毒学分类学委员会于 1971 年提出根据病毒基本性质进行分类的原则，可登录（https://ictv. global/）查询 ICTV 分类报告。ICTV 分类报告中与医学有关的重要病毒见表 1 - 2。

表 1 - 2　ICTV 分类报告中与医学有关的重要病毒

双链 DNA 病毒

痘病毒科 *Poxviridae*

　脊椎动物痘病毒亚科 *Chordopoxvirinae*
　　正痘病毒属 *Orthopoxvirus*；代表种 *Orthopoxvirus vaccinia*（*Vaccinia virus*）
　　副痘病毒属 *Parapoxvirus*；代表种 *Parapoxvirus orf*（*Orf virus*）
　　软疣痘病毒属 *Molluscipoxvirus*；代表种 *Molluscipoxvirus molluscum*（*Molluscum contagiosum virus*）
　　禽痘病毒属 *Avipoxvirus*；代表种 *Avipoxvirus fowlpox*（*Fowlpox virus*）
　　山羊痘病毒属 *Capripoxvirus*；代表种 *Capripoxvirus sheeppox*（*Sheeppox virus*）
　　鹿痘病毒属 *Cervidpoxvirus*；代表种 *Cervidpoxvirus muledeerpox*
　　野兔痘病毒 *Leporipoxvirus*；代表种 *Leporipoxvirus myxoma*（*Myxoma virus*）
　　猪痘病毒属 *Suipoxvirus*；代表种 *Suipoxvirus swinepox*（*Swinepox virus*）
　　亚塔痘病毒属 *Yatapoxvirus*；代表种 *Yatapoxvirus yabapox*（*Yaba monkey tumor virus*）
　昆虫痘病毒亚科 *Entomopoxvirinae*
　　α 昆虫痘病毒属 *Alphaentomopoxvirus*；代表种 *Alphaentomopoxvirus mmelolontha*（*Melolontha melolontha entomopoxvirus*）
　　β 昆虫痘病毒属 *Betaentomopoxvirus*；代表种 *Betaentomopoxvirus amoorei*（*Amsacta moorei entomopoxvirus*）

正疱疹病毒科 *Orthoherpesviridae*

　α 疱疹病毒亚科 *Alphaherpesvirinae*
　　单纯疱疹病毒属 *Simplexvirus*；代表种 *Simplexvirus humanalpha1*（*Human herpesvirus1*）
　　水痘病毒属 *Varicellovirus*；代表种 *Varicellovirus humanalpha3*（*Human herpesvirus3*）
　　传染性喉气管炎病毒属 *Iltovirus*；代表种 *Iltovirus gallidalpha1*（*Gallid herpesvirus1*）
　　马立克病毒属 *Mardivirus*；代表种 *Mardivirus gallidalpha2*（*Gallid herpesvirus2*）
　β 疱疹病毒亚科 *Betaherpesvirinae*
　　巨细胞病毒属 *Cytomegalovirus*；代表种 *Cytomegalovirus humanbeta5*（*Human herpesvirus5*）
　　玫瑰疹病毒属 *Roseolovirus*；代表种 *Roseolovirus humanbeta6a*（*Human herpesvirus6*）
　　鼠巨细胞病毒属 *Muromegalovirus*；代表种 *Muromegalovirus muridbeta1*（*Murid herpesvirus1*）
　　象疱疹病毒属 *Proboscivirus*；代表种 *Proboscivirus elephantidbeta1*（*Elephantid herpesvirus1*）
　γ 疱疹病毒亚科 *Gammaherpesvirinae*
　　淋巴滤泡病毒属 *Lymphocryptovirus*；代表种 *Lymphocryptovirus humangamma4*（*Human herpesvirus4*）
　　细长病毒属 *Rhadinovirus*；代表种 *Rhadinovirus saimiriinegamma2*（*Saimiriine herpesvirus2*）
　　马疱疹病毒属 *Percavirus*；代表种 *Percavirus equidgamma2*（*Equid herpesvirus2*）
　　恶性卡那热病毒属 *Macavirus*；代表种 *Macavirus alcelaphinegamma1*（*Alcelaphine herpesvirus1*）

双链 DNA 病毒

异疱疹病毒科 *Alloherpesviridae*

蛙疱疹病毒属 *Batravirus*；代表种 *Batravirus ranidallo1*（*Ranid herpesvirus1*）
鲤鱼疱疹病毒属 *Cyvirus*；代表种 *Cyvirus cyprinidallo3*（*Cyprinid herpesvirus3*）
鮰鱼疱疹病毒属 *Ictavirus*；代表种 *Ictavirus ictaluridallo1*（*Ictalurid herpesvirus1*）
鲑鱼疱疹病毒属 *Salmovirus*；代表种 *Salmovirus salmonidallo1*（*Salmonid herpesvirus1*）

腺病毒科 *Adenoviridae*

哺乳动物腺病毒属 *Mastadenovirus*；代表种 *Mastadenovirus faecale*（*Human adenovirus 41*）
禽腺毒属 *Aviadenovirus*；代表种 *Aviadenovirus ventriculi*（*Fowl adenovirus A*）
鱼腺病毒属 *Ichtadenovirus*；代表种 *Ichtadenovirus acipenseris*（*Sturgeon adenovirus A*）

乳头瘤病毒科 *Papillomaviridae*

第一乳头瘤病毒亚科 *Firstpapillomavirinae*

多瘤病毒科 *Polyomaviridae*

乙型多瘤病毒属 *Betapolyomavirus*；代表种 *Betapolyomavirus macacae*（*Simian virus 40*）

非洲猪瘟病毒科 *Asfarviridae*

非洲猪瘟病毒属 *Asfivirus*；代表种 *African swine fever virus*

单链 DNA 病毒

细小病毒科 *Parvoviridae*

细小病毒亚科 *Parvovirinae*
细小病毒属 *Amdoparvovirus*；代表种 *Amdoparvovirus carnivoran1*（*Minute virus of mice*）
红病毒属 *Erythroparvovirus*；代表种 *Erythroparvovirus primate1*（*Human parvovirus B19*）
依赖细小病毒属 *Dependoparvovirus*；代表种 *Dependoparvovirus primate1*（*Adeno-associated virus-2*）
阿留申水貂病毒属 *Amdoparvovirus*；代表种 *Amdoparvovirus carnivoran1*（*Aleutian mink disease virus*）
博卡病毒属 *Bocaparvovirus*；代表种 *Bocaparvovirus ungulate1*（*Bovine parvovirus*）
浓核症病毒亚科 *Densovirinae*
重复病毒属 *Iteradensovirus*；代表种 *Iteradensovirus lepidopteran1*（*Bombyx mori densovirus*）
黑胸大蠊浓核病毒属 *Pefuambidensovirus*；代表种 *Pefuambidensovirus blattodean1*（*Periplaneta fuliginosa densovirus*）

细环病毒科 *Circoviridae*

细环病毒属 *Circovirus*；代表种 *Circovirus porcine1*（*Porcine circovirus-1*）

指环病毒科 *Anelloviridae*

甲型细环病毒属 *Alphatorquevirus*；代表种 *Alphatorquevirus homin1*（*Torque teno virus 1*）
乙型细环病毒属 *Betatorquevirus*；代表种 *Betatorquevirus homini1*（*Torque teno mini virus 1*）
丙型细环病毒属 *Gammatorquevirus*；代表种 *Gammatorquevirus homidi1*（*Torque teno midi virus 1*）
丁型细环病毒属 *Deltatorquevirus*；代表种 *Deltatorquevirus tupai1*（*Torque teno Tupaia virus*）
戊型细环病毒属 *Epsilontorquevirus*；代表种 *Epsilontorquevirus calli1*（*Torque teno tamarin virus*）
己型细环病毒属 *Zetatorquevirus*；代表种 *Zetatorquevirus aotid1*（*Torque teno douroucouli virus*）
庚型细环病毒属 *Etatorquevirus*；代表种 *Etatorquevirus felid1*（*Torque teno felis virus*）
辛型细环病毒属 *Thetatorquevirus*；代表种 *Thetatorquevirus canid1*（*Torque teno canis virus*）
壬型细环病毒属 *Iotatorquevirus*；代表种 *Iotatorquevirus suida1a*（*Torque teno sus virus 1*）
鸡贫血病毒属 *Gyrovirus*；代表种 *Gyrovirus chickenanemia*（*Chicken anemia virus*）

单负链 RNA 病毒

副黏病毒科 *Paramyxoviridae*

禽副黏病毒亚科 *Avulavirinae*
正禽副黏病毒属 *Orthoavulaviru*；代表种 *Orthoavulavirus javaense*（*Newcastle disease virus*）
麻疹病毒亚科 *Rubulavirinae*
正麻疹病毒属 *Orthorubulavirus*；代表种 *Orthorubulavirus parotitidis*（*Mumps virus*）*Feraresvirinae*
呼吸道病毒属 *Respirovirus*；代表种 *Respirovirus muris*（*Sendai virus*）
正副黏病毒亚科 *Orthoparamyxovirinae*
亨尼帕病毒属 *Henipavirus*；代表种 *Henipavirus hendraense*（*Hendra virus*）
麻疹病毒属 *Morbillivirus*；代表种 *Morbillivirus hominis*（*Measles virus*）

单负链 RNA 病毒

肺病毒科 *Pneumoviridae*

　　正肺病毒属 *Orthopneumovirus*；代表种 *Orthopneumovirus hominis*（*Human respiratory syncytial virus*）

　　偏肺病毒属 *Metapneumovirus*；代表种 *Metapneumovirus hominis*（*Human metapneumovirus*）

弹状病毒科 *Rhabdoviridae*

　　狂犬病毒属 *Lyssavirus*；代表种 *Lyssavirus rabies*（*Rabies virus*）

　　水泡病毒属 *Vesiculovirus*；代表种 *Vesiculovirus Indiana*（*Vesicular stomatitis Indiana virus*）

　　暂时热病毒 *Ephemerovirus*；代表种 *Ephemerovirus febris*（*Bovine ephemeral fever virus*）

　　诺拉弹状病毒属 *Novirhabdovirus*；代表种 *Novirhabdovirus salmonid*（*Infectious hematopoietic necrosis virus*）

丝状病毒科 *Filoviridae*

　　正埃博拉病毒属 *Orthoebolavirus*；代表种 *Orthoebolavirus zairense*（*Zaire ebolavirus*）

　　正马尔堡病毒属 *Orthomarburgvirus*；代表种 *Orthomarburgvirus marburgense*（*Lake Victoria marburgvirus*）

　　奎瓦病毒属 *Cuevavirus*；代表种 *Cuevavirus lloviuense*（*Lloviu cuevavirus*）

正黏病毒科 *Orthomyxoviridae*

　　甲型流感病毒属 *Alphainfluenzaviru*；代表种 *Alphainfluenzavirus influenzae*（*Influenza A virus*）

　　乙型流感病毒属 *Betainfluenzavirus*；代表种 *Betainfluenzavirus influenzae*（*Influenza B virus*）

　　丙型流感病毒属 *Gammainfluenzavirus*；代表种 *Gammainfluenzavirus influenzae*（*Influenza C virus*）

　　托高土病毒属 *Thogotovirus*；代表种 *Thogotovirus thogotoense*（*Thogoto virus*）

　　传染性鲑鱼贫血症病毒属 *Isavirus*；代表种 *Isavirus salaris*（*Infectious salmon anemia virus*）

泛布尼亚病毒科 *Peribunyaviridae*

　　正布尼亚病毒属 *Orthobunyavirus*；代表种 *Orthobunyavirus bunyamweraense*（*Bunyamwera virus*）

番茄斑萎病毒科 *Tospoviridae*

　　正番茄斑萎病毒属 *Orthotospovirus*；代表种 *Orthotospovirus tomatomaculae*（*Tomato spotted wilt virus*）

白蛉热病毒科 *Phenuiviridae*

　　白蛉热病毒属 *Phlebovirus*；代表种 *Phlebovirus riftense*（*Rift Valley fever virus*）

内罗病毒科 *Nairoviridae*

　　正内罗病毒属 *Orthonairovirus Nairovirus*；代表种 *Orthonairovirus dugbeense*（*Dugbe virus*）

汉坦病毒科 *Hantaviridae*

　　哺乳汉坦病毒亚科 *Mammantavirinae*

　　　正汉坦病毒属 *Orthohantavirus*；代表种 *Orthohantavirus hantanens*（*Hantaan virus*）

沙粒病毒科 *Arenaviridae*

　　哺乳沙粒病毒属 *Mammarenavirus*；代表种 *Mammarenavirus choriomeningitidis*（*Lymphocytic choriomeningitis virus*）

博尔纳病毒科 *Bornaviridae*

　　正博尔纳病毒属 *Orthobornavirus*；代表种 *Orthobornavirus bornaense*（*Borna disease virus*）

三角病毒科 *Kolmioviridae*

　　δ 病毒 *Deltavirus*；代表种 *Deltavirus italiense*（*Hepatitis delta virus*）

单正链 RNA 病毒

冠状病毒科 *Coronaviridae*

　　正冠状病毒亚科 *Orthocoronavirinae*

　　　甲型冠状病毒属 *Alphacoronavirus*；代表种 *Alphacoronavirus suis*（*Alphacoronavirus 1*）

　　　乙型冠状病毒属 *Betacoronavirus*；代表种 *Betacoronavirus muris*（*Murine coronavirus*）

　　　丙型冠状病毒属 *Gammacoronavirus*；代表种 *Gammacoronavirus galli*（*Avian coronavirus*）

　　　丁型冠状病毒属 *Deltacoronavirus*；代表种 *Deltacoronavirus pycnonoti*（*Bulbul coronavirus HKU11*）

续表

单正链 RNA 病毒

托巴套氏病毒科 *Tobaniviridae*

　环曲病毒亚科 *Torovirinae*
　　环曲病毒属 *Torovirus*；代表种 *Torovirus equi*（*Equine torovirus*）

微小 RNA 病毒科 *Picornaviridae*

　肠病毒亚科 *Ensavirinae*
　　肠道病毒属 *Enterovirus*；代表种 *Enterovirus coxsackiepol*（*Human enterovirus C*）
　　猴禽猪肠道病毒属 *Sapelovirus*；代表种 *Sapelovirus Anglia*（*Porcine sapelovirus*）
　肝病毒亚科 *Heptrevirinae*
　　嗜肝病毒属 *Hepatovirus*；代表种 *Hepatovirus ahepa*（*Hepatitis A virus*）
　　震颤病毒属 *Tremovirus*；代表种 *Tremovirus aetremori*（*Avian encephalomyelitis virus*）
　心病毒亚科 *Caphthovirinae*
　　心病毒属 *Cardiovirus*；代表种 *Cardiovirus rueckerti*（*Encephalomyocarditis virus*）
　　鹅口疮病毒属 *Aphthovirus*；代表种 *Aphthovirus vesiculae*（*Foot – and – mouth disease virus*）
　　马鼻炎 B 病毒属 *Erbovirus*；代表种 *Erbovirus aequirhi*（*Equine rhinitis B virus*）
　　特斯秦病毒属 *Teschovirus*；代表种 *Teschovirus asilesi*（*Porcine teschovirus*）
　　塞尼卡病毒属 *Senecavirus*；代表种 *Senecavirus valles*（*Seneca Valley virus*）
　副禽病毒亚科 *Paavivirinae*
　　副埃可病毒属 *Parechovirus*；代表种 *Parechovirus ahumpari*（*Human parechovirus*）
　　禽肝炎病毒属 *Avihepatovirus*；代表种 *Avihepatovirus ahepati*（*Duck hepatitis A virus*）
　关节病毒亚科 *Kodimesavirinae*
　　关节样病毒属 *Kobuvirus*；代表种 *Kobuvirus aichi*（*Aichi virus*）

杯状病毒科 *Caliciviridae*

　杯状病毒属 *Vesivirus*；代表种 *Vesivirus exanthema*（*Vesicular exanthema of swine virus*）
　诺如病毒属 *Norovirus*；代表种 *Norovirus norwalkense*（*Norwalk virus*）
　沙波病毒属 *Sapovirus*；代表种 *Sapovirus sapporoense*（*Sapporo virus*）
　兔病毒属 *Lagovirus*；代表种 *Lagovirus europaeus*（*Rabbit hemorrhagic disease virus*）
　纽伯病毒属 *Nebovirus*；代表种 *Nebovirus newburyense*（*Newbury – 1 virus*）

戊肝病毒科 *Hepeviridae*

　帕斯拉戊肝病毒属 *Paslahepevirus*；代表种 *Paslahepevirus balayani*（*Hepatitis E virus*）

星状病毒科 *Astroviridae*

　禽星状病毒属 *Avastrovirus*；代表种 *Avastrovirus meleagridis*（*Turkey astrovirus*）
　哺乳类星状病毒属 *Mamastrovirus*；代表种 *Mamastrovirus hominis*（*Human astrovirus*）

野田村病毒科 *Nodaviridae*

　α 野田村病毒属 *Alphanodavirus*；代表种 *Alphanodavirus nodamuraense*（*Nodamura virus*）
　β 野田村病毒属 *Betanodavirus*；代表种 *Betanodavirus pseudocarangis*（*Striped jack nervous necrosis virus*）

披膜病毒科 *Togaviridae*

　甲病毒属 *Alphavirus*；代表种 *Alphavirus sindbis*（*Sindbis virus*）

马氏病毒科 *Matonaviridae*

　风疹病毒属 *Rubivirus*；代表种 *Rubivirus rubella*（*Rubella virus*）

黄病毒科 *Flaviviridae*

　正黄病毒属 *Orthoflavivirus*；代表种 *Orthoflavivirus flavi*（*Yellow fever virus*）
　丙型肝炎病毒属 *Hepacivirus*；代表种 *Hepacivirus hominis*（*Hepatitis C virus*）
　瘟病毒属 *Pestivirus*；代表种 *Pestivirus bovis*（*Bovine viral diarrhea virus 1*）

动脉炎病毒科 *Arteriviridae*

　马动脉炎病毒亚科 *Equarterivirinae*
　　动脉炎病毒属 *Alphaarterivirus*；代表种 *Alphaarterivirus equid*（*Equine arteritis virus*）

双链 RNA 病毒

光滑呼肠孤病毒科 *Sedoreoviridae*

轮状病毒属 *Rotavirus*；代表种 *Rotavirus alphagastroenteritidis*（*Rotavirus A*）

环状病毒属 *Orbivirus*；代表种 *Orbivirus caerulinguae*（*Bluetongue virus*）

东南亚十二 RNA 病毒属 *Seadornavirus*；代表种 *Seadornavirus bannaense*（*Banna virus*）

河蟹肠孤病毒属 *Cardoreovirus*；代表种 *Cardoreovirus eriocheiris*（*Eriocheir sinensis reovirus*）

刺突呼肠孤病毒亚科 *Spinareoviridae*

正呼肠孤病毒属 *Orthoreovirus*；代表种 *Orthoreovirus mammalis*（*Mammalian orthoreovirus*）

科州蜱传热病毒属 *Coltivirus*；代表种 *Coltivirus dermacentoris*（*Colorado tick fever virus*）

双 RNA 病毒科 *Birnaviridae*

水生双链 RNA 病毒属 *Aquabirnavirus*；；代表种 *Aquabirnavirus Salmonidae*（*Infectious pancreatic necrosis virus*）

禽双链 RNA 病毒属 *Avibirnavirus*；；代表种 *Avibirnavirus gumboroense*（*Infectious bursal disease virus*）

小双节段 RNA 病毒科 *Picobirnaviridae*

正小双节 RNA 病毒属 *Orthopicobirnavirus*；代表种 *Orthopicobirnavirus hominis*（*Human picobirnavirus*）

逆转录病毒

嗜肝 DNA 病毒科 *Hepadnaviridae*

正嗜肝 DNA 病毒属 *Orthohepadnavirus*；代表种 *Orthohepadnavirus hominoidei*（*Hepatitis B virus*）

禽嗜肝 DNA 病毒属 *Avihepadnavirus*；代表种 *Avihepadnavirus anatigruidae*（*Duck hepatitis B virus*）

逆转录病毒科 *Retroviridae*

正逆转录病毒亚科 *Orthoretrovirinae*

α 型逆转录病毒属 *Alpharetrovirus*；代表种 *Alpharetrovirus avileu*（*Avian leukosis virus*）

β 型逆转录病毒属 *Betaretrovirus*；代表种 *Betaretrovirus murmamtum*（*Mouse mammary tumor virus*）

γ 型逆转录病毒属 *Gammaretrovirus*；代表种 *Gammaretrovirus murleu*（*Murine leukemia virus*）

δ 型逆转录病毒属 *Deltaretrovirus*；代表种 *Deltaretrovirus bovleu*（*Bovine leukemia virus*）

ε 型逆转录病毒属 *Epsilonretrovirus*；代表种 *Epsilonretrovirus waldersar*（*Walleye dermal sarcoma virus*）

慢病毒属 *Lentivirus*；代表种 *Lentivirus humimdefl*（*Human immunodeficiency virus 1*）

泡沫逆转录病毒亚科 *Spumaretrovirinae*

猴泡沫逆转录病毒属 *Simiispumavirus*；代表种 *Simiispumavirus pantrosch*（*Simian foamy virus*）

非寻常病毒

卫星病毒 satellite virus

类病毒 vroid

朊粒 prion

注：（ ）内为 2021 年以前的命名。

第三节　真菌分类与命名

　　真菌是真核生物中最多样化的类群之一，长期以来，真菌分类主要依据形态特征。由于真菌存在表型可塑性、遗传可变性、有性型与无性型关联不清等现象，导致不同时期对真菌分类认识不一。DNA 分子技术为真菌系统进化研究提供了许多新的方法，使真菌遗传学分类对真菌分子系统学的发展产生显著影响。

一、真菌分类

（一）真菌的分类等级

真菌的生物学分类尚未统一，大多数学者认为应将真菌单独列为真菌界。真菌分类等级依次为：

界 Regnum
　门 Divisio 或 Phylum （ – *mycota*）
　　亚门 Subdivisio 或 Subphylum （ – *mycotina*）
　　　纲 Classis （ – *mycetes*）
　　　　亚纲 Sublassis （ – *mycetidae*）
　　　　　目 Ordo （ – *ales*）
　　　　　　亚目 Subordo （ – *ineae*）
　　　　　　　科 Familia （ – *aceae*）
　　　　　　　　亚科 Subfamilia （ – *oideae*）
　　　　　　　　　族 Tribus （ – *eae*）
　　　　　　　　　　亚族 Subtribus （ – *inae*）
　　　　　　　　　　　属 Genus
　　　　　　　　　　　　亚属 Subgenus
　　　　　　　　　　　　　组 Sectio
　　　　　　　　　　　　　　亚组 Subsectio
　　　　　　　　　　　　　　　系 Series
　　　　　　　　　　　　　　　　亚系 Subseries
　　　　　　　　　　　　　　　　　种 Species
　　　　　　　　　　　　　　　　　　亚种 Subspecies
　　　　　　　　　　　　　　　　　　　变种 Varietas
　　　　　　　　　　　　　　　　　　　　亚变种 Subvarietas
　　　　　　　　　　　　　　　　　　　　　变型 Forma
　　　　　　　　　　　　　　　　　　　　　　亚变型 Subforma

杂交分类群（nothotaxa）的主要等级是杂交属和杂交种。这些等级与属和种相同，前缀"notho–"表示杂交属性。分类群的次要等级从高到低依次是：科与属之间为族（tribus）、属与种之间为组（sectio）和系（series），种以下为变种（varietas）和变型（forma）。如果需要更多分类群等级，这些等级术语可前缀"sub –"至指示主要或次要等级的术语构成。

（二）真菌的分类方法

真菌表型特征分类法如下。①形态特征：肉眼可见的菌落和子实体的形态，光学显微镜下的菌丝和孢子的显微特征，电镜下的菌丝隔膜、孢子表面等超微特征。②营养和生理学特征：对不同糖类化合物的发酵特征，对不同碳氮源化合物的利用特征，最高生长温度，对外源维生素的依赖性等。③化学分类特征：次生和初次生代谢产物，辅酶 Q 的结构，脂肪酸的结构等。④细胞壁化学组成。然而，真菌的生活史具有与其他生物不同的特点，其在不同的条件下产生不同的形态特征，使得以表型特征为基础的真菌分类较一般生物更为复杂。如根据菌落的形态特征，一般将真菌分为酵母菌（yeast）和丝状真菌（filamentous fungi）；酵母菌为单细胞形态，在培养基上呈现湿润、奶油状的不透明样菌落；

而丝状真菌则是多细胞结构，在培养基上呈现绒毛样、棉花样、羊毛样或粉末样菌落，也称霉菌（molds）。一些真菌兼具酵母或类酵母形态和丝状真菌形态，被称为双相型真菌（dimorphic），如组织胞浆菌属和球孢子菌属等。而一些临床上重要的酵母菌，兼具有酵母形态、假菌丝和真菌丝三种形态。有超过一种独立形态或孢子阶段的真菌称为多相真菌，如白念珠菌。

真菌遗传学分类法如下。①DNA 碱基组成：通过（G + C）mol% 分析和核酸同源值测定，可以确定酵母菌 DNA 相似率在 80% 以上的菌株属于同一种，65%～80% 的为同一种内分化较远的菌株，而 20% 以下的则为不同种。②核糖体 RNA（rRNA）基因序列分析：广泛用于真菌的系统分类中。小亚基（18S）rRNA 基因常用于种及以上分类；转录间隔区（ITS）和大亚基（25S～28S）rRNA 基因的 5′ 端区间，常用于种间区分。基于遗传学的分类方法是真菌分类的金标准，但真菌与其他生物一样具有遗传多样性，这种多样性为菌种的划分带来了困难。一些分子水平被认为是不同种的真菌，在表型、代谢和临床表现上无典型差异而不易加以区分，这些表型无差异而分子水平不同种的细菌被称为复合群（complex），如抗真菌药物敏感性相同的黑曲霉被称为黑曲霉复合群（*Aspergillus niger complex*）。

二、真菌命名与分类系统

真菌的命名遵循《藻类、真菌和植物国际命名法典》规定，目前使用的最新版本是 2018 年出版的《藻类、真菌和植物国际命名法典（深圳法规)》，内容体现了 2017 年 7 月在中国深圳举行的第十九届国际植物学大会（IBC）的决定。

真菌的分类系统：临床常见真菌按真菌分类等级分类，包括毛霉门、蛙粪霉门、捕虫霉门、担子菌门和子囊菌门等，见表 1 - 3。

表 1 - 3　按分类等级分类的临床常见真菌

门/纲	目	属
毛霉门 *Mucoromycota*		
毛霉纲 *Mucoromycetes*	毛霉目 *Mucorales*	根霉属 *Rhizopus*
		横梗霉属 *Lichthemia*，旧称犁头霉 *Absidia*
		根毛霉属 *Rhizomucor*
		毛霉属 *Mucor*
蛙粪霉门 *Basidiomycota*		
蛙粪霉纲 *Basidiobolomycetes*	蛙粪霉目 *Basidiobolales*	蛙粪霉属 *Basidiobolus*
捕虫霉门 *Entomophthoromycota*		
虫霉纲 *Entomophthoromycetes*	虫霉目 *Entomophthorales*	耳霉属 *Conidiobolus*
担子菌门 *Basidiomycota*		
银耳纲 *Tremellomycetes*	银耳目 *Tremellales*	隐球菌属 *Cryptococcu*
	毛孢子菌目 *Trichosporonales*	毛孢子菌属 *Trichosporon*
马拉色菌纲 *Malasseziomycetes*	马拉色菌目 *Malasseziales*	马拉色菌属 *Malassezia*
伞菌纲 *Agaricomycetes*	伞菌目 *Agaricales*	裂褶菌属 *Schizophyllum*
子囊菌门 *Ascomycota*		
肺孢子菌纲 *Pneumocystidomycetes*	肺孢子菌目 *Pneumocystidales*	肺孢子菌属 *Pneumocystis*
毕赤酵母纲 *Pichiomycetes*	*Serinales*	念珠菌属 *Candida*
散囊菌纲 *Eurotiomycetes*	爪甲团囊菌目 *Onygenales*	小孢子菌属 *Microsporum*
		组织胞浆菌属 *Histoplasma*
		毛癣菌属 *Trichophyton*
		表皮癣菌属 *Epidermophyton*

续表

门/纲	目	属
	次盾炱目 *Chaetothyriales*	枝孢瓶霉属 *Cladophialophora* 瓶
		瓶霉属 *Phialophora*
	散囊菌目 *Eurotiales*	曲霉属 *Aspergillus*
		篮状菌属 *Talaromyces*
粪壳菌纲 *Sordariomycetes*	黄丝菌目 *Cephalothecales*	单胞瓶霉属 *Phialemonium*
	小囊菌目 *Microascales*	假霉样真菌属（赛多孢属的有性型）*Pseudallescheria*
	肉座菌目 *Hypocreales*	镰刀菌属 *Fusarium*
	长喙壳菌目 *Ophiostomatales*	孢子丝菌属 *Sporothrix*

按真菌感染部位分类，临床常见真菌分为浅部感染性真菌和深部感染性真菌，见表1-4。

表1-4 按感染部位分类的临床常见真菌

浅部/深部感染性真菌	属	种
浅部感染性真菌	毛癣菌属（*Trichophyton*）	红色毛癣菌（*T. rubrum*） 须癣毛癣菌，又称石膏样毛癣菌（*T. mentagrophytes*） 许兰毛癣菌，又称黄色毛癣菌（*T. schoenleinii*） 紫色毛癣菌（*T. violaceum*） 断发毛癣菌（*T. tonsurans*）
	表皮癣菌属（*Epidermophyton*）	絮状表皮癣菌（*E. floccosum*）
	小孢子菌属（*Microsporum*）	犬小孢子菌（*M. canis*） 铁锈色小孢子菌（*M. ferrugineum*） 石膏样小孢子菌（*M. gypseum*）
	马拉色菌属 *Malassezi*	糠秕马拉色菌（*M. furfur*）
	枝孢瓶霉属 *Cladophialophora*	卡氏分枝孢子菌（*C. carrionii*）
	孢子丝菌属 *Sporothrix*	申克孢子丝菌（*S. schenckii*）
深部感染性真菌	念珠菌属（*Candida*）	白念珠菌（*C. albicans*） 热带念珠菌（*C. tropicalis*） 克柔念珠菌（*C. krusei*） 星形念珠菌（*C. stellatoidea*） 乳酒念珠菌（*C. kefyr*） 近平滑念珠菌（*C. parapsilosis*） 季也蒙念珠菌（*C. guilliermondi*） 维斯念珠菌（*C. viswanathii*） 葡萄牙念珠菌（*C. lusitaniae*） 光滑念珠菌（*C. glabrata*） 都柏林念珠菌（*C. dubliniensis*）
	隐球菌属（*Cryptococcus*）	新型隐球菌（*C. neoformans*）
	曲霉属（*Aspergillus*）	烟曲霉（*A. fumigatus*） 黄曲霉（*A. flavus*） 黑曲霉（*A. niger*） 土曲霉（*A. terreus*） 构巢曲霉（*A. nidulans*） 杂色曲霉（*A. versicolor*） 灰绿曲霉（*A. glaucus*） 棒曲霉（*A. clavatus*）
	组织胞浆菌属（*Histoplasma*）	荚膜组织胞浆菌（*H. capsulatum*） 杜波组织胞浆菌（*H. capsulatum var. duboisii*）

续表

浅部/深部感染性真菌	属	种
	肺孢子菌属（*Pneumocystis*）	耶氏肺孢子菌（*P. jirovecii*）
	根霉属（*Rhizopus*）	少根根霉（*R. arrhizus*）
		米根霉（*R. oryzae*）
	横梗霉属（*Lichthemia*）	
	毛霉属（*Mucor*）	
	根毛霉属（*Rhizomucor*）	
	篮状菌属（*Talaromyces*）	马尔尼菲篮状菌（*T. marneffei*）
	镰刀菌属（*Fusarium*）	茄病镰刀菌（*F. solani*）
		串珠镰刀菌（*F. moniliforme*）
		尖孢镰刀菌（*F. oxysporum*）
		单隔镰孢菌（*F. dimerum*）
		层生镰孢菌（*F. proliferatum*）

答案解析

? 思考题

案例 某医院临床微生物实验室对一血培养标本进行检验，检出革兰阴性杆菌，生化反应：MIU（＋＋－），IMViC（＋＋－－），H_2S（－），报告标本中检出大肠埃希菌。

问题

（1）大肠埃希菌属于以下哪个分类单元（　　）

A. 亚种   B. 目   C. 科

D. 属   E. 种

（2）下列哪项不符合双命名系统的命名规则（　　）（多选）

A. *Escherichia coli*   B. *E. coli*   C. Escherichia coli

D. E. *coli*   E. *Escherichia Coli*

（3）该报告中大肠埃希菌的鉴定是依据细菌的哪些表型特征？

（李　敏）

书网融合……

重点小结

题库

微课/视频

第二章 细菌基本性状

1. 通过本章学习，掌握细菌形态、结构、营养代谢、生长繁殖、生化反应与细菌检验之间的关系；熟悉消毒灭菌方法与应用；了解细菌营养与能量代谢的类型。

2. 认识细菌形态结构与生化试验在微生物检验中的重要作用；具备微生物检验中无菌概念和无菌操作的意识。

3. 树立科学的世界观，增强生物安全责任意识和社会责任感，将准确、快速诊断病原微生物疾病、预防疾病、维护民众健康作为自己的职业责任。

本章讨论的是狭义的细菌范畴，专指原核细胞型微生物中数量最大、种类最多、具有代表性的细菌。细菌（bacterium）属于原核细胞型单细胞生物，和真核细胞不同的是，原核细胞的细胞核无核膜包围、游离于细胞质中，不具有核仁，细胞质中除核蛋白体外无细胞器。细菌体积微小、结构简单、繁殖迅速、易变异。在适宜的环境条件下具有相对稳定的形态结构和生理活动特征。了解细菌的生理特性，对于鉴别细菌、诊断感染性疾病及其防治具有重要的理论和实践意义。

第一节 细菌大小与形态

在外环境和机体内，大多数细菌以生物膜（biofilm）形式黏附在无生命或有生命的物体表面。细菌大小以微米（μm）为测量单位，观察细菌形态需用光学显微镜放大几百到上千倍才能看到。按其外形分类可将细菌分成球菌、杆菌、螺形菌。

一、球菌

球菌（coccus）呈圆球形、近圆球形、矛头状或肾形。单个球菌直径为 0.5~3.0 μm（图 2-1）。繁殖时按细菌细胞分裂的平面和分裂后粘连程度及排列方式不同可有双球菌（diplococci）、链球菌（streptococci）、四联球菌（tetrads）、八叠球菌（sarcina）和葡萄球菌（staphylococci）。各类球菌在标本或培养物中除上述的典型排列方式外，还可有分散的单个菌体存在。

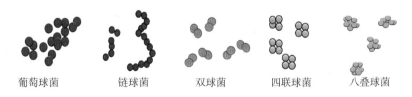

葡萄球菌　　　链球菌　　　双球菌　　　四联球菌　　　八叠球菌

图 2-1 球菌模式图

二、杆菌

杆菌（bacillus）多呈直杆状，少有微微弯曲。杆菌的长短、粗细和弯度随菌种不同而异。杆菌的直径为 0.2～2μm，长短 0.5～20μm 不等（图 2-2）。杆菌菌体两端有的为平齐（如炭疽芽胞杆菌），也有呈尖细（如梭杆菌）；有的菌体短小，近于椭圆形，称为球杆菌（coccobacillus）；也有一端膨大呈棒状（如白喉棒杆菌）或分枝状（有分枝生长的趋势的分枝杆菌）；有的末端常呈分叉状，称为双歧杆菌（bifidobacterium）。杆菌的排列常呈分散存在，但个别为栅栏状及 V、X、Y 字状。

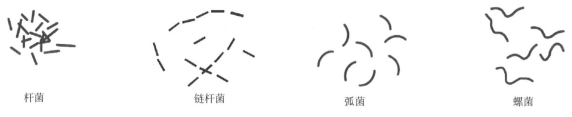

| 杆菌 | 链杆菌 | 弧菌 | 螺菌 |

图 2-2 杆菌模式图 　　　　　　　　　　　　　图 2-3 螺形菌模式图

三、螺形菌

螺形菌（spiral bacterium）菌体呈弧形或螺旋状。菌体螺旋不足一环，体短呈弧形或逗点状称为弧菌（vibrio），如霍乱弧菌（图 2-3）；2～6 环的小型、坚硬的螺旋状细菌称为螺菌（spirillum），如鼠咬热螺菌；也有的菌体细长弯曲呈弧形或螺旋形，称为螺杆菌（helicobacterium），如幽门螺杆菌；有些呈 S 形、逗点状或海鸥展翅形，如空肠弯曲菌。

细菌的大小、形态和细菌细胞排列是细菌的重要生理特征之一，在鉴别细菌时应考虑来自机体或环境中诸多因素所导致的细菌形态变化。

第二节　细菌结构和功能

细菌的结构与其生长繁殖、致病性和感染后免疫等功能密切相关，也是细菌形态学检验技术的基础。按其部位分成：①附属结构（appendages），包括鞭毛/周浆鞭毛、菌毛或纤毛；②表层结构（cell envelope），包括糖萼（荚膜或黏液层）、细胞壁、细胞膜；③内部结构（internal structure），包括细胞质、核蛋白体、核染色质、质粒及芽胞。通常把一个细菌生存不可缺少的结构，或一般细菌都具有的结构称基本结构，而在特定条件下形成的结构称特殊结构（图 2-4）。

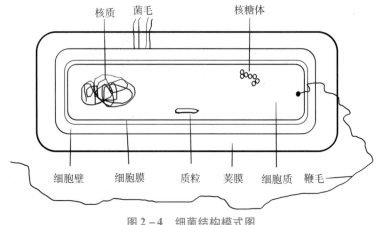

图 2-4 细菌结构模式图

一、附属结构

多数细菌具有自菌体向外的延伸结构（cell extensions），可分成两种，包括与运动相关的鞭毛（flagella）及与细菌附着相关的纤毛（fimbriae）或菌毛（pili）。

（一）鞭毛

附着于多种细菌（如大多数杆菌、少数球菌、全部弧菌及螺菌）菌体上的细长而呈波状弯曲的丝状物称为鞭毛。鞭毛的长度超过菌体若干倍。鞭毛数目、排列和位置常随不同菌种而异，可分为单毛菌（monotrichate）、双毛菌（amphitrichate）、丛毛菌（lophotrichate）和周毛菌（peritrichate）等类型（图2-5）。鞭毛需用电子显微镜观察，或经特殊染色法（如镀银染色）使鞭毛增粗后才能在普通光学显微镜下看到，观察细菌有无鞭毛及鞭毛数量、分布，可用于细菌的鉴别。

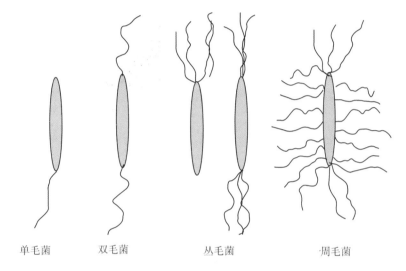

| 单毛菌 | 双毛菌 | 丛毛菌 | 周毛菌 |

图2-5　细菌鞭毛类型模式图

鞭毛是细菌的运动器官，观察细菌动力可用悬滴法或压滴法在显微镜下直接观察其运动方式，也可将细菌穿刺接种半固体培养基观察生长现象，有动力的细菌其半固体培养基出现浑浊生长现象。

鞭毛抗原又称H抗原。不同菌种鞭毛蛋白结构不同，具有很强的抗原特异性，利用免疫学方法可鉴定细菌的种、型，是临床细菌鉴定的常用技术之一。少数鞭毛与致病性间接相关，如霍乱弧菌通过鞭毛运动穿透小肠黏膜表面的黏液层，黏附于肠黏膜上皮细胞上产生毒性物质而致病。

（二）菌毛

菌毛是某些细菌表面遍布的比鞭毛更为纤细、短而直的丝状蛋白附属物，常把较短的菌毛称为纤毛（fimbriae）或普通菌毛（common pilus），较长的称为性菌毛（pili, sex pili），需借助电子显微镜才能观察到菌毛。菌毛蛋白具有抗原性，其编码基因位于细菌的染色体或质粒上。

纤毛数量多，每个细菌细胞的纤毛可达数百根，具有黏附细胞和定居各种细胞表面的能力。借助于菌毛，细菌可不受黏膜细胞表面的纤毛运动或蠕动等作用而牢固黏附（adhere）、定植（colonize）在呼吸道、消化道和尿道细胞表面，进而侵入细胞，与细菌致病性有关。

性菌毛仅见于革兰阴性菌，每个细菌细胞只有1~4根，比纤毛粗，呈中空管状。它由F质粒（又称致育质粒）编码，故又称其为F菌毛。带有性菌毛的细菌称为F$^+$菌或雄性菌，无性菌毛的细菌则称为F$^-$菌或雌性菌。性菌毛能以接合的方式在细菌间转移DNA，导致细菌毒性及耐药性的变异。此外，性菌毛也是某些细菌被噬菌体吸附的菌细胞受体。

二、表层结构

大多数细菌在胞质外围有复杂化学化合物组分，通常是由糖萼、细胞壁、细胞膜组成，每层结构各具独特功能，共同担负着保护细菌的功能。

（一）糖萼

1. 结构　糖萼（glycocalyx）是围绕于细胞壁外层的黏性、胶胨状物质。某些细菌的糖萼呈松散状，可溶于水、易被洗去，称之为黏液层（slime layer）；有些细菌细胞壁外紧紧围绕一层较厚、呈胶胨状的糖萼称之为荚膜（capsule），其化学组成为多糖或多肽及糖蛋白；厚度 <0.2μm 称为微荚膜（microcapsule），如大肠埃希菌 K 抗原；厚度 >0.2μm 称为荚膜（图 2-6）。

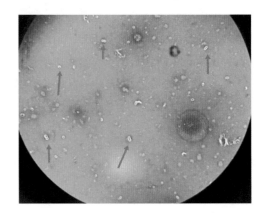

图 2-6　肺炎链球菌荚膜（荚膜染色，×1000）

荚膜的形成受遗传控制，与环境和营养有关，一般在机体内或营养丰富的培养基中才能形成，在普通培养基培养或连续传代容易丢失。在固体培养基上丢失荚膜的细菌菌落可由光滑型（smooth，S）转变成粗糙型（rough，R）。

丢失荚膜的细菌仍可存活。荚膜对一般碱性染料亲和力低，不易着色，普通染色只能见到菌体周围有未着色的透明圈。如用墨汁作负染色，则荚膜显现更为清楚。用特殊染色法可将荚膜染成与菌体不同的颜色。

2. 功能

（1）抗吞噬作用　有糖萼的细菌通过阻滞表面吞噬、抵抗宿主的调理吞噬的机制，不易被吞噬细胞吞噬、消化而发生逃逸。

（2）与细菌毒力有关　荚膜是病原菌重要的毒力因子，其抗吞噬能力可增强细菌的侵袭力。如有荚膜的肺炎链球菌数个可使实验小鼠死亡，去除荚膜后需要上亿个菌才能使实验小鼠死亡。

（3）细菌鉴定和分型　荚膜物质具有型特异性抗原，可作为细菌的鉴定和分型依据。

（4）参与生物膜（biofilm，BF）形成　细菌生物膜是指细菌在生长过程中附着于物体表面而形成的由细菌细胞及其分泌的含水聚合性基质等所组成的膜样多细菌复合体。生物膜具有很强的抵抗机体免疫和抗菌药物的能力，在临床上形成难治性感染。

（二）细胞壁

细胞壁（cell wall）是细胞膜外一层较厚且坚韧的网状结构，质地坚韧有弹性，可承受细胞内强大的渗透压而不被破坏，维持着细菌的固有外形。通过革兰染色将细菌分为革兰阳性菌（G⁺）和革兰阴性菌（G⁻）两大类，这两大类细菌细胞壁都含有肽聚糖成分，但是又分别有各自不同的特殊组分。

1. 结构

（1）肽聚糖（peptideglycan）　革兰阴性菌和革兰阳性菌共有组分。肽聚糖又称黏肽（mucopeptide），是细胞壁的主要成分。N-乙酰葡糖胺和 N-乙酰胞壁酸经 β-1,4 糖苷键连接间隔排列形成聚糖骨架；每个 N-乙酰胞壁酸分子上连接着四肽侧链；侧链之间再由肽桥或直接相连，组成一个坚韧的网状结构。各种细菌的聚糖骨架结构均相同，革兰阳性菌的肽聚糖是由聚糖骨架、四肽侧链和五肽桥三部分组成，形成坚固紧密的三维立体网状结构（图 2-7）。革兰阴性菌肽聚糖仅由聚糖骨架和四肽侧链两部分组成，形成没有五肽桥交联的二维平面结构，较革兰阳性菌疏松（图2-8）。

破坏肽聚糖结构或抑制其合成的物质都能损害细胞壁使细菌变形或杀伤细菌，例如溶菌酶能水解连接 N-乙酰胞壁酸和 N-乙酰葡糖胺的 β-1,4 糖苷键，β-内酰胺类抗菌药物能与细菌竞争性抑制参与肽聚糖合成所需的转肽酶和羧肽酶等，抑制四肽侧链上 D-Ala 与五肽交联桥之间的联结或侧链直接相连。青霉素能抑制转肽酶的活性，在五肽交联桥和四肽侧链有作用点，干扰两者之间的转肽反应，从而抑制细菌细胞壁合成。人和哺乳动物无细胞壁结构，亦无肽聚糖，青霉素对人和哺乳动物细胞无毒性作用。

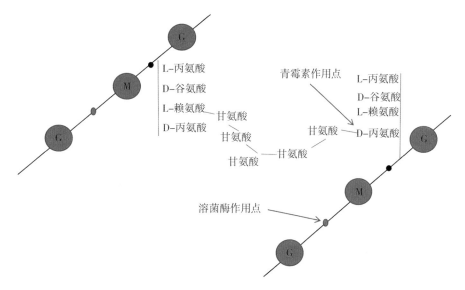

图 2-7　革兰阳性菌细胞壁肽聚糖结构模式图

M：N-乙酰胞壁酸；G：N-乙酰葡糖胺；●：β-1,4糖苷键

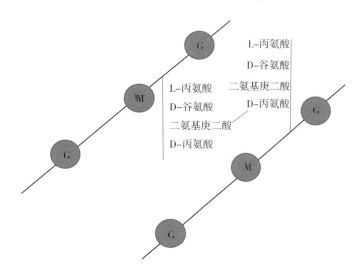

图 2-8　革兰阴性菌细胞壁肽聚糖结构模式图

（2）革兰阳性菌细胞壁特有组分　革兰阳性菌细胞壁厚为 20~80nm，有 15~50 层肽聚糖。由核糖醇（ribitol）或甘油残基经磷酸二酯键交联而成的多聚物——磷壁酸（teichoic acid）是革兰阳性菌特有组分。一端和细胞壁中的 N-乙酰胞壁酸相连者称为壁磷壁酸（wall teichoic acid）；和细胞膜相连的称膜磷壁酸（membrane teichoic acid）。磷壁酸的另一端则游离于胞壁外。磷壁酸抗原性强，是革兰

阳性菌表面特有抗原；磷壁酸带有负电荷，能阻止一些有害物进入菌体；磷壁酸具有黏附素活性，与细菌的黏附有关。

某些革兰阳性菌细胞壁外还有一些特殊表面蛋白，如金黄色葡萄球菌 A 蛋白，A 群链球菌的 M 蛋白，与致病有关。

（3）革兰阴性菌细胞壁特殊组分　细胞壁较薄，为 10～15nm，只有 1～2 层肽聚糖。位于肽聚糖外侧的外膜（outer membrane，OM）是革兰阴性菌的特有组分。

外膜的最外层富含脂多糖（lipopolysaccharide，LPS），由脂质 A、特异多糖和核心多糖组成，又称细菌内毒素，其毒性和生物学活性的主要组分是脂质 A，脂质 A 无种属特异性。特异性多糖位于脂多糖最外侧，是革兰阴性菌的菌体抗原（即 O 抗原），具有种属特异性；特异性多糖缺失使细菌从光滑型变为粗糙型。核心多糖在脂质 A 外侧，具有属特异性，同一属的细菌核心多糖相似。多糖链的末端游离于细胞外，是细菌表面重要抗原和受体结构。一些革兰阴性菌（脑膜炎奈瑟菌、淋病奈瑟菌、流感嗜血杆菌）的 LPS 结构不典型，称为脂寡糖（lipooligosaccharide，LOS），它与哺乳动物细胞膜的鞘糖脂成分相似，从而逃避宿主免疫细胞的识别，LOS 是重要的毒力因子。

外膜最内层为脂蛋白（lipoprotein），将外膜固定于肽聚糖上。

外膜的中间脂质双层上镶嵌着多种蛋白称为外膜蛋白（outer membrane protein，OMP），其中有的为孔蛋白（porin protein）。孔蛋白大小的变化可封闭多种物质通过，构成了革兰阴性菌对某些抗菌药物的抵抗。有的外膜蛋白为诱导性或去阻遏蛋白质，参与特殊物质的扩散过程；有的外膜蛋白为噬菌体、性菌毛或细菌素的受体。

革兰阴性菌的细胞膜和外膜之间有一个较阳性菌大的间隙称周浆间隙（periplasmic space），它是酶类和多种物质出入细胞的交换池，与营养物质获取等物质交换密切相关。

革兰阴性菌与革兰阳性菌结构差异见表 2-1。两者在细胞壁结构的差异使之在革兰染色时呈现不同的颜色。在治疗革兰阴性菌感染时，使用的药物必须是能透过外膜的药物。在细菌的致病性上革兰阴性菌多为外膜脂多糖（内毒素）所致，而革兰阳性菌多为分泌到细胞壁外的毒素蛋白（外毒素）。某些细菌（如分枝杆菌）细胞壁含有丰富的脂质，与上述的革兰阳性菌和革兰阴性菌细胞壁结构不同，具有特殊的生物学和致病特点。

表 2-1　革兰阴性菌与革兰阳性菌细胞壁比较

特性	革兰阴性菌	革兰阳性菌
强度	疏松	坚韧
厚度	薄（10～15nm）	厚（20～80nm）
肽聚糖层数	1～2 层	多达 50 层
化学组成	肽聚糖、脂蛋白、脂多糖	肽聚糖、磷壁酸
外膜	有	无
磷壁酸	无	有
周浆间隙	宽	窄
孔蛋白	有	无
分子渗透性	不易渗透	易渗透
溶菌酶作用	不敏感*	敏感
青霉素作用	不敏感*	敏感

*G⁻菌的外膜具有阻碍溶菌酶、青霉素等进入的作用，某些 G⁻菌亦对青霉素敏感。

2. 细胞壁功能 细胞壁坚韧而富有弹性，可维持细菌的固有外形，并可保护细菌抵抗低渗环境影响。细胞壁可允许水及小分子可溶性物质自由通过，与物质交换有关。细胞壁上的多种抗原决定簇决定了细菌的抗原性；不同的结构组成决定了细菌染色反应性，这些特性被广泛用于细菌的鉴定。

3. 细菌 L 型 是指细胞壁缺陷的细菌，于 1935 年由 Lister 研究所发现。在人工诱导或自然情况下，通过理化或生物因素作用（如临床抗菌药物治疗），细胞壁肽聚糖合成被抑制或受到破坏而导致细菌 L 型产生。革兰阳性菌的 L 型称为原生质体（protoplast），必须在高渗环境中才可存活。革兰阴性菌的 L 型称原生质球（spheroplast），因其肽聚糖层受损后外膜仍存在，在低渗环境中仍有一定的抵抗力。细菌 L 型形态呈多形性，大小不一，革兰染色大多被染成阴性。生长繁殖的要求与原菌相似，但须在高渗、含血清的低琼脂培养液中生长。L 型细菌生长较原菌缓慢，在软琼脂平板上培养 2～7 天后大都形成中间较厚、四周较薄的"荷包蛋"样小菌落，在液体培养基中生长后呈疏松颗粒沉于管底，培养液清亮。

细菌 L 型仍具有致病性，可引起组织间质性炎症和慢性感染，由于用常规细菌培养方法不能检出，因此遇有临床症状反复感染迁延不愈，且常规细菌培养阴性者应考虑到细菌 L 型感染可能性，应做 L 型的专门分离培养，并更换抗菌药物。

（三）细胞膜

细胞壁内侧的脂质双层膜称细胞膜（cell membrane），厚为 5～10nm，主要由磷脂和蛋白质组成，与真核细胞结构基本相同但不含胆固醇。细胞膜生物功能有选择性通透作用，与细胞壁共同完成物质交换，还参与细菌的生物合成、呼吸与分泌过程等。

部分细胞膜向胞质内凹陷折叠而成的囊状物称中介体（mesosomes），常位于中央横隔处和菌体侧面。中介体扩大了细胞膜表面积，相应增加呼吸酶作用，有拟线粒体（mitochondria）之称。横隔中介体与核质相连，当细菌分裂时，各自带着一套核质进入子代细胞。

近年来研究较多的是与细菌耐药机制有关的青霉素结合蛋白（penicillin – binding protein，PBP），这类蛋白质存在于细胞膜上，参与细胞壁肽聚糖的合成。PBP 也是青霉素作用的靶点蛋白，当它与青霉素结合后即可使该酶功能受抑制，影响细胞壁中肽聚糖的合成，故该类蛋白质称青霉素结合蛋白。

三、内部结构

（一）细胞质与胞质内含物

细胞质（cytoplasm）是无色透明胶状物，其化学组成是水、蛋白质、脂类、糖、核酸和无机盐。胞质内含有核糖体、质粒、胞质颗粒等重要结构。

1. 核质和质粒 细菌的核质由一根环状双股 DNA 分子反复弯曲盘绕而成，与真核细胞核不同的是四周无核膜，无组蛋白包绕，故又称拟核（nucleoid）。它集中于胞质的某一区域，核质呈球状、棒状或哑铃状的形态，并依附于细胞膜上。核质是细菌遗传物质，决定细菌的遗传特性，由于其功能与真核细胞的染色体相似，故通常也称其为细菌染色体（chromosome），当用特殊染色或电镜观察呈现颗粒状或丝状结构。细菌质粒（plasmid）是染色体外的环状双股 DNA，分子量较染色体小，可携带细菌的某些遗传信息如耐药因子、细菌素、性菌毛、毒素等。质粒能独立复制，细菌丢失质粒能正常存活，并不是细菌生长必不可少组分；质粒还可以通过接合等方式转移，是基因工程技术的重要工具。

2. 核糖体（ribosome） 是细菌合成蛋白的场所，在胞质中数目可达数万。核糖体沉降系数为

70S，分别由 50S 和 30S 两个亚基组成，常与正在转录的 mRNA 相连成连珠状，称为多聚核糖体（polyribosome）。由于真核细胞的核糖体为 80S，干扰细菌蛋白质合成的链霉素（与 30S 小亚基结合）、红霉素（与 50S 大亚基结合）对人体细胞无影响。

3. 胞质颗粒（cytoplasmic granules or inclusions） 大多为营养储藏颗粒，胞质颗粒可用特殊染色显示，常用于细菌的鉴别，如白喉棒杆菌的储藏高能磷酸盐的异染颗粒（metachromatic granules），嗜碱性强，着色深，用 Albert 染色后，菌体被染成绿色，它则被染成蓝黑色。

（二）芽胞

芽胞（endospore）是某些细菌在一定条件下，胞质脱水在菌体内形成具有多层膜包裹的圆形或卵圆形小体。芽胞并非细菌繁殖体，而是避开不良环境维持细菌生存处于代谢相对静止的休眠体。

1. 芽胞的形成与出芽 当营养缺乏，特别是碳源和氮源缺乏时，某些革兰阳性菌能形成芽胞，如炭疽芽胞杆菌、破伤风芽胞梭菌与蜡样芽胞杆菌（图2-9）等。不同细菌形成芽胞所需条件不同，如炭疽芽胞杆菌须在有氧条件下，而破伤风芽胞梭菌则在厌氧条件下。芽胞的形成始于对数生长期末，细菌细胞膜进行性内陷生长，逐渐形成双层膜结构，包被核质成为芽胞核心。细胞膜又能合成特殊物质在内膜和外膜间形成芽胞壁再在外膜外围形成芽胞壳和芽胞外衣。

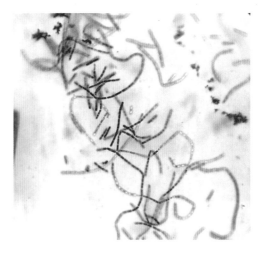

图2-9 蜡样芽胞杆菌芽胞（革兰染色，×1000）

成熟的芽胞可被多种代谢物、机械力、热、pH 值改变等激活而出芽。相对于芽胞，有繁殖能力的菌体称为细菌繁殖体。一个细菌只能形成一个芽胞，一个芽胞发芽只生成一个菌体。

2. 功能 ①对热力、干燥、辐射、化学消毒剂等具有强大抵抗力；②以是否杀死芽胞作为物品灭菌判断效果的指标；③芽胞在菌体的位置和直径大小随菌种不同，这种形态特点有助于细菌鉴别（图2-10）。

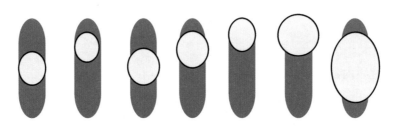

图2-10 不同细菌芽胞的大小和位置模式图

第三节 细菌营养

细菌营养（nutrition）是指将外界环境中获取的营养物质（nutrients）用于细菌生命活动的过程。细菌营养物质是指能够满足细菌生命活动所需物质。营养物质被细菌吸收后参与了细菌的细胞组成、构成酶的活性成分和提供细菌各种生命活动所需要的能量。

一、细菌营养类型

（一）异养型

以有机化合物作为能源的细菌称异养菌（heterotroph）。利用无生命活动的有机物为生长的碳源的细菌称腐生菌（saprophyte），而寄生于活体内并从宿主的有机物获得所需营养的细菌称寄生菌（parasite）。所有的病原菌都是异养菌，大部分属寄生菌。

（二）自养型

以简单无机物为营养物质的细菌称自养菌（autotroph）。其中以无机物的氧化分解释放能量，以 CO_2 或碳酸盐作为唯一碳源或主要碳源合成菌体成分的细菌称化能自养菌（chemotroph）；通过光合作用获得能量的称光能自养菌（phototroph）。

二、细菌营养物质

细菌营养物质一般包括水分、碳源、氮源、无机盐和生长因子。

（一）碳源和氮源

一般而言碳源和氮源是常量营养物，细菌需求量大。不同营养类型细菌利用不同碳源，大多数细菌可以吸收各种各样的有机含碳化合物，利用它们组建新的细胞组分并提供了细胞的能量。细菌对氮源的需求量仅次于碳源，它作为菌体的成分如蛋白质、核酸等合成的主要原料，一般不作为能源，只有少数的自养菌利用铵盐、硝酸盐作为菌体生长的氮源和能源，或某些厌氧菌在厌氧与糖类物质缺乏时，才利用氨基酸作为氮源和能源。

（二）无机盐

细菌以各种无机盐离子作为各种酶的激活因子或辅助因子维持酶的活性。无机离子（主要是 Na^+ 和 K^+）参与细胞膜的物质运输和蛋白质合成调节、参与菌体内外的渗透压，它和细菌的生理功能密切相关。

根据细菌对无机盐离子需要的量不同分为常量元素和微量元素，前者有磷、硫、钾、镁、钠、钙、铁等；后者有钴、铜、锰、锌、硒、钼等。一些微量元素并不是所有细菌都需要，不同菌只需其中的一种或数种。

某些菌种的生长繁殖及致病性与某种无机元素密切相关。例如白喉棒杆菌在含铁量为 0.14mg/L 的培养基中毒素产量最高，当铁的浓度达到 0.6mg/L 时则完全不产生毒素；结核分枝杆菌的有毒株具有分枝菌素（mycobactin）的铁载体（siderophore），它能与人体细胞竞争结合铁蛋白、乳铁蛋白或转铁蛋白中的铁，并带入菌体内以供代谢之需要。

（三）生长因子

许多细菌的生长还需要一些自身不能合成的生长因子（growth factor），一般包括三类，即维生素、氨基酸和嘌呤（或嘧啶）。少数细菌还需特殊的生长因子，如流感嗜血杆菌生长需要的 X、V 两种因子，X 因子的性质与氧化高铁血红素相似，V 因子即辅酶Ⅰ或辅酶Ⅱ。

（四）水

水是微生物原生质的组成部分，一切生命活动，如营养物质吸收与代谢、生长繁殖等生命活动都离不开水。

三、细菌营养物质吸收

水和水溶性物质可以通过半透膜性的细胞壁和细胞膜进入细胞内，蛋白质、多糖等大分子营养物质需经细菌分泌的胞外酶作用分解成小分子物质才能被吸收。营养物质进入菌体的方式有被动转运和主动转运系统。

（一）被动转运

营养物质依赖浓度梯度差从浓度高的一侧向浓度低的一侧扩散的非耗能转运方式称被动转运（passive transport），包括扩散（diffusion）、渗透（osmosis）和易化扩散（facilitated diffusion）。

（二）主动转运

主动转运（active transport）是细菌吸收营养物质的主要方式，其特点是：①逆浓度梯度扩散方向或顺浓度梯度快速度扩散，能使细胞内积累必需的营养物质（如 K^+、Na^+ 和 H^+，氨基酸与葡萄糖）；②细胞膜上存在特殊的膜蛋白；③需要提供能量。通过主动转运主要有以下两种方式。

1. 分子泵（molecular pumps） 转运营养物的载体是电化学离子梯度透性酶（permease），是一种能够进行可逆性氧化还原反应的疏水性膜蛋白，即在氧化状态与营养物结合，而在还原状态时其构象发生变化，使营养物释放进入胞质内。

2. 基团转位（group translocation） 营养物质转运常和代谢相结合，如大肠埃希菌摄入葡萄糖时，细胞膜上的载体蛋白首先在胞质内从磷酸烯醇丙酮酸获得磷酸基团，在细胞膜的外表面与葡萄糖相结合，将其送入胞质内后释放出 6 - 磷酸葡萄糖。经过磷酸化的葡萄糖在胞内累积，不能再逸出菌体。该系统的能量供体是磷酸烯醇丙酮酸。

第四节　细菌生长繁殖

细菌摄取营养物质进行代谢活动，合成菌体自身成分；通过分裂方式产生新的生命个体，细菌数量增加，这两个过程称为细菌的生长繁殖。

一、细菌个体生长 🅔 微课/视频

细菌以简单的二分裂方式进行无性繁殖，代时（generation time，G）是指细菌分裂数量倍增的时间。适宜条件下多数细菌繁殖速度很快，多数细菌的代时为 20～30 分钟，个别细菌繁殖速度慢，如结核分枝杆菌代时 18～20 小时。

二、细菌群体生长繁殖

（一）细菌生长曲线

细菌接种到液体培养基后以二分裂法进行繁殖。以倾注平板法计数孵育后的菌落数可换算出菌落形成单位（colony forming unit，CFU）。连续检测细菌不同培养时间的 CFU，以 CFU 为纵坐标，培养时间为横坐标可以作出一条反映细菌生长数变化的规律曲线，即称生长曲线（growth curve）。典型的生长曲线（图 2 - 11）可以分为迟缓期（lag phase）、对数生长期（logarithmic phase）、稳定期（stationary phase）和衰亡期（death phase）。

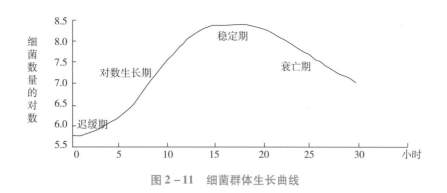

图 2-11　细菌群体生长曲线

1. 迟缓期　是细菌适应环境的过程。此时细菌的核酸、蛋白质、辅酶等物质合成逐渐增加，为细菌的分裂繁殖作好准备，该期一般为 1~4 小时。

2. 对数生长期　细菌培养后的 8~18 小时处于对数生长期，经过迟缓期后进入该期，细菌以最大的速率生长和分裂，细菌数量对数增加。此期细菌代谢活跃而稳定，其大小、形态、染色性和生化反应典型，对外界因素反应敏感，是检测细菌生物学性状和进行药物敏感性试验的适宜生长阶段。

3. 稳定期　由于培养基中营养物质的消耗，有害代谢产物的积累，细菌生长速率逐渐降低，细菌死亡数增加，以致生长繁殖菌数和死亡数处于动态平衡，即处于稳定期。稳定期时细菌合成较多的代谢产物（如抗生素、芽胞、外毒素等），稳定期通常维持 10 小时。

4. 衰亡期　细菌死亡速率逐步增加，活菌数逐步减少，死亡数大于增加数，标志进入衰亡期。此期细菌形态不典型，甚至出现自溶难以辨认，一般不用该期的细菌做鉴定和研究工作。

细菌生长曲线在体外人工培育条件下观察而得，处于对数生长期的细菌生理特征最为典型，在不利环境下或老龄菌时常出现梨形、气球状或丝状等不规则的多形性（polymorphism），因此宜选择细菌的对数生长期观察细菌形态和大小。

（二）影响细菌生长的因素

细菌生长是细菌和环境相互作用的结果，众多环境因素可影响细菌生长。

1. 营养物质　充足的营养物质是细菌新陈代谢和生长繁殖所需原料和能量的物质基础。

2. 气体　根据细菌对氧的需要程度，细菌分为专性需氧菌（obligate aerobe）、微需氧菌（microaerophile）、兼性厌氧菌（facultative anaerobe）和专性厌氧菌（obligate anaerobe）。

（1）专性需氧菌　该类细菌具有完整呼吸酶系统，需要分子氧作为受氢体完成需氧呼吸，仅在有氧环境下生长。结核分枝杆菌、铜绿假单胞菌属此类细菌。

（2）微需氧菌　该类细菌适宜在氧浓度 5%~6% 环境生长，如幽门螺杆菌。

（3）兼性厌氧菌　大多数病原菌属此类细菌，在有氧、无氧环境都能生长，有氧环境生长更好。

（4）专性厌氧菌　该类细菌缺乏完善的呼吸酶系统，受氢体是氧以外的物质，只能在低氧分压或无氧环境进行发酵；厌氧菌厌氧生长的另一原因为缺乏高氧化还原电势（Eh）的呼吸酶。

其代谢需要二氧化碳，并且在高于大气中二氧化碳分压时生长更好，故在它们的培养箱中常供给 5%~10% 的二氧化碳气体。

3. 温度　根据最适生长温度不同分成嗜冷菌（psychrophile）、嗜温菌（mesophile）和嗜热菌（thermophile）。病原菌在长期进化过程中适应人体环境，均为嗜温菌，最适生长温度为人的体温，即 37℃。

4. 酸碱度（pH）　细菌依靠细胞膜上的质子转运系统调节菌体内的 pH，包括 ATP 驱使的质子泵，Na^+/H^+ 和 K^+/H^+ 交换系统，从而使其保持稳定。

多数细菌生长的最适 pH 在 6.0 ~ 8.0，嗜酸性细菌最适生长 pH 可低至 3.0，嗜碱性细菌最适生长 pH 可高至 10.5，病原性细菌最适生长 pH 为 7.2 ~ 7.6，个别细菌如霍乱弧菌 pH 在 8.4 ~ 9.2 生长最佳，结核分枝杆菌生长最适 pH 为 6.5 ~ 6.8。

5. 渗透压　大多数细菌在低渗（hypotonic）或等渗（isotonic）环境中都能生长，少数嗜盐菌（halophiles）在较高盐浓度中也能生长。

三、细菌人工培养

细菌的人工培养是指人工提供细菌生长繁殖所需的营养和生长条件使细菌迅速生长繁殖。临床微生物学中人工培养主要目的是对细菌进行分离鉴定、毒力鉴定、抗微生物药物敏感性试验和增菌等。

（一）培养基

培养基（medium）是人工配制的，适合微生物生长繁殖的营养基质，除营养成分外，还要求合适的 pH 值（一般为 7.2 ~ 7.4），须经灭菌后才能使用。按物理状态和用途，培养基可分成多种类型。

1. 按用途分类

（1）基础培养基（basal medium）　含微生物生长繁殖所需基本营养成分，可作为一般培养基也可以作为特殊培养基的基础，常用的有营养琼脂、营养肉汤等。

（2）营养培养基（nutrient medium）　在基础培养基中加入某些特殊营养物质（如血液、血清、酵母浸膏、动植物组织液等）制成的一种营养丰富培养基，用于苛养菌的培养。

（3）鉴别培养基（differential medium）　在培养基中加入特定的底物和指示剂，用于培养和区分不同细菌种类，如糖发酵管、三糖铁培养基等。

（4）选择培养基（selective medium）　在培养基中加入某些特殊化学物质，抑制某些细菌生长而有助于需要的细菌种类生长，例如在病原菌检测中使可疑的目标菌从混杂的微生物群体中分离出来。

（5）特殊培养基（special medium）　包括厌氧培养基、细菌 L 型培养基等。

2. 按物理性状分类

（1）液体培养基（infusion medium）　将营养物质溶解于液体中，过滤，调整 pH 值，灭菌后即为液体培养基。常用于纯种细菌的增菌或观察细菌的生化反应。

（2）固体培养基（solid medium）　液体培养基中加入 15 ~ 20g/L 琼脂，加热熔化后凝固成固体培养基。一般用平皿分装制成平板，常用于分离培养细菌、活菌计数、药敏试验、选择培养。固体培养基在试管中制成斜面可用于菌种的短期保存。

（3）半固体培养基（semisolid medium）　在液体培养基中加入 2 ~ 5g/L 琼脂制成。多用于细菌动力观察和菌种保存。

（二）细菌培养

细菌培养有单纯培养（simple cultivation）和分离培养（isolation cultivation），前者是为了扩大细菌数量，分离培养是从混杂存在的多种微生物群体中分离出单一细菌，并使之在人工培养条件下生长繁殖成可以用于鉴定的细菌纯种。

1. 固体培养　将细菌划线接种在固体培养基表面，使混杂的细菌在培养基表面分散生长，致使单个细菌在适宜的固体培养基表面生长繁殖成肉眼可见的、具有一定性状的细菌集团即称菌落（colony）。挑取单个菌落转种即可获得纯培养物，可进一步对该细菌进行分类和鉴定。当固体培养基表面形成众多菌落连成片时称菌苔（lawn）。

2. 液体培养　将细菌接种在液体培养基中，于适宜条件下进行培养。液体培养是扩大培养的常用手段，也是细菌生化反应鉴定的主要培养方法。

3. 半固体培养 将细菌穿刺接种于半固体培养基中进行培养，观察穿刺线上及穿刺线周围细菌生长情况可判别细菌是否具有动力。该培养法还可用于菌种保存。

4. 连续培养 在整个培养期间，通过控制营养物质不断补充或以同样速率移出培养物，使细菌能以恒定生长速率持续生长的一种培养方法。它一般用于菌体以及菌体生长平行的代谢产物的发酵生长。

第五节 细菌代谢

一、细菌的化学组成与物理性状

（一）化学组成

细菌化学组成和其他生物细胞相似，含有多种化学成分，包括水、无机盐、蛋白质、糖类、脂质和核酸等。水分是细菌细胞重要的组成成分，占细胞总重量的 75% ~ 90%。细菌细胞去除水分后，主要为有机物，还有少数无机离子，如钾、钠、铁、镁、钙和氯等，用以构成细菌细胞的各种成分及维持酶的活性和跨膜化学梯度。细菌尚含有一些原核细胞型微生物所特有的化学成分，如肽聚糖、胞壁酸、磷壁酸、D 型氨基酸、二氨基庚二酸、吡啶二羧酸等，这些物质在真核细胞中还未发现。

（二）细菌的物理性状

1. 带电现象 细菌固体成分的 50% ~ 80% 是蛋白质，蛋白质由兼性离子氨基酸组成。G⁺菌等电点 pH 为 2 ~ 3，G⁻菌等电点 pH 为 4 ~ 5，故在近中性或弱碱性环境中，细菌均带负电荷，尤以前者所带负电荷更多。细菌的带电现象与细菌的染色反应、凝集反应、抑菌和杀菌作用等都有密切关系。

2. 光学性质 细菌为半透明体，当光线照射至细菌，部分被吸收，部分被折射，故细菌悬液呈浑浊状态。菌数越多浊度越大，使用比浊法或分光光度计可以粗略地估计细菌的数量。由于细菌具有这种光学性质，可用相差显微镜观察其形态和结构。

3. 表面积 细菌体积微小，相对表面积大，有利于同外界进行物质交换。如葡萄球菌直径约 $1\mu m$，则 $1cm^3$ 体积的表面积可达 $60000cm^2$；直径为 $1cm$ 的生物体，$1cm^3$ 体积的表面积仅 $6cm^2$，两者相差 10000 倍。因此细菌的代谢旺盛，繁殖迅速。

4. 渗透压 细菌体内含有高浓度的营养物质和无机盐，G⁺菌的渗透压高达 20 ~ 25 个大气压，G⁻菌为 5 ~ 6 个大气压。细菌所处周围环境相对低渗，因有坚韧细胞壁的保护不致崩裂。如处于比菌内渗透压更高的环境中，菌体内水分逸出，胞质浓缩，细菌就不能生长。

5. 半透性 细菌的细胞壁和细胞膜都有半透性，允许水及部分小分子物质通过，有利于吸收营养和排出代谢产物。

二、细菌的代谢与生化反应

细菌的新陈代谢（metabolism）是指细菌细胞内分解代谢（catabolism）和合成代谢（anabolism）的总和，其显著特点是代谢旺盛和代谢类型的多样化。

细菌的代谢过程以胞外酶水解外环境中的大分子营养物质开始，产生亚单位分子（单糖、短肽、脂肪酸），经主动或被动转运机制进入胞质内。这些亚单位分子在一系列酶的催化作用下，经过一种或多种途径转变为共同通用的中间产物丙酮酸；再从丙酮酸进一步分解产生能量或合成新的碳水化合物、氨基酸、脂类和核酸。在上述过程中，底物分解和转化为能量的过程称为分解代谢；所产生的能量用于细胞组分的合成称为合成代谢；将两者紧密结合在一起称为中间代谢。伴随代谢过程细菌还将产生许多在医学上有重要意义的代谢产物。

（一）细菌的分解代谢

1. 糖的分解 不同细菌对糖类分解的能力和代谢产物不同，对多糖→单糖→丙酮酸的分解过程，各种细菌基本相同，对丙酮酸的进一步代谢则因酶系统、对氧气的需求不同而有所不同。需氧菌可将丙酮酸氧化脱羧后进入三羧酸循环，产生大量能量和中间代谢产物，最终可将葡萄糖彻底氧化为二氧化碳和水。厌氧菌则发酵丙酮酸，产生各种酸类、酮类、醛类、醇类等代谢产物。

2. 蛋白质和氨基酸的分解 能分解氨基酸的细菌较多，其分解能力也各不相同，主要通过脱氨、脱羧两种方式来实现。

由于细菌所具有的酶系统各不相同，对营养物质的分解能力亦不一致，因而其代谢产物不同。利用生化试验的方法来检测细菌对各种基质的代谢作用及其代谢产物，从而达到鉴别细菌的目的，这些反应称为细菌的生化反应（biochemical reaction）。

（二）合成代谢产物及其在医学上的意义

细菌利用分解代谢中的产物和能量不断合成菌体自身成分，如细胞壁、多糖、蛋白质、脂肪酸、核酸等，同时还合成一些在医学上具有重要意义的代谢产物。

1. 热原质（pyrogen） 或称致热原，是细菌合成的一种注入人体或动物体内能引起发热反应的物质。产生热原质的细菌大多是革兰阴性菌，热原质即其细胞壁的脂多糖。热原质耐高温，高压蒸汽灭菌（121℃ 20分钟）亦不被破坏，250℃高温干烤才能破坏热原质。用吸附剂和特殊石棉滤板可除去液体中大部分热原质，蒸馏法效果最好。在制备和使用注射药品过程中应严格遵守无菌操作，防止细菌污染。

2. 毒素与侵袭性酶 细菌产生外毒素和内毒素两类毒素，在细菌致病作用中甚为重要。外毒素（exotoxin）是多数革兰阳性菌和少数革兰阴性菌在生长繁殖过程中释放到菌体外的蛋白质；内毒素（endotoxin）是革兰阴性菌细胞壁的脂多糖，当菌体死亡崩解后游离出来。

某些细菌可产生具有侵袭性的酶，能损伤机体组织，促使细菌的侵袭和扩散，是细菌重要的致病物质。如产气荚膜梭菌的卵磷脂酶、链球菌的透明质酸酶等。

3. 色素 某些细菌能产生不同颜色的色素，有助于鉴别细菌。细菌的色素有两类：一类为水溶性，能弥散到培养基或周围组织，如铜绿假单胞菌产生的色素使培养基或感染形成的脓汁呈绿色；另一类为脂溶性，不溶于水，只存在于菌体，使菌落显色而培养基颜色不变，如金黄色葡萄球菌的色素。细菌色素产生需要一定的条件，如丰富的营养、充足的氧气、适宜温度。细菌色素不能进行光合作用，其功能尚不清楚。

4. 其他产物 某些微生物代谢过程中产生的一类能抑制或杀死某些其他微生物或肿瘤细胞的物质，称为抗生素。抗生素大多数由放线菌和真菌产生，而由细菌产生的较少，只有多黏菌素（polymyxin）、杆菌肽（bacitracin）等。某些细菌产生的一类具有抗菌作用的蛋白质称为细菌素（bactericin），作用范围狭窄，仅杀伤与产生菌有亲缘关系的细菌，可用于细菌分型和流行病学调查，如大肠埃希菌产生的大肠菌素（colicin）。细菌能合成某些维生素，除供自身需要外，还能分泌至周围环境中。如肠道菌合成的B族维生素和维生素K也可被人体吸收利用。

三、细菌的能量代谢

细菌的有机物分解或无机物氧化过程中释放的能量通过底物磷酸化或氧化磷酸化合成ATP，ATP

是细菌能量代谢活动中的主要化学能。

生物氧化是生物体能量代谢的基本生化反应。以有机物为受氢体的称为发酵（fermentation），以无机物为受氢体的称为呼吸（respiration），其中以分子氧为受氢体的是有氧呼吸，以其他无机物（硝酸盐、硫酸盐等）为受氢体的是厌氧呼吸。病原菌生物氧化的底物主要为糖类，通过糖的氧化或酵解释放能量，并以高能磷酸键的形式（ADP、ATP）储存能量。

1. EMP（Enbden - Meyerhof - Parnas）途径 又称糖酵解（glycolytic），反应最终的受氢体为未彻底氧化的中间代谢产物，1 分子葡萄糖发酵仅产生 2 分子 ATP。EMP 途径是大多数细菌共有的基本代谢途径，专性厌氧菌产能的唯一途径，产生能量远比需氧呼吸少。

2. 磷酸戊糖途径 其主要功能是为生物合成提供前体（提供合成核酸、核苷酸所需的戊糖磷酸）和还原能（$NADPH + H^+$），反应获得的 12 分子 $NADPH + H^+$ 可供进一步利用，产能效果仅为 EMP 途径的一半。

3. 需氧呼吸 是以分子氧作为最终电子受体的生物氧化过程，需氧呼吸可获得大量的能量（ATP），并产生许多中间代谢产物供生物合成各种细胞物质。1 分子葡萄糖在有氧条件下彻底氧化产生 38 分子 ATP。多数病原菌可从需氧呼吸获取能量。

第六节　消毒与灭菌

细菌极易受外界环境因素影响，若环境适宜，其生长繁殖极为迅速；反之环境变化剧烈，不利于细菌代谢活动进行，使生长繁殖受到抑制，甚至死亡。消毒灭菌实际上是采用多种物理、化学或生物学方法使细菌的生长代谢活动受到抑制，甚至死亡的方法。

消毒灭菌在医学实践上有着重要意义。它可切断传播途径、控制感染扩散造成的危害；也可杀灭物品或器皿上的细菌，防止医院感染。在临床微生物检验的领域中，消毒灭菌是保证感染的病原学检验不受外来微生物污染的前提。

一、常用术语

灭菌（sterilization）、消毒（disinfection）、防腐（antisepsis）、抑菌（bacteriosis）、无菌（asepsis）是常用术语。

1. 灭菌 采用物理或化学的方法杀灭或去除物体上所有微生物包括细菌芽胞在内的方法。如外科器械、注射器、基础培养基灭菌等。

2. 消毒 是杀灭物体上或环境中活的病原微生物的方法，但不包括细菌芽胞和非病原微生物。如用乙醇溶液浸泡体温计、洁而灭液擦拭检查台等。用于消毒的化学物品称消毒剂（disinfectant）。一般而言，消毒对象是指物体而不是机体。

3. 防腐 体外防止或抑制微生物生长繁殖的方法，物品上的微生物一般不死亡。

4. 抑菌 使用抑菌剂抑制体内外细菌和真菌生长繁殖的方法。

5. 无菌 防止微生物进入人体、灭菌组织或物品的操作技术称无菌操作，无菌即为不存在活微生物，大多是灭菌的结果。

二、物理消毒灭菌法

用于消毒灭菌的物理方法有热力法、辐射法、超声波、滤过除菌法等。

（一）热力法

高热破坏微生物蛋白质、核酸、细胞壁和细胞膜，从而导致微生物死亡。不同种类微生物对热的耐受力不同，多数无芽胞细菌经 55 ~ 60℃ 作用 30 ~ 60 分钟后死亡，100℃时迅速死亡。有芽胞细菌则对高温有强的抵抗力，如肉毒芽胞梭菌煮沸需 3 ~ 5 小时才死亡。热力法分干热法和湿热法两大类，相同温度下后者较前者效力大，其原因是：①湿热环境中菌体蛋白易凝固；②湿热穿透力比干热大；③湿热蒸汽变为液态时可释放潜热，迅速提高被灭菌物体的温度。

1. 干热（dry heat）法

（1）焚烧　直接点燃或在焚烧炉内进行，这是彻底的灭菌方法，仅适用于废弃物品或动物尸体。

（2）烧灼　直接以火焰灭菌，适用于微生物学实验室接种环、接种针和试管口等灭菌。

（3）干烤　在干烤箱内进行，加热至 150 ~ 180℃ 作用 2 ~ 4 小时达到灭菌效果，适用于高温下不变质、不被破坏和不蒸发的物品，如玻璃器皿、瓷器，不能用于塑料、棉、纸制品。

2. 湿热（moist heat）法

（1）巴氏消毒法（pasteurization）　此法由巴斯德创建。巴氏消毒法是用较低温度杀灭液体中的病原微生物或特定微生物而保持物品中所需的不耐热成分的方法。常用于牛乳和酒类的消毒，常用方法有：61.1 ~ 62.8℃ 30 分钟或 71.7℃ 15 ~ 30 秒。

（2）煮沸法　在一个大气压下，水煮沸后温度达 100℃，煮沸 5 分钟后可杀死一般细菌繁殖体，细菌芽胞需要煮沸 1 ~ 2 小时才被杀灭。如于水中加入 2% 碳酸氢钠，可将其沸点提高至 105℃，既可促进芽胞的杀灭，又可防止金属器皿生锈。

（3）流通蒸汽消毒法　又称常压蒸汽消毒法，常用阿诺（Arnold）流通蒸汽灭菌器或蒸笼，利用 1 个大气压下 100℃水蒸气进行消毒，10 ~ 30 分钟后细菌繁殖体被杀死，但对芽胞作用不大。

（4）间歇蒸汽灭菌法（fractional sterilization）　采用间歇方式达到灭菌目的。将灭菌物品置于阿诺流通蒸汽灭菌器内，100℃ 加热 15 ~ 30 分钟，每日 1 次，连续 3 次。每次灭菌后取出物品置 37℃ 孵育箱过夜，致残存的芽胞发育成繁殖体，次日再通过流通蒸汽灭菌器加热而被杀灭。如此反复 3 次以上以达到杀灭芽胞又使不耐高温的物质免受影响。若某些物质不耐 100℃，则可将温度下降至 75 ~ 80℃，每次加热时间延长到 30 ~ 60 分钟，常用于含糖、牛奶的培养基的灭菌。

（5）高压蒸汽灭菌法　热力灭菌方法中使用最广泛的一种，利用密闭的耐高压蒸汽灭菌器（autoclave），在蒸汽不外溢的条件下，使锅内压力增高，随之蒸汽温度也增高。通常在 103.4kPa 压力下蒸汽温度达到 121.3℃，维持 15 ~ 20 分钟可杀灭所有的繁殖体和芽胞。本法适用于耐高温、耐湿物品的灭菌，如普通培养基、生理盐水、手术敷料等。

（二）辐射法

1. 紫外线　杀菌紫外线波长为 240 ~ 300nm，以 265 ~ 266nm 最强，它作用于 DNA 链上相邻两个胸腺嘧啶或胞嘧啶，共价结合形成二聚体而干扰 DNA 复制与转录，导致细菌的死亡。紫外线能迅速穿透空气，故常用于空气消毒，但其不能穿透固体物品，如玻璃、棉布、塑料、纸张等，加之对机体组织的损伤，只能用于不耐热物品表面消毒。

2. 微波　即电磁波，可穿透玻璃、陶瓷、塑料薄膜等物质，不能穿透金属表面。它通过产生的热量杀死微生物，常用于检验室用品、食品食具、药杯及其他用品的消毒。

3. 电离辐射　主要包括 γ 射线、β 射线等。电离辐射有较高的能量，通过干扰微生物 DNA 合成、破坏细胞膜、紊乱病原体酶系统等方式杀死微生物。在常温下对不耐热物品灭菌，如一次性注射器、一次性输液器、橡胶、药品、食品等。

（三）超声波

超声波（ultrasonic vibrations）是频率高于200000Hz的不被人耳感受声波。超声波通过液体时发生的空化作用破坏了细菌原生质胶体状态导致细菌裂解。革兰阴性菌对其敏感。目前主要用于细菌细胞粉碎以提取细胞的组分或制备抗原。

（四）滤过除菌法

滤过（filtration）是以物理阻留的方法将液体或空气中的微生物除去以达到无菌目的。所用的器具称滤器（filter），滤器含有微细小孔，病毒、支原体、衣原体和细菌L型可通过滤器不被除去。滤过除菌法用于不耐高温物品灭菌如血清、抗毒素、药液、试剂、空气等。高效空气过滤器（high‐efficiency particulate air，HEPA）用于生物安全柜、超净工作台和负压病房等空气的净化。

三、化学消毒灭菌法

化学药物通过使菌体蛋白变性沉淀、干扰微生物酶系统，影响其代谢和损伤细菌细胞膜，导致菌体内容物漏出等机制发挥着防腐、消毒和灭菌作用。由于其对人体组织与病原微生物无选择性，化学消毒剂只能外用或用于环境物品的消毒（表2‐2）。化学消毒剂的使用要适度、适量，作用时间不能过长，此外也要注意对机体毒副作用，对环境的污染、腐蚀作用。

表2‐2　常用化学消毒剂种类、作用机制和用途

类别	作用机制	常用消毒剂	用途
重金属盐	1. 氧化作用 2. 灭活酶类	0.05%～0.1%升汞溶液 0.1%硫柳汞 1%硝酸银 1%～5%蛋白银	非金属器皿消毒 皮肤手术部位消毒 新生儿滴眼 预防淋菌性眼炎
氧化剂	1. 氧化作用 2. 蛋白质沉淀	0.1%高锰酸钾 3%过氧化氢 0.1%～0.2%过氧乙酸	皮肤黏膜消毒、蔬菜水果消毒 创口、皮肤黏膜消毒 环境、物品表面、空气等
酚类	1. 蛋白质变性 2. 损伤细胞膜 3. 灭活酶类	3%～5%苯酚（石炭酸） 2%来苏 5%来苏	地面、器具表面消毒 皮肤消毒 结核分枝杆菌污染消毒
醇类	蛋白质变性凝固	70%～75%乙醇	皮肤、物品表面、体温计消毒
醛类	1. 阻抑细胞核蛋白合成 2. 破坏酶蛋白	10%甲醛 2.0%～2.5%戊二醛	蒸汽消毒室内空气 不耐热诊疗器械消毒与灭菌
卤素及其化合物	1. 氧化作用 2. 卤化作用	0.2～0.5ppm氯 10%～20%漂白粉 2%碘酊 碘伏（0.3%～0.5%有效碘）	饮水、游泳池消毒 地面、厕所及排泄物消毒 皮肤、黏膜消毒 皮肤、黏膜、物品表面消毒
乙烷及烷基化合物	1. 菌体蛋白 2. 核酸烷基化	0.02%～0.05%氯己定（洗必泰） 800～1200mg/L环氧乙烷	皮肤、黏膜、物品表面消毒 不耐热、不耐湿诊疗器具和物品的灭菌
表面活性剂	1. 损伤细胞膜 2. 灭活氧化酶活性	0.05%～0.1%苯扎溴铵（新洁尔灭液）	外科手术洗手、皮肤黏膜消毒、手术器械浸泡
酸碱类	1. 破坏细胞壁和细胞膜 2. 蛋白质凝固	5～10ml/m³醋酸加等量水熏蒸 12.5%～25%生石灰水	室内空气消毒 排泄物及地面消毒

根据杀灭微生物作用强弱分类可分成高效、中效、低效消毒剂。高效消毒剂可以杀灭一切微生物，如戊二醛、甲醛、环氧乙烷、过氧乙酸等；中效消毒剂杀灭除芽胞以外的微生物如乙醇、碘伏等；低

效消毒剂不能杀灭芽胞、结核分枝杆菌，如氯己定、苯扎溴铵等。

一般而言，消毒剂的浓度和作用时间与消毒剂杀灭微生物的效能呈正相关。但某些化学消毒剂除外，如乙醇，其浓度为70%～75%时杀菌力最强，高浓度的乙醇使菌体表面蛋白迅速凝固影响其继续渗入，杀菌效力反而减弱。影响消毒剂作用的因素有：①消毒剂的性质、浓度和作用时间；②微生物的种类与数量；③温度与湿度；④酸碱度；⑤环境中有机物存在的拮抗；⑥其他化学拮抗物质。

知识拓展

细菌结构及其临床意义

随着医学各项技术的不断发展，越来越多对于检测有临床意义的细菌结构不断被发现，如何遵循细菌的性状规律挖掘更多利于临床快速检测和确诊的细菌结构，更好地服务于临床和推动学科的发展，有待于更多的研究探索。再者，细菌生物膜的出现，表明细菌可能由个体种群致病发展到不同种群的细菌团体作战，对细菌性疾病的防治、消毒灭菌提出了更多挑战。在细菌检测及其相关的工作中，如何保证在细菌消毒灭菌中避免控制不当引发的生物安全问题，也是在临床实践工作中引起关注的问题。

？思考题

答案解析

案例 女婴，1岁，上呼吸道感染3天，发热并嗜睡，因突发惊厥由父母送入急诊。其送入临床微生物实验室的脑脊液标本经涂片镜检、分离培养和鉴定，疑似有流感嗜血杆菌生长。医生分析认为，多数引起侵袭性疾病的流感嗜血杆菌为b型，决定其抗原型别的结构是荚膜。

问题

（1）细菌荚膜可用于细菌的鉴定和分型外，还具有哪些作用？

A. 抗吞噬作用　　　　B. 毒力因子　　　　C. 维持细菌细胞的形态

D. 细菌的运动器官　　E. 参与细菌接合　　F. 参与生物膜的形成

（2）请简述细菌的特殊结构中和致病性有关的结构？

（曹　越）

书网融合……

重点小结　　　　题库　　　　微课/视频

第三章　真菌基本性状

PPT

📝 学习目标

1. 通过本章学习，掌握真菌细胞的形态与结构特点、真菌营养体和繁殖体结构特点，熟悉真菌生长条件与繁殖方式，了解真菌的抵抗力。

2. 具有观察和分析真菌形态结构特点，进行真菌鉴定的能力。

3. 树立严谨的科学探究的精神，培养真菌研究的兴趣。

真菌（fungi）为真核细胞型微生物，有真正的细胞核、细胞壁和完善的细胞器。真菌细胞核高度分化、有核膜和核仁；细胞质内有完善的细胞器，如线粒体、高尔基体、核糖体等；细胞膜含麦角固醇等脂质；细胞壁含几丁质、葡聚糖等成分，不含肽聚糖。与植物不同的是真菌不含叶绿素，无根、茎、叶的分化，不能进行光合作用，只能从外界吸收碳源，营腐生和寄生生活；与动物不同的是它具有细胞壁。

真菌广泛地分布在自然界，种类繁多，目前有1万余个属，10多万个种。大多数真菌对人类有益，被用于食品发酵、酿酒、制酱、生产抗生素等；但少数真菌有害，可感染植物和动物并引起感染性、中毒性及超敏反应性疾病。

◂ 知识拓展 ◂┈┈┈┈┈┈┈┈┈┈┈┈┈┈┈┈┈┈┈┈┈┈┈┈┈┈┈┈┈┈┈┈

中国真菌学研究

中国科学院院士、中科院微生物研究所庄文颖研究员是我国著名真菌学家，她致力于真菌资源收集和系统分类学研究，为真菌资源的开发利用提供科学依据。她到我国26个省市进行野外考察，发现新科1个、新属13个、新种360余个，澄清大量真菌分类和命名问题。鉴于她的学术贡献，学者们以她的名字命名了两个新属：真菌新属——文颖盘菌属（*Wenyingia*），细菌新属——海庄文颖氏菌属（*Wenyingzhuangia*）。

本章将讨论医学相关的真菌的生物学特性，即真菌的形态、结构、繁殖、代谢与分类等，尤其是与致病及抗真菌药物有关的真菌结构及其与临床检验的关系。

第一节　真菌形态与结构

一、真菌的细胞结构 🅴 微课/视频

本节将介绍真菌细胞壁、细胞膜、细胞质、细胞核及细胞器，及其与原核细胞型微生物的不同之处，旨在为真菌检验奠定基础。

（一）细胞壁

真菌最外层为包绕细胞膜的细胞壁，维持真菌细胞坚硬形态。主要成分为多糖，另有少量蛋白质

和脂质。根据真菌细胞壁多糖含量可作为真菌分类依据及真菌感染实验诊断依据。真菌细胞壁不含肽聚糖，故通过阻碍细菌细胞壁肽聚糖合成的抗菌药物如青霉素类、头孢菌素与万古霉素对真菌无抑制作用。

1. 多糖 真菌多糖以两种形式存在，微纤维和基质。前者为细胞壁骨架；后者为填入骨架缝隙中的基质。少量蛋白质和脂质混杂其间，犹如砖瓦与灰浆结构，使细胞壁致密、坚固。

（1）微纤维 由不溶性多糖晶体组成，与植物细胞壁不同。丝状真菌的微纤维骨架以几丁质（chitin）为主，而酵母菌以葡聚糖为主。

1）几丁质 曾称甲壳质或甲壳素，由 N - 乙酰葡糖胺经 β - 1,4 糖苷键连接而成直链多聚体，借几丁质合成酶由尿苷二磷酸（UDP）-N - 乙酰葡糖胺转化而成。多氧菌素（polyoxin）干扰真菌细胞壁几丁质的生物合成，达到抑制真菌生长。

2）葡聚糖 广泛分布于各类真菌的细胞壁内，尤以酵母样真菌的含量为最高。它以 β - 1,3 葡萄糖残基为骨架作为支柱，以分枝状的 β - 1,6 葡萄糖残基组成侧链（图 3 - 1）。棘白菌素类药物卡泊芬净通过抑制真菌细胞壁葡聚糖合成酶，达到抑制真菌生长。

（2）基质 由高分子复合物组成，含多糖、蛋白质、脂质、无机盐等。甘露聚糖是真菌细胞壁含量最高的一类多糖。在细胞壁内的蛋白质含量仅占 10% 以下，与多糖形成糖蛋白复合物，如甘露聚糖蛋白复合物。在细胞壁内的糖蛋白具有酶活性，也是细胞壁抗原的分子基础。其抗原决定簇可用于真菌检验。半乳甘露聚糖（GM）试验通过检测真菌生长过程中释放的半乳甘露聚糖来辅助诊断真菌感染。真菌细胞壁的脂质含量占基质干重的 8%，以磷脂为主，其中尤以不饱和脂肪酸为多，少数与多糖、蛋白形成复合物聚集于细胞壁内层。脂质的存在可保持水分不被蒸发。真菌细胞壁的无机盐主要成分是磷，另有少许钙、镁元素。

（二）细胞膜

真菌的细胞膜与哺乳动物细胞膜相似，不同之处在于以麦角甾醇而不是胆固醇作为主要甾醇（图 3 - 1）。真菌细胞膜主要含有脂质和蛋白质，以及少量的碳水化合物。蛋白质散布在脂质双层中。大多数抗真菌药物的作用位点是细胞膜中的麦角甾醇或其生物合成途径。羊毛甾醇的去甲基化是麦角甾醇和胆固醇合成的第一步。细胞色素 P450 催化羊毛甾醇的 14 - α - 去甲基化，这是合成麦角甾醇的重要步骤。咪唑和三唑类抗真菌药物会干扰细胞色素 P450 - 依赖性 14 - α - 去甲基酶，抑制麦角甾醇的形成，导致真菌细胞膜通透性的改变和真菌生长的抑制。

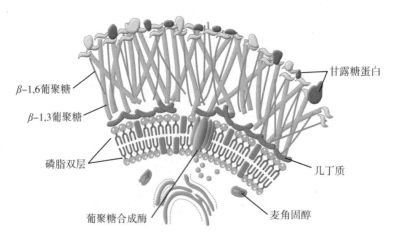

图 3 - 1 真菌细胞壁和细胞膜结构模式图

（三）细胞质与细胞器

细胞质是位于细胞膜内的透明、黏稠、不断流动并充满各种细胞器的溶胶。细胞质内含有丰富的酶蛋白、各种内含物、细胞器以及中间代谢物等，是细胞代谢活动的重要基地。真菌细胞器有线粒体、微体、内质网、核糖体、高尔基体等。

1. 线粒体 一种进行氧化磷酸化反应的重要细胞器，提供生命活动所需能量（ATP），是一切真菌细胞的"动力车间"。

2. 微体（microbody） 一种有单层膜包裹的、与溶酶体相似的球形细胞器。一种微体称过氧化物酶体，主要有依赖于黄素（PAD）的氧化酶和过氧化氢酶，它们共同作用可使细胞免受 H_2O_2 的毒害。另一种微体称乙醛酸循环体，具有相似的解毒功能。

3. 内质网（endoplasmic reticulum） 由脂质双层膜围成与细胞基质相隔离，但彼此相通的囊腔和细管系统。其内侧与核被膜的外膜相通，核周间隙也是内质网腔的一部分。内质网分两类，其一是在膜上附有核糖体颗粒，称粗面内质网（rough ER），具有合成和运送胞外分泌蛋白至高尔基体的功能；另一类为膜上不含核糖体的光面内质网（smooth ER），它与脂质代谢和钙代谢等密切相关，是合成磷脂的主要部位。

4. 核糖体（ribosome） 又称核蛋白体，真核细胞的核糖体较原核细胞的大，其沉降系数为80S，由60S和40S的两个小亚基组成。组成核糖体的RNA称核糖体RNA（rRNA），根据沉降系数分为位于大亚基的28S、5.8S、5S与位于小亚基18S四种分子RNA。rRNA基因称rDNA，位于一条或多条染色体上，以头尾相连形式串联排列成基因簇群。28S、5S、5.8S与18S rRNA基因序列保守，可提供较高分类等级（目、科、属与种间）的鉴别。核糖体除分布在内质网和细胞基质中外，还分布于线粒体中，但它们是与原核生物相似的70S核糖体（图3-2）。

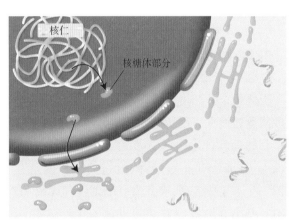

核仁

核糖体部分

图3-2 真菌的内质网和核糖体模式图

（四）细胞核

细胞内遗传信息（DNA）的储存、复制和转录的主要场所。真菌细胞核由核膜、染色质、核仁和核基质等构成。

二、真菌的形态与结构特征

真菌结构有专司营养的营养体和由营养体转变而成的繁殖体。根据营养体形态真菌分为单细胞型真菌和多细胞型真菌两类。多数真菌为多细胞型真菌，少数为单细胞型真菌。单细胞型真菌的营养体吸收水分和养料，成熟后转为繁殖体，出芽繁殖产生后代，如酵母菌。多细胞型真菌的营养体是菌丝，繁殖体是孢子，如丝状真菌等。另有一类真菌，在体内或含动物蛋白的培养基上37℃培养时为酵母型，25℃普通培养基上呈丝状菌。这种在不同的环境条件下，两种形态可以互相转换的真菌，称之为双相型真菌，如马尔尼菲篮状菌、组织胞浆菌等。

（一）单细胞型真菌

又称酵母菌（yeast），多为圆形或卵圆形，直径3～15μm，以出芽方式繁殖（图3-3），如隐球菌。也有些酵母菌在一定条件下，出芽后细胞不脱落，细胞延长呈丝状，形成各种假菌丝（pseud-ohypha），如念珠菌（图3-4）。

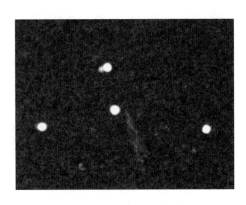

图3-3　新型隐球菌出芽（墨汁染色，×1000）

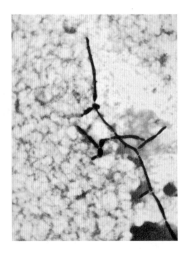

图3-4　酵母菌假菌丝（革兰染色，×1000）

（二）多细胞型真菌

由菌丝和孢子组成，称为丝状菌（filamentous fungus）或霉菌（mold）。

1. 菌丝　真菌的营养器官，能吸收水分和养料。菌丝是由成熟的孢子在基质上萌发产出的芽管，进一步伸长，并产生分枝而不断生长，或是由一段菌丝细胞增长形成的。每根单一的细丝称为菌丝，许多菌丝连接在一起所组成的整个营养体称为菌丝体（mycelium）（图3-5）。

有的菌丝向上生长，称为气生菌丝（aerial mycelium）；有的菌丝伸入培养基中称为营养菌丝（vegetative mycelium），类似植物的根；能产生孢子的菌丝称为生殖菌丝（reproductive mycelium）（图3-6）。菌丝按结构分为有隔菌丝和无隔菌丝。有隔菌丝在一定间距有隔膜，把菌丝分成一连串细胞。绝大多数致病性丝状真菌的菌丝为有隔菌丝。无隔菌丝内没有隔膜，整条菌丝含多个细胞核，为多核单细胞，常见于接合菌门的真菌。菌丝可分真菌丝和假菌丝。真菌丝两边平行，粗细均匀，多见于多细胞型真菌；假菌丝是一系列延长的细胞连在一起成菌丝状，连接处有缢缩，多见于单细胞型真菌。

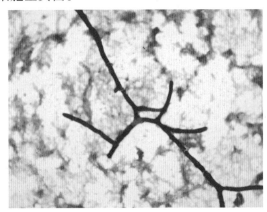

图3-5　真菌菌丝体（革兰染色，×1000）

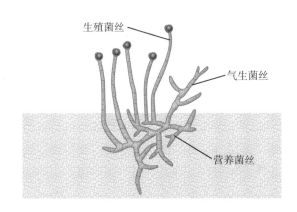

图3-6　真菌菌丝模式图

生殖菌丝
气生菌丝
营养菌丝

2. 孢子　真菌的繁殖器官，由生殖菌丝产生，类似植物的种子。根据真菌的繁殖方式分有性孢子和无性孢子，病原性真菌大多数产生无性孢子。不同的真菌都有其特有的孢子，其形状、大小和色泽等各不相同，产生孢子的器官——子实体（sporophore）也有差别。孢子和子实体是鉴别真菌的重要依据。

（1）无性孢子与无性子实体 一般不经两性细胞的结合而形成的孢子叫无性孢子。无性孢子有 5 种：孢子囊孢子（sporangiospore）、分生孢子（conidiospore）、芽生孢子（budding spore）、厚壁孢子（chlamydospore）与关节孢子（arthrospore）。

1）孢子囊孢子 菌丝分枝的顶端或孢囊梗的顶端形成膨大的孢子囊，并生出横隔将孢囊梗与孢子囊分开，孢子囊中原生质切割后逐渐形成孢子（图 3-7）。

2）分生孢子 从菌丝分枝的顶端细胞或分生孢子梗顶端细胞（由菌丝分化而来）分化而成。分生孢子梗有单生、丛生、成链或成簇。分成大分生孢子（图 3-8）和小分生孢子（图 3-9）。大分生孢子体积大，由多细胞组成，呈镰刀形、棒形或纺锤形。小分生孢子体积小，由单细胞构成，呈球形、梨形、卵圆形等。分生孢子的形态、颜色和大小因菌种不同而多样，各种分生孢子的形态和结构被用作分类和鉴定菌种的依据。

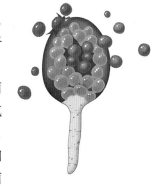

图 3-7 孢子囊孢子模式图

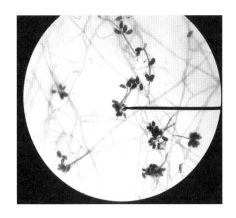

图 3-8 大分生孢子（乳酸酚棉兰染色，×400）

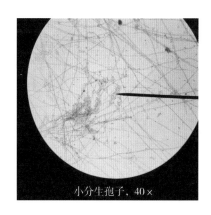

图 3-9 小分生孢子（乳酸酚棉兰染色，×400）

3）芽生孢子 酵母菌的无性繁殖大多数是通过出芽产生孢子。芽生孢子在形成时，自母细胞产生一个芽，此时细胞核也一分为二，其中之一进入芽细胞。芽细胞不断长大，靠缢缩方法从母细胞脱落下来。有时芽殖的第一个细胞尚未脱落，在这个芽细胞上又可继续出芽，长出另一个芽生孢子，因此有时可见几个芽生孢子连成一串。

4）厚壁孢子 也称厚膜孢子，由菌丝细胞原生质浓缩、变圆，形成壁厚的厚壁孢子。常产生于菌丝顶端或中间，圆形或椭圆形，单生或几个连在一起，颜色较暗。由于孢子壁厚，可抵抗不良环境。

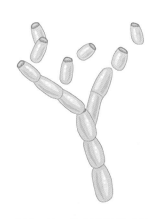

图 3-10 关节孢子模式图

5）关节孢子 菌体成熟后菌丝的上部形成许多横隔，在横隔处断裂成圆筒状或短柱状、两端稍呈钝圆的细胞称关节孢子（图 3-10）；或为菌丝细胞断裂而形成新个体。

（2）有性孢子和有性子实体 不同性别的细胞或性器官配合后产生的孢子为有性孢子。不同类型的真菌产生有性孢子的过程及产孢结构差异很大。产孢过程通常有质配、核配和减数分裂这几个阶段。

质配是两个性细胞接触，细胞质融合在一个细胞内的过程；质配后经过一段时间两个细胞核结合成为双倍体细胞核为核配；然后经减数分裂产生有性孢子。有性孢子有卵孢子、接合孢子、担孢子和子囊孢子。

第二节　真菌繁殖与培养

本节主要叙述真菌生长需要的营养物质、生长条件、真菌的繁殖、真菌的生长现象、检测真菌的代谢及其产物的生化反应，真菌的抵抗力等与临床检验有关的真菌培养知识。

一、营养物质

真菌生长需要碳源、氮源和其他营养成分。几乎所有的真菌都能利用葡萄糖作为碳源。氮源主要有硝酸盐、亚硝酸盐、氨、尿素、氨基酸等。常用的真菌培养基的营养物质往往只提供真菌生长需要的最低成分，以利于限制细菌生长而促进真菌生长繁殖，提高真菌分离率。真菌体外培养多采用琼脂为固化支持物。

二、生长条件

真菌生长需要高湿度和氧。最适 pH 为 4.0 ~ 6.0。真菌生长的最适温度为 27℃ ± 1℃。某些双相型真菌需要同时放置37℃培养。双相型真菌在37℃呈酵母形式生长，这种生长方式有别于其他真菌的生长。一般真菌培养基础分离时不宜在35℃以上培养，以免抑制某些病原性真菌的生长。但在某些情况下，高温培养可利于耐高温真菌的培养，如烟曲霉菌可在45℃培养，用来区别其他曲霉菌。

三、真菌的繁殖

真菌既可以进行有性繁殖也可以进行无性繁殖。真菌在适宜的条件下，经过一定时期的营养生长进行无性繁殖，产生无性孢子。无性繁殖产生孢子的速度快，数量多，是真菌中重要的繁殖方式。单细胞型真菌的无性繁殖主要以芽生和裂殖为主，多细胞型真菌的无性繁殖以菌丝发育和孢子产生为主。在真菌营养生长后期，营养缺乏、温度不适宜的情况下，真菌转入有性繁殖产生有性孢子。

图 3-11 概括了临床常见的接合菌门真菌的繁殖方式。

四、真菌的生长现象

真菌菌落一般是指在一定的基质上，接种某种真菌的一段菌丝或一个孢子后，经过培养，向四周蔓延生长的丝状群体。菌落呈放射性生长，菌落外周的生长力最旺盛。不同培养基上，真菌菌落形态有差异。最常用沙氏培养基（SDA）上真菌的菌落形态进行真菌鉴定。临床还可用念珠菌显色培养基、玉米-吐温琼脂等培养基来培养或鉴定真菌。大多数致病性真菌生长缓慢，培养 1~4 周才出现菌落，而细菌或污染真菌生长迅速，常在分离真菌的培养基上加一定量的氯霉素和放线菌酮，前者抑制细菌生长，后者抑制污染真菌的生长。

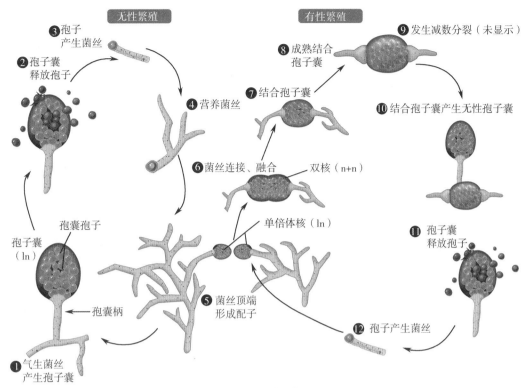

图 3 - 11　接合菌门真菌的繁殖方式模式图

在不同培养基上和不同条件下培养，菌落形态也有差异。根据菌落的形态、结构和颜色的不同来鉴别真菌菌种。真菌在沙氏培养基上形成的菌落有以下三类。

1. 酵母型菌落　单细胞型真菌的菌落形式，形态与一般细菌菌落相似，光滑湿润，柔软而致密，菌落偏大。培养物镜检可见圆形或卵圆形的单细胞性芽生孢子，无菌丝，如隐球菌菌落。

2. 类酵母型菌落　单细胞型真菌的菌落形式，形态与一般细菌菌落相似。但是出芽繁殖后，芽细胞不与母细胞脱离，细胞逐渐延长，形成假菌丝。假菌丝由菌落向培养基深部生长，这种菌落称为类酵母型（或酵母样）菌落，如念珠菌菌落（图 3 - 12）。

3. 丝状菌落　多细胞型真菌的菌落形式，由许多管状、分枝的菌丝体组成。菌落呈现羊毛状、鹅毛状、棉絮状、绒毛状及粉末状等不同的质地，并在正、背两面显现各种不同的颜色（图 3 - 13）。丝状菌落的形态、结构和颜色常作为鉴别真菌的依据。真菌可从中心向四周同生长形成圆形的集落，故临床体癣、股癣等皮肤损害表现为圆形或多环形。

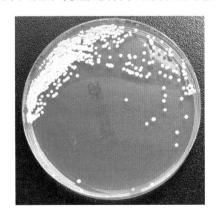

图 3 - 12　白念珠菌菌落（沙氏培养基，25℃，48 小时）

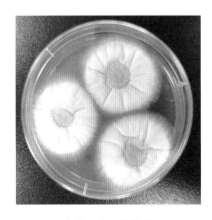

图 3 - 13　土曲霉菌落（沙氏培养基，25℃，72 小时）

五、真菌的新陈代谢及生化反应

真菌大多为腐生菌，提供吸收获取营养物质。一般由真菌分泌的胞外酶（水解酶）分解有机物（如毛发、木材、纤维、石油、橡胶等）成小分子物质，以主动吸收方式摄入真菌体内，进行化能异养型代谢产生 ATP 能量，维持菌体合成代谢与生长繁殖。

不同真菌有不同的酶，分解物质的能力不同，代谢产物不同。真菌的生化反应有碳源发酵试验和同化试验、脲酶试验、硝酸盐同化试验、淀粉水解试验、酚氧化酶试验等，常用于念珠菌和隐球菌的鉴定。如利用念珠菌对糖类的发酵和同化能力不同鉴定念珠菌菌种。新型隐球菌能同化葡糖、半乳糖、蔗糖和肌醇，但不能发酵糖类、不同化硝酸盐。非致病性隐球菌则不能同化肌醇，经 2~5 天培养新型隐球菌酚氧化酶试验、脲酶试验阳性。

六、真菌的抵抗力

真菌对干燥、紫外线有较强抵抗力，紫外线须照射 30 分钟才能将其杀死。真菌不耐热，60℃ 1 小时菌丝和孢子均可被杀死。对常用消毒剂有较强抵抗力，对 2% 苯酚、0.1% 氯化汞（升汞）、2.5% 碘酒或 10% 甲醛溶液较敏感。对常用抗细菌感染的抗生素不敏感，两性霉素 B、制霉菌素、克霉唑、酮康唑、伊曲康唑、灰黄霉素等具有抗真菌作用。

答案解析

? 思考题

案例　患者，女，因发热、恶心、言语不清和颈项强直等症状入院，临床医生怀疑为脑膜炎奈瑟菌或新型隐球菌感染，遂送脑脊液标本到临床实验室检查。

问题

（1）从细胞结构去对比，脑膜炎奈瑟菌和新型隐球菌的区别是什么？

（2）为什么常用的抗细菌感染的抗生素，在治疗真菌感染过程中通常无效？

（郑碧英）

书网融合……

重点小结

题库

微课/视频

第四章　病毒基本性状

PPT

✏️ 学习目标

1. 通过本章学习，掌握病毒的概念、特点和形态结构；病毒的复制周期、病毒的异常增殖及干扰现象；熟悉双链 DNA 病毒、单正链 RNA 病毒和逆转录病毒的生物合成过程；病毒灭活的概念；了解理化因素对病毒的影响。

2. 具有对病毒生物学特性及其与病毒检验相关性的理解及掌握能力。

3. 养成深度思考，开拓创新的学习习惯。

病毒（virus）是一类非细胞型微生物。其主要特点是体积微小，结构简单，无细胞结构，只含有一种类型核酸（DNA 或 RNA）；缺乏完整的酶和能量系统，严格活细胞内寄生；以自身核酸为模板进行复制增殖。

病毒在自然界中分布广泛，可寄生于人、动物、植物、真菌和细菌的各类细胞内。病毒是引起人类多种疾病的重要病原体，在微生物引起的人类疾病中，由病毒引起的疾病约占 75%。病毒感染性疾病传染性强，传播迅速，流行广泛，病死率高，常留有后遗症，同时存在预防和临床诊疗困难等问题。此外，部分病毒与肿瘤和自身免疫性疾病也有着密切关系。由于目前尚缺乏有效的抗病毒药物，使得病毒感染性疾病对人类健康的威胁日益增加，因此临床病毒学检验技术通过推广和开发一系列实验检测病毒感染的新技术，为有效防治病毒性疾病做贡献。

第一节　病毒形态与结构

一、病毒的大小与形态 📱 微课/视频

病毒体（virion）是指具有感染性的完整成熟的病毒颗粒，主要由核酸和蛋白质组成。病毒大小以纳米（nm）为单位，一般介于 20～300nm 之间，需在电子显微镜下观察。在感染人体的病毒中，最大约为 300nm，如痘病毒；最小约为 20nm，如人细小 DNA 病毒。病毒的形态多种多样，大多数人和动物病毒呈球形或近似球形，少数为杆状、丝状（如埃博拉病毒）、砖块状（如痘病毒）或子弹状（如狂犬病病毒），噬菌体则多呈蝌蚪形，植物病毒多呈杆状或丝状。有些病毒的形态比较固定，如微小 RNA 病毒呈球形，但某些病毒的形态则是多形性的，如黏病毒。

二、病毒的结构、化学组成及功能

病毒形态和大小虽存在很大差异，但其结构却有很多共同之处。病毒的结构可分为基本结构和辅助结构。

（一）基本结构

包括核心（core）和衣壳（capsid）两部分（图 4-1），两者构成核衣壳（nucleocapsids）。

1. 病毒核心　是病毒体的中心结构。

（1）化学组成　主要成分为核酸，即 DNA 或 RNA 中的一种，构成了病毒的基因组。根据核酸的

类型，把病毒分成 DNA 病毒和 RNA 病毒两大类。病毒核酸具有多样性，可为线性或环状，单链或双链。其中 DNA 病毒大多为双链（细小 DNA 病毒和环状病毒除外），RNA 病毒大多为单链（呼肠病毒和博纳病毒除外）；双链 DNA 或 RNA 均有正链和负链，单链 RNA 有单正链和单负链之分；部分病毒核酸可以分节段。病毒核酸大小差异悬殊，如痘类病毒核酸由约 400 万个核苷酸组成，而乙型肝炎病毒核酸仅由约 3200 个核苷酸组成。病毒核心中，除核酸外，还有少量非结构蛋白质如病毒核酸多聚酶、蛋白水解酶、转录酶或逆转录酶等，它们由病毒基因编码，在病毒复制增殖过程中起重要作用。

（2）功能　病毒核酸是病毒感染、增殖、遗传和变异的物质基础。其主要功能包括：①指导病毒复制：以基因组为模板，经过转录、翻译过程合成病毒的前体物质，如子代核酸、结构蛋白，然后再装配成子代病毒体。②决定病毒的特性：病毒核酸链上的基因密码记录病毒的全部遗传信息，复制的子代病毒体都保留原亲代病毒的一切特性，若基因密码发生改变，病毒的特性也发生变异。③部分核酸具有感染性：应用化学方法除去病毒衣壳蛋白后获得的核酸进入宿主细胞后具有增殖能力，被称为感染性核酸。感染性核酸不受衣壳蛋白和宿主细胞表面受体限制，易感细胞范围较广，但易被机体内核酸酶等因素破坏，因此其感染性比病毒体低。

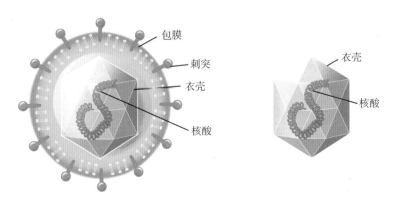

图 4 - 1　病毒结构模式图

2. 病毒衣壳　是包裹在病毒核心外面的一层蛋白质结构。

（1）结构　衣壳由一定数量的壳粒（capsomer）组成，壳粒是衣壳的形态亚单位，每一个壳粒可由一个或几个多肽组成，每一个多肽链是一个化学结构亚单位。不同病毒体，衣壳所含的壳粒数目和排列方式不同，可作为病毒分类和鉴别的重要依据。根据壳粒的排列方式，病毒结构有下列几种对称型。①螺旋对称型（helical symmetry）：壳粒沿着螺旋形盘旋的病毒核酸链对称排列（图 4 - 2），如正黏病毒、副黏病毒等。②二十面体立体对称型（icosahedral symmetry）：病毒核酸浓集在一起形成球形或近似球形，其衣壳的壳粒呈二十面体立体对称排列（图 4 - 2），如腺病毒、流行性乙型脑炎病毒等。③复合对称型（complex symmetry）：既有二十面体立体对称又有螺旋对称的病毒，如噬菌体的头部是二十面体对称结构，尾部则是螺旋对称结构。

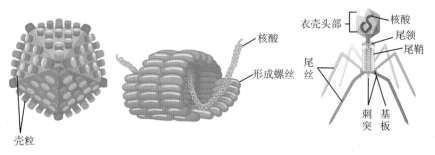

图 4 - 2　病毒二十面体立体对称型、螺旋对称型和复合对称模式图

（2）功能 病毒衣壳主要功能如下。①保护病毒核酸：蛋白质组成的衣壳包绕着核酸，可使核酸免遭环境中的核酸酶和其他理化因素（如紫外线、射线等）的破坏；②参与感染过程：无包膜病毒通过衣壳附着于易感细胞；③具有抗原性：衣壳蛋白是病毒体的主要抗原成分，病毒进入机体后，能引起特异性体液免疫和细胞免疫。

（二）辅助结构

某些病毒除具有上述基本结构之外，还有下列辅助结构。

1. 包膜（envelope） 是包围在病毒核衣壳外面的双层膜结构（图4-1），据此将病毒分为包膜病毒（enveloped virus）和无包膜病毒（non-enveloped virus），后者也称裸露病毒（naked virus）。

（1）组成 主要含脂质、多糖和少许蛋白质，某些病毒成熟过程中穿过细胞，以"出芽"方式向宿主细胞外释放时获得包膜，脂类和多糖来源于宿主细胞膜或核膜，蛋白质由病毒基因编码。包膜表面常有不同形状的突起，称为包膜子粒（peplomere）或刺突（spike）（图4-1），为糖蛋白，亦称刺突糖蛋白。包膜对干、热、酸和脂溶剂敏感，乙醚可破坏病毒包膜，使包膜病毒灭活而失去感染性，常用乙醚敏感试验来鉴定病毒有无包膜。

（2）功能 ①维护病毒体结构的完整性：包膜中富含脂类，包括磷脂、胆固醇及中性脂肪，它们能稳固病毒体的结构。②参与感染过程：包膜病毒通过包膜糖蛋白吸附宿主细胞。③与宿主细胞膜亲和及融合。病毒体包膜的脂类绝大部分来自宿主细胞膜，与细胞膜脂类成分同源，相互之间易于亲和及融合，因而起到辅助病毒感染的作用。④决定病毒种、型抗原的特异性：包膜糖蛋白具有抗原性，可用来划分种、型和亚型等。如甲型流感病毒依据包膜上血凝素（HA）与神经氨酸酶（NA）抗原特异性不同划分为不同的亚型。

2. 其他辅助结构 某些有包膜病毒在核衣壳外层和包膜内层之间有基质蛋白（matrix protein，MP），其主要功能是连接核衣壳蛋白和包膜，有跨膜和锚定的功能，此区域称为被膜，不同种病毒被膜厚度不一，也可作为病毒鉴定的参考依据。有些病毒如腺病毒在二十面体的各个顶角上有触须样纤维，亦称纤维刺突或纤突，能凝集某些动物红细胞和损伤宿主细胞。

第二节 病毒增殖

病毒不具有独立进行代谢的酶系统，在细胞外是处于无活性或静止状态，只有进入活的易感宿主细胞，由宿主细胞供给低分子量前体成分、能量、必要的酶和细胞器等合成病毒核酸与蛋白质的原料和场所，病毒才能增殖。病毒增殖的方式是自我复制。从病毒进入细胞开始，经基因组复制到子代病毒的释出，称为一个复制周期（replication cycle）。病毒复制周期一般可分为吸附、穿入、脱壳、生物合成及装配与释放5个阶段（图4-3）。各个阶段发生的改变及周期的长短视病毒种类而异。

一、病毒的复制周期

（一）吸附

病毒的增殖，首先是病毒吸附于宿主细胞表面。吸附（adsorption）方式有以下两种。

1. 可逆性吸附 病毒由于分子运动和细胞随机碰撞而与敏感细胞接触，继而因细胞与病毒颗粒之间的静电吸引作用或范德华力吸附作用相互吸引，这种吸附一般不依赖于温度，在细胞表面上也没有一定的位置，但易受环境中 pH 值和 Na$^+$、Mg^{2+} 及 Ca^{2+} 等阳离子浓度的影响，这种吸附方式是可逆的。

2. 特异吸附 是指通过病毒表面的吸附蛋白与易感宿主细胞表面特异性受体结合的过程（图 4 - 3）。能与宿主细胞表面受体结合的蛋白称为病毒吸附蛋白（virus attachment protein，VAP），VAP 与受体的相互作用决定了病毒感染的组织亲嗜性。如脊髓灰质炎病毒血清群主要侵犯的靶细胞是神经细胞，因脊髓灰质炎病毒血清群的衣壳蛋白可与灵长类动物神经细胞表面的蛋白受体（免疫球蛋白超家族成员）结合；人类免疫缺陷病毒（HIV）选择性地侵犯 CD4$^+$ 细胞，是因为细胞表面的 CD4 分子是 HIV - VAP 即 gp120 的主要受体。无受体细胞不能被病毒吸附，因而不发生感染。VAP 与受体是组织亲嗜性的主要决定因素，却不是唯一的决定因素，如流感病毒受体（唾液酸）存在于许多组织中，但病毒却不能感染所有的细胞类型。

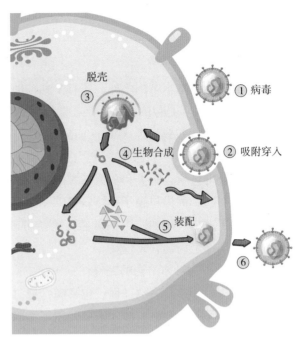

图 4 - 3 病毒复制周期模式图

无包膜病毒通过衣壳蛋白或突起作为 VAP 吸附于受体，包膜病毒通过包膜上的刺突糖蛋白作为 VAP 吸附于受体，这些特异性的糖蛋白可有一个或多个附着位点。吸附过程可在几分钟到几十分钟内完成。

（二）穿入

病毒吸附于宿主细胞膜之后，以不同方式进入细胞内，这个过程称为穿入（penetration）。病毒穿入主要通过吞饮或融合方式进入细胞。

1. 融合（fusion） 绝大部分有包膜病毒通过包膜与细胞膜密切接触，在融合蛋白的作用下，病毒包膜与细胞膜融合，而将病毒的核衣壳释放至细胞质内。

2. 吞饮（endocytosis） 即病毒与细胞表面结合后内凹入细胞，细胞膜内陷形成类似吞噬泡，病毒完整地进入细胞质。无包膜的病毒多以吞饮方式进入易感动物细胞内。部分包膜病毒如疱疹病毒也以该方式进入细胞。

此外，有的病毒体与细胞受体结合后，由细胞表面的酶类协助病毒脱壳，使病毒核酸直接进入细胞内，如噬菌体。

（三）脱壳

病毒脱去蛋白质外壳释放核酸的过程称为脱壳（uncoating）。多数病毒穿入时在细胞溶酶体酶的作用下脱壳释放出核酸。少数病毒的脱壳过程较复杂，这些病毒往往在脱壳前，病毒的酶已启动转录作用，合成自身的脱壳酶脱壳。

（四）生物合成

病毒脱壳之后，就进入病毒复制的生物合成（biosynthesis）阶段，即病毒利用宿主细胞提供的低分子物质大量合成病毒核酸和蛋白。在此阶段用血清学方法和电镜检查均查不到病毒颗粒，故称为隐蔽期。各种病毒的隐蔽期长短不一，如脊髓灰质炎病毒 3~4 小时，披膜病毒 5~7 小时，正黏病毒 7~8 小时，副黏病毒 11~12 小时，腺病毒 16~17 小时等。

病毒蛋白质的翻译在宿主细胞的核蛋白体上进行，合成蛋白质所需原料由宿主细胞提供。在病毒核酸复制之前合成的病毒蛋白质称为早期蛋白，是一类非结构蛋白质，能抑制宿主细胞自身的代谢过程，并提供病毒核酸复制所需的酶类，如 DNA 聚合酶、RNA 聚合酶和逆转录酶等。在病毒核酸复制后，以病毒核酸为模板转录、翻译出来的蛋白质称为晚期蛋白，主要是构成病毒衣壳、包膜和被膜的结构蛋白。病毒在合成蛋白时，往往先合成大蛋白前体，再由蛋白酶将其切割为不同分子量的非结构蛋白或结构蛋白，才能发挥作用或进行组装。如果没有蛋白酶的切割作用，或者由于蛋白酶抑制剂灭活了蛋白酶，大蛋白前体不能有效切割，病毒复制增殖将被抑制，因此蛋白酶已成为抗病毒药物的靶点之一。

在生物合成阶段，根据病毒基因组转录 mRNA、翻译蛋白质及核酸复制的不同，病毒生物合成过程可归纳为六大类型：双链 DNA（dsDNA）病毒、单链 DNA（ssDNA）病毒、单正链 RNA（+ssRNA）病毒、单负链 RNA（−ssRNA）病毒、双链 RNA（dsRNA）病毒和逆转录病毒。不同生物合成类型的病毒，其生物合成过程不同。DNA 病毒遗传信息都携带于 DNA 分子上，其信息传递和蛋白质合成都按中心法则进行，即 DNA→RNA→蛋白质。RNA 病毒的遗传信息携带于 RNA 分子上，不能按上述法则合成蛋白质，而是按正链 RNA→蛋白质或负链 RNA→正链 RNA→蛋白质方式进行，逆转录病毒则按 RNA→DNA→RNA→蛋白质方式进行。

1. 双链 DNA 病毒　人和动物 DNA 病毒大多数为双链 DNA，在核内完成 DNA 复制及 mRNA 转录，细胞质中合成蛋白，只有痘病毒因其本身携带 DNA 多聚酶，DNA 和蛋白质合成均在细胞质中完成。先以病毒核酸为模板，依靠宿主细胞内的依赖 DNA 的 RNA 聚合酶，转录出早期 mRNA，翻译成早期蛋白质；再以病毒核酸为模板，依靠早期蛋白质（依赖 DNA 的 DNA 聚合酶）复制出大量子代 DNA，双链 DNA 的复制按半保留复制方式进行；然后以子代 DNA 分子为模板，转录晚期 mRNA，继而在胞质核糖体内翻译出病毒结构蛋白质，包括衣壳蛋白和其他结构蛋白。

2. 单链 DNA 病毒　此类病毒种类很少，如人细小病毒 B19。该类病毒生物合成时，首先以亲代 DNA 作为模板，合成互补链，并与亲代 DNA 链形成双链 DNA，作为复制中间型。然后解链，以新合成的互补链为模板复制出子代 ssDNA，转录 mRNA，并翻译合成病毒蛋白质。

3. 单正链 RNA 病毒　此类病毒种类较多，如微小 RNA 病毒、黄病毒和某些出血热病毒等。+ssRNA 本身具有 mRNA 功能，可直接附着于宿主细胞的核糖体上翻译早期蛋白，即依赖于 RNA 的 RNA 聚合酶。病毒在该酶的作用下，转录出与亲代互补的负链 RNA，形成双链 RNA，即复制中间型，其中以正链 RNA 为 mRNA 翻译病毒晚期蛋白质（衣壳蛋白及其他结构蛋白），以负链 RNA 为模板复制子代病毒 RNA。

4. 单负链 RNA 病毒　大多数有包膜 RNA 病毒属于此类，如流感病毒、狂犬病病毒等。−ssRNA 不具有 mRNA 功能，但这些病毒含有依赖 RNA 的 RNA 聚合酶，能依靠该酶以病毒 RNA 为模板，首先复制出互补的正链 RNA，形成复制中间体（±RNA），以其中部分正链 RNA 为模板复制出子代负链 RNA，部分正链 RNA 作为 mRNA，翻译出病毒的结构蛋白和非结构蛋白。

5. 双链 RNA 病毒　病毒的双链 RNA 在病毒自身依赖 RNA 多聚酶作用下转录出 mRNA，然后再翻译出早期蛋白或晚期蛋白。双链 RNA 病毒在核酸复制时，必须先以原负链为模板复制出正链 RNA，再由正链 RNA 复制出新的负链，构成子代 RNA，该合成方式与双链 DNA 病毒核酸的半保留复制不同，子代 RNA 全部为新合成的 RNA。

6. 逆转录病毒　如人类免疫缺陷病毒（HIV）和人类嗜 T 细胞病毒（HTLV）。此类病毒含有两个相同的单股正链 RNA 和依赖 RNA 的 DNA 聚合酶（逆转录酶）。首先以病毒 RNA 为模板，在逆转录酶的作用下合成负链 DNA，构成 RNA：DNA 中间体。中间体中的 RNA 由 RNA 酶水解，进而以负链 DNA 为模板形成双链 DNA。该双链 DNA 进入细胞核，整合至宿主细胞的染色体 DNA 上，成为前病毒（provirus），并随宿主细胞的分裂存在于子代细胞中。在一定条件下，前病毒被激活，在细胞核内转录出子代病毒 RNA 和 mRNA；mRNA 在细胞质核糖体上翻译出子代病毒的结构蛋白和非结构蛋白。

（五）装配与释放

病毒的装配（assembly）是指病毒核酸与蛋白质合成之后，在细胞质或细胞核内装配为成熟的病毒颗粒。除痘病毒外，DNA 病毒均在细胞核内组装；除正黏病毒外，大多数 RNA 病毒在细胞质中组装。无包膜病毒先形成空心衣壳，病毒核酸从衣壳裂隙间进入壳内形成核衣壳，即为成熟的病毒体。有包膜病毒在核衣壳外再包裹一层包膜，才能成为完整的病毒体。病毒包膜的形成是在细胞膜特定部位，当病毒编码的特异蛋白插入细胞膜时，装配的核衣壳与此处的细胞膜结合，形成包膜。

成熟病毒从宿主细胞游离出来的过程称为释放（release）。释放的方式有以下几种方式。

1. 破胞释放　即病毒装配完成后，宿主细胞破裂而把病毒全部释放到周围环境中。无包膜病毒都以这种方式释放。

2. 芽生释放　有包膜的 DNA 病毒和 RNA 病毒，在装配完成后，以出芽方式释放到细胞外。通常细胞不死亡，仍能继续分裂增殖。

3. 其他方式　有些病毒如巨细胞病毒，很少释放到细胞外，而是通过细胞间桥或细胞融合，在细胞之间传播；另有些致癌病毒，其基因组以整合方式随细胞的分裂而出现在子代细胞中。

病毒复制周期的长短与病毒种类有关，如腺病毒需 25 小时，小 RNA 病毒为 6~8 小时，正黏病毒为 15~30 小时。

病毒感染细胞后可表现出不同的过程和结局：①病毒在细胞内增殖形成完整的感染性颗粒，细胞受破坏或不受破坏；②病毒进入细胞后，其部分基因整合入细胞染色体内，不产生子代病毒颗粒；③病毒进入细胞后，由于细胞相互作用，形成有缺陷的病毒颗粒即缺陷病毒。

二、病毒的异常增殖与干扰现象

（一）病毒的异常增殖

1. 顿挫感染　病毒进入宿主细胞后，细胞不能为病毒增殖提供所需要的酶、能量及必要的成分，则病毒在其中不能合成本身的成分；或者虽合成部分或全部病毒成分，但不能装配和释放，称为顿挫感染（abortive infection）。这类不能为病毒复制提供必要条件的细胞称非容纳细胞（non - permissive cell），某种病毒的非容纳细胞，对另一种病毒则可能是容纳细胞（permissive cell）。如人腺病毒感染人胚肾细胞能正常增殖，若感染猴肾细胞则发生顿挫感染；猴肾细胞对人腺病毒而言，被称为非容纳细胞，而对脊髓灰质炎病毒则是容纳细胞。

2. 缺陷病毒　因病毒基因组不完整或基因发生改变而不能进行正常增殖，复制不出完整的有感染性的病毒颗粒，称为缺陷病毒（defective virus）。但当与其他病毒共同感染细胞时，若后种病毒能为缺陷病毒提供所缺乏的物质，缺陷病毒又能完成正常增殖而产生完整的子代病毒，将这种有辅助作用的病毒称为辅助病毒（helper virus）。如腺病毒伴随病毒，用任何细胞培养都不能增殖，但当和腺病毒共同感染细胞时却能产生成熟病毒，腺病毒就是辅助病毒。丁型肝炎病毒（hepatitis D virus，HDV）是缺陷病毒，其必须依赖乙型肝炎病毒（hepatitis B virus，HBV）才能复制。

（二）病毒的干扰现象

当两种病毒感染同一细胞时，可发生一种病毒抑制另一种病毒增殖的现象，称为病毒的干扰现象（interference）。干扰现象不仅在异种病毒之间发生，也可在同种、同型及同株病毒之间发生，如流感病毒的自身干扰。在同一病毒株中混有缺陷病毒，当与完整病毒同时感染同一细胞时，完整病毒的增殖受到抑制的现象叫自身干扰现象，发挥干扰作用的缺陷病毒称为缺陷干扰颗粒（defective interfering particle，DIP）。干扰现象不仅在活病毒间发生，灭活病毒也能干扰活病毒。发生干扰的原因可能是：①与病毒诱导宿主细胞产生的干扰素有关；②病毒的吸附受到干扰或改变了宿主细胞代谢途径；③缺陷性干扰颗粒（DIP）所引起的干扰。病毒之间干扰现象能够阻止其增殖，也可以使感染中止，有助于宿主康复。在预防病毒性疾病使用疫苗时，应注意合理使用疫苗，避免由于干扰而影响疫苗的免疫效果。

第三节　理化因素对病毒的影响

病毒受理化因素作用后，失去感染性称为灭活（inactivation）。灭活的病毒仍能保留其他特性，如抗原性、红细胞吸附、血凝及细胞融合等。灭活病毒的机制可以是破坏病毒的包膜或衣壳、致使病毒蛋白质变性及损伤病毒的核酸等。病毒对理化因素敏感性的强弱，因病毒的种类而异。了解理化因素对病毒的影响，对阻止病毒感染、分离病毒及疫苗制备等均有意义。

一、物理因素

（一）温度

大多数病毒耐冷不耐热。在低温，特别是干冰温度（-70℃）或液氮温度（-196℃）条件下，病毒感染性可保持数月至数年。因此，可用低温保存病毒，但反复冻融可使病毒失活。病毒对热的敏感性差异颇大，多数病毒50~60℃ 30分钟或100℃数秒钟即被灭活，但某些病毒对热的抗性较强，如乙型肝炎病毒需100℃ 10分钟方能使其灭活。热对病毒的灭活，主要是使病毒衣壳蛋白变性或包膜刺突糖蛋白发生变化，也能破坏病毒复制所需的酶类，有包膜的病毒比无包膜病毒更不耐热，高温使其感染性迅速消失。

（二）酸碱度

多数病毒在pH 5.0~9.0范围内稳定，但也因病毒种类而异。微小RNA病毒科的肠道病毒在pH 3.0~5.0时稳定，而鼻病毒在pH 3.0~5.0则迅速被灭活，因此耐酸试验可鉴别这两种病毒。

（三）射线

X线、γ射线或紫外线以不同机制均可使病毒灭活。射线使核苷酸链发生致死性断裂，而紫外线则是引起病毒核酸结构改变（如胸腺核苷二聚体），抑制病毒DNA或RNA的复制。但有些病毒（如脊髓灰质炎病毒）经紫外线灭活后，若再用可见光照射，因激活酶的原因，可使灭活的病毒复活，称为光复活，故不宜使用紫外线制备灭活疫苗。

二、化学因素

病毒对化学因素的抵抗力一般较细菌强，可能是由于病毒缺乏酶。

（一）脂溶剂

乙醚、三氯甲烷、去氧胆酸盐等脂溶剂可使包膜病毒（如流感病毒、流行性乙型脑炎病毒等）的包膜脂质溶解而灭活病毒，但对无包膜的病毒（如微小 RNA 病毒）无作用。因此，可用乙醚灭活试验鉴别病毒有无包膜。包膜病毒进入人体消化道后，即被胆汁破坏。

（二）消毒剂

病毒对各种氧化剂、卤素、醇类物质敏感，过氧化氢、高锰酸钾、甲醛、过氧乙酸、次氯酸盐、碘酒、乙醇、甲醇等均可灭活病毒。

（三）抗菌药物及其他

现有的抗菌药物对病毒无抑制作用，待检标本中加抗菌药物的目的是抑制细菌，便于分离病毒。中草药板蓝根、大青叶、大黄、贯众和重楼等对某些病毒有一定的抑制作用。病毒对甘油抵抗力强，常用 50% 中性甘油保存含病毒的组织块。

▶ 知识拓展 ◀

血清乙型肝炎病毒 RNA 检测

肝细胞内乙型肝炎病毒共价闭合环状 DNA（cccDNA）是 HBV 复制的模板，是导致 HBV 慢性持续性感染的根源所在，与慢性乙型肝炎难以治愈密切相关。但 cccDNA 的检测需要进行有创的肝脏穿刺活检，并需定期进行检测，这对大部分乙肝患者来说是难以实现的。因此，探索能够反映肝组织内 cccDNA 存在及转录活性的检测方法，就成为一个急需解决的关键技术问题，血清 HBV－RNA 检测就是目前很好的替代方法。血清 HBV－RNA 主要由肝细胞核内的 cccDNA 模板转录而来，HBV－RNA 和乙肝病毒表面抗原定量检测都能一定程度上反映肝组织内 cccDNA 拷贝数量及转录活性，与患者的病毒学应答及预后相关。目前很多国家已将 HBV－RNA 作为了解乙肝病情的重要指标，用于客观评价抗病毒疗效及判定合适的停药时机。

？思考题

答案解析

案例　患者，男，43 岁。

主诉：持续转氨酶异常升高三个月。

现病史：患者三个月前体检发现转氨酶异常升高，一周前检查显示 AST 和 ALT 分别是 780IU/ml 和 874IU/ml。实验检测结果显示 HBsAg（＋），HBsAb（－），HBeAg（－），HBeAb（－），HBcAb（＋），HBV－DNA（－），HCV－RNA（－）。全血细胞计数显示白细胞和血小板计数低。超声检查肝脏不规则增大和脾大，遂按慢性乙型肝炎收治入院。

既往史：患者既往乙肝"大三阳"，十年前经干扰素抗病毒治疗后，HBsAg（＋），HBsAb（－），HBeAg（－），HBeAb（－），HBcAb（＋），HBV－DNA（－），肝脏功能检查指标均正常。以后定期随访，肝功能检查和乙肝病毒五项检查没有变化。

入院后，完善各类检查，均未出现其他指标异常，HBV－DNA 检测仍显示阴性。同时 AST 和 ALT 分别升高至 955IU/ml 和 1046IU/ml。联系传染病医院进行 HDV－RNA 检测显示阳性。经全院会诊后确诊为 HBV/HDV 重叠感染导致的慢性肝炎。

问题

（1）简述病毒的特殊感染方式。

（2）简述缺陷病毒的概念。

（3）简述该病例 HBV – DNA 检测一直阴性的可能原因。

（马秀敏）

书网融合……

重点小结　　　　　　　题库　　　　　　　微课/视频

第五章　微生物遗传与变异

PPT

✎ 学习目标

1. 通过本章学习，掌握微生物遗传物质的分子生物学特性；熟悉微生物变异的主要类型及基因水平转移的方式；了解研究微生物遗传变异的临床意义。

2. 具有探究学习、持续学习的能力。

3. 养成严谨求实的科学态度和创新精神。

遗传（heredity or inheritance）和变异（variation）是生物体本质属性之一。微生物在繁殖过程中，亲代与子代在形态、结构、生态、生理生化特性等具有一定的相似性，称为遗传；生物的遗传物质主要是 DNA（除外 RNA 病毒）。生物体所有遗传物质的总和称为基因组，包括编码蛋白质的结构基因、调控序列以及目前功能尚不清楚的某些核苷酸序列。微生物基因组随不同类型（真细菌、古菌、真核微生物、病毒）表现出广泛多样性。

▶ 知识拓展 ◀

微生物基因组学

微生物基因组学从对微生物全基因核苷酸测序入手，研究微生物基因组组成，各基因的精确结构、相互关系及表达调控，全面认识微生物生物学功能。微生物基因组计划开启了一场影响深远的生命科学的革命。如流感嗜血杆菌毒力相关脂多糖编码基因在 7 个基因基础上经基因组学研究又发现了 25 个新基因，从而开辟了对其致病机制、新型疫苗和药物研究的新领域。

近年还发现，同一种内不同菌株的基因也会有很大差异，因此不能只用一种"类型"的基因组来描述物种。泛基因组（pan - genome）是指一个种的所有菌株中所有基因的总和。对高度变异的微生物，对泛基因组的核心基因组分析比较选定的靶标才能对该菌的所有临床分离株均有效。

变异是指世代之间、同代个体之间存在差异的现象。变异包括遗传型变异和非遗传型变异，遗传型变异是指生物体能遗传给后代的变异，包括基因重组、基因突变和染色体变异，是由遗传物质发生变化而引起的；非遗传型变异是受环境因素影响发生的变化，不涉及遗传物质结构改变，因此不能传给子代。遗传是相对的，变异是绝对的。遗传与变异，是生物界不断地普遍发生的现象，也是物种形成和生物进化的基础。

第一节　细菌遗传与变异

和其他生物一样，细菌也具有遗传性与变异性的生命特征。细菌的形态、结构、新陈代谢、抗原性、毒力以及对药物的敏感性等都是由细菌的遗传物质所决定的。由于外界环境条件发生变化或细菌的遗传物质本身发生改变，导致子代细菌的生物学性状发生相应的变化即变异。

一、细菌的遗传物质及遗传方式 [e] 微课/视频

DNA 是细菌遗传的物质基础，以染色体和染色体外两种形式存在。与真核细胞不同，细菌基因组中基因结构呈连续性，非编码序列较少；无内含子（intron），转录后的 RNA 无需剪接加工可直接翻译成多肽，基因组的重复序列少而短。

（一）细菌染色体遗传物质及遗传方式

细菌仅有原始的核，无核膜、核仁，称为核区或拟核（nucleoid）。所谓的"细菌染色体"其实是DNA 分子以核质形式自由分散在细胞质中，没有组蛋白包绕。多数细菌（＞90%）的染色体为单条环状双螺旋 DNA（dsDNA）分子，长度 580～5220kb；少数细菌染色体则由两条环状 dsDNA 分子组成，如霍乱弧菌、问号钩端螺旋体和马耳他布鲁菌等；个别细菌含有三条 dsDNA 分子（如洋葱伯克霍尔德菌）；而疏螺旋体属的染色体则为线性 dsDNA 分子。不同种细菌染色体的（G＋C）mol% 含量不同，可作为分析细菌种属关系或基因来源的依据之一。

细菌染色体上遗传信息具有连续性，一般不含内含子。功能相关的几个基因前后相连，再加上一个共同的调节基因和一组共同的控制位点形成同一个转录单元，又称操纵子（operon），在基因转录时协同动作。DNA 复制以 θ 复制方式进行，复制同时发生在两条亲代链上，向相反方向延伸，形成一对复制叉（replication forks），复制叉沿着 DNA 链前进，一边解开 DNA 双链，一边以半保留复制形式合成两条新的 DNA 互补链，并将其后的 DNA 链重新形成铰链（图 5 - 1），直到两个复制叉在终止点相遇，在 Ⅱ 型拓扑异构酶作用下，两个环形 DNA 形成一缺口分成两个独立的 DNA 分子（图 5 - 2）。

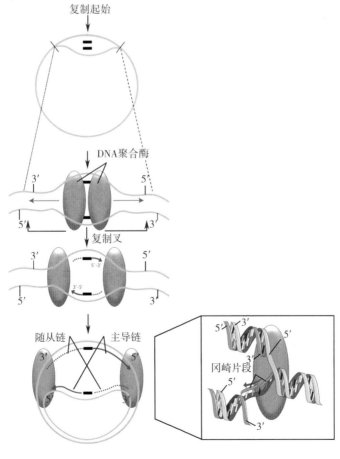

图 5 - 1 复制叉与半保留复制模式图

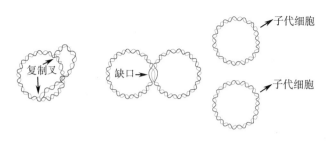

图 5 - 2　细菌 DNA 复制模式图

　　细菌的转录与翻译是以 RNA 聚合酶识别并结合到启动子上，打开 DNA 螺旋使碱基暴露，以一个单链 DNA（反义链）为模板，在 DNA 依赖 RNA 聚合酶作用下，利用三磷酸核苷酸为底物，合成信使 RNA（mRNA）和稳定 RNA 分子的过程。在细菌中，编码蛋白的 mRNA 在翻译之前不需要经过任何加工，可以在核糖体结合位点（即翻译起始信号）直接被翻译。由于编码在一条 mRNA 链上的多个蛋白质可以同时翻译，多个核糖体可能同时与一个 mRNA 分子相关，这种排列称多聚体，外观似一串珍珠（图 5 - 3）。

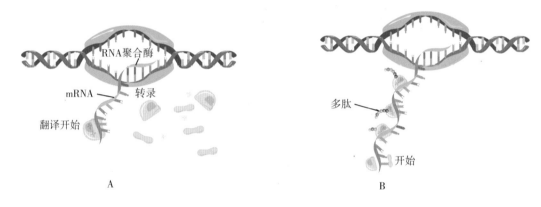

图 5 - 3　细菌 RNA 转录和翻译模式图

（二）细菌染色体外遗传物质及遗传方式

　　细菌染色体外遗传物质又称非染色体遗传元件（移动基因组），包括质粒、转座因子等，这些非染色体遗传元件在细菌遗传物质的交换中起着关键作用。

　　1. 细菌质粒　质粒（plasmid）是细菌染色体外的 DNA，携带有编码某些遗传特性的基因，它能独立于染色体进行自我复制。质粒大多是双链、闭合、环状的超螺旋 DNA 分子，其分子量仅为细菌染色体 DNA 的 0.5% ~ 3%。

　　质粒编码多种蛋白质，赋予宿主菌多种生物功能，往往以生物功能进行命名，如耐药性质粒（resistance plasmid，R 质粒）、大肠菌素质粒（colicinogenic plasmid，Col 质粒）、致育因子（fertility plasmid，F 质粒）等。也有不表现任何功能的质粒，称为隐蔽性质粒（cryptic plasmid）。质粒亦可自行丢失或通过人工处理消除（curing）。随着质粒的丢失或消除，质粒赋予宿主菌的某些生物学性状亦随之消失。

　　质粒可通过转化、接合等方式发生基因水平转移（horizontal gene transfer，HGT）。细菌从周围环境吸取游离的 DNA 片段（如质粒 DNA），整合到自身染色体基因组的过程称为转化（transformation）。两个细菌细胞通过直接接触进行基因转移的过程为接合（conjugation）。F 质粒的接合可看作是细菌的有性生殖过程，有 F 质粒的细菌相当于雄性菌（F⁺ 菌株），可将 F 质粒转移至雌性菌（F⁻ 菌株）（图

5-4）。许多接合质粒只在同种细菌间自身转移；某些质粒能在革兰阴性细菌中广泛转移，称为滥交质粒（泛主接合质粒），如恶臭假单胞菌中 RP4 抗生素耐药性质粒。所有 R 质粒，尤其是滥交质粒可在临床上重要细菌间传播抗生素耐药基因。

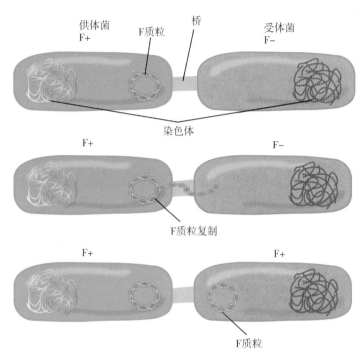

图 5-4 F 质粒的接合过程模式图

2. 转座因子 转座因子（transposable elements）也称转位因子，是存在于细菌染色体或质粒 DNA 分子上一段特异性核苷酸序列片段。它能在 DNA 分子中移动，不断改变其在基因组中的位置，从一个基因组移到另一个基因组中，又称之为跳跃基因（jumping gene）或移动基因。通过转座因子可促进抗菌药物耐药基因、毒力基因，以及其他基因在非亲缘关系细菌间的传播和菌体内基因的重组，是细菌变异的驱动因素之一；同时转座因子也是遗传学和基因工程的重要工具。

原核生物中的转座因子，按其结构与遗传性质可以分为三类：插入序列（insertion sequence，IS）、转座子（transposons，Tn）和转座噬菌体。

（1）插入序列 是最简单的一类转座因子，一般 1~2kb 大小，由编码转座酶的结构基因和两端反向重复序列组成。在细菌的质粒和染色体中 IS 有许多拷贝，如大肠埃希菌中含 8 个拷贝的 IS1 和 5 个拷贝的 IS2。插入序列插入染色体或质粒后的效应取决于插入的位置和方向。

（2）转座子 分子量较大，一般超过 2kb，携带编码转座酶的结构基因和至少携带 1 个决定细菌遗传性状有关的基因（如耐药性基因、重金属抗性基因、毒素基因等）。转座因子转座可通过改变或影响其插入位点附近基因表达（基因突变、重排）或细胞基因重组导致细胞遗传性状的改变。携带耐药基因、产生细菌毒素或某些酶的基因等的转座子，在与受体菌无 DNA 同源性的情况下仍可传递转移，因此转座子与质粒一样在细菌致病性、耐药性中占有重要地位。

（3）转座噬菌体 是一类具有转座功能的溶原性噬菌体，噬菌体溶原状态和复制均以转座方式进行，如大肠埃希菌 Mu 噬菌体和 D108 噬菌体，通过转座而复制。

3. 噬菌体 噬菌体是侵袭细菌、真菌的病毒，其基因组所携带的遗传信息可赋予宿主菌某些生物学性状。温和噬菌体的基因组可整合在细菌染色体上，成为前噬菌体（prophage），带有前噬菌体基因组的细菌称为溶原性细菌（lysogenic bacterium）。前噬菌体也可从宿主菌染色体脱离。

噬菌体会导致细菌基因发生水平转移，称为转导。噬菌体将宿主菌 DNA 的任何小片段转移至受体菌，称为普遍性转导（图 5-5）；前噬菌体在从宿主菌基因组切离时发生偏差，带走噬菌体基因组两侧相邻的宿主菌 DNA 片段进入新的宿主菌，整合在细菌染色体上形成溶原化或通过重组作用与染色体 DNA 整合，由于这种方式转移的 DNA 是限定性的，故称局限性转导。

另有一种关键的遗传元件即整合子，它们通过携带重组的基因盒在细菌间移动，尤其是通过转座子或接合质粒的转移，从而传播耐药性。这种移动机制使得基因盒能够在细菌种群中广泛传播，对细菌的适应性和生存能力产生影响。

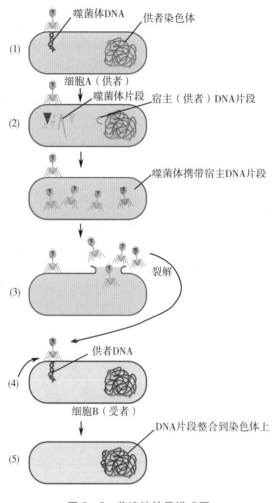

图 5-5　普遍性转导模式图

二、细菌的变异机制与常见变异现象

遗传型变异由基因的改变引起，包括基因突变和基因水平转移与重组，下述为遗传型变异机制。

（一）突变

突变又分基因突变和染色体畸变。基因突变是指一个基因内部由于一对或少数几对碱基的置换、缺失或插入而引起的突变，其涉及的变化范围很小，所以又称为点突变；染色体畸变是指大段染色体的缺失、重复、易位和倒位，即较大范围内遗传物质结构的改变。突变可由细菌自发产生或经某些物理化学因素如 X 线诱导产生，突变诱导的耐药一般只对一种或两种相似药物耐药，在细菌耐药上占次要地位。

（二）基因水平转移与重组

两个不同性状的细菌间可通过遗传物质的转移和重组发生遗传性变异。将供体菌的基因组转移至受体菌，并形成重组的基因组，使受体菌获得供体菌的某些遗传特性。细菌之间的基因水平转移（HGT）还可能转移对细菌基因组具有不同结构影响的分化等位基因或新基因。

HGT 主要通过转化、转导和接合三种典型机制实现。转化是从环境中摄取游离 DNA 片段；转导依赖于噬菌体介导 DNA 转移；接合通常通过接合菌毛直接接触传递质粒和其他接合元素。

除了典型的 HGT 外，DNA（包括质粒）可以通过其他转移机制在细胞间传播，包括外膜囊泡（outer membrane vesicles，OMVs）、纳米管、基因转移因子（gene transfer agent，GTAs）等（图 5-6）。

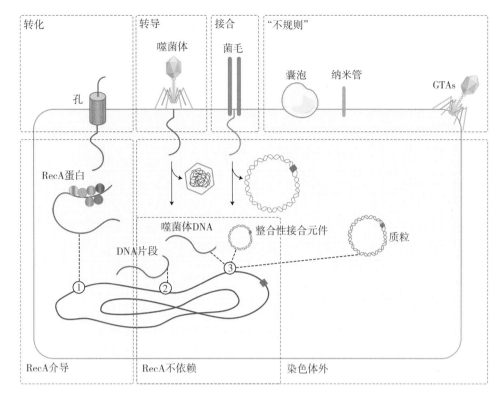

图 5-6 细菌 DNA 摄取与整合机制概览

细菌遗传变异的研究通常用单核苷酸多态性（single nucleotide polymorphism，SNPs）分析点突变、结构变异（structural variants，SV）分析染色体畸变，可移动遗传元件（mobile genetic elements，MGEs）作为水平基因转移的指示物。

（三）细菌常见的变异现象

细菌变异现象主要分为以下几种常见类型。

1. 形态和结构变异 细菌在生长过程中可因外界环境因素的改变而发生形态和结构变异。如鼠疫耶尔森菌典型的菌体呈两端钝圆、两极浓染的椭圆形小杆菌，但在陈旧的培养物或在含 30g/L NaCl 的培养基中生长时可见球形、杆形、丝状、酵母样、哑铃状等多种形态并存的多形性改变。又如许多细菌在青霉素、补体和溶菌酶等存在条件下，细胞壁合成障碍，形成具有多形性的 L 型细菌。细菌在某些条件下还会失去产生荚膜、芽胞或鞭毛的能力，导致致病性下降。肺炎链球菌有较厚的荚膜，但经传代培养后荚膜可逐渐消失；再接种至易感动物又可重新产生荚膜。有芽胞的炭疽杆菌在 42℃ 培养 10~20 天后，细菌失去产生芽胞的能力。有鞭毛的普通变形杆菌在加入 1g/L 苯酚的琼脂培养基后会失去鞭毛。

2. 培养特性变异 从患者体内新分离的沙门菌通常为光滑型，经人工培养后菌落呈粗糙型，这种变异称 S-R 变异。S-R 变异常伴有抗原、毒力和某些生化特性的改变。

3. 毒力变异 毒力变异有毒力减弱和增强两种表现。目前用于预防接种结核病的卡介苗是将有毒力的牛型结核分枝杆菌在含胆汁、马铃薯和甘油培养基中反复传代培养 230 代、历时 13 年而获得的一株毒力减弱但保存抗原性的变异株。肺炎链球菌荚膜丧失后致病性减弱，但经小鼠腹腔传代，毒力又可增强。

4. 耐药变异 细菌耐药变异是指细菌对某种药物由敏感变为耐受的变异。耐药变异一旦产生，药物的抗菌作用明显下降。这种变异在临床广泛存在，已成为目前临床上一个棘手的问题。临床重要的耐药细菌包括耐碳青霉烯类肠杆菌目细菌、耐甲氧西林葡萄球菌、耐万古霉素肠球菌、耐青霉素肺炎链球菌、耐碳青霉烯类非发酵菌、多重耐药结核分枝杆菌等。细菌耐药性根据其发生原因分为天然耐药和获得性耐药。

天然耐药又称固有耐药，通过染色体 DNA 突变而致，可代代相传不会改变，具有种属的特异性。获得性耐药是由于基因突变或基因转移等方式而获得对某些抗菌药物的耐药性，如金黄色葡萄球菌获得外源性的 *mec*A 基因而对 β - 内酰胺类抗菌药物耐药。

细菌耐药表型可通过抗菌药物体外敏感性试验的结果进行推测，亦可通过检测耐药基因的产物。细菌对抗菌药物的耐药机制非常复杂，很多细菌可具有多重耐药机制。有关临床常见耐药菌耐药机制与检测方法详见第十章抗微生物药物敏感性检验技术与第三篇微生物检验相应章节。

三、研究细菌遗传变异的意义

细菌变异的理论知识与技术在医学微生物学、临床医学及预防医学等方面已被广泛应用。研究细菌生物学特性和变异及机制，对细菌感染性疾病的诊断、治疗和预防有重要意义。

1. 细菌分类上的应用　除了形态、生化反应、抗原特异性以及噬菌体分型等分类方法外，随着细菌遗传和变异研究的深入，发展了细菌 DNA 分子的（G + C）mol% 分类法、DNA 分子杂交、基因组测序等技术。

2. 诊断中的应用　实验诊断工作中，常遇到一些变异菌株，其形态、毒力、生化反应或抗原性都不典型，给细菌鉴定带来困难。因此应同时掌握野生菌株和变异菌株的生物学特性，还要掌握各种细菌的变异现象和规律，只有这样才能对细菌感染性疾病作出正确的诊断。

3. 治疗中的应用　随着抗菌药物的广泛使用，临床耐药菌株日益增多，这已成为治疗感染性疾病的一大难题。临床上应加强抗菌药物敏感性试验以发现耐药性菌株，并根据其耐药机制采取有效的治疗方案。

4. 预防中的应用　减毒活菌苗有较好的预防效果，它可以用人工方法选择毒力改变的变异株。目前应用的减毒活菌苗，如卡介苗是一个非常成功的例子，此外还获得了预防鼠疫和布氏菌的活菌苗等。

5. 遗传工程中的应用　质粒与噬菌体都是遗传工程中广泛应用的基因载体。通过这些载体的利用，可将目的基因转入宿主细菌进行基因产物的表达。目前通过基因工程已能使工程菌大量生产各种生长激素、细胞因子等生物制品，并探索基因缺陷性疾病的治疗。

6. 流行病学中的应用　用分子生物学分析方法确定某一感染暴发流行菌株或相关基因的来源可进行流行病学调查，确定流行菌株的同源性与来源。分子生物学分析技术在耐药菌分子流行病学研究和克隆特征、在耐药基因检测与定位和在耐药基因转录水平研究方面日益广泛，对揭示细菌耐药性的产生及流行的分子机制以及控制耐药菌播散发挥重要作用。

7. 有意义的突变体分离和鉴定　细菌突变体诱变、选择和筛选能分离和鉴定有意义的突变体，特别是从野生型细胞的一大群个体中去分离自发突变频率低的稀有突变株。利用某些物理和化学因素导致细菌基因突变，可灭活血液制品中存在的微生物，提高输血的安全性。在工业生产中，常常利用物理或化学诱变剂处理细菌细胞，促进其突变率大幅度提高，再从中筛选出符合育种目的的突变株，又称"诱变育种"。

第二节　真菌遗传与变异

真菌是生物界中一类非常独特的生物，不仅在形态、生态、生活习性、代谢功能等方面具有极大的多样性，而且在遗传多样性方面也极为丰富。这是由真菌复杂性的基因组结构和独特的繁殖方式决定的。阐明病原真菌的遗传多样性和进化生活史不仅有助于揭示感染病原真菌的流行病学特征和对其进行有针对性的预防和治疗，还有利于加深对真菌耐药性进化的认知。

一、真菌的遗传物质基础

真菌的遗传物质包括染色体基因、线粒体基因、质粒、转座因子、病毒基因。真菌除基因组大小和基因数量、结构等具特殊性外，其含有大量可移动元件（如转座子、逆转录转座子等），这些元件可以在基因组中产生基因重组重排和基因交换，进一步增加真菌基因的多样性。

（一）真菌染色体基因

真菌细胞含有清晰的细胞核，细胞核中的 DNA 与蛋白质结合在一起形成染色体。真菌染色体具有典型的真核染色体结构，由核小体组成。真菌细胞核中染色体数具有固定的倍数，如细胞核中仅有一套染色体称为单倍体；有两套或多套染色体则为二倍体或多倍体。真菌倍体性对真菌大类群的分类有一定的指导意义。

啤酒酵母的基因组是第一个完成测序的真核生物基因组，基因组大小 13.5×10^6 bp，分布在 17 个不连续的染色体中。DNA 与四种主要的组蛋白（H2A、H2B、H3、H4）结合构成染色质（chromatin）的 14bp 核小体核心 DNA；染色体 DNA 上有着丝粒（centromere）和端粒（telomere），没有明显的操纵子结构，有转录间隔区或内含子序列。核糖体 RNA（rRNA）基因序列分析正在被广泛用于真菌的系统分类中。有较高同源性的 DNA 重复序列，称为遗传冗余（genetic redundancy）。

（二）真菌染色体外遗传物质

真菌染色体外遗传物质包括线粒体基因、质粒、转座因子、真菌病毒基因。

1. 真菌线粒体基因　线粒体是真核细胞内重要的细胞器，是能量生成的场所，还参与脂肪酸和某些蛋白质的合成。线粒体遗传发生在核外以及有丝分裂和减数分裂过程以外，因此是一种细胞质遗传。

真菌线粒体 DNA（mitochondrion DNA，mtDNA）大多呈超螺旋共价闭合环状结构，由裸露的双链 DNA 构成，少部分为线性分子；鉴于线粒体在细胞呼吸中的关键作用，真菌线粒体基因大部分较为保守，通常包含有 14 个蛋白编码基因，能够独立进行复制、转录和翻译，编码大量呼吸酶。

但是，在真菌已知的线粒体基因组中，真菌线粒体基因组大小存在明显差异，最小的只有 12.1kb，最大的达到 235.8kb，相差近 20 倍。不但在物种间有较大差异，而且在相同物种的不同菌株间也存在差异。真菌线粒体基因组除大小差异外，不同真菌的线粒体基因组还在基因排列顺序、遗传密码、内含子数目和插入位点等方面存在差异。

真菌线粒体基因组的研究能够为真菌的进化、种群遗传学和生物学提供重要的线索。

2. 真菌质粒　丝状真菌细胞中的质粒一般是环状或线性的双链 DNA，大多是不编码任何表型性状的隐蔽质粒，位于细胞核或线粒体内。酵母型真菌中有 2μm 质粒，为环状双链 DNA 分子，周长 2μm，大小 6kb，位于酵母细胞核内中。某些酵母型真菌菌株质粒可产生毒素而杀死其他酵母菌，称为嗜杀现象。有些质粒编码 DNA 聚合酶、RNA 聚合酶或逆转录酶，能整合到线粒体 DNA（mtDNA）上，引起宿主菌株的衰老和死亡。

3. 真菌转座因子 自从 1989 年首次在脉孢霉菌中发现 Tad 转座因子以来，已在多种真菌中发现转座因子。含有转座因子的真菌大多属于植物病原菌、工业真菌，这些真菌遗传变异很大，一般都不能进行有性生殖。实验室保存的菌株很少有转座因子。

丝状真菌的转座因子种类繁多、大小差异也很大；酵母转座因子（transponson in yeast，Ty 因子），是由分散的 DNA 重复序列家族组成，在不同品系的酵母中它们所处的位点也不同。酵母的 Ty 因子不仅能影响所在寄主部位基因的表达，而且能引起寄主染色体 DNA 的重排。

4. 真菌病毒基因 感染真菌并在其体内增殖的病毒称为真菌病毒（mycovirus 或 fungal virus）。在所有类型的真菌中发现有真菌病毒，但多数真菌病毒对寄主表型没有显著的影响，常不易发现。

已发现的真菌病毒以 RNA 病毒为主，相当多的基因组为多节段的。如产黄青霉病毒 dsRNA 分为 3 节段，分子量为 1.89×10^6、1.99×10^6 和 2.18×10^6，分别包在不同的衣壳内。

在自然条件下，真菌病毒不是以细胞广泛裂解的方式释放，而是以菌体胞质割裂产生有性或无性孢子的方式传到后代——纵向垂直传播；或者由染毒的菌丝或孢子与健康的菌丝或孢子之间融合发生胞质交换而传播——横向水平传播。异核体的形成是自然界中病毒从染毒细胞传入健康细胞的重要方式。

真菌病毒与植物病毒、藻类病毒、动物病毒包括人类病毒和原生动物病毒等在系统进化上具有亲缘关系，真菌病毒可能与感染其他生物的病毒具有共同的祖先，或真菌可能是从已感染病毒的其他生物上获得病毒。因此真菌病毒可能具有独特进化途径。

二、真菌的变异和进化

真菌具有极高的遗传多样性。这种多样性体现在其形态、生理特性、生态习性以及基因组等多个方面。一些真菌具有高度的形态可塑性，能够在不同的环境条件下呈现出不同的形态；一些真菌具有强大的代谢能力，能够分解和利用多种复杂的有机物质；还有一些真菌具有特殊的生殖方式，如孢子生殖和菌丝融合等。真菌的遗传多样性不仅是其适应不同环境、抵抗不良因素的重要基础，也是其生态功能和进化潜力的体现。

真菌的变异包括表型变异、遗传结构变异，遗传结构变异是表型变异的基本原因。变异主要分为两类，一类是类似于细菌的基因突变，一类是通过生殖形成的基因重组和基因流动。

（一）突变

真菌个体遗传多样性的主要来源是基因变异。基因变异包括点突变、插入和缺失、染色体结构变异以及染色体数目变异等，这些变异的机制涉及 DNA 复制过程中的错误，环境因素如紫外线、化学物质等诱发的损伤，转座子的活动以及遗传重组等，都能够产生不同的基因型和表型。在群体水平上，自然选择是重要的驱动因素，只有具有适应环境的个体才能更好存活和繁殖。

（二）基因水平转移与重组

真菌的质粒、真菌病毒、转座因子也可介导基因水平转移，与细菌类似。真核生物具有复杂的核，其基因组也是由许多染色体组成并且是线性的，基因的水平转移和重组具有更复杂的调节机制。

1. 有性杂交 真菌繁殖既能以无性孢子的方式进行繁殖，还可以进行有性繁殖。性细胞间的接合和随之发生的染色体重组，产生新遗传型后代。真菌遗传变异大多数来自有性生殖。

2. 准性生殖 准性生殖（parasexual reproduction 或 parasexuality）是一种类似于有性生殖，但比它更为原始的一种生殖方式，它可使同种生物不同菌株的体细胞发生融合，不经过减数分裂的方式导致低频的基因重组并产生重组子。

丝状真菌，特别是不产生有性孢子的丝状真菌，如半知菌，菌丝相互接触时，通过菌丝间的连接，细胞核可混合在一起而形成异核体，进而发生核融合而形成二倍体（或杂合二倍体）。二倍体细胞在有丝分裂过程中也会偶尔发生同源染色体之间的交换（即体细胞重组），导致部分隐性基因的纯合化，而获得新的遗传性状，这种现象称为异核现象。这种不经过有性生殖的减数分裂过程而实现染色体基因重组和单倍体化的真菌特殊遗传重组方式称为准性生殖（图5-7）。

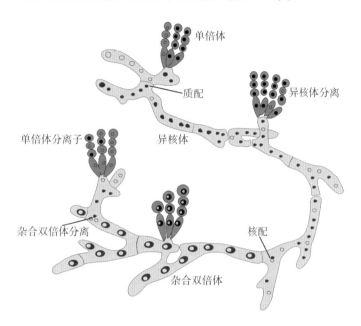

图5-7 真菌准性生殖模式图

三、真菌的遗传变异与耐药

真菌可通过与细菌类似的基因突变、染色体外基因的水平转移获得耐药性，如酵母菌氯霉素抗性、红霉素抗性、寡霉素抗性、巴龙霉素抗性等。与细菌不同，真菌通常是多核和（或）多细胞、携带多条染色体，这为耐药性变化提供了更多机会。例如，临床相关的对唑类的耐药性可以通过不同类型的突变演变，包括全染色体和节段性非整倍体。真菌产生耐药性的途径因药物的作用方式而异。

第三节 病毒遗传与变异

病毒是变异率比较高的微生物，一方面病毒的复制频率很高，遗传物质很容易在复制过程中发生突变；另一方面病毒在宿主细胞内复制增殖，必然要遭到宿主免疫系统的攻击（免疫压力），而变异则成为逃避免疫杀伤的最好方式。病毒变异不仅对病毒感染性疾病的治疗不利，同时还影响病毒感染的正确诊断，包括免疫学诊断和基因诊断。

一、病毒的遗传物质

病毒的基因组位于病毒核衣壳的核心部位，化学本质为 DNA 或 RNA，主导病毒感染、增殖、遗传和变异。病毒核酸具有多样性，可为线型或环型，可为单链或双链，根据核酸类型病毒分成 DNA 病毒和 RNA 病毒两大类（见第四章病毒基本性状）。病毒的基因组较简单，基因数仅 3～10 个，增殖速度快，是较早用于遗传学研究的工具。由于病毒基因组很小，为充分利用其核酸，病毒基因组中多种基因常以互相重叠的形式存在。病毒基因组与真核细胞基因组相似，含有内含子，由内含子将相互重叠的外显子隔开。由于病毒在细胞内复制增殖，因此病毒基因组与宿主细胞作用密切。

二、病毒的变异机制

（一）基因突变

基因突变是由病毒基因组核苷酸发生碱基置换、缺失或插入引起。存在自发突变和诱发突变两种形式，自发突变率为 10^{-8}～10^{-6}，用物理因素（如紫外线或 γ 射线）或化学因素（如 5-氟尿嘧啶、羟胺和亚硝基胍）处理病毒，可诱发突变，提高突变率。由基因突变产生的病毒表型性状改变的毒株称为突变株（mutant）。常见的并有实际意义的突变株有以下几种。

1. **条件致死性突变株**　条件致死性突变株（conditional-lethal mutant）是指在某种条件下能够增殖，而在另一种条件下不能增殖的病毒株。典型的例子就是温度敏感性突变株（temperature sensitive mutant，ts），在 28～35℃条件下可增殖（称容许性温度），在 37～40℃条件下不能增殖（称非容许性温度）。ts 变异可来源于基因任何部位的改变，因此能产生各种各样的 ts 突变株，典型的 ts 突变株通常是由于蛋白质的错义突变所致（即氨基酸置换），导致蛋白质的大小和构象都发生细微的改变，使其在较高温度下失去功能，故病毒不能增殖。多年来已分离到某些病毒（如流感病毒）的许多 ts 突变株。ts 突变株不仅有助于遗传学理论研究，而且具有重要的实际意义，ts 突变株常具有减低毒力而保持其免疫性的特点，因此是生产疫苗的理想毒株，脊髓灰质炎病毒活疫苗即来源于 ts 突变株。但应指出，ts 突变株容易回复（回复率为 10^{-4}），因此必须经多次诱变后，方可获得稳定的突变株，用于制备活疫苗。

2. **缺陷型干扰突变株**　由于病毒基因组中碱基的缺失突变，所含核酸较正常病毒明显减少，并发生各种各样的结构重排。不能单独复制，需要有野生型病毒的辅助才能完成复制，并同时干扰野生株的增殖。多数病毒可自然发生缺陷型干扰突变株（defective inhibition mutant，DIM），当病毒以高感染复制传代时可出现 DIM。DIM 在一些疾病中可能起重要作用，特别是与某些慢性疾病的发病机制有关。

3. **宿主范围突变株**　由于病毒基因组改变影响了对宿主细胞的感染范围，可感染野生型病毒不能感染的细胞，也可利用该特性制备疫苗，如狂犬病毒疫苗。

4. **耐药突变株**　因编码病毒酶基因的改变而降低了靶酶对药物的亲和力或作用，从而使病毒对药物产生抗药性而能继续增殖。

（二）基因重组与重配

两种不同的病毒感染同一细胞时，有时可发生基因的交换，称为基因重组（gene recombination）。对于基因分节段的病毒，如流感病毒、轮状病毒等，通过交换基因节段而进行基因重组的又称基因重配（gene reassortment）；一般而言，发生重配的概率高于不分节段的病毒。重组不仅发生于两种活病毒之间，也发生于一种活性（感染性）病毒与另一种灭活病毒之间，甚至发生于两种或两种以上灭活病毒之间。灭活病毒与另一近缘的活病毒感染同一宿主细胞时，经基因重组使灭活病毒复活，称交叉复活（crossing reactivation）；两种或两种以上有近缘关系的灭活病毒（病毒基因组的不同部位受损）感染同一细胞，经基因重组而出现感染性的子代病毒，称多重复活（multiplicity reactivation）。

不分节段基因组病毒的重组是由于核酸内切酶和连接酶的作用使两种病毒核酸分子内部序列重新排列所致，如脊髓灰质炎病毒。

分节段基因组病毒的重组，由于其每一节段相当于一个基因组，能独立进行复制，因此当两株不同亲代病毒感染同一细胞时，各 RNA 节段复制后，随机被套入衣壳中，从而使子代出现重组体，如流感病毒。

（三）基因整合

病毒感染细胞的过程中，有时病毒基因组或基因组中某一片段可插入到宿主染色体 DNA 中，这种病毒基因组与细胞基因组重组的过程称为基因整合（gene integration）。多种肿瘤病毒、逆转录病毒等均有整合特性，整合既可引起病毒基因组的变异，也可引起宿主细胞基因组的改变，导致细胞发生转化（transformation），甚至是恶性转化而发生肿瘤。

（四）病毒基因产物的相互作用

当两种病毒感染同一细胞时，除可发生基因重组外，也可发生基因产物的相互作用，包括互补、加强、表型混合与核壳转移等，产生表型变异子代病毒。

1. 互补作用（complementation）　是指两病毒株感染同一细胞时，其中一种病毒的基因产物（如代谢酶和结构蛋白等）可促使另一病毒增殖。互补作用可发生在两缺陷病毒间，也可发生于感染性病毒与缺陷病毒（或灭活病毒）之间，通过基因产物之间的相互作用，能产生一种或两种感染性子代病毒。其原因不是病毒基因的重组，而是一种病毒能提供另一缺陷病毒所需的基因产物，如病毒的衣壳、包膜或酶类等。

2. 表型混合（phenotypic mixing）　是指两种病毒感染同一细胞时，一种病毒所产生的衣壳或包膜包裹另一种病毒基因组（核酸）的现象，有时甚至出现相嵌包膜或衣壳，含有来自两亲代编码的刺突或壳粒。无包膜病毒发生的表型混合称核壳转移（transcapsidation），如脊髓灰质炎病毒和柯萨奇病毒感染同一细胞时，发生核壳转移，甚至有两亲代病毒核酸编码的壳粒相互混合组成的衣壳。表型混合也会发生诸如耐药性或细胞嗜性等生物学特征的改变，这种改变不是遗传物质的交换，获得的性状不稳定，经细胞传代后又可恢复亲代表型。因此在获得新表型病毒株时，应通过传代来确定病毒新性状的稳定性，以区分是基因重组体还是表型混合。

三、病毒的变异现象

1. 毒力变异　病毒的毒力变异（virulent variation）见于多种病毒，如乙型脑炎病毒和流感病毒等在自然界中都存在着毒力不同的毒株。如1982年在美国暴发的一次大规模禽流感，造成近2000万只鸡的死亡，原因是一株野鸟的流感病毒血凝素基因上一个密码子的突变而使其毒力剧增。

2. 抗原性变异　流感病毒、副流感病毒和人类免疫缺陷病毒等均可发生抗原性变异（antigenic variation），病毒抗原性变异包括抗原结构的改变、抗原与抗体结合力的改变以及免疫原性的变异，这些都直接影响病毒感染后的转归，也对病毒疫苗的研制产生影响。

3. 空斑变异　病毒在体外连续培养传代过程中，也可发生空斑变异（plaque variation），如脊髓灰质炎病毒出现小型空斑。当病毒突变体的复制较野生型快时，可形成大的空斑；反之，则形成小的空斑。空斑的大小常与温度敏感型表型有关。

4. 理化因素抵抗力的变异　病毒经加温处理或低温培育都会发生对温度感受性的变异，用诱发剂处理的方法也可获得温度敏感性变异株，即温度敏感性突变株。

上述这些变异可以单独出现，但大多数是相伴发生，如温度敏感变异株又表现为毒力变异。

四、病毒遗传变异的生物学意义

自20世纪70年代起，就已经开始了病毒分子遗传学的研究，通过采用基因克隆及测序技术，从分子水平上对许多病毒基因组的结构和功能、病毒基因组表达蛋白的抗原性及功能、病毒转化及耐药性等进行了广泛深入的研究。尤其是对病毒遗传学规律的研究，其临床应用如下。

1. 用于疾病的诊断和治疗　病毒的表型改变和基因组变异都会影响临床病毒感染的诊断，为此必须寻找和确定病毒核酸的高度保守序列用于核酸杂交和 PCR 等基因诊断技术；必须寻找病毒特异的保守性抗原表位用于制备单克隆抗体建立免疫学检测方法。目前用于病毒性感染性疾病诊断的生物芯片技术，无论是基因芯片还是蛋白芯片的设计，都是在充分了解病毒遗传和变异的背景资料基础上进行的。

2. 用于病毒性疾病的预防　利用病毒的毒力变异特性并结合基因重组理论与技术，制备出减毒活疫苗、基因工程疫苗、核酸疫苗、多肽疫苗等特异性疫苗，用于病毒性疾病的预防。但是，病毒在增殖中有一定的突变率，所以应该重视监测和了解病毒变异的动态，及时更新用于人工主动免疫的疫苗。

? 思考题

答案解析

案例　患者，女，27 岁。

主诉：孕 12 周，要求产检建孕妇健康手册。

既往史：无特殊。

基本检查：血常规、血型、尿常规、肝功、肾功、生化、甲功、B 超、心电图等（检查结果略）。血清进行乙肝五项定性检测，HBsAg（－）、HBsAb（＋）、HBeAg（－）、HBeAb（＋）、HBcAb（＋）。因三个抗体阳性但抗原阴性，增加乙型肝炎病毒核酸定量，结果显示 HBV－DNA 2.16×10^3 IU/ml（＋）；核酸定量检测同一检测批次的其他结果都和临床症状相符，当天的检测过程也完全按照标准化操作规程进行，阴性对照、阳性对照、内参的扩增 Ct 都达到了预期的检测值，检测结果可信。再行乙肝五项定量的检测，结果显示：HBsAg 0.694 COI（－）、HBsAb 455.1 IU/ml（＋）、HBeAg 0.113 COI（－）、HBeAb 0.029 COI（＋）、HBcAb 0.009 COI（＋）。

问题

（1）简要分析上述患者的健康状况。

（2）为什么一些 HBsAg 阴性人群的血清或肝组织乙肝病毒 DNA 阳性？

（3）应采取哪些举措避免出现误诊漏诊？

（程东庆）

书网融合……

重点小结

题库

微课/视频

PPT

第六章　微生物感染与宿主免疫

📝 **学习目标**

1. 通过本章学习，掌握条件致病微生物和内源性感染的概念、人体正常菌群和微生态相关疾病；熟悉微生物与宿主相互作用及导致感染性疾病发生的过程、微生物毒力因子和宿主预防感染的免疫防御；了解医学相关微生物与宿主的复杂关系。

2. 具有定义和区分定植与感染、微生物群与微生物组的能力。

3. 树立微生物与人类之间动态的、发展的、变化的科学观与世界观。

人类与微生物间维持着一种动态平衡的关系。在健康状态下，人类能够与微生物和谐共存，保持平衡。然而，这种平衡会被多种因素打破，导致人类发生感染或感染性疾病。在本章节中，我们将深入探讨人类与微生物之间的关系。

第一节　微生物与宿主的共生及感染

一、微生物与宿主共生

（一）定植（colonization）

微生物在自然界无处不在，人类与之接触是不可避免的，但并非所有接触都会导致感染，也并非所有感染都会导致疾病。实际上，没有感染的接触和没有疾病的感染是常态。与身体接触的绝大多数微生物在它们能够定居特定部位之前，就已经被宿主的免疫系统清除，有些微生物可以暂时寄居宿主，而部分微生物可以持续与宿主共存。人体与外界相通的部位，如消化道、上呼吸道、泌尿生殖道等部位有微生物持续存在而并未损伤局部组织或出现症状称为定植。定植可以是细菌和宿主之间建立长期持续的共生或无害关系的最后阶段，也可以是转换为感染和疾病发生发展的起始阶段。

（二）人体微生物群与微生态 🅴 微课/视频

1. 人体微生物群　微生物群（microbiota）是特定时间特定部位所有微生物的总称，包括细菌群、病毒群和真核细胞型微生物群。栖居于人体消化道、上呼吸道和泌尿生殖道等黏膜与皮肤的菌群受到人体内外诸多因素的影响，其中菌群自身的演替（succession）规律和人体对菌群的清除作用是最基本的两项因素。胎儿在母体内处于无菌状态，一旦出生，菌群就会从无到有、从简单到复杂、由低级向高级演替，这是人体菌群发展的自身规律。人体对菌群的清除作用主要指人体黏膜与皮肤部位因体液分泌流动、上皮细胞脱落等产生的对菌群持续不断的机械性清除作用。上述两个因素相互对立、相互作用，最终使菌群的演替进程停滞，菌群暂时处于平衡、稳定状态，此时的菌群即称为"正常菌群"。

（1）人体正常菌群　人体正常菌群主要有肠道菌群、皮肤菌群、口腔鼻咽腔菌群和生殖道菌群等。①肠道菌群：肠道是一个复杂的微生态系统，包含超过 10^{14} 个的微生物，包括细菌、酵母菌和丝状真菌等。肠道中的主要细菌有拟杆菌门、厚壁菌门和放线菌门等。肠道菌群与人体共生，维护生理平衡，对人体健康至关重要。②皮肤菌群：正常皮肤每平方厘米约有 10^6 个细菌，皮肤常驻菌具有占位保护作用，形成生物屏障，防止致病菌定植。③口腔鼻咽腔菌群：口腔中有超过700种细菌，是人体最复杂的微生物群落之一，与人体健康密切相关。包括鼻咽腔在内的上呼吸道内也有正常菌群寄生，与变应性鼻炎和下呼吸道感染密切相关。④生殖道菌群：阴道内存在着多种微生物，包括细菌、真菌、病毒、原虫，其中乳杆菌是优势菌。阴道菌群维持阴道微生态平衡，对维持阴道自净作用和宿主健康起重要作用。

（2）正常菌群生理功能 ①营养作用：肠道菌群是具有营养作用的代表性菌群，如肠道菌群产生的代谢产物短链脂肪酸丁酸盐是结肠上皮细胞的主要能量来源。②代谢作用：肠道微生物可以参与人体的代谢过程，如肠道菌群可以把不溶性蛋白质转化成可溶性物质，将复杂的多糖转化成单糖供人体吸收。③生物拮抗（antagonism）：如在口咽部菌群中，草绿色链球菌被公认为是最重要的代表性细菌，具有拮抗致病菌、条件致病菌的功能。阴道菌群中乳杆菌抑制大肠埃希菌、无乳链球菌、拟杆菌属细菌和金黄色葡萄球菌的生长。④免疫刺激：肠道菌群、阴道菌群和皮肤菌群都被发现具有刺激宿主免疫系统发育的作用。⑤与机体生长、发育和衰老有关：肠道菌群与肝肾疾病、糖尿病、肥胖症甚至衰老等都有着密切关系。

2. 微生态 微生态是正常微生物群的结构、功能及其与宿主相互依赖和相互制约的关系。医学微生态学是研究健康人体的正常微生物群落（正常菌群）结构和功能，以及这种群落结构紊乱对人体健康的影响，并引导宿主向健康方向的微生态干预。人体微生态具有两种状态：微生态平衡和微生态失调，前者是健康的基础，后者能使人体从正常情况转向病态。

3. 微生物组（microbiome） 关于人体微生物群的研究早期集中于人体细菌的研究，近年来随着对病毒研究的逐渐深入和测序技术的广泛应用，微生物组的概念被提出。微生物组是特定时间特定部位微生物群所包含的基因序列（含宿主基因组中包含的与微生物同源的基因序列）的总和，对人类健康和疾病发展至关重要。例如，炎症性肠病（inflammatory bowel diseases，IBD）是由宿主、微生物和环境因素三者间复杂的相互作用导致的。IBD的发生与人类基因组中负责宿主与微生物的相互作用的变异有关。在宏基因组分析的基础上，利用多组学联合分析手段，系统地解析与IBD发生相关的肠道微生物变化，能够为临床治疗提供方向。

（三）微生态平衡

人体微生态是健康的基础，人体微生态平衡表现在两个方面：一方面是微生物的数量、种类和定位上的动态平衡，如一定数量的大肠埃希菌在消化道中属于正常菌群的一部分，但其转移到泌尿系统则会引起感染。另一方面是同一部位的微生物群随着人体的生长发育进行动态变化以适应人体的需求，如肠道微生物群在婴儿、青少年、中年和老年人中存在规律性变化。

（四）微生态失调

微生态失调是指在外界环境影响下，正常微生物群与人体之间、各种微生物群落之间的平衡，由生理性组合转变为病理性组合的状态。一旦发生微生态失调，包括不同微生物之间的失调、微生物与人体之间的失调、微生物和人体与外环境的失调，都可能使人体从正常情况转向疾病。

1. 口咽部（口腔）菌群过度生长 因唾液分泌减少、黏膜上皮细胞脱落清除减缓等而致口咽部（口腔）菌群清除速率降低而致，主要见于昏迷、气管插管、禁食禁饮、口腔干燥综合征等患者。菌群特点为由正常时的简单菌群向复杂菌群演化，菌群的总生物量和多样性增加；除正常菌群如草绿色链球菌群、奈瑟菌属、葡萄球菌属外，革兰阴性杆菌也定植并大量增长；严重时厌氧菌、真菌也大量增殖（图6-1）。

2. 口咽部（口腔）菌群抑制 菌群特点为细菌总量减少，尤其是黏膜上皮细胞表面的革兰阳性球菌（多为草绿色链球菌群）减少或消失。细菌培养可见口咽部常居细菌种类减少（多样性减少），有时可培养出革兰阴性杆菌，但细菌量一般不会很多，多见于抗菌治疗的患者。炎症如急慢性咽炎时因上皮细胞脱落增加、清除速率加快，也使菌群出现类似变化（图6-2）。

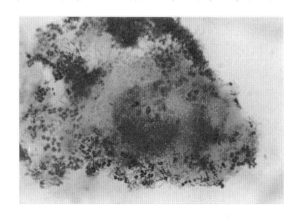

图6-1　口咽部过度生长菌群

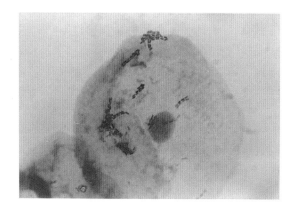

图6-2　口咽黏膜上皮细胞表面的菌群抑制

3. **胃内菌群过度生长**　正常空腹时胃液 pH 1～2，是一个酸性微环境。当胃内酸度降低，胃液 pH 值升高至4.0左右时，胃内细菌数可增加 10^2～10^4 倍，常见于胃大部分切除、萎缩性胃炎和服用抗酸药的患者；幽门梗阻而导致胃排空障碍、胃内容物滞留，也可导致胃内菌群过度生长。

4. **小肠菌群过度生长**　小肠菌群过度生长的菌群特点为小肠中细菌数增长 10^2～10^4 倍，可有两种类型，即咽菌群型和结肠菌群型，后者更严重、危害更大。小肠细菌生长过度的后果是破坏消化酶和分解胆汁酸，造成消化不良；产生大量有害代谢产物，吸收后引起机体出现慢性毒性反应。

5. **结肠菌群抑制**　菌群特点是菌群总量减少与多样性降低。抗菌治疗、急性腹泻性疾病等可使结肠菌群显著减少与抑制（图6-3）。

6. **结肠发酵型菌群**　菌群特点是总菌量无减少，但多样性降低，菌群以革兰阳性杆菌为主，可合并有真菌。当食物中的碳水化合物吸收不良，或肠蠕动过快没有足够时间消化吸收食物，均可导致结肠发酵型菌群，见于肝胆胰和肠道疾病、小肠细菌生长过度、肠道慢性炎症、肠易激综合征等。

7. **结肠腐败型菌群**　菌群特点为总菌量无减少，但菌群以革兰阴性厌氧菌为主。主要见于蛋白质消化不良和便秘者。

8. **阴道菌群过度生长**　菌群特点为总菌量增加 10^2～10^4 倍，细菌种类增加、复杂，以专性厌氧菌为主，优势菌种类不定，可为革兰阳性球菌或阴性球菌或阴性杆菌（图6-4）。阴道菌群过度生长（或称为阴道多重微生物综合征）的病因比较复杂，主要与性激素水平、性生活过度、使用宫内节育器，以及抗菌治疗扰乱阴道正常菌群有关。

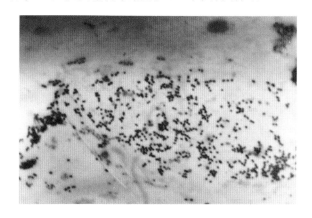

图6-3　结肠菌群抑制粪便涂片

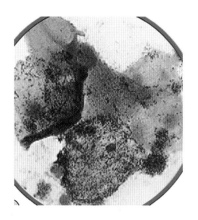

图6-4　细菌性阴道病阴道分泌物涂片

二、微生物与感染

感染（infection）是指微生物通过不同方式侵入人体后在体内或体表生长繁殖引起机体损害。损害的范围和严重性由微生物的致病性和宿主健康状况等共同决定。

（一）微生物的致病性

致病性指描述微生物潜在的引发感染或疾病的能力，可用来对微生物进行分类。

1. 病原微生物（pathogenic microbes）　是感染性疾病的病原体，通过释放毒性产物或诱发超敏反应引起机体组织与细胞较强烈的结构或功能变化。常见的病原微生物包括病毒（如流感病毒、肠道病毒、肝炎病毒等）、革兰阳性细菌（如白喉棒杆菌、破伤风梭菌、肉毒梭菌、炭疽芽胞杆菌、化脓链球菌、肺炎链球菌等）、革兰阴性细菌（如霍乱弧菌、伤寒沙门菌、痢疾志贺菌、淋病奈瑟菌、脑膜炎奈瑟菌等），以及结核分枝杆菌、苍白密螺旋体，以及真菌中的巴西芽生菌、荚膜组织胞浆菌、球孢子菌属、孢子丝菌属等。

2. 条件致病微生物（opportunistic pathogenic microorganism）　常被称为条件致病菌。对健康宿主不致病，可具有生理作用。但能使免疫力低下或生理功能异常的机体致病，或者在特定条件下产生毒性产物或获得侵袭性而具有致病性，主要引起内源性感染。栖居于人体黏膜和皮肤的兼性厌氧菌、厌氧菌、真菌属于此类，如肠杆菌目细菌、肠球菌属、葡萄球菌属、拟杆菌属、梭菌属及真菌中念珠菌属、马拉色菌属、曲霉属、隐球菌属等。广泛存在于外环境中的假单胞菌属、不动杆菌属等细菌因常引起人体的感染，也归入此类。

3. 有益微生物（beneficial microbes）　对人体具有生理作用，是机体自然、正常生命活动必不可少的组成部分。目前研究较多且比较肯定的是结肠中的厌氧菌、阴道中的乳杆菌、口腔和口咽部的甲型链球菌等，而以肠道中的双歧杆菌最为典型，该菌不产毒素，无侵袭性，是目前发现的唯一对人体只有生理作用而无致病作用的细菌。

（二）宿主的健康状况与内源性感染

宿主的健康状况是决定感染的发生及其严重程度的另一个重要因素，宿主健康状况的改变易导致内源性感染。内源性感染（endogenous infection）指由人体微生物群成员引起的感染，主要是需氧或兼性厌氧条件致病微生物的异常定植与增殖而引起。机体生理功能紊乱导致对菌群的清除速率降低是导致人体内条件致病微生物异常增长的首要因素。其次，抗生素不当使用破坏了肠道正常菌群的稳态，导致耐药的条件致病微生物或真菌等大量繁殖，并可进一步侵入肠黏膜下、淋巴液、血液引起肠源性感染，或播散到呼吸道、泌尿道、伤口等部位引起感染。

条件致病微生物引起的内源性感染是当今医院内最常见、最重要的感染之一，了解上述内源性感染发生发展的机制，对临床上诊断、预防和治疗内源性感染具有重要的实践意义。最常见的由条件致病微生物引起的具有内源性感染特征的医院感染主要有下呼吸道感染、泌尿道感染、抗生素相关性腹泻与伪膜性肠炎。

（三）感染

感染分 3 个阶段，即第一阶段—感染的起始，感染的第二阶段—微生物黏附，感染的第三阶段—微生物致病。

1. 感染的起始　不论是病原微生物还是条件致病微生物，是否能够建立感染，取决于感染的剂量和是否侵入特定的部位。

（1）感染部位　微生物进入宿主组织的特定的部位称为侵入门户（portal of entry）。微生物的侵入门户具有以下特点：①大多数病原体具有特定的侵入门户，如果病原体进入"错误的"侵入门户，它们就不会具有感染性。例如，流感病毒接种到鼻黏膜极易引起流感，但如果流感病毒只接触到皮肤，则不会引起感染。同样，足癣真菌接触脚趾缝隙中的小裂缝可以引起感染，但吸入这种真菌的孢子则不会使健康的个体发生感染。②某些病原体可以具有多个侵入门户。例如，结核分枝杆菌通过呼吸道和消化道感染，而链球菌属和葡萄球菌属的病原体已经适应了通过皮肤、泌尿生殖道和呼吸道等多个门户感染。③同种病原体通过不同的侵入门户感染可能会导致不同的疾病。由金黄色葡萄球菌感染皮肤毛囊会产生脓肿，当它侵入呼吸道则会引起肺炎。

（2）感染剂量（infectious dose，ID）　影响感染起始的另一个关键因素是进入侵入门户的微生物的数量。对于大多数病原体，只有在侵入的微生物数量达到一个最小值时，感染才会发生，这个值称为感染剂量（ID）。一些微生物（如霍乱弧菌、沙门菌属细菌）的 ID 较高，因为它们在通过胃进入下消化道的途中会被胃酸抑制或破坏。如果进入侵入门户的微生物数量低于感染剂量，通常不会导致感染和疾病。但是，如果数量远远超过 ID，疾病可以快速发作。即使是致病性较弱的微生物，大量接种也会造成感染。

2. 微生物黏附　足够感染剂量的微生物在进入正确的侵入门户后，需要通过黏附于宿主细胞来避免被宿主组织清除，并进一步建立感染。黏附过程依赖于宿主细胞和微生物表面特定分子的结合，不同类型的微生物采用不同的黏附机制：①细菌、真菌和原生动物等微生物通常利用表面结构如荚膜等来黏附；②病毒通过与宿主细胞表面的特定受体结合黏附于宿主细胞；③寄生虫和蠕虫等使用吸盘、钩子和倒刺等机械结构固定自己。

3. 微生物致病　病原体能够使宿主致病的能力称为毒力（virulence）。病原体表达或分泌的与致病性相关的物质称为毒力因子（virulence factor）。

（1）细菌的毒力　大多数常见的细菌的毒力因子可以归入以下三个类别：抗吞噬因子（antiphagocytic factors）、胞外酶（extracellular enzymes）和毒素（toxins）。

1）抗吞噬因子　是细菌用来避免被吞噬细胞吞噬的毒力因子。如链球菌和葡萄球菌产生的溶白细胞素可杀死吞噬细胞而逃逸免疫杀伤。一些微生物分泌黏液或荚膜而逃避吞噬，如肺炎链球菌、伤寒沙门菌、脑膜炎奈瑟菌和新型隐球菌等。

2）胞外酶　细菌、真菌、原生动物和蠕虫分泌外酶（exoenzymes）破坏宿主组织结构。其他酶可以溶解宿主的防御屏障，促进微生物侵袭。包括：①胶原酶（collagenase）可消化结缔组织的蛋白质纤维，是梭状芽胞杆菌属侵袭因子；②透明质酸酶（hyaluronidase）消化透明质酸，是葡萄球菌、梭状芽胞杆菌、链球菌的重要毒力因子；③凝固酶（coagulase）是一种由金黄色葡萄球菌产生的酶，与细菌毒力有关；④细菌激酶（如链激酶 streptokinase、葡萄球菌激酶 staphylokinase）可加速病原体对受损组织的侵袭。

3）毒素　细菌毒素按其来源、性质和作用，分为外毒素（exotoxin）和内毒素（endotoxin）两种。

产生外毒素的病原菌大都是革兰阳性菌，如破伤风梭菌、肉毒梭菌、白喉棒杆菌、产气荚膜梭菌、化脓链球菌与金黄色葡萄球菌。某些革兰阴性菌如痢疾志贺菌、鼠疫耶尔森菌、霍乱弧菌、肠产毒素型大肠埃希菌与铜绿假单胞菌等也能产外毒素。大多数外毒素是在菌体内合成后分泌至菌体外，也有少数于病原菌裂解后释放。外毒素的化学成分是蛋白质，易被蛋白酶分解破坏，多数不耐热。外毒素的毒性作用强，如肉毒毒素对人的最低致死量为 0.1μg，其毒性比氰化钾大 10000 倍。不同细菌产生的外毒素对机体的组织和器官具有选择作用，引起特殊的病变。根据外毒素作用的靶细胞和所致临床病理特征，可分成能引起神经传导功能异常的神经毒素（neurotoxin）、使细胞功能异常和死亡，致使组织器官发生炎症及坏死的细胞毒素（cytotoxin）及作用于肠黏膜上皮细胞引起呕吐、腹泻、发热等局部或全身性症状的肠毒素（enterotoxin）三大类。

内毒素是革兰阴性菌细胞壁外膜中的脂多糖（lipopolysaccharide，LPS）组分，细菌死亡裂解后释放。内毒素分子量大于10万，其分子结构由特异性多糖、核心多糖和脂质A三部分组成。内毒素耐热，需加热至160℃ 2～4小时，或用强碱、强酸或强氧化剂煮沸30分钟才可灭活。LPS可以刺激各种免疫细胞、内皮细胞或黏膜细胞，引起局部或全身性病理生理反应，如发热、白细胞升高，严重者可发生内毒素休克、弥散性血管内凝血。

（2）病毒致病的主要机制 病毒具有严格的细胞内寄生性，故其致病基础是在宿主细胞内增殖，导致宿主细胞结构和功能改变，宿主细胞的损害累及到组织器官的结构和功能的障碍。同时在机体抗病毒过程中，可造成免疫病理性损伤，介导疾病的发生和发展。

1）病毒对宿主细胞的直接作用 不同种类的病毒与宿主细胞相互作用，可表现出不同的结果。①阻止细胞大分子合成，产生杀细胞效应（cytocidal effect）：一些病毒增殖时阻断细胞DNA、RNA和蛋白质合成，导致细胞死亡。杀细胞效应在体内引起靶器官的细胞破坏和死亡，到一定范围和程度，机体就会出现严重的病理变化。若侵犯重要器官，则会危及生命或造成严重的后遗症。②改变细胞膜结构引起细胞融合（cell fusion）：有些病毒在感染细胞内增殖，使细胞相互融合，形成多核巨细胞，有利于病毒的扩散。③细胞凋亡（cell apoptosis）：有些病毒（腺病毒、人类免疫缺陷病毒等）增殖可直接诱导细胞凋亡，也可通过病毒基因组编码的蛋白质间接作用下诱发细胞凋亡，这一过程可能促进细胞中病毒释放。④包涵体的形成（inclusion formation）：某些病毒感染的细胞内，由病毒颗粒或未装配的病毒成分组成包涵体，破坏细胞正常结构功能。⑤基因整合与细胞转化（gene integration and cell transformation）：某些病毒的DNA或其片段能够插入宿主细胞的基因组中，导致宿主细胞的遗传特性发生改变，导致细胞恶性转化，形成肿瘤。

2）病毒感染的免疫病理作用 在病毒感染过程中，宿主产生针对病毒抗原的免疫应答可能对机体造成间接损伤，称为免疫病理损伤。包括：①体液免疫的损伤作用：有病毒与特异性抗体结合形成复合物沉积在毛细血管中，引起免疫病理损伤。如登革病毒感染中，抗原-抗体复合物沉积于血管壁，可能导致出血和休克。②细胞免疫的损伤作用：特异性细胞免疫应答在清除感染病毒细胞的同时，可能损伤宿主细胞，影响其正常功能，导致疾病。③自身免疫应答引起的损伤：病毒感染通过病毒抗原暴露等导致自身免疫病。④病毒感染导致免疫抑制：许多病毒感染可引起机体免疫应答性降低或暂时性免疫抑制如人类免疫缺陷病毒（HIV）等。⑤病毒超抗原：某些病毒编码的蛋白具有超抗原特性，能激活T细胞，释放大量细胞因子，引发疾病。例如，狂犬病病毒、人疱疹病毒4型（EB病毒）、人疱疹病毒5型（巨细胞病毒）、正埃博拉病毒属病毒等编码的蛋白质具有超抗原特性，参与病毒致病。

三、感染的类型

病原微生物感染的类型按照分类原则的不同，具有多种分类方式。

（一）按疾病特征分类

病原微生物感染人体后，依据机体与病原体相互作用可有不同结局。

当宿主的抗感染免疫力较强，或侵入的病原体数量少、毒力弱，感染后对机体损害较轻无明显临床症状，则称为隐性感染（inapparent infection）或亚临床感染（sub-clinical infection）。隐性感染者可向体外排出病原体并具有传染性，在大多数传染病每一次流行中，隐性感染者一般占人群的90%以上。

若宿主与病原体在相互作用过程中暂时处于平衡状态，病原体潜伏在病灶内或某些特殊组织内，一般不排出体外，称为潜伏感染（latent infection）。一旦机体免疫力下降，则潜伏的病原体大量繁殖，疾病复发，如结核分枝杆菌和单纯疱疹病毒的潜伏感染。

如果宿主的抗感染免疫力较弱，或侵入的病原体数量较多、毒力较强，机体的组织细胞受到不同程度的损害并出现一系列的临床症状和体征，则称为显性感染（apparent infection）。由于不同患者的宿主免疫力和病原体致病力存在着差异，因此显性感染又分急性感染（acute infection）、慢性感染（chronic infection）、局部感染（local infection）、全身感染（generalized infection）。全身感染是病原体或其毒性代谢产物向全身播散引起全身性症状，包括毒血症（toxemia）、内毒素血症（endotoxemia）、菌血症（bacteremia）、败血症（septicemia）、脓毒血症（pyemia）。

显性感染的结局可以是病原体被清除。若显性或隐性感染后病原体未被完全消灭而在体内持续存在，称为带菌状态，该宿主称为携带者（carrier）。伤寒、白喉等病后常可出现带菌状态，经常会间歇性排出病菌，成为重要传染源。

（二）按获得感染的环境分类

感染性疾病的分类依据其感染源的环境进行划分，主要分为医院感染（healthcare - associated infection，HAI）和社区获得性感染（community - acquired infection，CAI）。鉴于这两种感染类型在病原体特性及感染控制策略上存在显著差异，这种分类方法已被广泛采纳并应用于临床实践中。

社区获得性感染，指在医疗环境之外获得的感染或入院时已经获得的感染。

医院感染，指住院患者在医院内获得的感染，包括在住院期间发生的感染和在医院内获得、出院后发生的感染；但不包括入院前已开始或入院时已处于潜伏期的感染。医院工作人员在医院内获得的感染也属于医院感染。医院感染的病原体大多数为条件致病微生物且多数病原微生物对抗菌药物具有耐药性或多重耐药性。免疫功能低下患者可以感染多种病原体。医院感染的暴发与控制在本书第二十八章中有详细介绍。

▶ 知识拓展 ◀

实验动物与微生物研究

关于微生物群对正常人体的重要性以及其功能的研究需要无菌动物模型的辅助。无菌动物模型最初是通过在无菌条件下进行剖宫产手术获得，随后这些动物在严格控制的无菌环境中被饲养和繁殖，包括小鼠、大鼠、兔子、豚鼠、猴子和狗等。这些模型用于研究微生物群对动物营养、代谢、解剖的影响，以及微生物与宿主之间的相互作用。无菌动物相较于正常动物生存时间更长、更少疾病，但免疫系统不成熟，对微生物的耐受性较低。研究表明，微生物群对免疫系统的发育有重要贡献，并且影响体脂的积累。此外，通过动物实验，科学家能够阐明某些传染病是由特定微生物引起的。这些发现对于理解微生物群对健康的影响至关重要。

实验动物的牺牲和贡献是科学进步的重要基石，每年的4月24日被定为世界实验动物日，以纪念实验动物对人类健康和科学发展所做出的贡献，并提醒人们尊重和善待实验动物。

第二节　宿主免疫

宿主的免疫防御系统是决定病原微生物能否致病的一个重要因素。一般来讲，只有病原微生物才能感染健康宿主；如果宿主免疫低下，那么条件致病性微生物也能引起感染。宿主免疫系统包括两个组成部分，一种是非特异性的防御，先天具有，并非针对某一特定微生物，无特异性；一种是可诱导的应答，即对存在于宿主体内特异性的微生物或细胞成分作免疫应答。前者又称固有免疫（innate immunity），后者又称适应性免疫（adaptive immunity），即获得性免疫（acquired immunity）。

一、宿主固有免疫

（一）皮肤表面屏障

非特异性免疫（固有免疫）是机体抵御病毒感染的第一道防线。完整的皮肤、黏膜、血脑屏障、血胎屏障等机体的一些生理屏障可阻止微生物侵入机体。

1. 皮肤防御屏障　皮肤作为主要的外部屏障，通过其干燥且厚实的角质层，以及分泌的抗菌化学物质（如脂肪酸和溶菌酶）来保护毛囊和汗腺，防止微生物侵入。皮肤受损，如因创伤或烧伤为微生物，尤其是病原真菌提供侵入机会。

2. 黏膜防御　黏膜部位，如胃肠道、呼吸道和泌尿生殖道，通过黏液层、纤毛细胞的运动以及体液的冲刷来防止病原体的渗透和接触。此外，黏膜还受到胃酸、胆盐、蛋白酶、抗菌肽等抑菌杀菌物质的保护。

3. 正常菌群的作用　在皮肤和黏膜部位，正常有益的菌群通过营养竞争、产生抗菌物质（如细菌素、过氧化氢）以及维持适宜的 pH 值（如阴道乳杆菌产生乳酸维持阴道 pH 值）来抑制病原菌的生长，发挥定植抗力。

4. 其他非特异性防御因素　除了物理性防御机制外，还有温度、胃酸、溶解酶、血清中的天然抑制因子、汗液、皮脂和唾液等非特异性因素，可抑制病原微生物的生长繁殖。

（二）吞噬细胞

吞噬细胞可以摄入和破坏细菌和其他外源性颗粒。吞噬细胞包括多形核中性粒细胞（polymorphonuclear neutrophils，PMNs）、单核细胞（monocytes）或巨噬细胞（macrophages），以及树突状细胞（dendritic cells）等。吞噬细胞通过吞噬作用（phagocytosis）摄入细菌，并将它们以膜结构包裹，称为吞噬体（phagosome）。吞噬体与溶酶体（lysosome）融合，溶酶体中化学物质和破坏性酶可对细菌进行杀伤。

1. 多形核中性粒细胞　广泛分布于全身，通常是细菌入侵后最先应答的细胞。同时，中性粒细胞是有效的杀真菌细胞，能够激活呼吸爆发或分泌防御素来杀死特定真菌。

2. 单核细胞和巨噬细胞　单核细胞在骨髓中发育，沉积在组织或感染部位后转变成成熟的巨噬细胞。在无感染时，巨噬细胞通常位于脾脏、淋巴结、肝脏或肺部等特定器官，寿命较长。巨噬细胞在非特异性免疫应答中发挥重要作用，能吞噬和杀灭病毒感染的细胞和游离病毒，对细菌也有吞噬杀伤作用。它们还能提呈抗原给 T 细胞，分泌细胞因子，激发特异性免疫应答，并在肝脏和脾脏中清除血液中的病毒。

3. 自然杀伤细胞　自然杀伤细胞（NK 细胞）在病毒感染早期提供快速应答，能非特异性地杀伤病毒感染的细胞，无病毒特异性，不受 MHC 限制。NK 细胞通过释放穿孔素和颗粒酶来溶解病毒感染的细胞。活化的 NK 细胞还能产生多种细胞因子，如干扰素 IFN - γ，激活巨噬细胞。NK 细胞还可活化靶细胞的核酸内切酶，降解细胞基因组 DNA，而引起细胞凋亡，是病毒感染早期的重要免疫机制之一。

4. 树突状细胞　具有抗原提呈功能，能摄取、处理和提呈抗原至 T 细胞，在免疫应答诱导中发挥关键作用。浆细胞样树突状细胞在病毒感染刺激下能分泌大量 Ⅰ 型干扰素，具有抗病毒作用，并能调节免疫细胞的抗病毒功能。

（三）炎症

炎症反应作为机体对抗组织和器官中微生物存活和增殖的主要机制，在免疫防御中具有极其重要的角色。炎症反应的主要介质包括：细胞因子、趋化因子和补体等。

1. 细胞因子（cytokine）　细胞因子是一类信号蛋白，可由多种细胞如单核吞噬细胞系统、NK 细胞、树突状细胞或活化的成纤维细胞、内皮细胞等产生。细胞因子包括白细胞介素（interleukins）、集落刺激因子（colony stimulating factors，CSF）、干扰素（interferons，IFN）、肿瘤坏死因子（tumor necrosis factors，TNF）、趋化因子（chemokines）等。细胞因子在抗病毒免疫中具有重要作用，其中干扰素已用于治疗一些病毒性疾病，如慢性乙型肝炎、单纯疱疹病毒性角膜炎等，不同类型干扰素的联合使用或与抗病毒药物的联合治疗仍有待进一步探究；某些趋化因子具有直接抗病毒感染作用，如能阻断 HIV 与宿主细胞的结合，抑制 HIV 感染。

2. 补体（complement）　补体是血清中含有的一种特殊的蛋白质系统，被激活前无活性。补体可通过三条途径被激活，即抗原抗体复合物介导的经典途径（classical complement pathway）、微生物表面分子激活的凝集素途径（lectin pathway）以及补体旁路途径（alternative complement pathway）。补体激活引起连锁的蛋白质分解反应，产生多种生物活性产物，如 C3b 与细菌结合而加强吞噬作用对病原体的吞噬与清除；C3a、C4a 与 C5a 引发炎症反应并招募吞噬细胞；以及形成一种膜攻击复合体使得在革兰阴性细菌膜上形成孔洞，导致细菌死亡等。补体途径中的甘露聚糖结合凝集素（MBL）固定在病毒表面也已被证明可以增强对病毒病原体的中和作用。

3. 防御素（defensin）　防御素是一组耐蛋白酶的分子，人类体内存在多种防御素，主要为 α - 防御素和 β - 防御素。防御素表现出直接的抗菌活性、免疫信号传递活性，或两者兼具。它们对细菌、真菌以及许多有包膜和无包膜的病毒都有活性。

4. 激素调节因素　激素调节因素对感染性疾病的影响不容忽视。在多种真菌感染病例中，男性的发病率及感染的严重性往往超过女性，如副球孢子菌病多发于男性。这种差异可能与性别相关的激素水平变化有关，表明激素调节在非特异性免疫机制中对抗真菌感染具有作用。

二、宿主适应性免疫

适应性免疫特异性地作用于诱发免疫反应的抗原而对其他抗原无效，又称为获得性免疫或特异性免疫（specific immunity）。初次免疫应答一般需要 7 ~ 10 天，但再次接触相同抗原时反应迅速且免疫强度增加，称为"记忆性"。适应性免疫分为体液免疫和细胞免疫。

（一）体液免疫

当机体 B 细胞受到微生物或其毒性产物刺激后分化、增殖为浆细胞，浆细胞合成和分泌特异性抗体，包括 IgM、IgG、IgA、IgD 和 IgE。根据它们在抗菌免疫中的作用，可分为抗菌抗体和抗外毒素抗体；在抗病毒免疫中，抗体可分为中和抗体、血凝抑制抗体和非中和抗体。中和抗体能够识别并中和病毒，阻断病毒与宿主细胞的结合、促进巨噬细胞吞噬病毒。在真菌免疫中，大多数真菌病在感染期间都会有抗体产生。抗体的检测及定量试验常有助于诊断或监测病情转归。

（二）细胞免疫

是以 T 细胞为主的免疫应答，当 T 细胞与微生物接触后，分化增殖为致敏或免疫 T 细胞。其中可有细胞毒性 T 细胞（cytotoxic lymphocyte，CTL）、辅助性 T 细胞（Th）和调节性 T 细胞（Treg）等。细胞免疫通过细胞毒性 T 细胞直接杀伤靶细胞，或通过 Th1 细胞释放细胞因子而发挥作用，并通过调节性 T 细胞维持细胞免疫的平衡。

CTL 可直接杀死病原菌或病毒感染的靶细胞等，在抵御胞内菌感染中起主要作用。辅助性 T 细胞，尤其 CD4$^+$细胞，可以产生细胞因子，能活化巨噬细胞等天然免疫细胞，引发速发型超敏反应和激活 CTL。Treg 细胞（CD4$^+$及 CD8$^+$Treg）调控抗感染免疫应答，其生理意义在于一方面可使感染信号持续存在，以维持记忆细胞的生存；另一方面可以防止病理性免疫应答发生。

细胞介导的免疫应答在从体内清除侵入的真菌细胞中起着至关重要的作用。如新型隐球菌（*Cryptococcus neoformans*）往往会在免疫系统功能减弱的患者的肺部和大脑中定植，需要 T 细胞的激活应答来实现其清除。而白念珠菌（*Candida albicans*）的感染通常起始于黏膜表面，此时细胞免疫的作用是防止感染扩散至周围组织。

？思考题

答案解析

案例 患者，男，70 岁，重症肺炎，呼吸衰竭使用呼吸机辅助呼吸。美罗培南抗感染治疗 4 天后体温恢复正常。病程第 7 天，患者出现腹泻，大便 6 次/天，水样便，经诊断为金黄色葡萄球菌引起的假膜性小肠结肠炎。

问题

（1）金黄色葡萄球菌属于（   ）

　　A. 病原微生物　　　　　　B. 条件致病性微生物　　　　C. 有益微生物

　　D. 寄生虫　　　　　　　　E. 益生菌

（2）正常的肠道菌群具有哪些作用（   ）（多选）

　　A. 营养作用　　　　　　　B. 代谢作用　　　　　　　　C. 免疫刺激

　　D. 生长、发育和衰老　　　E. 生物拮抗

（3）试讨论，导致该患者发生感染的主要原因有哪些？

（李　敏）

书网融合……

重点小结

题库

微课/视频

本篇阐述细菌、真菌与病毒的检验技术，重点介绍临床常用的检验技术，如细菌与真菌的形态学检查，细菌、真菌与病毒的分离培养鉴定技术；快速检测技术，如细菌数码鉴定技术、病毒的免疫检测技术与核酸技术等。本篇也简略介绍近年来已应用于临床的质谱鉴定技术。抗微生物药物敏感性检验技术也作为微生物检验的重要技术之一列入了本篇内容。每种检验技术都从方法、临床意义与评价（即临床应用的范围、与病原学诊断的关系及注意事项）的层面叙述，其目的让学习者不仅掌握技术的操作，更可掌握技术依据的基本理论，为进一步的微生物学检验奠定扎实的基础。

第七章　临床细菌检验技术

PPT

✎ 学习目标

1. 通过本章节学习，掌握细菌的形态学检查、细菌培养与分离技术，以及细菌生化鉴定、血清学鉴定、基因鉴定；熟悉细菌非培养快速检验、细菌自动化检验以及菌种保存技术；了解自动化检验的原理。

2. 具有熟练操作临床细菌检验技术的能力；具有对检验结果初步判读和分析的能力。

3. 树立严谨的科学态度，有良好的职业素养，敬畏生命，诚实守信。

随着现代医学技术的发展，各学科相互交叉和渗透，细菌检验基本技术已深入到细胞、分子和基因水平，许多新技术、新方法已在临床微生物实验室得到广泛应用。临床微生物学实验室的基本任务之一是利用临床细菌检验技术，准确、快速地检验和分离鉴定临床标本中的病原菌和条件致病菌，为临床对感染性疾病诊断、治疗、流行病学调查等提供科学依据。📱 微课/视频1

第一节　细菌形态学检查

细菌形态学检查（bacterial morphological examination）是将细菌检验标本涂片、置光学显微镜下观察细菌的染色反应性、形态、大小、排列方式与某些特殊结构或细菌液体培养物生活状态下的运动方式等。某些细菌感染性疾病通过形态学检查可得到初步诊断，即可作为开始抗感染治疗的依据；而大多感染性疾病则需要进一步做细菌培养和鉴定才能确诊。

一、检查方法

包括不染色标本直接显微镜检查和染色标本显微镜检查。

（一）不染色标本的动力检查

常用的方法有压滴法和悬滴法，主要用于检查生活状态下细菌的动力及运动状况。有动力细菌于普通光学显微镜观察可看到细菌自一处移至另一处，有明显的方向性位移；无动力细菌，受水分子撞击细菌呈现原地颤动而无明显的位置改变；由于细菌和周围介质的光折射率相似，故观察时需控制进入显微镜的光通量，使细菌和暗的背景有明显反差；如用暗视野显微镜或相差显微镜观察，则效果更好；螺旋体由于菌体纤细、透明，需用暗视野显微镜观察其形态和活动状态。

1. 压滴法　将标本涂布于滴有生理盐水的载玻片上，加盖玻片，旋下聚光器减少光强度，用 40 × 物镜观察。可用于检测细菌动力和特异性抗血清反应（如肺炎链球菌和流感嗜血杆菌的荚膜肿胀试验）。

2. 悬滴法　将被检物（液体状）放置于盖玻片中央，盖玻片四角涂以石蜡 – 凡士林混合物，翻转凹玻片压在盖玻片上，凹孔中央正对盖玻片的被检物，再小心将玻片翻回正面，于 40 × 物镜下观察。该技术聚焦能达到水滴较深视野，可用于细菌动力观察。

3. 毛细管法　应用虹吸原理使毛细管吸取菌悬液后，两端用火焰熔封，固定于载玻片，置高倍镜（或暗视野）观察。主要用于厌氧菌动力观察。

（二）染色标本的显微镜检查

细菌标本经染色后，除能清楚地看到细菌的形态、大小、排列方式外，还可根据染色反应将细菌进行分类，临床上常用的染色方法有革兰染色、抗酸染色和特殊结构染色等。

1. 细菌革兰染色与显微镜油镜检查　革兰染色是 1884 年由 Chiristian Gram 发明的染色反应。将标本涂片、干燥固定，用结晶紫初染，再用碘液媒染，随后加乙醇脱色，最后加苯酚品红复染。将染色完毕的载玻片置显微镜油镜视野中观察，可见染成红色的细菌（称革兰阴性菌，或 G^- 菌）和染成紫色的细菌（称革兰阳性菌，或 G^+ 菌），并清晰可见细菌的形态，有球状、杆状、分枝状、弧状和螺旋状等不同。

革兰染色的原理至今尚未完全清楚，有以下几种学说。①细胞壁学说：G^+ 菌细胞壁结构较致密，肽聚糖层厚，脂质含量少，乙醇不易透入；G^- 菌细胞壁结构较疏松，肽聚糖层少，脂质含量多，乙醇易渗入。②等电点学说：G^+ 菌的等电点低（pI 2~3），G^- 菌等电点较高（pI 4~5），在相同 pH 条件下，G^+ 菌所带负电荷比 G^- 菌多，与带正电荷的结晶紫染料结合较牢固且不易脱色。③化学学说：G^+ 菌细胞内含有大量核糖核酸镁盐，可与结晶紫和碘牢固地结合成大分子复合物，不易被乙醇脱色，G^- 菌细胞内含极少量的核糖核酸镁盐，吸附染料量少，形成的复合物分子也较小，故易被乙醇脱色。目前认为细胞壁结构与化学组成上的差异是染色反应不同的主要原因。

细菌革兰染色反应性和细菌基本形态的观察是鉴别细菌最基本方法。所有细菌都被分成革兰阳性菌或革兰阴性菌两大类。染色性不同即表示细菌的细胞壁结构不同，其抗原构成不同，毒素致病物质不同和治疗用药不同。而细菌形态又是鉴别细菌的一个重要表型特征，它不仅可以确认标本中的细菌存在与否，又可提示分离培养检出该菌所用的培养基和培养条件，为进一步鉴定提供依据。

2. 分枝杆菌属抗酸染色与显微镜油镜检查　抗酸染色是 1881 年由 Ziehl 和 Neelsen 发明，又称姜尼抗酸染色。标本涂片干燥固定后，苯酚品红染液初染，然后用 3% 盐酸乙醇脱色，再用吕氏亚甲蓝复染。还有一种不加热的 Kinyoun 改良抗酸染色法也常用于临床。用油镜检查染色完毕的涂片，看见蓝色背景上的红色菌体即为抗酸染色阳性的分枝杆菌。

抗酸染色是分枝杆菌鉴别染色法，在痰、脑脊液或胸腹水中找到抗酸菌具有重要的诊断意义，根据视野中查见的抗酸菌数目以 + ~ + + + + 等级判别。

3. 细菌特殊结构染色与显微镜油镜检查　包括鞭毛染色、荚膜染色等。

（1）鞭毛染色　细菌的鞭毛极细，只有用电子显微镜才能观察到。如采用特殊的染色法，则在普通光学显微镜下也能观察到。常用鞭毛硝酸银鞭毛染色和改良 Leifson 染色法。染色后于显微镜下观察菌体染色后菌体鞭毛的有无、数量及位置（周鞭毛、端鞭毛和单鞭毛等），在细菌鉴定特别是非发酵菌的鉴定中十分重要。

（2）荚膜染色　荚膜对染料的亲和力弱，不易着色，通常采用负染色法，使菌体和背景着色而荚膜不着色，如黑斯（Hiss）荚膜染色法，在菌体周围出现一个透明圈。荚膜染色法用于有荚膜细菌如肺炎链球菌、流感嗜血杆菌、炭疽芽胞杆菌及产气荚膜梭菌的鉴定。

（3）其他特殊染色法　包括异染颗粒染色、芽胞染色等。如疑为白喉棒杆菌感染时，除涂片检查证实为革兰阳性典型棒杆菌外，还须用异染颗粒染色法，镜检发现异染颗粒，方可初步报告"检出形似白喉棒杆菌"，为临床早期诊断白喉提供依据。

通过芽胞、荚膜和鞭毛的特殊染色后，在显微镜油镜检查下，上述特殊结构清晰可见。例如，芽胞的形态及在菌体所处的位置（如破伤风芽胞梭菌芽胞为正圆形，位于菌体的顶端，形如鼓槌），荚膜结构（如肺炎链球菌和肺炎克雷伯菌在菌体的外围均有一层黏液物质的荚膜），鞭毛的数目和位置（如肠杆菌目细菌多为周鞭毛，霍乱弧菌为单鞭毛）均可帮助鉴别细菌。

二、临床意义与评价

无菌体液的显微镜检查更具有诊断价值，有正常菌群寄居的标本，涂片显微镜检查虽不能确定诊断，但对进一步检出所需的步骤、采用的方法和分离鉴定病原体所需培养基的选择有重要提示作用。

（一）感染性疾病的病原诊断

1. 正常机体无菌体液直接镜检为阴性。若为阳性具有诊断价值，如脑脊液涂片中查见革兰染色阴性肾形双球菌，结合患者发热、喷射状呕吐、剧烈头痛和脑膜刺激体征等，可做出流行性脑脊髓膜炎的初步诊断。

2. 有正常菌群寄居的标本涂片镜检虽不能确定诊断，但对进一步检出的步骤、采用的方法和分离鉴定病原体所需培养基有重要提示作用。

3. 血、尿标本作暗视野检查如见形似发亮串珠，两端呈钩状、运动活泼的细密螺旋体时，可报告"暗视野检查找到钩端螺旋体"。

4. 下疳渗出液、二期梅毒的皮疹渗出物、淋巴结或组织穿刺液暗视野显微镜查见有运动活泼的密螺旋体即可诊断梅毒。

（二）临床评价

临床采集标本选用涂片染色显微镜检查时应同时进行细菌分离培养，如果只有一份标本应该先分离培养、后涂片染色作显微镜检查。采集标本时应注意无菌操作，标本制作涂片时不可过厚，以免影响显微镜观察及染色结果。

第二节　细菌分离与培养

细菌分离与培养（bacterial isolation and cultivation）是将检验标本划线分离接种于培养基上并置于合适生长环境进行孵育获得细菌纯种的过程。目的是检出病原菌，并进一步鉴定菌种和进行药敏试验，为临床细菌感染病诊断和治疗提供依据。

一、分离与培养技术

（一）培养基的制备　微课/视频 2

培养基是供细菌生长用的，用人工方法将多种营养物质根据细菌的需要而组合成的混合营养基质。

1. 培养基的基本成分及其作用

（1）营养物质　细菌生长繁殖需要一定的营养物质，营养物质可提供合成菌体的原料、细菌生长繁殖所需要的能量、激活细菌酶的活性和调节渗透压等主要作用。微生物需要的营养物质主要有氮源、碳源、无机盐、水和生长因子。制备培养基时常用下列物质：①蛋白胨：由蛋白质（如酪蛋白、纤维蛋白等）经酶或酸碱水解而获得的一种多肽和氨基酸组成的水溶性混合物，是培养基中最常用的成分之一，主要供给细菌的氮源，合成菌体蛋白质、酶类等，另外还具有缓冲作用。②肉浸液及牛肉膏：用新鲜牛肉（去除脂肪、肌膜和肌腱等）加定量水浸泡煮沸而制成的肉汤。肉浸液中包括含氮和非含氮的两类浸出物，还有一些生长因子。③糖（醇）类：含有细菌所需的碳源，制备培养基常用的有单糖（如葡萄糖、阿拉伯胶糖等）、双糖（如乳糖、蔗糖等）、多糖（如菊糖、淀粉等）、醇类（甘露醇、卫矛醇、侧金盏花醇）等。除提供细菌碳源和能量之外，主要用来根据不同细菌对糖（醇）类利用能力不同鉴别细菌。④血液：除增加培养基中的蛋白质、多种氨基酸、糖类及无机盐类等营养成分外，还能提供辅酶、血红蛋白等特殊生长因子。此外，血液在培养基中还可以检测细菌的溶血作用。⑤鸡蛋与动物血清：对营养要求高的细菌是必需的营养成分，可用于制备某些特殊的培养基（如结核分枝杆菌或白喉棒杆菌的培养基等），此外，血清和鸡蛋还具备凝固剂的作用，使培养基凝固成固体培养基，便于观察细菌菌落的生长情况。⑥无机盐类：细菌需要各种无机盐类以提供细菌生长的各种元素，它们作为菌体构成成分与酶的组成部分维持着酶的活性，参与能量的储存和转运，调节菌体内外的渗透压，某些元素与细菌的生长繁殖和致病作用密切相关。⑦生长因子：许多细菌生长还需要一些自身不能合成的生长因子，包括 B 族维生素及某些氨基酸、嘌呤、嘧啶等，少数细菌还需要特殊的生长因子，如流感嗜血杆菌需要 X 因子（高铁血红素）、V 因子（辅酶）。

（2）水分　细菌所需营养物质必须先溶于水，营养的吸收与代谢均需有水才能进行。制备培养基常用不含杂质的蒸馏水或离子交换水。

（3）凝固物质　配置固体培养基的凝固物质应具备以下特征：本身不能被细菌利用；在微生物生长温度范围内保持固体状态，凝固点的温度对微生物无害；不因消毒灭菌而破坏，透明度好，黏着力强。目前认为最合适的凝固剂是琼脂。

（4）抑制剂　在制备某些培养基时需加入一定种类的抑制剂，以抑制非检出菌的生长或减少其生长，有利于检出菌（目的菌）的生长，这类培养基通常称为选择培养基。抑制剂的种类很多，不同的培养基可采用不同的抑制剂。常用的有胆盐、煌绿、玫瑰红酸、亚硫酸钠等可抑制革兰阳性菌生长；其他如亚碲酸盐、亚硒酸盐、四硫磺酸盐、叠氮钠及多种抗生素等，都已经在临床细菌、真菌、病毒等检验中作为抑制剂应用。

（5）指示剂　为了解和观察细菌是否利用分解糖类、氨基酸等物质，常在某些培养基中加入一定种类的指示剂。酚红、溴甲酚紫、中性红、中国蓝、甲基红及酸性品红等都是常用的酸碱指示剂。亚甲蓝和刃天青是常用的氧化还原指示剂。此外，一些新的氧化还原指示剂如四氮唑盐类等，已广泛用于细菌快速培养和鉴定，以及快速细菌药物敏感性试验等方面。

2. 按用途分类的培养基

（1）基础培养基　只含有细菌生长所需的基本营养成分，如普通肉汤、普通琼脂平板等。

（2）营养培养基　在基础培养基的基础上再加入葡萄糖、血液、血清等，供营养要求较高的细菌生长繁殖需要，如血液琼脂培养基、血清肉汤培养基等。

（3）鉴别培养基　利用细菌分解蛋白质和糖的能力以及其代谢产物的不同，在培养基中加入某些指示剂和底物，通过判断指示剂的变化了解各种细菌的生化反应，从而鉴别和鉴定细菌。

（4）选择培养基　是在培养基中加入某种化学物质，使之抑制某些细菌生长，而利于另一些细菌的生长，从而使后者从含有杂菌的标本中分离出。如麦康凯琼脂培养基（MacConkey Agar，MAC）、SS 琼脂培养基（Salmonella Shigella agar）、中国蓝培养基等。

（5）特殊培养基 如厌氧培养基和细菌 L 型培养基等。

3. 按培养基性状分类的培养基

（1）液体培养基 肉汤培养基为常用液体培养基，其配制步骤为：在肉汤浸液中加入 1% 蛋白胨和 0.5% 氯化钠，调节其 pH 值（一般为 7.2 ~ 7.6），灭菌后即可使用。常用于增菌培养，也用于接种纯种细菌观察细菌生长表现。

（2）固体培养基 在液体培养基中加入 1.5% ~ 2.0% 的琼脂，凝固成固体培养基，一般制成平板，用于微生物的分离纯化、鉴定以及药敏试验等。固体培养基在试管中可制成斜面用于菌种的短期保存。

（3）半固体培养基 在液体培养基中加入 0.3% ~ 0.5% 琼脂，即成半固体培养基。多用于观察细菌的动力、保存菌种等，可根据细菌的营养要求加入特殊营养成分。

上述三种不同物理性状培养基区分主要取决于培养基有无凝固剂或凝固剂量的多少。

4. 常用培养基

（1）营养琼脂 营养琼脂培养基中含有氮源、碳源和微量无机盐，适宜细菌生长繁殖。主要供细菌培养、菌株纯化及传种使用。

（2）血琼脂培养基 羊血或兔血等是细菌生长繁殖的良好营养物质。在 45 ~ 50℃ 的基础培养基中加入血液可以完好保存血液中某些不耐热的生长因子，同时血细胞不被破坏。若将氯化钠浓度提高到 0.85%，可使血平皿在 35℃ 中培养 18 ~ 24 小时后色泽仍然鲜艳。血琼脂培养基主要是供一般病原菌的分离培养、溶血性鉴定及保存菌种用。

（3）巧克力琼脂培养基 流感嗜血杆菌生长依赖血液中的 X、V 因子，当培养基加热至 80 ~ 90℃ 时，可使血液中的红细胞破裂释放出 X、V 因子，以利于嗜血杆菌的生长培养。巧克力培养基主要用于嗜血杆菌的分离培养，亦可用于奈瑟菌的增菌培养。

另有水解酪蛋白（Mueller - Hinton，MH）培养基，主要用于普通细菌的抗菌药物敏感性试验（详见第十章抗微生物药物敏感性检验技术）。

虽然培养基的种类较多，但制备过程和步骤基本一致，大致的配制程序为：称量、调整培养基的 pH、过滤、分装、灭菌、质量检查和保存。

（二）无菌技术

无菌技术是防止微生物进入物品或机体，同时防止被检物中可能存在的病原微生物污染周围环境及工作人员的规范化操作技术。

一般细菌的接种应在特定的接种环境中进行。接种环境主要包括生物安全柜、无菌室和接种罩。目前绝大部分实验室都采用生物安全柜进行标本的接种。

生物安全柜是通过高效过滤膜（HEPA）过滤的垂直单向气流，向工作台面提供 100 级的洁净层流，对操作样品进行保护；同时外排风机提供适当的排风量回收工作台面的全部空气，并在工作窗前端产生负压，保护操作人员的安全。

国家卫生健康委员会制定的《人间传染的病原微生物名录》明确规定了各种病原体操作的防护要求，其中所列细菌（除外一些高致病性病原菌）、放线菌、衣原体、支原体、立克次体、螺旋体样本的病原菌分离纯化、药物敏感性试验、生化鉴定、免疫学试验、PCR 核酸提取、涂片、显微观察等初步检测活动均可在生物安全防护 2 级（BSL - 2）实验室进行。各种材料的操作，在相应级别的生物安全水平实验室进行。检验过程中发现高致病性病原体时（如鼠疫耶尔森菌、炭疽芽胞杆菌、布鲁菌等），应按《人间传染的病原微生物名录》以及相关法规要求处理，或送至相应级别的生物安全实验室。

细菌广泛地分布于自然界，人或动物的皮肤、黏膜、排泄物和室内外的空气以及尘埃中，这些微生物随时可能污染实验室的环境、实验材料和实验物品等，影响实验结果的分析和鉴定，甚至导致错误的判断。微生物学检验的标本主要来自患者，有些标本具有传染性，如果没有严格的无菌观念，不严格执行微生物学实验室的操作规则，有可能导致实验室感染或医院感染。因此，微生物学工作者必须具有严格的无菌观念和熟练地掌握无菌操作技术，在进行微生物学检验工作的过程中，无论标本的采集或细菌培养等，均需严格执行无菌操作技术，防止杂菌污染和病原菌的扩散，以保证微生物学检验的质量。

（三）接种技术

接种技术贯穿分离培养全过程，目的是获得单个菌落或纯培养。接种技术需注意无菌操作，标识清楚。近年出现的自动化接种系统在接种技术的标准化、规范化，无菌技术以及提高工作效率等方面取得了很大进步。

1. 接种工具及场所　接种环和接种针是细菌学实验必需的工具；为了达到无菌技术要求而建立的细菌接种场所有接种罩、无菌工作台、无菌室、生物安全柜等。

2. 细菌的分离接种法

（1）平板划线分离接种法　使标本中混杂的多种细菌在培养基表面分散生长，形成各自菌落，便于观察菌落特征与挑取单个菌落进行纯培养。根据划线的方式可分为分区划线法、连续划线法、棋盘格划线法等。

（2）斜面接种法　主要用于已获得的单个菌落的移种、纯种培养细菌和保存菌种以及用于某些生化鉴定试验。由于目的不同，接种方法略有差异。用于纯培养及保存菌种的斜面接种法是将接种环（针）灭菌，挑取单个菌落从培养基底向上划一条直线，再从底部开始向上划曲线接种，尽可能密而均匀；或者直接自下而上划曲线接种，生化鉴定培养基斜面接种是用接种针，挑取带鉴定细菌的菌落，一般应取菌落的顶端，先用接种针插入斜面正中垂直刺入底部，抽出后在斜面上由下至上划曲线接种即可。

（3）液体接种法　用于各种液体培养基如肉汤、蛋白胨水、糖发酵管等的接种。用接种环挑取单个菌落，倾斜液体培养基，在液面与管壁交界处研磨接种物（以试管直立后液体淹没接种物为准）。此接种法应避免接种环与液体过多接触，更不应在液体中混匀、搅拌，以免形成气溶胶，造成实验室污染。

（4）穿刺接种法　多用于半固体培养基或双糖铁、明胶等具有高层的培养基接种。半固体培养基的穿刺接种可用于观察细菌的动力，接种时用接种针挑取菌落，由培养基中央垂直刺入至距管底约0.5cm处，再沿穿刺线退出接种针；双糖铁等有底层及斜面之分的培养基，穿刺底层部分，退出接种针后再自斜面由下至上划曲线接种。

（5）倾注平板接种法　本法用于兼性厌氧菌或厌氧菌的稀释定量培养和饮水、饮料、牛乳和尿液等标本的活细菌计数。取纯培养的稀释液或原标本1ml至无菌培养皿内，再将已融化并放冷到45～50℃左右的琼脂15～20ml倾注入该无菌培养皿内，混匀，待凝固后置37℃培养，长出菌落后进行菌落计数，以求出每毫升标本中所含菌数。

计数时应选取菌落数在30～300之间的平板，若有两个稀释度均在30～300之间时，按国家标准方法要求应以二者比值决定，比值≤2取平均数，比值＞2则取较小数字（有的规定不考虑其比值大小，均以平均数报告）。若所有稀释度均不在计数区间，如均大于300，则取最高稀释度的平均菌落数乘以稀释倍数报告之。如均小于30，则以最低稀释度的平均菌落数乘稀释倍数报告之。如菌落数有的大于300，有的又小于30，但均不在30~300之间，则应以最接近300或30的平均菌落数乘以稀释倍数报告之。如所有稀释度均无菌落生长，则应按小于1乘以最低稀释倍数报告之。有的规定对上述几种情况计算出的菌落数按估算值报告。

（6）涂布接种法 本法用于纸片药物敏感试验和生物制品菌苗的生产。将一定量或适量的菌液加入到琼脂培养基表面，然后用灭菌的L型玻璃棒或棉拭子于不同的角度反复涂布，被接种液均匀分布于琼脂表面，然后贴上药敏纸片，或直接培养，本法经培养后细菌形成菌苔。

（四）细菌培养

1. 普通培养 是指需氧菌或兼性厌氧菌等在普通大气条件下的培养方法，又称需氧培养法，将已接种好的平板、斜面、液体培养基置于35℃孵箱中，在普通大气条件下培养18~24小时，一般需氧菌或兼性厌氧菌即可在培养基中生长，但标本中菌量很少或难于生长的细菌（如结核分枝杆菌）需培养3~7天甚至1个月才能生长。若用明胶培养基培养细菌，其目的在于观察细菌能否液化明胶，则应在22℃培养。

2. 二氧化碳培养 某些细菌如脑膜炎奈瑟菌、布鲁菌属等在初分离时需在5%~10%二氧化碳环境中才能良好生长，二氧化碳培养方法有二氧化碳培养箱、烛缸法和化学法。

3. 厌氧培养法 常用方法有厌氧罐法、厌氧气袋法和厌氧手套箱法等。前两种方法比较简便，不需特殊设备，适用于临床使用，如血培养厌氧瓶报阳后一般采用气袋法进行进一步的厌氧菌培养。后一种方法设备昂贵而复杂，但效果最佳。大多数厌氧菌的初代培养生长较慢，故厌氧培养在37℃至少应培养48小时，如疑为放线菌则应延长至72~96小时。

4. 微需氧培养 微需氧菌在大气中及绝对无氧环境中均不能生长，在含有5%~6%氧气，5%~10%二氧化碳和85%氮气左右的气体环境中才可生长，将标本接种到培养基上，置于上述气体环境中，37℃进行培养即微需氧培养法。

（五）细菌生长现象的观察

1. 分离培养基上菌落的生长现象

（1）菌落特征观察 包括大小、形状、突起、边缘、颜色、表面、透明度、黏度、溶血现象和色素等，以助细菌的鉴别。描写菌落大小直径以毫米（mm）计算；形状用点滴状、圆形、丝状、不规则、根状等；菌落表面用扁平、隆起、凸起、枕状、脐状等；颜色以白色、黄色、黑色、淡黄色等；透明度以不透明、半透明、透明等；黏度用奶油状、黏液状等描述。

根据细菌菌落表面特征不同，可将菌落分为三型：光滑型（S型）菌落；粗糙型（R型）菌落；黏液型（M型）菌落。

（2）血琼脂上的溶血 α溶血，又称草绿色溶血，红细胞不完全溶血，菌落周围血培养基变为绿色环状。β溶血，又称完全溶血，由于红细胞的溶解，菌落周围形成一个完全清晰透明的环。γ溶血，即不溶血，红细胞没有溶血，菌落周围的培养基没有变化。双环溶血，在菌落周围完全溶解的透明环外有一个部分溶血的第二圆环。

（3）气味 通过某些细菌在平皿培养基上代谢活动会产生特殊的气味，有助于细菌的鉴定。如铜绿假单胞菌（生姜气味）、变形杆菌（巧克力烧焦气味）、厌氧梭菌（腐败的恶臭味）、放线菌（泥土味）等。

（4）色素 ①脂溶性色素：使菌落本身出现颜色改变，如金黄色葡萄球菌的金黄色色素；②水溶性色素：使菌落周围的培养基出现颜色变化，如铜绿假单胞菌的绿色色素。

2. 细菌在液体培养基中的生长现象 有三种生长现象，即大多数细菌的浑浊生长；少数链状排列的细菌如链球菌、炭疽芽胞杆菌的沉淀生长；专性需氧菌如枯草芽胞杆菌、结核分枝杆菌和铜绿假单胞菌的菌膜生长（表面生长）。

3. 细菌在半固体培养基中的生长现象　半固体培养基用于观察细菌的动力，有鞭毛的细菌除了在穿刺接种的穿刺线上生长外，在穿刺线的两侧均可见羽毛状或云雾状浑浊生长，为动力阳性。无鞭毛的细菌只沿穿刺线呈明显的线状生长，为动力试验阴性。

二、临床意义与评价

正常机体标本细菌分离培养为阴性或无致病菌生长。细菌分离培养、鉴定是细菌感染性疾病诊断的"金标准"，并提供纯培养物作体外药物敏感性试验，指导抗菌治疗和预测治疗效果。

细菌分离培养结果受到细菌种类、培养条件、标本来源等多种因素的影响，需结合临床综合评价，如：①血液标本、脑脊液标本细菌分离、培养与鉴定是确诊血流感染、中枢神经系统细菌感染的最可靠检测项目；②痰标本分离、培养与鉴定出病原体或机会性致病菌及菌量是诊断下呼吸道感染的重要依据；③用选择培养基分离含脓、血或黏液的粪便致病菌并进行鉴定，有助于胃肠道感染诊断；④尿液分离出一定数量病原菌是诊断泌尿系统感染的重要依据。

由于细菌无处不在，因此从制备培养基时开始，整个培养过程必须严格无菌操作，避免外界细菌污染标本导致错误结果；而培养的致病菌一旦污染环境，就可能引起交叉感染。

第三节　细菌鉴定

细菌鉴定（bacterial identification）是指通过一系列的方法，将临床标本中分离的未知的细菌归属到一定的种属，并赋予细菌名称的过程。其目的是对细菌感染性疾病的病原学做出正确的诊断，及时发现细菌感染性疾病的暴发流行，及时发现高致病性细菌和新现细菌引起的感染，可以对重复感染和慢性感染的病因进行研究，有利于流行病学监测和国际学术交流。

一、鉴定方法

（一）形态观察

显微镜下观察细菌形状、大小、排列、染色特性。最好选择 24 小时内生长的培养物进行染色（详见本章第一节细菌形态学检查）。

（二）生长特性

细菌在分离培养基中的生长速度、需氧性或厌氧性，选择性培养基或鉴别培养基上的生长状况，以及菌落形态，可作为快速鉴定或进一步鉴定的线索（详见本章第二节细菌分离与培养）。

（三）生化鉴定

通过观察细菌在特定培养基中生长以及所产生的特殊代谢产物进行鉴定。商品化的半自动、自动鉴定系统具有规范、快速、简单、方便的优点。

临床常用的细菌生化反应如下。

1. 糖（醇）发酵试验　在固体或液体培养基中加入糖类和指示剂，某些细菌能分解某些糖产酸和产气，使指示剂的颜色发生改变，并产生气泡；有的细菌分解某些糖类只产酸不产气，仅可见指示剂颜色改变；还有的细菌因缺乏某些分解酶，不能分解某些糖类，指示剂颜色不发生改变。根据葡萄糖发酵试验可以对细菌进行初步分类，能通过无氧酵解利用葡萄糖的称为发酵型细菌；而必须通过有氧氧化分解葡萄糖的细菌称为氧化型细菌，不分解葡萄糖的细菌为产碱型细菌，后两者又统称为非发酵菌。

2. 福格斯－普罗斯（V－P）试验 多数细菌能分解葡萄糖产生丙酮酸，丙酮酸的分解产物因细菌而异。某些细菌可使两分子丙酮酸脱羧后，缩合成一分子乙酰甲基甲醇，在碱性环境中（如在培养基中加入40% KOH 时），乙酰甲基甲醇可被空气中的氧气氧化成二乙酰，后者又与蛋白胨培养基中精氨酸所含的胍基作用，生成一种红色化合物，为 V－P 试验阳性。

3. 甲基红（MR）试验 很多细菌分解葡萄糖后先产生丙酮酸，丙酮酸再被分解成甲酸、乙酸、乳酸等。因产生酸类物质较多，培养基最后的 pH 降至4.5 或更低，使甲基红试剂呈现红色，为甲基红试验阳性；但有些细菌能使两分子丙酮酸变成一分子中性的乙酰甲基甲醇，产生酸类物质较少，培养物最后的 pH 值在5.4 以上，使甲基红指示剂呈黄色，为甲基红试验阴性。

4. 枸橼酸盐利用试验 在培养基中加入枸橼酸钠作为碳的唯一来源，加入磷酸二氢铵作为氮的唯一来源，并加入溴麝香草酚蓝作为指示剂。可利用枸橼酸盐作为碳的唯一来源的细菌，能在培养基上生长繁殖，并使枸橼酸钠转变为碳酸盐，培养基由原来的酸性变成碱性，使含溴麝香草酚蓝指示剂的培养基由绿色变为深蓝色，为枸橼酸盐利用试验阳性。

5. 丙二酸盐利用试验 在培养基中加入丙二酸盐作为碳的唯一来源，加入硫酸铵作为氮的唯一来源，并加入溴麝香草酚蓝作为指示剂。如果细菌能利用丙二酸盐作为碳的唯一来源，在培养基上能够生长繁殖，使培养基变为碱性，溴麝香草酚蓝指示剂呈深蓝色，为丙二酸盐利用试验阳性。

6. 硝酸盐还原试验 有些细菌能将硝酸盐还原为亚硝酸盐，与试剂中醋酸作用生成亚硝酸，亚硝酸又与试剂中的对氨基苯磺酸作用生成重氮苯磺酸，后者再与试剂中的 α－萘胺结合成为红色的 α－萘胺偶氮苯磺酸，呈红色为硝酸盐还原试验阳性。若不呈红色，加入少许锌粉，如变为红色为阴性，表示硝酸盐未被细菌还原；如仍不变为红色，为阳性，表示培养基中的硝酸盐已被细菌还原为亚硝酸盐进而分解为氨和氮。

7. 吲哚（靛基质）试验 有些细菌含有色氨酸酶，能分解培养基中的色氨酸而生成吲哚，后者与吲哚试剂（对二甲基氨基苯甲醛）作用后形成红色的玫瑰吲哚，此为吲哚试验阳性。

8. 硫化氢生成试验 在培养基中加入醋酸铅、硫酸亚铁、氯化亚铁或枸橼酸铁等成分，有些细菌能分解蛋白质中含硫的氨基酸（胱氨酸和半胱氨酸等）而产生硫化氢、氨和脂肪酸。硫化氢遇重金属盐类（如铅盐、铁盐等）则形成黑色的硫化铅或硫化铁沉淀物，为硫化氢试验阳性。

9. 尿素分解试验 某些细菌产生脲酶，能分解培养基中的尿素而生成氨，使培养基变碱性，使酚红指示剂呈红色，为尿素试验阳性。

10. 明胶液化试验 某些细菌能产生胶原酶，使明胶分解为氨基酸，失去凝固能力，使半固体的明胶培养基变为流动液体状态，为明胶液化试验阳性。

11. 氧化酶试验 氧化酶（细胞色素氧化酶）是细胞色素呼吸酶系统的最终呼吸酶。具有氧化酶的细菌，首先使细胞色素 C 氧化，再由氧化型细胞色素 C 使对苯二胺氧化，生成有色的醌类化合物，产生红色反应。

12. 触酶试验 某些细菌（葡萄球菌与微球菌）能催化过氧化氢生成水与新生态氧，继而形成分子氧，出现气泡，为触酶试验阳性。某些细菌（链球菌及肠球菌）不能催化过氧化氢生成新生态氧，为触酶试验阴性。

13. 苯丙氨酸脱氨酶试验 某些细菌具有苯丙氨酸脱氨酶，可使苯丙氨酸脱氨生成苯丙酮酸，加入氯化铁试剂后形成绿色化合物，为苯丙氨酸脱氨酶试验阳性。

14. **氨基酸脱羧酶试验** 某些细菌具有氨基酸脱羧酶，能分解氨基酸使其脱羧生成胺和二氧化碳，使培养基变碱指示剂变色，为阳性。

15. **精氨酸双水解试验** 常用于肠杆菌目及假单胞菌属细菌鉴定。精氨酸经两次水解后，生成鸟氨酸、氨及二氧化碳。鸟氨酸又在脱羧酶的作用下生成腐胺。氨及腐胺均为碱性物质，故可使培养基变碱，使指示剂变色，为阳性。

16. **血浆凝固酶试验** 某些细菌（如金黄色葡萄球菌）能产生血浆凝固酶，使人、动物新鲜血浆中的纤维蛋白原变成纤维蛋白，而使血浆发生凝固，为血浆凝固酶试验阳性。

17. **耐热核酸酶试验** 用于检测细菌能否产生耐热核酸酶的特性。某些致病菌（如金黄色葡萄球菌）可以产生耐热的核酸酶（通常100℃ 15分钟不被破坏），故可利用检测细菌的耐热核酸酶进行辅助诊断。

18. **七叶苷水解试验** 某些细菌可将七叶苷分解成葡萄糖和七叶素，七叶素与培养基中枸橼酸铁的二价铁离子反应，生成黑色的化合物，使培养基呈黑色。

19. **淀粉水解试验** 某些细菌能产生淀粉酶将淀粉水解成糖类，在培养基上滴加碘液时，可在菌落周围出现透明区，为阳性。

20. **葡萄糖酸盐氧化试验** 某些细菌可氧化葡萄糖酸钾，生成 α - 酮基葡萄糖酸。α - 酮基葡萄糖酸是一种还原性物质，可与班氏试剂起反应，出现棕色或砖红色的氧化亚铜沉淀。

21. **DNA 酶试验** 某些细菌产生 DNA 酶，可使长链 DNA 水解成寡核苷酸链。因为长链 DNA 可被酸沉淀，寡核苷酸则溶于酸，所以当在 DNA 琼脂平板上加入酸后，在细菌菌落周围出现透明环，为 DNA 酶阳性。

22. **克里斯奇 - 阿特金斯 - 芒奇 - 彼得森（CAMP）试验** 部分细菌如 B 群链球菌（无乳链球菌）能产生 CAMP 因子，此种物质可促进葡萄球菌的 β 溶血素溶解红细胞的活性，使培养基划线处出现矢形（半月形）的加强透明溶血区。

23. **胆汁溶菌试验** 胆汁或胆盐具有表面活性，可快速激活自溶酶，加速了肺炎链球菌本身自溶过程，促使肺炎链球菌在短时间内发生自溶，为胆汁溶菌试验阳性。

24. **氰化钾抑制试验** 在培养基中加入一定浓度的氰化钾，某些细菌可被氰化钾抑制而不能生长，为氰化钾抑制试验阳性；生长不受其影响的细菌为氰化钾抑制试验阴性。

25. **奥普托欣敏感试验** 奥普托欣（Optochin）可干扰肺炎链球菌叶酸生物合成，抑制该菌生长，在 Optochin 纸片周围出现抑菌圈，为阳性；几乎所有的肺炎链球菌都对 Optochin 敏感，而其他链球菌对 Optochin 耐药，为阴性。

26. **新生霉素敏感试验** 金黄色葡萄球菌和表皮葡萄球菌可被低浓度新生霉素所抑制，在纸片周围出现抑菌圈，为阳性；而腐生葡萄球菌则表现为耐药，为阴性。

27. **杆菌肽敏感试验** A 群链球菌对杆菌肽几乎是 100% 敏感，而其他群链球菌对杆菌肽通常耐药，故此实验可对 A 群链球菌与非 A 群链球菌进行鉴别。

28. **O/129 抑菌试验** O/129（2,4 二氨基 - 6,7 - 二异丙基蝶啶）能抑制弧菌属、发光杆菌属和邻单胞菌属生长，在纸片周围出现抑菌圈，为阳性；而气单胞菌属和假单胞菌属则耐药，为阴性。

尚有若干生化鉴定试验在第三篇微生物检验的相应章节介绍。

（四）血清学鉴定

血清学鉴定是采用含有已知特异性抗体的免疫血清（诊断血清）与纯培养细菌抗原反应，以确定病原菌的种或型。经血清学试验才能报告的细菌包括沙门菌、志贺菌、霍乱弧菌、肠炎弧菌、大肠埃希菌 O157：H7、嗜肺军团菌。

1. 凝集试验

（1）玻片法凝集试验　用于细菌菌种鉴定和分型。取已知型别的抗血清 1 滴滴在玻片的一端，用接种环取细菌混匀成悬液，另取生理盐水 1 滴滴在载玻片另一端，用接种环取细菌混匀成悬液，轻轻摇晃玻片，如果加入抗血清出现凝集颗粒，而对照侧仍然均匀浑浊，则凝集阳性。

（2）乳胶凝集法　在乳胶颗粒上包被已知的抗血清，与未知细菌抗原结合产生凝集，以鉴定细菌，如肺炎链球菌的快速乳胶凝集试验、链球菌乳胶凝集分型试验等。

（3）协同凝集试验　金黄色葡萄球菌 A 蛋白能与 IgG 抗体的 Fc 端结合，将已知的抗体与金黄色葡萄球菌连接，与相应的抗原反应时会产生金黄色葡萄球菌的凝集现象。

2. 荚膜肿胀试验　有荚膜的细菌如肺炎链球菌等，当与相应的抗血清反应时荚膜将明显增宽，在显微镜下可见在细菌周围有边界清晰的厚薄不等的环状物，而对照侧无，此试验结果则为荚膜肿胀试验阳性。

3. 免疫荧光技术

（1）直接法　将已知抗血清与荧光素结合，制成荧光抗体，将待检标本涂布于玻片上，用甲醇或丙酮固定，然后加荧光抗体，37℃孵育 30 分钟后充分洗涤，除去未结合的荧光抗体，在荧光显微镜下观察以检测未知细菌抗原。

（2）间接法　将已知抗体与未知细菌抗原反应，再加入荧光抗 IgG 抗体，与待测抗原结合的已知抗体结合从而产生荧光，在荧光显微镜下观察。

（3）其他方法　酶联免疫吸附试验、放射免疫、发光免疫测定等技术在测定细菌抗原中已广泛应用。需要注意的是，应先经生化反应获得鉴定结果后，再进行血清学试验。应挑选血平板、巧克力平板等营养培养基而非选择性培养基上的菌落，否则将出现错误结果。

（五）分子生物学鉴定

与传统的表型检测方法相比，基因型分型更具特异性。常用的技术有核酸扩增技术、核酸杂交技术和生物芯片技术。21 世纪初，16S rRNA 基因测序鉴定技术成为最引人关注的细菌鉴定技术。还有近年来发展较快的宏基因组学二代测序技术（metagenomics next-generation sequencing，mNGS）。

1. 核酸扩增技术　核酸扩增技术是分子生物学最重要的技术之一。核酸扩增的方法很多，如聚合酶链反应（polymerase chain reaction，PCR）、连接酶链反应、自保留序列扩增等，以聚合酶链反应最为广泛应用。

荧光定量 PCR 技术是指在 PCR 反应体系中加入荧光基团，利用荧光信号积累实时监测整个 PCR 进程，最后通过标准曲线对未知模板进行定量分析的方法。该技术不仅克服了常规 PCR 技术易产生假阳性之不足，而且能准确定量。目前临床上已经有利用荧光定量 PCR 技术进行菌种鉴定的商品化仪器，该系统同时将样品准备、核酸扩增及定量聚于一身，可在 30～120 分钟内提供鉴定结果。目前主要用于耐甲氧西林金黄色葡萄球菌、艰难拟梭菌、结核分枝杆菌等病原菌的检测。PCR 技术在细菌的快速检测、细菌的耐药性检测及感染细菌的流行病学调查中得到日益广泛的应用。

2. 核酸杂交技术　常用的杂交技术有斑点杂交、Southern 印迹、原位杂交、Northern 印迹等。探针的种类有全染色体 DNA 探针、染色体克隆片段 DNA 探针、质粒 DNA 探针、rRNA 基因探针、寡核苷酸探针等。目前，这项技术已广泛用于致病性大肠埃希菌、沙门菌属、志贺菌属、空肠弯曲菌、结核分枝杆菌、衣原体等多种致病菌的检测。

3. 生物芯片技术　一项对基因、蛋白质、细胞及其他生物组分进行大信息量分析的检测技术。常用的有基因芯片（gene chips）和蛋白芯片（protein chips）等。

（1）基因芯片　就是按特定的排列方式固定有大量基因探针/基因片段的硅片、玻片、塑料片。其可以通过原位合成或直接点样的方法制备。一张芯片上集成有成千上万密集排列的分子微阵列，能够在短时间内分析大量的生物分子，使人们快速、准确地获取样品中的生物信息，效率是传统检测手段的成百上千倍。病原性细菌诊断芯片可以在一张芯片上同时对多个标本进行多种病原菌的检测，仅用极少量的样品，在极短时间内提供大量的诊断信息，为临床细菌感染疾病的诊断提供了一个快速、敏感、高通量平台。

（2）蛋白质芯片　就是按特定排列方式，在经过特殊处理的固相材料表面固定了许多蛋白质分子的硅片、玻片、塑料片等材料。这些蛋白质分子可以是抗原、抗体及配体等，可检测相应的抗体、抗原及蛋白质。

4. 基因测序

（1）16S rRNA 基因测序鉴定　通过设计一对引物，以 16S rRNA 基因为靶分子在适当条件下进行 PCR 扩增，对得到扩增后的 16S rRNA 基因片段进行测序，将序列与基因库中的片段比对，便得知未知菌与基因库中其他菌的相似性，从而完成对细菌的鉴定；细菌 16S rRNA 基因序列由互相交错排列的保守区和可变区组成，该基因有高度的保守性，反映了生物物种间的亲缘关系，其特征性核苷酸序列则是不同分类级别生物（如科、属、种）鉴定的分子基础；以 16S rRNA 基因测序为基础的细菌鉴定和分型方法是目前认为最客观、准确且具有较好重复性的方法。

（2）高通量测序　也称二代测序，根据检测策略不同，分为宏基因组学二代测序（mNGS）和靶向二代测序（targeted next-generation sequencing, tNGS）。mNGS 是基于二代高通量测序平台，从复杂的疑似感染患者血液、脑脊液、肺泡灌洗液以及其他无菌体液标本中直接提取 DNA 及 RNA，然后直接进行高通量测序，通过病原微生物专用数据库比对和智能化算法分析，获得疑似致病微生物的种属信息，并提供全面深入的报告。包括核酸提取、文库构建、上机测序、生信分析与报告解读。tNGS 通过超多重 PCR 扩增与高通量测序两种技术的结合，在文库制备之前通过对样本中目标核酸序列富集扩增后再进行高通量测序。可以鉴定预设的细菌、真菌、病毒、寄生虫等多种已知微生物，还可以检测多个预设耐药基因及毒力基因，助力病原微生物的快速诊断。

（六）质谱鉴定 🅔微课/视频3

基质辅助激光解吸电离飞行时间质谱（MALDI-TOF MS）技术是一种新型的软电离生物质谱，是近年来临床微生物鉴定领域最具代表性的技术之一。仪器主要由两部分组成：基质辅助激光解吸电离离子源（MALDI）和飞行时间质量分析器（TOF）。其基本原理是将样品分散在基质分子中并形成晶体。当用激光照射晶体时，基质从激光中吸收能量，样品解吸附，基质-样品之间发生电荷转移使得样品分子电离，电离的样品在电场作用下飞过真空的飞行管，根据到达检测器的飞行时间不同而被检测，即通过离子的质量电荷之比（m/z）与离子的飞行时间成正比来分析离子，并测得样品分子的分子量。

每种微生物都由自身独特的肽/蛋白质组成，通过 MALDI-TOF MS 检测微生物的肽/蛋白质指纹图谱，经软件处理并与微生物数据库进行比对分析，可在几分钟之内完成对微生物种、属水平的鉴定。与传统的检测微生物表型和生理生化方法相比，MALDI-TOF MS 具有快速、准确、高通量和低成本的优势。该技术对分纯后单菌落的鉴定已非常成熟。除了可鉴定常见细菌和酵母样真菌，更极大提高了临床微生物实验室对苛养菌、厌氧菌、丝状真菌以及分枝杆菌等难鉴定微生物的鉴定效率和能力。

> **知识拓展**
> ---
> ### 光谱技术与微生物检验
>
> 光谱技术是基于微生物的光谱特征，可明确其结构和组成。与传统微生物技术相比，光谱技术具

有高特异度、高分辨率、对微生物无损伤且操作简便等独特优势。目前应用于临床微生物领域的光谱技术主要有拉曼光谱、近红外光谱、高光谱图像和激光诱导击穿光谱。如拉曼光谱是一种分子化学键振动的散射光谱，通过谱图解析可以获取分子结构的信息。它无需样品准备，任何气态、液态、固态样品可直接通过光纤探头或者通过玻璃、石英和光纤进行测量，能够提供快速、简单、可重复且更重要的是无损伤的定性定量分析，是有机化合物结构解析的重要手段。拉曼光谱能够有效鉴定微生物的生物化学成分，从而获得细菌的"全细胞指纹"（whole‐organism fingerprints）。因而，拉曼光谱也是一种能够快速鉴定细胞内分子成分的有效分析工具，利用拉曼光谱技术快速高效地鉴定细菌引起研究者的广泛关注。

二、临床意义与评价

鉴定是分类学的一个组成部分，是将未知细菌按分类原则放入系统中某一适当位置和已知细菌比较其相似性，用对比分析方法确定细菌的分类地位。

临床细菌的鉴定，首先通过观察菌落的特征和革兰染色作形态学观察进行初步鉴定。然后通过生化试验和血清学反应等来鉴定细菌的属或种，生化试验是建立在菌落特征和形态染色反应基础上的。某些未知菌的鉴定还要依赖血清学鉴定或细菌噬菌体鉴定。

细菌形态学检查是细菌检验的重要方法之一，它是细菌分类和鉴定的基础，可根据其形态、结构和染色反应性等，为进一步鉴定提供参考依据。

生化鉴定是继形态学鉴定之后，又一重要鉴别依据。细菌的生化反应在种、型鉴别有重要价值，当鉴定结果可疑或不确定时，应补充试验，并结合细菌形态、生长特性、菌落特征、血清学，甚至分子生物学技术综合判断。

实验室在进行试验时应注意：①培养基在有效期内使用，冷藏培养基达室温（20～25℃）后再接种；②培养温度35℃，保持湿度；③鉴定生化试验制备需注意其成分的配置，如鉴定肠杆菌目细菌的糖分解培养基配方不同于非发酵菌，两者不可混淆。

与细菌生化鉴定方法比较，血清学鉴定具有简单易行、特异性强和反应快速的特点，主要用于：①特殊病原菌快速鉴定：对某些致病性强、所致疾病凶险、需要快速诊断、及时治疗的致病菌，可采用胶乳凝集、免疫荧光等方法直接检测抗原，进行细菌鉴定和快速诊断，如脑膜炎奈瑟菌、布鲁菌、霍乱弧菌、鼠疫耶尔森菌、炭疽芽胞杆菌等抗原检测；②细菌血清学分型鉴定：某些细菌的不同血清型（或群）流行趋势和致病性不同，通过生化反应难以鉴定，必须通过血清学分型鉴定。如链球菌按C抗原不同可分类A、B、C、D、E、F、G等。

随着对临床各种细菌特异性DNA的不断识别，检测技术不断发展和完善，以及实际商品化发展，将更进一步促进PCR在临床病原菌诊断上的应用，但有易产生假阳性的不足。核酸探针技术是一项特异性强、敏感性高、简便、快速等检测方法，可直接检出临床标本中的病原菌，而不受非致病菌的影响，尤其对那些尚不能分离培养或很难培养的细菌的检测具有特殊的意义。目前，这项技术已广泛用于致病性大肠埃希菌、沙门菌属、志贺菌属、空肠弯曲菌、结核分枝杆菌、衣原体等多种致病菌的检测。根据毒素基因中的特异碱基序列而制成的探针，可直接检测分离株或标本中某一毒素基因。如肠产毒素性大肠埃希菌（enterotoxigenic E.coli，ETEC）的耐热肠毒素（ST）和不耐热肠毒素（LT）、霍乱弧菌的霍乱毒素（choleratoxin，CT）、艰难拟梭菌的毒素A等的检测。宏基因组测序具有无需纯化培养，能够快速全面地展示序列信息的优势，可以全面筛查，从DNA和RNA层面提供更多可能的病原信息。

目前，常见细菌 16S rRNA 基因几乎全部测序完成，16S rRNA 编码基因的特点，使之成为较理想的基因分类靶序列，逐渐成为临床细菌鉴定、分类的"金标准"。16S rRNA 是细菌的标志，存在于所有原核生物细胞，其序列中含高度保守区及可变区，一些区域保留 rRNA 基因结构和功能的同源性，可变区基因的变异性具有种、属，甚至株的结构特征，这些特征可作为鉴定的分子标记。同一种细菌 16S rRNA 序列具有稳定的基因型特征，对 16S rRNA 基因测序可以在属或种水平鉴定微生物。该方法尤其适合于鉴定不能或不易培养的病原菌，以及未知的新菌种。

mNGS 可以从 DNA 和 RNA 层面提供更全面的病原信息，在病原体检测中有一定优势，可应用于感染性疾病的个体化诊断和治疗，以提高疗效，降低耐药发生率。而 tNGS 具有病原谱范围明确、检测精度高、测序成本低等优势。

质谱技术整个鉴定过程仅需几分钟，操作简单、快速，高通量，有令人瞩目的应用前景。质谱仪价格昂贵，且微生物质谱图复杂，需要专门的分析软件。目前，已有专用微生物鉴定质谱仪，该仪器具有操作简单，图谱易于分析，谱图数据库完善等特点，使鉴定结果准确、快捷。

第四节　细菌非培养快速检测

细菌非培养快速检测（rapid detection of bacteria without cultivation）是指除细菌的直接分离培养和鉴定外的细菌感染性疾病的病原学检测方法，如免疫学检测、分子生物学检测、细菌毒素检测和质谱分析等。

一、检测方法

（一）抗原检测

使用已知抗体检测临床检验标本中是否存在相应的细菌抗原，对细菌感染性疾病进行快速诊断。常用的方法有玻片凝集试验、免疫荧光试验、酶联免疫吸附试验等。

1. 玻片凝集试验　采用乳胶颗粒、碳末、葡萄球菌 A 蛋白（SPA）、聚苯乙烯粒子等为载体包被已知的抗体，直接检测标本中的细菌抗原，如使用乳胶凝集法检测脑脊液中脑膜炎奈瑟菌抗原、隐球菌抗原，使用 SPA 协同凝集试验检查尿液中军团菌可溶性抗原等。将几种抗体共同包被在同一载体上，可同时检查多种病原体抗原，如使用聚苯乙烯粒子凝集试验同时检查脑脊液中肺炎链球菌、流感嗜血杆菌和脑膜炎奈瑟菌。

2. 免疫荧光试验　敏感性较玻片凝集试验高，可用于多种病原菌抗原的检测，如脑膜炎奈瑟菌、布鲁菌属、霍乱弧菌、鼠疫耶尔森菌、炭疽芽胞杆菌等，但检测结果需使用荧光显微镜进行观察，对检验人员的技术水平要求较高。

3. 酶联免疫吸附试验　敏感性较高，可对标本进行批量检测，使用方便，如对标本中的结核分枝杆菌的表面抗原或脂阿拉伯聚糖抗原、致病性大肠埃希菌 O157 抗原、幽门螺杆菌抗原、空肠弯曲菌抗原等进行检测。

（二）抗体检测

细菌感染人体后，可刺激机体免疫系统产生免疫应答，产生特异性抗体。抗体的种类和效价在不同感染时期有所不同，早期以 IgM 抗体为主，后期 IgM 抗体逐渐消退，IgG 抗体效价逐渐增高。因此，用已知细菌或其特异性抗原检测患者血清中有无相应抗体及其抗体的种类和效价的动态变化称为抗体检测，可为某些细菌感染性疾病的辅助诊断提供依据。主要用于细菌感染性疾病的诊断和群体流行病学监测。

常用的方法有凝集试验（如检测伤寒、副伤寒、斑疹伤寒、钩端螺旋体病、梅毒抗体等）、沉淀试验、补体结合试验、间接免疫荧光技术、放射免疫测定、酶联免疫吸附试验、胶体金标记免疫技术等。

1. 直接凝集试验

（1）肥达试验　伤寒、副伤寒沙门菌感染后，机体产生的抗体可以通过与伤寒、副伤寒沙门菌的 O 抗原株、H 抗原株、甲型副伤寒沙门菌的 H 抗原株、乙型副伤寒沙门菌的 H 抗原株、丙型副伤寒沙门菌的 H 抗原株产生凝集现象。

（2）显微镜凝集试验　将疑为钩端螺旋体感染的患者血清稀释后与标准型别钩端螺旋体菌株进行凝集，用显微镜观察凝集结果。

2. 乳胶凝集试验　溶血性链球菌感染后，机体产生抗链球菌溶素 O 抗体，此抗体与风湿性疾病活动相关，有辅助诊断作用，可用乳胶凝集试验测定，也可用溶血法测定。

3. 其他抗体检测试验　酶联免疫吸附试验、放射免疫、补体结合试验、发光免疫测定等技术测定相应的血清抗体已被广泛应用于细菌感染病的病原学检测。

4. 非特异性凝集素的测定

（1）冷凝集试验　原发性非典型性肺炎患者血清中常出现能与 O 型红细胞发生凝集的冷凝集素，在 $0 \sim 5℃$ 时产生凝集，$37℃$ 凝集消失。

（2）嗜异性凝集试验　传染性单核细胞增多症患者体内会出现对羊红细胞产生凝集的凝集素，该凝集素可被牛红细胞抗原所吸附，不被豚鼠肾细胞抗原吸附。

（3）梅毒非特异抗体试验　以心磷脂、卵磷脂和胆固醇的混悬液为抗原用来检测抗心磷脂抗体，可用作梅毒临床筛选，并可作定量，用于疗效观察。

（4）外 – 斐试验　为一种非特异性反应，该试验用与立克次体有共同抗原的变形杆菌 OX_{19}、OX_2、OX_k 进行凝集反应，检测患者血清中有无抗立克次体抗体，是某些立克次体病的辅助诊断试验。

5. 胶体金标记免疫技术　采用胶体金为载体包被已知的细菌抗原，直接检测患者血清标本中的抗体，如抗结核分枝杆菌 IgG 抗体、抗幽门螺杆菌 IgG 抗体等可通过该方法检测。

（三）分子生物学检测

见本章第三节细菌鉴定。

（四）质谱技术

见本章第三节细菌鉴定。

（五）毒素测定

1. 内毒素的检测

（1）生物学方法　对注射液和生物制品采用家兔发热法。将家兔分为两组，分别测量其基础体温。用无菌注射器抽取被检测液体注入一组家兔耳静脉，作为实验组，另一组注射等量生理盐水，作为对照组。每隔 30 分钟测量两组家兔的体温，记录体温变化情况。如果实验组动物体温升高，则提示被检测的液体中可能含有内毒素。

（2）鲎试验　由 Levin 和 Bang 发现并建立的检测细菌内毒素的方法。鲎试验有半定量和定量测定两种方法，半定量测定采用凝胶法，定量测定采用浊度法（比浊法）与显色基质法（显色法）。

2. 外毒素的检测　外毒素种类较多，测定方法不同，外毒素的作用部位特定，可以用特定的动物进行生物学测试。此外，外毒素为蛋白质，具有良好的抗原性，有许多免疫学方法可以检测，如酶联免疫吸附试验、金标记免疫色谱等。

（1）生物学方法　选用敏感动物，根据可疑毒素的作用特性进行接种。如怀疑金黄色葡萄球菌肠毒素中毒，可以选用幼猫试验；破伤风梭菌的创口分泌物或肉汤培养液，可接种小鼠或豚鼠的皮下，观察肌肉痉挛的现象；由于动物实验有许多不确定因素，往往有假阳性或假阴性存在。有些毒素可以用细胞培养的方式观察可疑毒素对单层细胞的作用，如不耐热肠毒素（LT）可导致中国仓鼠卵巢细胞（CHO）及 Y1 – 肾上腺细胞的形态变化。

（2）免疫学测定　包括沉淀试验、凝集试验、放射免疫试验（RIA）、酶联免疫吸附试验（ELISA）和免疫荧光检测等。如使用金标法、凝集法或酶联免疫法直接自粪便标本中检出艰难梭菌毒素 A 或 B，以区分艰难梭菌的毒株和无毒株，可及时判定患者是否需要治疗。使用乳胶凝集试剂检测大肠埃希菌 Vero 细胞毒素（VT – 1 与 VT – 2）可快速诊断产志贺毒素大肠埃希菌（STEC）。使用协同凝集试验检出金黄色葡萄球菌产生的多种肠毒素，是诊断金黄色葡萄球菌食物中毒的可靠手段。使用反向被动乳胶凝集法快速检测中毒休克综合征毒素（TSST），可及时诊断葡萄球菌所致的中毒性休克。

（3）分子生物学方法　可采用核酸分子杂交、PCR 扩增、荧光定量 – PCR 等方法检测细菌毒素基因，判断其产毒情况。

（4）其他检测方法　化学发光、流式细胞术、高效液相色谱和生物传感器等也可用于细菌毒素的检测，生物传感器利用免疫磁性电化学发光传感器检测葡萄球菌肠毒素、肉毒毒素和霍乱肠毒素等获得成功，可检测出飞克（fg）水平的毒素。

二、临床意义与评价

细菌非培养快速抗原检测常用于培养时间长、不易培养或不能培养的微生物检查以及检测细菌的毒力，是临床细菌学检查的重要手段。该技术简单、快速、实用，结果可肉眼观察，已广泛应用于临床，在使用这些方法对粪便、痰液等存在正常菌群的标本进行检测时，需考虑共同抗原引起的交叉反应，必须有严格对照试验和排除试验，以保证结果的准确性。

免疫学检测抗体时，由于人体受细菌感染后抗体的产生情况复杂多变，且受多种因素的影响，因此，一次抗体检测结果通常不能确定诊断，应同时检测双份血清或 IgM 抗体，血清 IgM 抗体效价明显高于正常水平或患者恢复期 IgG 抗体效价比急性期升高 ≥4 倍者有临床意义。细菌抗体检测相较细菌培养或抗原检测而言，诊断价值有限，一般适用于流行病学调查和回顾性分析或经抗生素治疗后慢性细菌性感染患者（此时病原体的分离培养常为阴性）的诊断。

第五节　细菌自动化检验

传统的微生物学诊断需要在平板上分离获得单个菌落是鉴定的前提，然后进行菌落特点特征观察、染色观察形态、生理生化特征观察、血清学试验和药敏试验等来将细菌鉴定至属或种水平。然而如何快速、准确的鉴定微生物，一直是临床微生物工作者的努力目标。20 世纪 70 年代以来，逐步发展了微量快速培养基和微量生化反应系统，实现了从生化模式到数字模式的转化，大大促进了微生物检验的自动化进程。大多鉴定系统采用细菌分解底物后反应液中 pH 的变化，色原性或荧光原性底物的酶解，测定挥发或不挥发酸，或识别是否生长等方法来分析鉴定细菌。

细菌自动化检验（bacteria test automation）是把生化反应数字化技术进一步计算机化，数据库用电脑管理，结果用电脑分析和鉴定。与手工系统相比，自动化检验提高了阳性检出率，灵敏度高，重复性好，缩短检验周期，节省人力。

一、自动化培养系统与自动化鉴定系统

（一）自动化培养系统

细菌的自动培养系统有血培养系统和分枝杆菌培养系统。

1. 血培养系统 是通过计算机自动扫描连续监测微生物生长代谢指标并自动报警有细菌（或真菌）生长的系统。传统的血培养需每天观察培养瓶的变化并进行盲目转种，费时、费力，阳性率不高。20 世纪 70 年代以后，出现了许多半自动化和自动化的血培养检测和分析系统，使检测变成快速简便的自动化操作，缩短了工作时间，提高了阳性检出率。如临床广泛使用的连续监测血培养系统（continuous monitoring blood culture system，CMBCS）。

系统是通过计算机自动扫描，进行连续监测培养基（液）中微生物生长繁殖而发生的变化，即浑浊度、pH 值、代谢终产物、二氧化碳等气体浓度、荧光标记底物或代谢产物等的变化，定性地检测微生物的存在。当某些生长指数超标时，仪器自动报警提示有细菌或真菌生长。根据所检测物质的不同可分为以下三类：检测培养基导电性和电压、测定培养瓶内压力与采用光电比色原理监测。采用光电比色原理监测是目前国内外应用最广泛的自动血培养系统。微生物在代谢过程中产生终末代谢产物二氧化碳，引起培养基 pH 值及氧化还原电位改变。利用光电比色检测血培养瓶中某些代谢产物量的改变，可判断有无微生物生长。这类自动血培养系统又可分成以下四类：①通过红外分光光度计连续监测培养瓶内二氧化碳水平的变化；②通过反射光强度增强确定微生物生长；③检测荧光强度确定微生物生长；④采用同源荧光技术监测微生物的生长。

2. 分枝杆菌培养系统 全自动快速分枝杆菌检测系统是检测分枝杆菌生长时所释放的二氧化碳或者所消耗的氧气来判断标本中是否有微生物存在。检测技术主要有放射标记、颜色变化和荧光技术等。如目前常用的全自动快速分枝杆菌培养鉴定仪采用荧光增强原理，在培养管底部包埋对培养管内氧气浓度高度敏感的荧光指示剂。当培养管内有分枝杆菌生长时，氧气被消耗，荧光显示剂在二极管的激发下发出荧光，通过内荧光强度记忆探测器每隔一定时间测定培养管内荧光强度变化，当荧光强度呈现加速度变化时，系统将以生长单位的形式报告该标本为阳性。使临床在最短的时间内获得可靠的诊断治疗依据。

（二）自动化细菌鉴定和药敏系统

自动细菌鉴定系统是由孵育箱、扫描仪和计算机等部件组成的仪器，能够自动完成对鉴定板的孵育、定时扫描、数据读取和结果判断等程序，并将待测细菌鉴定到种的分析技术。

根据其组成和功能可分为半自动和全自动细菌鉴定分析系统两类。半自动仪器一般由计算机和读数器两部分组成，鉴定反应板在机外孵育后，一次性上机读取结果，由计算机进行分析和处理，并报告细菌鉴定结果；全自动仪器与半自动仪器的主要区别是增加了机内孵育、动态扫描观察，有的仪器还配有自动接种器。

鉴定系统包括鉴定卡、接种器、培养和动态监测系统、数据处理和分析系统等，其原理及功能简述如下。

1. 鉴定卡（板） 置有一组生化试验的板条。一般根据鉴定细菌的种类进行分类命名，如革兰阳性菌鉴定卡、革兰阴性菌鉴定卡、弧菌鉴定卡、厌氧菌鉴定卡、酵母菌鉴定卡、需氧芽胞杆菌鉴定卡、奈瑟菌鉴定卡等。使用者首先根据细菌的形态、革兰染色性、氧化酶、葡萄糖发酵等基本试验将细菌

初步分类，再正确选择相应的鉴定卡。

2. 菌液接种器 可分为真空接种器和活塞接种器，以真空接种器较为常用。使用者将被鉴定的细菌按要求配置成菌悬液，并与鉴定卡连接，放入仪器的真空接种室中，即可由仪器完成接种过程。

3. 培养和动态监测系统 将接种细菌的鉴定卡（板）放入孵箱/读数器中进行培养和动态监测。一般在鉴定卡（板）上设置有生长对照孔和终点阈值，系统每隔一定时间对卡片上的每一反应孔进行读数，并与生长对照孔比较，当生长对照孔到达终点阈值时，可获得细菌最终生化反应结果。动态监测可以保证利用细菌最佳生长时间段的生化反应特征作为鉴定依据，比传统的统一放 24 小时观察结果更加准确、报告更加快捷。

4. 数据处理和分析系统 是整个系统的中枢，始终保持与孵箱/读数器、打印机的联络，控制孵箱温度，自动定时读数，自动将读数器的电信号转换成数码，并与已储存的数据库相比较，作出菌种鉴定；通过计算鉴定百分率（ID）和典型性参数（T），给出鉴定结果可信度的评价。

鉴定系统的工作原理因不同的仪器和系统而异。不同的细菌对底物的反应不同是生化反应鉴定细菌的基础，大多鉴定系统采用细菌分解底物后反应液中 pH 的变化，色原性或荧光原性底物的酶解，测定挥发或不挥发酸，或识别是否生长等方法来分析鉴定细菌。

药敏试验的实质是微型化的肉汤稀释试验。应用光电比浊原理，根据不同的药物对不同的菌最低抑菌浓度不同，每一种药物一般选用系列不同药物浓度，每一药敏试卡可同时做多种药物的最低抑菌浓度（minimal inhibitory concentration，MIC）测定，经数小时孵育后，每隔一定时间自动测定小孔中细菌生长情况，即可得到待测菌在各浓度的生长率，经分析得到 MIC 值。

（三）全自动微生物流水线

全自动微生物自动化流水线在我国的应用尚处于起步阶段，缺乏临床微生物检验自动化流水线应用的相关标准。为推进自动化技术的发展，中华医学会检验医学分会和中国医学装备协会检验医学分会组织制定了《临床微生物检验自动化流水线应用专家共识》（2024 年 3 月）。在临床微生物检验中，全实验室自动化是指临床微生物检验工作流程的整体自动化，包括涂片、染色、接种、孵育、读板、鉴定、体外抗菌药物敏感性试验以及结果报告等检验步骤。目前，自动化接种、涂片、孵育以及半自动化的鉴定和药敏，形成了由不同的自动化模块组成的流水线，模块之间由轨道和硬件连接。临床微生物检验自动化流水线方案是指模块串联的流水线式工作模式。微生物实验室自动化系统是一个全新的发展方向。尽管全自动微生物检验流水线在工作效率、及时性、安全性和溯源性等方面具有优势，但实施流水线的过程面临诸多挑战。目前，全自动微生物流水线尚不能与微生物鉴定仪、药敏分析仪直接连接发出完整的检验报告。但临床微生物检验必然走向以全自动流水线为代表的自动化时代。全自动流水线是微生物实验室全流程自动化的重要基础架构，进一步与 MALDI - TOF MS、自动微生物鉴定药敏分析仪以及自动染片仪等连接，实现实验室信息系统（laboratory information system，LIS）等信息系统互联，临床微生物实验室将迎来全自动化的新时代。

二、临床意义与评价

传统的血液细菌培养，每天要观察有无细菌生长现象，且经常需要盲目转种防止漏检。所用的培养基由各实验室自行配制，难以标准化和保证质量。在血液增菌培养瓶中添加固体相而成的双相血液增菌培养瓶的出现，省去了转种的过程，使细菌的生长现象直接以菌落的形式表现，提高了观察的灵敏度，但仍需较长培养时间。自动血培养检测系统的基础是检测细菌生长时气体的变化作为有无微生物存在的指标，大大提高了检测敏感性。传统的分枝杆菌标本分离培养、菌型鉴定、药物敏感试验方法简单、经济，易于推广使用，但是存在着检测周期长、阳性检出率低、不易标准化等缺点。20 世纪

70 年代末，全球第一台专业的全自动分枝杆菌培养鉴定仪研制成功，使快速分离结核分枝杆菌成为现实。目前常用的全自动快速分枝杆菌培养鉴定仪采用荧光增强原理，通过内荧光强度记忆探测器每隔一定时间测定培养管内由于细菌生长时气体的改变引起的荧光强度变化作为有无分枝杆菌生长的指标。

传统的微生物分离、鉴定方法操作相对繁杂，周期较长，准确性和灵敏度有待提高，对实验室技术人员的专业技术、操作技能、工作经验要求极高。自动细菌鉴定与药敏系统使实验方法标准化，为医学微生物检验工作提供了一个简便、科学的细菌鉴定程序，提高了检验质量和检验效率，灵敏度高，重复性好，缩短检验周期，节省人力。

第六节 菌种保存技术

菌种保存（strain preservation）是指为了较长期的保持细菌原种的特性、防止菌种的衰退和死亡的方法。可用于细菌检验的质量控制、制备诊断抗原和免疫血清和保存新分离出的未能作出鉴定的细菌，对微生物的研究具有现实和深远的重要意义。

一、保存方法

（一）菌种保存方法

1. 传代培养保存法 有斜面培养、穿刺培养、庖肉培养基培养等（后者作保存厌氧细菌用），培养后于 4 ~ 6℃ 冰箱内保存。

2. 液体石蜡覆盖保存法 是传代培养的变相方法，能够适当延长保存时间。它是在斜面培养物和穿刺培养物上面覆盖灭菌的液体石蜡，一方面可防止因培养基水分蒸发而引起菌种死亡，另一方面可阻止氧气进入，以减弱代谢作用。

3. 载体保存法 是将微生物吸附在适当的载体，如土壤、沙子、硅胶、滤纸上，而后进行干燥的保存法，如沙土保存法和滤纸保存法应用相当广泛。

4. 冷冻保存法 可分低温冰箱（ - 20℃）、超低温（ - 70℃）和液氮（ - 196℃）等保存法，在液氮中，细菌等微生物的代谢处于停滞状态，因此可降低变异率和长期保持原种的性状，因此液氮超低温保存法是目前保存菌种的最理想方法。

5. 真空冷冻干燥保存法 先使微生物在极低温度（ - 70℃左右）下快速冷冻，然后在减压下利用升华现象除去水分（真空干燥）。

有些方法如滤纸保存法、液氮保存法和冷冻干燥保存法等均需使用保护剂来制备细胞悬液，以防止因冷冻或水分不断升华对细胞造成的损害。保护性溶质可通过氢和离子键对水和细胞所产生的亲和力来稳定细胞成分的构型。保护剂有牛乳、血清、糖类、甘油、二甲亚砜等。

（二）菌种保管

1. 选择适宜的培养基 应充分了解每种细菌的不同生物性状及其营养要求，选择适宜的培养基。一般原则是使细菌能够良好生长而不易发生变异的前提下，必须选择营养丰富的培养基，一般不用含糖的培养基。液体培养基不适于保存菌种。

2. 4℃保存 培养后最好在细菌尚未旺盛发育之前取出，放冰箱内保存。注意的是，一般细菌多数保存于 4℃冰箱中，但真菌、霍乱弧菌、铜绿假单胞菌及粪产碱杆菌需在室温保存。而脑膜炎奈瑟菌、淋病奈瑟菌及新分离的流感嗜血杆菌需保存于 37℃孵箱中。

3. 鉴定记录 保存菌种应做鉴定记录。在主要培养基上生长情况、菌落特征、形态及革兰染色或特殊染色反应、生化反应、血清学性状以及个别菌种需要的动物实验结果等。

4. 菌种两套保存 保存的菌种应有两套，一套供保存传代用，一套供实验用。

5. 定期转种 定期转种，每转种三代做一次鉴定。

6. 专人保管和发放 严格保管和发放制度，专人管理。

二、临床意义与评价

为了较长期的保持细菌原种的生物学特性，防止菌种的衰退和死亡，选择合适的方法对菌种进行保存，以用于质控、教学和科研。保存菌种也是保护资源，更好的开发利用这一资源，对微生物的研究具有现实和深远的重要意义。

? 思考题

答案解析

案例 血培养仪中有一血培养瓶报阳，现在需要对血培养瓶中样本进行涂片染色和镜检，之后进行样本分离接种。

问题

（1）常见的染色标本显微镜检查方法有哪些？

（2）培养基的种类按用途分类有哪些？

（3）细菌的分离接种法有哪些？

（王豫萍）

书网融合……

 重点小结　　 题库　　 微课/视频1　　 微课/视频2　　 微课/视频3

第八章　临床真菌检验技术

PPT

真菌检验是指从送检的各种标本中，通过标本显微镜检查、培养鉴定、真菌抗原、抗体检测与分子生物学等检测技术检出真菌或其结构与组成成分等，并对所检测到的真菌进行药物敏感性试验。目前真菌感染的实验检查方法主要包括：①形态学检查（直接镜检与染色镜检）；②分离培养鉴定；③免疫学检查；④组织病理学检查；⑤分子生物学技术。

第一节　真菌形态学检查

真菌形态学检查（fungal morphological examination）是将疑似真菌感染患者标本涂片、染色或不染色，在显微镜下观察真菌细胞形态、孢子与菌丝，是真菌感染病原学检测的主要方法。单细胞型真菌大小是球菌的 5~6 倍，呈圆形或卵圆形，以出芽方式繁殖，光学镜下易于观察；多细胞型真菌菌丝形态各异，孢子和子实体形态结构也有差别，光学显微镜下也易于鉴别。真菌形态学检查包括标本不染色直接镜检和染色镜检。无菌部位标本发现真菌结构成分可确定感染，非无菌部位存在定植真菌，不能判断是否感染，需要结合真菌培养结果和临床情况综合判断。

一、检查方法

（一）直接镜检

将标本置载玻片上，加封固液或载浮液，加盖玻片并压紧，驱赶出气泡。在较暗的视野于低倍镜下寻找菌丝和孢子，再转成高倍镜观察菌丝和孢子形态，检出菌丝和孢子，可初步确定为真菌感染。根据标本类型选用适合的封固液或载浮液，常见的封固液如下。

1. 氢氧化钾溶液　适用于角质层较厚、致密、不透明的标本，如指甲、毛发、皮屑等。标本置于载玻片上，加 1 滴 10%~20% KOH 溶液，加盖玻片并微微加热，KOH 促进角质的溶解，标本变得透明。

2. 生理盐水　将生理盐水作为载浮液，在盖玻片四周用凡士林封闭防止水分蒸发，置 35℃ 孵育，可观察真菌出芽现象。脓汁、尿及粪便标本，可滴加少量生理盐水后直接镜检。

3. 水合氯醛 – 苯酚 – 乳酸封固液　该液消化力较强，只限于不透明的标本。

（二）染色镜检 ▣ 微课/视频 1

为了更清楚地观察真菌菌丝和孢子形态及提高检出率，标本需染色后再观察。常用真菌染色方法如下。

1. 革兰染色 各种真菌均为革兰阳性，革兰染色常用于单细胞型真菌（酵母菌）和一些双相型真菌（组织胞浆菌、孢子丝菌）的染色。

2. 乳酸酚棉蓝染色 适用于标本直接涂片染色、培养物涂片检查及小培养标本保存等，真菌被染成蓝色。常用于丝状真菌的形态结构观察。

3. 墨汁染色 又称墨汁负染色，主要用于新型隐球菌的检查。取 1 滴优质墨汁置于载玻片上与被检标本（如脑脊液）混合，加盖玻片镜检。墨汁染色背景为黑色，菌体和荚膜不着色，透亮，极易观察。

4. 荧光染色 荧光染色可用于各类标本直接涂片染色、培养物涂片染色和组织切片染色。荧光染料包括 0.1% 吖啶橙（不同真菌呈现不同颜色）、钙荧光白（真菌呈亮绿色到蓝色）和荧光素标记的几丁质酶（真菌呈亮蓝色）等。荧光显微镜下可以清楚地观察真菌形态，判断真菌的存在，不易漏检。

5. 六胺银染色 该方法使用过碘酸氧化真菌细胞壁中的多糖使醛基暴露，醛基将六胺银还原为黑色金属银，主要用于检测组织内的真菌，真菌被染成黑色或黑褐色。

6. 糖原染色 又称为过碘酸 – 希夫染色（PAS）。本法也是利用真菌细胞壁含有多糖进行染色，可用于标本直接涂片和组织病理切片染色。真菌被染成红色，核为蓝色，背景淡绿色。

此外，对骨髓和外周血中的荚膜组织胞浆菌和马尔尼菲篮状菌，须用瑞氏染色或吉姆萨染色后镜检。

二、临床意义与评价

真菌镜下检查阳性对浅部真菌病、隐球菌病、皮肤黏膜念珠菌病等有诊断意义：①无菌采集皮屑、甲屑、毛发，查见菌丝和孢子，可确定真菌感染；②阴道分泌物查见卵圆形芽生孢子或成链状及分枝状的假菌丝，可疑似真菌性阴道炎；③脑脊液墨汁染色于黑色背景中找到圆形或卵圆形透亮菌体（时见出芽）和宽厚荚膜，可报告"墨汁染色见到隐球菌"，并报告量，染色结果阳性是确诊依据，需按危急值处理；④溃疡渗出液、脓液、痂皮、组织块、脓疡或囊肿穿刺液，涂片革兰染色或 PAS 染色后，于巨噬细胞或中性粒细胞内检出卵圆形或梭形孢子，可疑似申克孢子丝菌感染，需做进一步鉴定；⑤深部感染痰、血、骨髓标本，常用革兰染色、瑞氏或吉姆萨染色、糖原染色、六胺银染色、荧光染色，若查见菌丝和孢子，疑为真菌感染，需作进一步相关项目检查；酸中毒的糖尿病患者暴发急性感染时，如检出宽或波状无隔菌丝则应考虑毛霉菌病。

直接镜检敏感性随标本类型、数量、采集时间和质量等而有所不同，低于真菌培养法。阴性结果不能排除真菌感染，但应注意有假阳性出现，如溶解的淋巴细胞在脑脊液墨汁染色中易误认为新型隐球菌，脂肪微滴也易与出芽酵母细胞混淆。

第二节　真菌分离与培养

将临床检验标本划线分离接种或点种于真菌培养基上，并置于合适生长环境进行孵育获得真菌纯种的过程称为真菌分离与培养（fungal isolation and cultivation）。其目的是为了检出真菌，并进一步鉴定菌种和做药敏试验，为临床真菌感染诊断和治疗提供依据。

一、分离与培养技术

(一) 培养基

根据真菌的种类与标本的类型选择合适的培养基。若标本取自无菌部位可接种到不含抑制剂的培养基;如标本取自含正常菌群的部位应接种于含抑制剂（如氯霉素、庆大霉素、线菌酮等）的培养基。常用培养基见表8-1。

表 8-1　常见真菌培养基及用途

培养基名称	培养基用途
沙氏葡萄糖琼脂（SDA）	真菌的常规培养
脑心浸液（BHI）培养基	深部感染真菌的培养
沙氏脑心浸液（SABHI）培养基	通用于所有真菌的分离培养
马铃薯葡萄糖琼脂（PDA）	常用于真菌小培养
念珠菌显色培养基	念珠菌属的选择鉴别培养基
察氏琼脂（CZA）	曲霉属常用的鉴别培养基
皮肤癣菌试验培养基（DTM）	用于皮肤癣菌的筛选
溴甲酚紫乳固体葡萄糖琼脂（BCP-MSG）	鉴别皮肤癣菌
玉米粉葡萄糖琼脂（CMA）	促进红色毛癣菌产生深红色色素
玉米粉吐温 80 琼脂	促进白念珠菌厚壁孢子及假菌丝形成
尿素琼脂	用于鉴别隐球菌、丝孢酵母属与红酵母菌属、皮肤癣菌的鉴别

(二) 接种与培养方法 微课/视频 2

1. 试管培养法　挑取少量标本,接种于试管的斜面中下部恒温培养。试管培养法使用方便、不易污染,但展示面积不够,不能完全显示菌落的全部形态。试管培养法常用于真菌传代和菌种保存。

2. 大培养法　挑取少量标本,接种于培养皿或大型培养瓶。在培养皿上真菌菌落较大,易于观察。该法容易污染,不适合培养球孢子菌、组织胞浆菌等传染性强的真菌。

3. 真菌小培养　小培养法是观察真菌结构及生长发育的最佳方法,它避免了挑取菌落制备涂片时破坏真菌原有结构,提高了菌种鉴定的正确性。根据高倍镜观察到的孢子和菌丝的形态特征、位置、大小、排列及产孢结构,鉴定菌种类型。

常用真菌小培养法包括下述几种。

(1) 琼脂块培养法　用灭菌的刀片从 PDA 培养基切取一块表面积约 $1cm^2$ 的琼脂块,放在培养基表面,用接种针挑取待测菌的菌丝接种在琼脂块的四角上,将灭菌后盖玻片加盖在琼脂块表面,加适量无菌水或含水棉球,保湿培养。至菌丝丰富或产孢良好时,将盖玻片取下,制作乳酸酚棉蓝压片,镜检观察。

(2) 铜圈法 (钢圈法)　用镊子夹铜圈 (带有小孔) 在火焰加热后,双面沾上少许石蜡,立即将其放在载玻片上,小孔朝上。将盖玻片稍加热立即盖在铜圈上,形成一个密闭的小室。用无菌注射器将融化的 PDA 从小孔注入小室内,注入量占小室的 1/2,玻片横向放置待冷却凝固。用接种针挑取待检测菌从铜圈小孔中贴盖玻片垂直刺入。将接种好的小培养放无菌平皿中,内放湿棉花或纱布,保湿培养。至菌丝丰富或产孢良好时,提起盖玻片,弃去琼脂块,分别将盖玻片和载玻片制片,镜检观察。

(3) 小型盖片直接培养法　按常规方法接种标本在试管或平皿中。取无菌 11mm × 11mm 大小的盖玻片,加薄层培养基。将此盖玻片有培养基的一面朝向接种处插入琼脂,保湿培养,肉眼可见有菌生长时取出盖玻片，有菌面朝下直接覆盖在加有封固液的载玻片上，显微镜下观察。

（三）培养结果观察

真菌的孵育时间与种类有关，酵母型真菌孵育 2~5 天多被检出；皮肤癣菌 1 周内检测；暗色真菌和双相型真菌可能需要 2~4 周。4 周后无真菌生长可报阴性。实验室多在孵育第一周每天观察 1 次，第二周共观察 3 次，第三周共观察 2 次，第四周结束时观察 1 次。观察真菌生长的培养物宜在生物安全柜内进行。

菌落肉眼观察主要包括以下几方面。

1. 生长速度　菌落在 7~10 天内出现者，为快速生长；3 周只有少许生长，为慢速生长。菌落生长的快慢与菌种、培养条件有关。

2. 菌落大小　以毫米或厘米记录菌落直径。菌落大小与菌种、生长速度、培养时间长短有关。

3. 表面形态　菌落表面可为平滑、凸起或凹陷、皱褶等，有的菌落表面可出现沟纹，如脑回状、放射状或同心圆状。

4. 菌落性质　可分为酵母型、酵母样型和丝状菌落。酵母型菌落外观光滑、质地柔软、呈乳酪样，与细菌菌落相似，如隐球菌属。酵母样型菌落与酵母型菌落相似，但形成假菌丝，伸入培养基中，如念珠菌属。丝状菌落是多细胞型真菌的菌落形态，呈棉絮状、绒毛状或粉末状，根据菌种的不同，菌落性质多变，是鉴定的重要依据。

5. 菌落颜色　菌落随菌种不同表现出不同的颜色。丝状菌落的表面和底层颜色也可不同，表面和底层均需观察。

6. 菌落边缘　有些菌种整齐如刀切，有些呈羽毛状，随菌种不同而异。

7. 菌落底部　有些菌落会陷入琼脂中，有时甚至致培养基开裂。

二、临床意义与评价

真菌培养的目的是为了提高致病真菌检出的阳性率，同时确定致病菌的种类。一旦培养发现致病性真菌，诊断即可确立；如果培养出条件致病真菌，如白念珠菌或烟曲霉，应结合临床情况进行判断。从无菌部位如血液或脑脊液中培养出条件致病真菌，常提示肯定的感染（血液中培养出曲霉需慎重，应结合临床及患者免疫状况排除污染）；但对于脓、痰或尿标本则应谨慎解释结果，单靠一次培养阳性往往不能确诊，还需结合直接镜检的结果。因此，应强调直接镜检与培养检查相结合的重要性。

鉴于目前条件致病性真菌感染不断增加的现状，有时难以排除少见真菌引起感染的可能性。因此，在没有确定证据排除为污染真菌之前，任何培养出的真菌都不应被视为污染真菌。实验室检验人员应与临床医师密切沟通，了解患者的情况，对培养出的真菌做出正确的判断。

第三节　真菌鉴定

真菌鉴定（fungal identification）是对真菌进行分离培养后的纯培养物根据菌落的特征、镜下形态和结构确定菌种的过程。必要时可通过生化反应、鉴别试验、分子生物学、动物接种等方法明确菌种。真菌鉴定可以对培养的真菌进行正确的分类，有助于临床诊断和治疗。

一、鉴定方法

对常见致病真菌的鉴定原则是首先要区分酵母菌和丝状菌。如果初代培养基上培养出酵母样菌落，在鉴定前应进行分离纯化，在去除细菌和其他真菌污染、区分混合感染后，对纯培养物进行鉴定。丝状菌的鉴定较为复杂，传统鉴定方法主要依据孢子的发育过程结合其他特征来进行鉴定。初代培养后根据形态学特征一般可鉴定到属水平，再依据不同真菌的鉴定要求，采用标准培养基和培养条件进一步完成菌种鉴定。

（一）形态学鉴定

用表型特征对真菌进行分类鉴定，仍然是目前临床实验室普遍应用的方法。对致病真菌的鉴定，需要选择合适的培养基进行培养后，再借助光学显微镜或荧光显微镜、电子显微镜和细胞化学等各种染色法观察形态特点。

1. 菌落形态观察　区别不同的菌落特征是致病真菌的形态学鉴定的第一步。对丝状菌落（霉菌）通常采用形态学鉴定为主，而酵母型菌落（酵母菌）常需采用形态和生理生化相结合的手段。

（1）酵母菌鉴定　酵母菌在琼脂培养基中25℃培养2～5天后出现圆丘状、边缘完整的特征性菌落，类似于细菌菌落，菌落呈奶油状、具有光泽（或轻度光泽或无光泽）、表面光滑、湿润，菌落颜色通常为白色、奶油色、粉红色或橙红色。

（2）丝状菌鉴定　丝状菌培养常因不同的培养基而在生理和形态方面表现出极大的差异，故描述菌种时应注明鉴定培养基的种类。鉴定时先肉眼观察平板上生长的单个菌落，注意平板表面及底层的颜色、质地等（详见本章第二节真菌分离与培养）。

2. 显微镜检查　通过显微镜观察未经染色或经革兰染色或亚甲蓝染色的酵母菌，通常会发现单细胞的球形、椭圆形、卵圆形或圆柱形菌体，可观察到芽生孢子或假菌丝。丝状菌显微镜检查常用方法包括接种针挑取一部分菌落进行染色镜检、真菌小培养染色镜检和透明胶带法染色镜检等，常用乳酸酚棉蓝染色。用透明胶带粘取

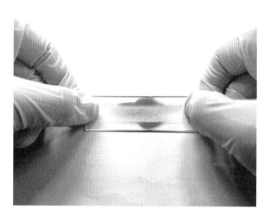

图8-1　透明胶带法乳酸酚棉蓝染色

菌落表面贴于滴加了染液的载玻片上，是一种不破坏孢子结构的快捷方法（图8-1），操作须在生物安全柜中进行。显微镜观察时注意菌丝的形态和结构、孢子的形态及类型、子实体的有无及形态等。

（二）生化鉴定

生化反应多用于酵母菌的鉴定。对碳水化合物的利用能力是酵母菌鉴定的主要手段。生化鉴定有标准鉴定、显色鉴定、手工生化鉴定和自动生化鉴定系统。目前已有商品化的检测系统，也可用于丝状真菌的辅助鉴定。

1. 标准鉴定与自动生化鉴定　标准鉴定是按传统双歧表流程鉴定（包括糖同化试验、糖发酵试验、酚氧化酶试验、脲酶试验、硝酸钾同化试验、脂肪酸需求试验）；生化鉴定系统根据不同菌种糖发酵和糖同化能力及脲酶、硝酸钾利用、酚氧化酶试验等生化反应来鉴定的。

糖（葡萄糖、麦芽糖、蔗糖、乳糖、半乳糖、海藻糖）发酵是指对某种糖发酵产生二氧化碳和乙醇，有气体产生的指示发酵，培养基的pH值可能不会改变；糖（蜜二糖、纤维二糖、肌糖、木糖、棉籽糖、半乳糖醇）同化是指在有氧环境中对作为唯一碳源的特定一种糖的碳水化合物的利用能力。

硝酸盐试验类似于糖同化试验。测定酵母对硝酸盐作为唯一氮源时的利用能力。常用于隐球菌属、红酵母属、毕赤酵母属、丝孢酵母属、念珠菌属的鉴别。

2. 念珠菌显色鉴定　念珠菌显色培养基依据念珠菌特异性酶与底物反应，显示不同颜色来区分几种常见念珠菌。如白念珠菌为绿色，热带念珠菌为蓝灰色，光滑念珠菌为淡紫色，克柔念珠菌为紫粉

色。不能用显色培养基鉴定的菌株用 SDA 分离纯化，再用生化鉴定系统或质谱进一步鉴定。

（三）分子生物学鉴定

应用分子生物学技术从遗传和进化角度阐明真菌菌种之间和种间内在关系，已普遍应用于真菌现代鉴定之中。常用的分子生物学鉴定方法包括：测序比对分析、限制性片段长度多态性（RFLP）、随机扩增多态性 DNA（RAPD）、单链构象多态性（SSCP）分析和脉冲场凝胶电泳（PFGE）等。

1. 测序比对分析 根据真菌的保守序列设计通用引物或属种的特异性引物，常规 PCR 扩增目的基因，扩增产物经测序后进行序列比对可从种水平对真菌进行鉴定。目前应用最多的是真菌核糖体 DNA 的内转录间隔区（ITS 区）、28S rDNA 的 D_1/D_2 区测序。此外还包括 β - 微管蛋白（beta - tubulin）、延伸因子 - 1α（elongation factor - 1alpha）、几丁质合成酶、细胞色素 P450 L1A1 基因、细胞色素氧化酶 C 和细胞色素 B 等基因序列。

2. 聚合酶链反应 - 限制性片段长度多态性（PCR - RFLP） 对扩增的目的片段选用适当的限制性内切酶处理，对电泳结果分析，可以显示真菌不同分类水平上的多态性和特异性。

3. 随机扩增 DNA 多态性（RAPD）技术 适用于分子生物学特征不明确或不了解基因组 DNA 序列的真菌，因此被广泛用于酵母菌和丝状真菌的鉴定和流行病学研究。

4. 单链构象多态性（SSCP）分析 使用基因位点特异的引物检测等位基因，除可用于鉴定，还可用于真菌的基因分型等。

（四）质谱鉴定技术

基于蛋白质组学的基质辅助激光解吸电离飞行时间质谱技术（MALDI - TOF MS）是鉴定真菌菌种的新一代技术，具有高灵敏性、高特异性、高准确度和高通量等特点，已应用于酵母菌与丝状真菌的鉴定。MALDI - TOF MS 主要是对真菌细胞裂解产物的全蛋白进行检测，获得病原真菌的蛋白质图谱，将待测菌的蛋白质图谱与数据库进行比对，根据图谱的匹配度，得出鉴定结果和相应的评分。不同的分离地区和培养条件均可能对菌株蛋白指纹图谱产生影响，所以最好采用不同地区各自的菌株数据库，鉴定前培养条件仍需标准化。

（五）其他培养鉴定法

1. 厚壁孢子（chlamydospores）形成试验 玉米粉吐温 80 琼脂可促进白念珠菌厚壁孢子及假菌丝形成，借此可鉴定白念珠菌。制备玉米粉吐温 80 琼脂玻片小培养，置于微需氧环境孵育后观察。应注意假菌丝的大小和形状以及沿假菌丝的芽生孢子（图 8 - 2）。都柏林念珠菌也能形成厚壁孢子。

2. 芽管形成试验（germ tube test） 芽管形成试验是鉴定白念珠菌的快速试验，但不是所有的白念珠菌分离株芽管形成试验均为阳性。用细菌接种环挑取沙氏葡萄糖琼脂或血琼脂平板上 30℃ 孵育 24～48 小时的新鲜培养物，置于含胎牛血清的基质中，37℃ 孵育不超过 3 小时，显微镜观察是否有芽管形成。注意不要把热带念珠菌的带有收缩缢痕的孢子误认是芽管。都柏林念珠菌也能形成芽管。

3. 酚氧化酶试验（phenol oxidaset test） 新型隐球菌与格特隐球菌在咖啡酸琼脂（containing caffeic acid, CAA）与"鸟食"琼脂（"birdseed" agar）25℃ 孵育 2～5 天后菌落呈黑褐色，是检测隐球菌胞内产生特异性酚

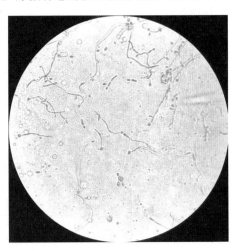

图 8 - 2　白念珠菌厚壁孢子及假菌丝形成
（乳酸酚棉蓝染色，×1000）

氧化酶的方法。该方法特异度高，适用于新型隐球菌多个变种、多个血清型、脲酶阴性菌株及无荚膜变异株。

4. 脲酶试验（urease test） 产生脲酶酵母菌在尿素琼脂培养基中孵育 24~72 小时，水解尿素产生氨导致 pH 值升高，酚红指示剂颜色从黄色变化到粉红色、红色。本试验是检测酵母菌产生脲酶能力的试验，可快速鉴别对脲酶试验阳性的担子菌门酵母菌（隐球菌属、马拉色菌属和丝孢酵母属）及脲酶试验阴性的子囊菌门酵母菌［念珠菌属、酿酒酵母（*S. cerevisiae*）、芽生裂殖酵母属（*Blastoschizomyces*）、毕氏酵母属（*Pichia*）］。脲酶试验也可用于皮肤癣菌的鉴定。

5. 酵母菌胞外酶快速鉴定 胞外酶检测测试卡可用于真菌相似物种间的鉴别。如芽管形成试验阳性的白念珠菌与都柏林念珠菌，二者可通过胞外酶检测进行鉴别。白念珠菌具有 N - 乙酰 - β - D 半乳糖苷酶和脯氨酸氨肽酶，都柏林念珠菌只有 N - 乙酰 - β - D 半乳糖苷酶。

6. 特殊培养基诱导产孢试验 皮肤癣菌菌种鉴定主要依靠培养的菌落特征、显微镜下孢子和菌丝的形态以及生理生化试验，其中关键在于促进皮肤癣菌产生孢子便于观察。对于难于产孢的菌种需要采用特殊培养基诱导产孢。如怀疑毛癣菌属可采用燕麦培养基诱导产孢，怀疑小孢子菌属可采用米饭培养基诱导产孢。

7. 双相型真菌菌丝相和酵母相互相转换鉴定试验 双相型真菌在 SDA 上，25℃培养生长缓慢，呈菌丝相菌落；在 BHI 上，37℃培养产生酵母样菌落。具有鉴定菌种意义的特征性结构是：菌丝相时的菌丝、菌落中央、背面呈色，显微镜下所见菌丝、分生孢子梗、小分生孢子、大分生孢子形态；酵母样菌落呈色、表面质地，镜检所见短菌丝或芽管等形态。

二、临床意义与评价

（一）常见酵母菌的鉴定

1. 白念珠菌特征 ①在 SDA 培养基培养后形成酵母样菌落；②在含吐温 80 的玉米粉培养基上的菌落涂片可见假菌丝，在顶端和侧支可形成厚壁孢子；③血清芽管试验阳性；④在显色培养基上呈蓝绿色；⑤生化特征：能同化葡萄糖、麦芽糖、蔗糖、半乳糖、海藻糖，不利用硝酸盐，脲酶试验阴性。

2. 热带念珠菌特征 ①在含吐温 80 的玉米粉琼脂培养基上可见有假菌丝但无厚壁孢子；②不能产生典型的芽管；③在显色培养基上呈现蓝灰色；④能同化纤维二糖与白念珠菌区别。

3. 近平滑念珠菌特征 ①在含吐温 80 的玉米粉琼脂培养基上可见有假菌丝但无厚壁孢子；②芽管形成试验阴性；③在显色培养基上呈现淡粉红色或无色；④与热带念珠菌的区别是不能同化纤维二糖但能同化 L - 阿拉伯糖。

4. 光滑念珠菌特征 ①在含吐温 80 的玉米粉琼脂培养基上不形成假菌丝和厚壁孢子；②芽管形成试验阴性；③在显色培养基上呈现淡紫色或无色；④在 SDA 培养基上生长缓慢，2~3 天才形成灰白色小菌落。

5. 克柔念珠菌特征 ①在含吐温 80 的玉米粉琼脂培养基上可见有假菌丝但无厚壁孢子；②芽管形成试验阴性；③可在 43~45℃温度下生长；④只同化葡萄糖，不能同化其他常见糖；⑤可有脲酶分解尿素。

6. 新型隐球菌特征 ①在 SDA 培养基（不含放线酮）上菌落呈奶油色酵母菌落；②SDA 培养基上菌体呈球形或椭圆形；③不分解乳糖，能在 37℃生长与其他隐球菌区别。

（二）曲霉的鉴定

主要依赖于在生长过程中的形态学特征，如菌落形态、分生孢子头的颜色可作群划分的依据；又可用分生孢子的形态和颜色、产孢结构的数目、顶囊的形态、有性孢子的形态作种鉴定的依据。

1. 烟曲霉特征 生长表面呈深绿色、烟绿色，背面为苍白色或淡黄色；分生孢子头呈短柱状；分生孢子梗壁光滑，常带淡绿色；顶囊孢子呈烧瓶状；小梗单层在顶囊的上半部；小分生孢子呈球形、绿色、有小刺；在48℃生长良好。

2. 黄曲霉特征 生长迅速；表面呈羊毛状或棉花状，有放射状沟纹；表面为黄绿色或棕绿色，背面是无色或淡黄色；分生孢子梗壁厚而粗糙；顶囊孢子呈球形或近球形；小梗排列在顶囊整个表面围成圈，呈放射状。

3. 黑曲霉特征 生长表面呈羊毛状或绒毛状；表面呈白色到黄色，最后变为黑色，背面是无色或黄色；梗壁厚、光滑、无色或褐色，小梗双层，布满顶囊整个表面；顶囊呈球形或近球形；小分生孢子呈球形、有褐色素沉积在内壁和外壁之间，整个孢子粗糙有刺。

4. 土曲霉特征 生长表面呈绒毛状，呈肉桂色或黄褐色，培养基呈污褐色，背面淡黄色到棕色；顶囊为半球状，有双层小梗；分生孢子近球形，壁光滑、棕色，在基础菌丝上单独形成粉孢子，呈苍白色。

第四节　真菌非培养检测

经典的形态学检查和分离培养鉴定是真菌检测的基础，操作虽简便但存在着敏感度低、耗时长等不足。近年来，真菌非培养快速检测（rapid detection of fungi without cultivation）在真菌感染诊断，特别是侵袭性真菌病方面发挥了重要作用。这些检查主要包括多种免疫学和分子生物学检测技术等。

一、检测方法

（一）免疫学检测 🖸 微课/视频3~4

真菌免疫学检查可分为抗体检测和抗原检测两大类。目前应用于临床最主要的是抗原检测，组织中菌体可溶性抗原可吸收入血，直接检查血、尿、脑脊液或感染组织液中的真菌抗原可成为快速诊断的重要手段。

1. 1,3-β-D葡聚糖（1,3-β-D-glucan，BG）检测 又称G试验。G试验能初步筛查真菌感染（隐球菌属、毛霉菌无法检出）。1,3-β-D葡聚糖是酵母和丝状真菌细胞壁的多聚糖成分，不存在于原核生物和人体细胞，是具有较高特异性的真菌抗原。因此，可将存在于血液及无菌体液中的BG视为侵袭性真菌感染的标志。G试验包括浊度法和显色法。马蹄鲎凝血系统中的凝血酶原G因子的α亚基特异性识别BG后，可激活血清凝固酶原上的β亚基，形成凝固酶，凝固酶使凝固蛋白原转化为凝胶状的凝固蛋白，整个反应可通过光谱仪测量其光密度可进行量化（BG水平可精确到1pg/ml），根据其引起的浊度变化对真菌BG浓度进行定量，即浊度法；亦可通过加显色底物，根据检测吸光值变化对真菌BG浓度进行定量，即显色法。

2. 半乳甘露聚糖（galactomannans，GM）检测 又称GM试验。GM是曲霉细胞壁的成分，由甘露聚糖和呋喃半乳糖组成，后者具有抗原性。利用ELISA方法检测侵袭性曲霉病患者体液中半乳甘露聚糖抗原成分，现多采用一步夹心法，也可采用荧光免疫层析法。

3. 隐球菌抗原检测 常用方法有乳胶凝集试验、胶体金免疫层析试验和ELISA法。

（1）乳胶凝集试验 该检测利用包被在乳胶颗粒中的抗隐球菌抗体与含有隐球菌荚膜多糖抗原的

样本发生凝集反应来检测脑脊液、血清标本中隐球菌的存在。在无光背景中立即读取结果并划分凝集等级。

（2）胶体金免疫层析法　通过一种"三明治"夹心免疫层析试纸条检测脑脊液、血清标本中的隐球菌抗原。敏感度和特异性同乳胶凝集试验。

（3）ELISA 法　可用双抗体夹心法或间接竞争法，该法可对荚膜多糖抗原进行定性或定量分析。

4. 念珠菌烯醇化酶检测　念珠菌烯醇化酶（2－磷酸－D－甘油水解酶）催化磷酸甘油酸盐为磷酸烯醇式丙酮酸，属胞内酶，只有在感染的过程中被释放。临床上应用全自动电化学发光免疫分析仪检测血浆中烯醇化酶的含量是一种肺部念珠菌感染早期诊断的方法。

5. 念珠菌甘露聚糖抗原、抗体检测　甘露聚糖（mannan，Mn）是念珠菌特异性抗原成分，可作为念珠菌感染的标志物，主要通过 ELISA 法检测，也可用化学发光法、免疫印迹法。念珠菌甘露聚糖 IgM、IgG 抗体是机体感染念珠菌后产生的特异性抗体，早期诊断可取患者血清通过 ELISA 夹心法、免疫酶斑点试验进行检测，方法简便、快速，也可用乳胶凝集试验等检测血清中的念珠菌抗体。

6. 曲霉抗体检测　曲霉特异性 IgG、IgM、IgE 抗体检测等在临床侵袭性真菌病辅助诊断中有较好的应用价值。检测方法有 ELISA 法、荧光免疫层析法或化学发光法等。

7. 其他抗原检测　组织胞浆菌抗原、马尔尼菲篮状菌抗原、D－阿拉伯糖醇（D－arabinitol）、寡甘露糖苷（α－1,2－oligomannoside；β－1,2－oligomannan）及蛋白质抗原的检测也在临床应用，是早期诊断深部真菌感染和准确评价治疗效果的有效方法。

（二）分子生物学检测

非培养病原真菌的分子生物学检测旨在直接从各类临床样本中鉴定出病原真菌。这种不依赖真菌培养的检测方法能满足临床早期快速诊断的需要。非培养病原真菌的分子生物学检测主要依赖核酸检测技术（nucleic acid testing，NAT），包括核酸扩增、核酸分子杂交和核酸序列测定。

1. 核酸扩增技术　基于核酸扩增的检测方法最常用的是多重 PCR、荧光定量 PCR、巢式 PCR 等，这些方法可用于检测血清、全血、脑脊液以及肺泡灌洗液中的隐球菌属、念珠菌属和曲霉菌属，目前已有商品化的临床样本病原真菌检测试剂盒。此外，一些非常规 PCR 的核酸扩增技术也被用于病原真菌的检测，如环介导等温扩增（loop－mediated isothermal amplification，LAMP）用于检测甲真菌病的病原菌毛癣菌、脑脊液中的新型隐球菌，基于微流控芯片的多重 LAMP 可用于检测临床常见念珠菌、皮肤癣菌。

2. 核酸分子杂交技术　①肽核酸－荧光原位杂交（peptide nucleic acid fluorescent in situ hybridization，PNA－FISH）技术是在荧光原位杂交基础上，将带负电荷的 DNA 探针替换为不带电荷的肽核酸（peptide nucleic acids，PNA）探针，整个杂交过程遵循碱基互补配对原则，最终在荧光显微镜下观察结果。PNA 可广泛用于真菌核酸分子原位杂交。已有 PNA－FISH 试剂盒直接从酵母菌血培养阳性培养物中检测白念珠菌、近平滑念珠菌、热带念珠菌、光滑念珠菌及克柔念珠菌。②已有研究应用荧光原位杂交技术，通过特异性的探针检测石蜡包埋组织中的曲霉菌属、马尔尼菲篮状菌。③阴道微生物 DNA 探针可通过显色反应检测阴道分泌物中的念珠菌属，用于诊断真菌性阴道炎。

3. 核酸序列测定　宏基因组二代测序（mNGS）技术在血液、脑脊液、尿、呼吸道等标本中均表现出良好的诊断性能，已被用于侵袭性真菌病的诊断。

（三）动物接种

动物接种可以有效地分离病原性真菌，确定真菌的致病性。常用小白鼠接种新型隐球菌、孢子丝菌、皮炎芽生菌、组织胞浆菌较敏感。豚鼠睾丸内接种巴西芽生菌、球孢子菌。白念珠菌、皮肤癣菌对家兔比较敏感。需注意的是，皮炎芽生菌、粗球孢子菌、波萨达斯球孢子菌、组织胞浆菌和副球孢子菌均为危害程度为第二类的病原微生物，动物感染实验应在 ABSL－3 实验室进行。

（四）病理组织检查

病理组织检查是诊断侵袭性真菌病的重要方法。真菌引起的病理变化是非特异性的，但用染色后在组织内发现孢子或菌丝则具有诊断意义。病理组织切片常通过 HE 染色、PAS 染色、六胺银染色、荧光染色或荧光原位杂交进行显色观察。

二、临床意义与评价

1. G 试验 ①不同厂家设计生产的检测系统的性能不同，故检测结果不具直接可比性。②G 试验显色法检测在特异性和灵敏度上较浊度法大为提高，且适用于血清标本的检测。③G 试验用于念珠菌属、曲霉属、毛孢子菌属、镰刀菌属、枝顶菌属、肺孢子菌、组织胞浆菌等所致侵袭性感染的诊断，不能检测隐球菌属和毛霉菌，该试验的局限性是不能确定菌种。④G 试验强调连续检测，不能单靠一次检测结果就判定有无感染。这是因为在感染的早期，真菌刚刚进入人体，数量较少，检测不出来；或者由于患者机体免疫功能的变化，BG 的产生速度和量有变化；由于存在某些干扰因素造成假阳性或假阴性结果。⑤临床上有很多情况造成假阳性的结果，如输注白蛋白或球蛋白、血液透析（纤维素滤膜）、输注抗肿瘤多糖类药物、使用抗菌药物和抗真菌药物、细菌脓毒血症、标本接触纱布等。

2. GM 试验 ①GM 试验的灵敏度和特异性均可达 90% 左右，我国已把血清 GM 试验阳性作为诊断曲霉病的依据。②GM 在感染后 24 小时即可检测到，可作为曲霉感染早期诊断的筛查指标。③患者血清中 GM 含量与感染程度有关，动态检测血清 GM 水平的变化可作为病情转归和疗效评价的指标。④中性粒细胞缺乏、造血干细胞移植等血液病患者推荐血清 GM 试验，而非粒细胞缺乏患者推荐采集支气管肺泡灌洗液，具有更高的敏感性。⑤临床上亦有多种情况造成假阳性的结果，一般在以乳制品为主食的婴幼儿、异体骨髓移植患者、菌血症患者、自身抗体阳性及使用半合成青霉素的患者中较易出现。

3. 隐球菌抗原检测 ①荚膜多糖抗原检测快速、简便，脑脊液和血清样本抗原检测的敏感性高，能实现早期快速诊断，我国已把血清、脑脊液中荚膜多糖抗原阳性作为诊断隐球菌病的标准之一。②抗原的效价与疾病的程度密切相关，定量检测荚膜多糖浓度有助于判断感染的严重程度或疾病的活动程度。③荚膜多糖含量的动态监测可作为病情转归、预后和疗效评价的指标。④由于方法学不同，荚膜多糖的各种检测技术灵敏度不同，依次为 ELISA 法 > 胶体金免疫层析法 > 乳胶凝集法。

4. 念珠菌甘露聚糖抗原、抗体检测 对于侵袭性念珠菌感染，甘露聚糖抗原检测（Mn 试验）阳性结果出现早于血培养报阳。念珠菌甘露聚糖 IgG 抗体检测与抗原联合检测，可提高侵袭性念珠菌感染检测的敏感性和特异性。

5. 曲霉抗体检测 血清曲霉特异性 IgG 抗体是诊断曲霉病、慢性肺曲霉病的重要的微生物学证据，也用于监测抗曲霉治疗的疗效，有助于区别定植与感染。血清曲霉过敏原特异性 IgE 抗体水平升高是诊断变应性支气管肺曲霉病的必需条件之一。曲霉 IgG、IgE 抗体与 GM 试验联合应用可以覆盖诊断多种曲霉感染。

6. 核酸检测 标准化核酸的检测系统是至关重要的。特异性扩增失败往往是由 DNA 浓度低于检出限；或病灶感染中真菌 DNA 量与福尔马林固定组织破坏真菌 DNA 等因素所致。假阳性结果往往由于 PCR 技术灵敏度高和操作步骤较多，可因为操作者未遵循严格的操作和清洁流程，核酸提取过程中标本间的"交叉污染"和扩增产物"污染"。导致 PCR 假阴性结果往往是：①标本或核酸纯化过程中出现的扩增反应抑制物，比如核酸提取中可能用到的三氯甲烷、苯酚、乙醇、二甲苯苯胺以及乳胶手套上带有的滑石粉。②临床标本中存在的血红蛋白、乳铁蛋白、免疫球蛋白、尿素等，可通过

抑制 *Taq*DNA 聚合酶活性或阻止聚合酶与靶 DNA 结合，而抑制 PCR 扩增。③又如肝素抗凝剂可抑制 *Taq*DNA聚合酶，因此不宜使用肝素抗凝 PCR 检测的全血标本。

知识拓展

真菌微量培养法

郭可大教授（1910—2001 年）是我国著名医学真菌学家，为我国医学真菌学的发展做出了巨大的贡献。为能够观察真菌生长发育的连续过程及菌丝和孢子的结构特征，郭可大教授于1951 年建立了显微镜下研究真菌的微量培养法（微量培养皿）。该装置是由不锈钢制成的培养圈、载玻片和盖玻片组成。培养圈侧面有两支内塞棉花的微型漏斗式管，可从这两个小管注入培养基，接种待检的真菌菌种。这种培养方法有利于真菌生长时所需氧气的进入，但培养皿内外的真菌孢子都不能出入，因此适用于病原真菌生长发育过程的追踪观察和显微摄影，特别适用于危害等级高的病原真菌的鉴定和研究。目前常用的真菌小培养法和商品化的真菌小培养均是基于真菌微量培养的原理。

思考题

答案解析

案例 患者，女，50 岁，因寒战、高热就诊，患者患系统性红斑狼疮，长期使用糖皮质激素，一周内有呼吸系统感染。患者血培养阳性，血涂片可见革兰染色阳性卵圆形酵母样细胞，怀疑为真菌感染。

问题

（1）该患者可能感染了哪一类（种）病原真菌？

（2）如何从血标本中鉴定该病原真菌？

（李小俊）

书网融合……

重点小结　　　题库　　　微课/视频 1　　　微课/视频 2　　　微课/视频 3　　　微课/视频 4

PPT

第九章　临床病毒检验技术

学习目标

1. 通过本章学习，掌握病毒非培养检验技术的原理、检测方法和临床意义；熟悉病毒形态学检查技术的原理和检测方法；了解病毒培养与鉴定技术的原理和检测方法。

2. 具有检测常见病毒的能力。

3. 树立科学的人生观、世界观和价值观，遵守职业道德。

病毒感染是病毒侵入机体并在细胞内增殖，与机体发生相互作用的过程。感染后常因病毒种类、机体状态不同而发生轻重不一的、具有病毒感染特征的病毒感染性疾病，或虽发生病毒感染，但不引起临床症状的隐性感染。诊断病毒感染具有重要意义：可辅助确定患者初次抗病毒治疗方案，指导停止不合理的抗病毒药物治疗和缩短周期，判断社区感染中特殊病毒性疾病（如麻疹等）；可帮助识别继发感染患者和采取预防措施（如疫苗接种）；可促进医院合理应用感染控制措施；可通过实验诊断及时发现和鉴定新病毒，对其流行病学监测和控制病毒性疾病的流行具有重要意义。

病毒检测技术近十年来进展迅速，已由传统的病毒分离、显微镜检查和经典血清学诊断，发展到现代免疫学检测技术、核酸杂交、PCR 和基因芯片等更加敏感、特异和简便的检测方法。由此本章主要介绍病毒形态学检查技术、病毒培养与鉴定技术、病毒非培养检验技术的原理、检测方法与临床意义及评价。

第一节　病毒形态学检查

病毒形态学检查（viral morphological examination）是用光学显微镜或电镜观察病毒感染的细胞及组织发生的特征性改变或直接观察病毒颗粒。病毒的直径在 20～300nm，绝大多数致病性病毒均 <150nm，只有应用电子显微镜（简称电镜）才能观察到。电镜不常规应用于临床，但对病毒感染有确诊价值，如粪便在电镜下显示车轮状双层衣壳病毒颗粒即可诊断为轮状病毒性胃肠炎。

一、检查方法

（一）光学显微镜技术

光学显微镜通过观察细胞病变效应和病毒包涵体进行形态学检查。大多数病毒属于溶细胞型感染，在敏感细胞内增殖会出现细胞病变效应（cytopathic effect，CPE）。CPE 指在病毒感染过程中，病毒与宿主细胞的相互作用导致宿主细胞结构和功能的显著改变，通常包括细胞形态的改变、细胞破裂（裂解）、融合形成多核巨细胞（合胞体形成）、空泡化或细胞凋亡等（图 9－1）。光学显微镜可观察到细胞内颗粒增多、圆缩、聚集或融合，有时可见到包涵体。根据不同病毒包涵体的形态、染色、存在部位的差异，可辅助诊断某些病毒性疾病，如狂犬病毒包涵体——内基小体（Negri body）具有诊断价值（表 9－1）。

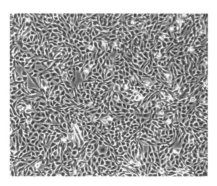
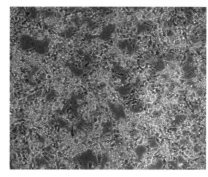

A　　　　　　　　　　　　　　　　　　　　　　B

图 9 - 1　EV71 病毒感染所致 CPE（40×）

A. 未感染的 RD 细胞；B. 感染 EV71 病毒的 RD 细胞（细胞圆缩、聚集及出现空斑）

表 9 - 1　病毒诱导的 CPE 和特征性病毒包涵体

病毒	病毒诱导的 CPE 及特征性病毒包涵体
人疱疹病毒 1/2 型	细胞增大或退化，染色质边集，细胞质呈"毛玻璃"样，核内出现包涵体
人疱疹病毒 3 型	细胞增大或退化，细胞核内出现嗜酸性包涵体，出现多核巨细胞
人疱疹病毒 5 型	细胞及核巨大化，核内出现嗜碱性包涵体，核被清晰亮圈环绕，形似猫头鹰眼睛
腺病毒	细胞内出现双染性或嗜碱性包涵体
细小病毒	骨髓或胎儿肝中前体红细胞的核内出现包涵体
麻疹病毒	细胞巨大化，出现多核合胞体，细胞质和核内出现包涵体
呼吸道合胞病毒	细胞质出现罕见的、粉红色包涵体
狂犬病病毒	细胞质出现嗜酸性的包涵体（内基小体）
人乳头瘤病毒	被称为凹空细胞（koilocytosis），核周空泡和核增大
传染性软疣病毒	出现充满细胞质的嗜酸性包涵体
JC 病毒	出现增大的、双染性少突神经胶质核

（二）电子显微镜技术

应用电子显微镜观察临床检验标本中微小的病毒颗粒，或组织细胞内感染病毒后出现的特征性形态以确认病毒存在，是重要的病毒病原学检查方法之一，特别适用于一些难培养或尚不能培养的病毒。

电镜检查有直接电镜法和间接电镜法。①直接电镜法：直接检查标本经粗提浓缩后用磷钨酸盐复染，可发现病毒颗粒获得诊断，如从皮损或疱疹液中检查出痘病毒和疱疹病毒，从可疑甲型肝炎病毒患者粪便中检查甲型肝炎病毒等，缺点是不能对病毒进行鉴定。②间接电镜法：向病毒标本悬液中加入特异性抗体，可提高病毒的检出率，如可从轮状病毒感染者的粪便标本、乙型肝炎病毒或人类免疫缺陷病毒感染者的血清标本、疱疹病毒感染者的疱疹液中快速检出典型的病毒颗粒，有助于病毒感染的早期诊断。

二、临床意义与评价

观察感染病毒特征性形态有助于病毒感染的诊断。光镜检查技术虽操作简单，但缺乏特异性，在临床病毒学实验室很少作为常规方法。电镜技术由于敏感性低、仪器昂贵和结果判读复杂等因素也很少在常规临床实验室使用，而更多应用于新发、突发病毒暴发疫情监测及病毒结构的研究。

第二节　病毒培养与鉴定

病毒培养与鉴定（viral cultivation and identification）是指用含有病毒的标本接种活细胞或组织，病毒大量增殖获得纯种病毒后，应用传统或现代的技术方法对获得病毒的生物学特性进行鉴定分析，区分病毒的种和型。病毒培养与鉴定对病毒感染的诊断、治疗和流行病学调查提供科学的依据，是发现新病毒有效而直接的方法，是病毒病原学诊断的金标准，也是进行病毒药物敏感性试验的基础。

病毒为严格的细胞内寄生，以自我复制形式增殖，观察细胞出现增殖指标可判断标本中是否存在病毒。动物接种、鸡胚培养和细胞培养是病毒培养的三种主要方法，其中细胞培养应用较为广泛，其原理在本节检测方法中并述。

病毒在细胞中增殖，导致宿主细胞结构和功能改变，不同种类的病毒与宿主细胞相互作用，可表现出不同的结果：如细胞质内或细胞核内包涵体；大多数病毒在敏感细胞内增殖后会引起细胞出现特有的细胞病变；含有血凝素的病毒感染敏感细胞后，细胞具有吸附个别种类脊椎动物（如鸡、豚鼠和猴等）红细胞的能力（红细胞吸附）。红细胞凝集试验、中和试验、空斑形成试验、补体结合试验、血凝抑制试验与分子生物学鉴定技术等均是病毒鉴定的方法，其原理在本节检测方法中并述。

一、检测方法

病毒分离鉴定涉及的检测方法主要有标本的采集、运送、处理和保存，标本的组织细胞、鸡胚或敏感动物接种，接种培养阳性产物进行病毒鉴定等。

（一）病毒培养

病毒培养方法有细胞培养、鸡胚培养和动物接种，其中细胞培养又包括传统细胞培养、离心增强快速细胞培养和遗传改造细胞培养等。

1. 动物接种　根据病毒种类、实验内容、目的等条件选择实验动物，接种后动物发病、死亡作为感染指标。根据病毒侵袭部位来选择适当接种途径，常用的接种途径有鼻内、皮下、皮内、腹腔内及脑内等，如乙型脑炎病毒的分离通常用 3 周龄小鼠脑内接种，柯萨奇病毒分离通常用 1～3 日龄鼠皮下、腹腔内或脑内接种。由于动物对很多人类病毒不敏感或感染后症状不明显，目前除用于狂犬病病毒和乙型脑炎病毒的分离外，已很少用于其他病毒的分离。

2. 鸡胚培养　鸡胚对多种病毒敏感，根据病毒种类选择接种鸡胚的不同部位，如流感病毒接种于羊膜腔和尿囊膜上，流行性乙型脑炎病毒接种于卵黄囊，接种后继续培养孵育，以鸡胚发生异常变化或羊水、尿囊液中出现红细胞凝集现象等作为病毒存在或增殖的指标。鸡胚培养是较早采用病毒分离培养技术，目前除用于分离流感病毒外，其他病毒的分离基本被细胞培养所取代。除用于病毒分离鉴定外，鸡胚培养还用于疫苗生产、抗原制备、病毒性质及抗病毒药物研究等。

3. 细胞培养　细胞培养又称组织培养，已逐渐替代动物接种和鸡胚培养法，成为主要的病毒分离培养技术，主要包括传统细胞培养、离心增强快速细胞培养和遗传改造细胞培养等。

（1）**传统细胞培养**　病毒在合适细胞系与适宜生长条件下能够在细胞中复制增殖，是病毒分离培养中最常用的方法。根据细胞来源、染色体特性及传代次数等细胞可分为：原代细胞、二倍体细胞系和连续细胞系。根据培养细胞的生长方式，又可将细胞培养分为单层细胞培养与悬浮细胞培养。常见的培养细胞及适合分离的病毒见表 9 – 2。

表 9 – 2　常用的细胞及适合分离的病毒

细胞种类	适合分离的病毒
原代细胞	
非洲绿猴肾脏细胞	HHV1 ~ 3、腮腺炎病毒、风疹病毒
人外周血单核细胞	HIV – 1、HIV – 2、HTLV – 1、HTLV – 2、HHV – 6
人胚肾细胞	HHV1 ~ 3、腺病毒、腮腺炎病毒
兔肾细胞	HHV1 ~ 2
恒河猴或短尾猴肾细胞	肠道病毒、流感病毒、副流感病毒、RSV、麻疹病毒、腮腺炎病毒
二倍体细胞	
人包皮成纤维细胞	HHV1 ~ 2、HHV5
人胚肺成纤维细胞	HHV1 ~ 3、HHV5、鼻病毒
人胚肺 WI – 38、MRC – 5	HHV1 ~ 3、HHV5、鼻病毒、腺病毒、肠道病毒
传代细胞系	
人肾细胞 293	腺病毒 5、40、41 型
人肺细胞 A549	腺病毒（不包括 40 和 41 型）、HSV
人宫颈癌细胞 Hela	痘病毒、RSV、鼻病毒、肠道病毒
人喉上皮癌细胞 Hep – 2	腺病毒、RSV、麻疹病毒
犬肾细胞 MDCK	流感病毒、副流感病毒
貂肺细胞 Mink lung	HHV1 ~ 2
人横纹肌肉瘤细胞 RD	肠道病毒 A 群
兔肾细胞 RK13	风疹病毒、痘病毒
绿猴肾细胞 BGMK、Vero、CV – 1	HHV1 ~ 3、RSV、肠道病毒、麻疹病毒、痘病毒、风疹病毒、副流感病毒

　　（2）离心增强快速细胞培养　离心增强快速细胞培养又称飞片离心培养，是在传统细胞培养基础上衍生出来的一种病毒快速分离培养方法，其原理是在飞片培养管中加入玻片，玻片上覆有单层敏感性细胞，将标本加入飞片培养管并离心，此离心步骤极大地增强了标本中病毒与玻片上细胞的吸附侵入，故能显著缩短病毒培养时间。离心增强快速细胞培养主要用于巨细胞病毒、肠道病毒、单纯疱疹病毒、水痘 – 带状疱疹病毒、腮腺炎病毒及呼吸道病毒如甲型流感病毒、乙型流感病毒、呼吸道合胞病毒、人副流感病毒、偏肺病毒和腺病毒的快速检测。离心增强快速细胞培养的敏感率高于传统细胞培养，且检测病毒所需时间短（能在 16 ~ 72 小时内检出病毒），已有提供覆有不同种单层细胞的商品化飞片培养管全套材料，适合临床应用。

　　（3）遗传改造细胞培养　遗传改造细胞是检测单纯疱疹病毒（HSV）的一种方法，建立含有 HSV 特异启动子和 β – 半乳糖苷酶基因细胞系，接种感染 HSV 病毒标本液于该细胞系并孵育，β – 半乳糖苷酶充当"报告子"表现出 β – 半乳糖苷酶活性，加入 X – Gal 染色物质（5 – 溴 – 4 – 氯 – 3 – 吲哚 – β – D – 半乳糖，β – 半乳糖苷酶的底物），HSV 病毒感染的细胞会变成蓝色，用光学显微镜检查清晰可见。该系统已经商品化，即酶联病毒诱导系统，该系统的优点包括：①耗时短，16 ~ 24 小时即可得到结果；②蓝色指示信号可见，在普通显微镜下观察即可；③可自动化。缺点是适用的病毒种类较少。

　　（二）病毒鉴定

　　将含有病毒的标本经培养分离后，需根据病毒的不同特性选择相应的鉴定方法。病毒鉴定的方法主要包括形态学鉴定、病毒增殖指标鉴定、病毒血清学鉴定以及病毒的分子生物学鉴定。病毒形态学鉴定见本章第一节，病毒血清学鉴定和分子生物学鉴定更多用于病毒非培养检测技术（详见本章第三节），本节主要介绍病毒增殖指标鉴定。

病毒在细胞中增殖，导致宿主细胞结构和功能改变，不同种类的病毒和宿主细胞相互作用，可表现出不同的结果。病毒增殖指标检测是指通过光学显微镜观察由病毒在宿主细胞内增殖所致细胞变化（主要包括细胞病变、红细胞吸附、干扰现象与细胞代谢的改变等）的方法，对进行病毒初步鉴定起重要作用。

1. 细胞病变效应（cytopathic effect，CPE） 多数病毒在细胞内增殖，可引起细胞形态学改变，称为细胞病变效应（CPE）。通常 CPE 开始于局部的一个小区域，然后向周边细胞乃至整个细胞单层扩散。常见病变为细胞变圆、坏死、溶解、脱落。不同病毒的 CPE 特征不同，如腺病毒和肠道病毒等引起细胞圆缩、团聚或呈葡萄串状；副黏病毒、巨细胞病毒和呼吸道合胞病毒等可引起细胞融合，形成多核巨细胞；单纯疱疹病毒、狂犬病病毒和麻疹病毒等可使细胞出现胞质或核内包涵体。但包膜病毒（如流感病毒）以出芽方式释放子代病毒，可不出现 CPE，此类病毒可用其他方法进行鉴定。

2. 红细胞吸附（hemadsorption，HAd） 含有血凝素（hemagglutinin，HA）的病毒感染敏感细胞后，血凝素会出现于感染细胞膜表面，这种细胞具有吸附个别种类脊椎动物（如鸡、豚鼠和猴等）红细胞的能力，此现象称为红细胞吸附。这是鉴定正黏病毒和部分副黏病毒增殖的间接指标。如流感病毒感染细胞后不会出现明显 CPE，但会出现 HAd 现象。

3. 干扰作用（interference） 某些病毒感染细胞后不出现 CPE，但可干扰在其后感染同一细胞的另一种病毒的正常增殖，从而阻抑后者产生特有的 CPE，此现象称为干扰作用。此方法可用于风疹病毒的间接鉴定。风疹病毒在感染猴肾细胞后不产生 CPE，但可抑制随后接种的埃可病毒 11 型出现 CPE。

4. 细胞代谢的改变 病毒感染细胞的结果可使培养液的 pH 值改变，说明细胞的代谢在病毒感染后发生了变化。这种培养环境的生化改变也可作为判断病毒增殖的指标。

二、临床意义与评价

病毒的培养与鉴定是病原学诊断的金标准。病毒的培养方法中，细胞培养在临床中应用较广泛，从理论上讲，只要有合适的细胞，几乎所有病毒都可通过细胞培养分离来鉴定。

（一）临床意义

细胞培养法分离、鉴定病毒是临床病毒感染检测的金标准。阳性表示某种病毒的存在。但需视标本的来源，依靠流行病学史及临床表现做出临床诊断。大多数病毒在细胞培养中所引起的细胞病变是非特异性的，很难判断出属于何种病毒。甚至某些病毒不出现任何细胞病变，需要借助其他方法来验证是否有病毒存在。① 能出现细胞病变的病毒及其引起的细胞病变：上呼吸道标本接种单层细胞上，出现细胞融合，产生多核巨细胞现象，可考虑为副黏病毒、疱疹病毒、肾病综合征出血热病毒、冠状病毒、流感病毒等；而接种到 WI-38 或人胚肺细胞上出现散在的、局部堆积的巨大细胞，则要考虑巨细胞病毒的可能性；肠道病毒能使细胞圆缩、变小、分散，往往全部细胞受到破坏；腺病毒能使细胞肿大，颗粒增多，细胞聚集成葡萄状。② 利用红细胞吸附现象为初步判断属于何种病毒提供重要思路，如新城疫病毒能吸附和凝集豚鼠红细胞；风疹病毒能吸附和凝集鸽子、绵羊等红细胞。③ 可利用干扰现象进行病毒初步鉴定。若干扰试验阳性提示标本中能够存在鼻病毒的可能性；风疹病毒也可在细胞培养上用 ECHOV 11 型做干扰试验加以初步鉴定。

（二）临床评价

1. 方法学评价 传统细胞培养法分离和鉴定病毒操作复杂、技术要求高、实验周期长（长达 4 周）而无法进行快速检测，并且培养的敏感（阳性）率低及对标本采集、运送要求较高而限制了其临床应用。飞片离心细胞培养法尽管敏感率不如传统细胞培养，但检测病毒所需时间短（能在 1~2 天内检出病毒），且已有提供附有不同种单层细胞的商品化飞片细胞瓶全套材料，适合临床应用。

2. 注意事项 为提高病毒检出率需尽可能在发病初期、在感染部位采集标本。因病毒离体后在室温容易灭活，尤其是 RNA 病毒，应及时送检。

第三节 病毒非培养检测

病毒非培养检测是指不通过病毒的培养鉴定过程，直接检测标本中的病毒成分（抗原和核酸）以及 IgM 型和 IgG 型等病毒特异性抗体。病毒非培养检测技术一般是快速诊断技术，是临床实验室对病毒感染进行早期快速诊断的首选方法。

病毒感染机体后，病毒颗粒或病毒抗原会存在于血液、体液、分泌液、排泄物和组织细胞中；病毒颗粒或病毒抗原又可刺激机体的免疫系统，使机体进行免疫应答，产生病毒特异性抗体。临床上，可通过检测标本中上述病毒抗原或特异性抗体来确定患者是否存在该病毒感染以明确诊断。同时，有些病毒抗原或抗体量的变化与患者疾病治疗方案的选择及疗效判断有关。采用免疫学及分子生物学等技术，能快速准确地对患者标本中的病毒病原进行直接检测。 📱微课/视频

一、检测方法

检测方法根据原理可分为血清学（免疫学）检测技术和分子生物学检测技术。

（一）病毒的血清学检测

病毒血清学检测是指用已知病毒抗原或抗体检测患者血清中相应抗体或抗原的方法。由于血清学检测具有敏感性高、特异性高及简便快速等特点，该技术广泛应用于感染性疾病的诊断、预后判断以及预防免疫效果评价。免疫血清学技术按抗原抗体反应性质不同可分为：凝集反应（包括凝集反应和沉淀反应）、标记抗体技术（包括荧光抗体、酶标抗体、放射性标记抗体、发光标记抗体技术等）、补体参与的反应（补体结合试验、免疫黏附血凝试验等）与中和反应（病毒中和试验）等已普遍应用技术，以及免疫复合物散射反应（激光散射免疫技术）、电免疫反应（免疫传感器技术）、免疫转印（western blotting）和建立在抗原抗体反应基础上的免疫蛋白芯片技术等新技术。

1. 血凝试验（hemagglutination test）及血凝抑制试验 血凝试验又称为红细胞凝集试验。某些病毒（如流感病毒）或病毒血凝素能选择性的引起个别种类的哺乳动物的红细胞发生凝集。当加入相应的特异性抗体时，这种凝集现象即被抑制。血凝试验可初步测定样品中是否含有病毒的存在以及病毒效价，血凝抑制试验可鉴定样品中病毒的型和亚型，常用于鉴定流感病毒。

血凝试验及血凝抑制试验主要用途为发现和鉴定病毒、诊断病毒感染病、病毒分型、免疫机体后抗体效价的测定、浓缩病毒、病毒抗原分析及病毒株变异相测定。

2. 中和试验（neutralization test，NT） 病毒在体内或细胞培养中被特异性抗体中和而失去感染性的一种试验，这是比较可靠的病毒诊断方法。用不同浓度的中和抗体进行中和试验，可根据抗体效价对病毒数量进行半定量测定，反过来用已知滴度的病毒也可以判定中和抗体效价。中和试验必须在

敏感动物体内（包括鸡胚）和细胞培养中进行。

中和试验应用广泛，主要应用于：病毒鉴定、分析病毒抗原性质、测定免疫血清的抗体效价和疫苗接种后的效果与测定患者血清中的抗体，用于病毒性疾病的实验诊断。

3. 补体结合试验（complement fixation test，CFT） 补体结合试验是经典的抗原抗体反应之一，该方法一般用于病毒性传染病的流行病学调查、病毒性抗原及相应抗体的检测与病毒亚型的鉴定等。

补体结合试验目前主要用于呼吸道病毒和虫媒病毒感染的检测和定量分析，检测原理见图 9-2。由于补体结合试验需要多次操作且时间较长（至少 48 小时），许多新系统已经取代了补体结合试验。

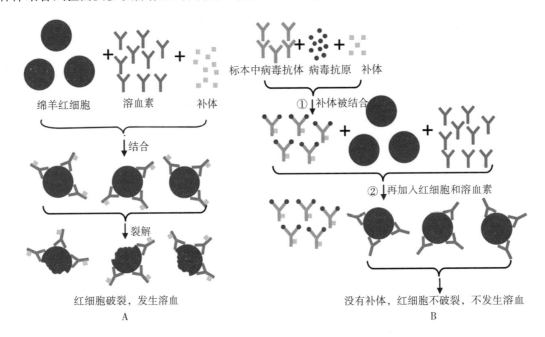

图 9-2 补体结合试验原理图

A. 补体裂解红细胞原理图；B. 病毒抗原-抗体结合补体抑制红细胞裂解原理图

4. 琼脂免疫扩散试验（gel immunodiffusion test） 本试验是在半固体（琼脂糖、明胶或果胶等）中测定抗原抗体的沉淀反应。方法简便、特异性和敏感性均较高，而且又衍生出对流免疫电泳和火箭电泳等更为敏感的检测技术。此方法用于乙型肝炎病毒和乙型脑炎病毒等感染的检测。

5. 酶免疫试验（enzyme immunoassay，EIA） 酶免疫试验是用酶标记的抗原或抗体检测病毒抗原或特异性抗体，标记的酶可催化相关底物产生可被仪器测量到的可溶性产物。EIA 中最常用的酶是碱性磷酸酶（alkaline phosphatase，AP）、辣根过氧化物酶（horseradish peroxidase，HRP）和葡萄糖氧化酶（glucose oxidase，Gox）。另外，β-半乳糖苷酶（β-galactosidase）、脲酶（urease）、碳酸酐酶（carbonic anhydrase）等也有使用，但主要用于免疫组化或其他终点测定等。该法较为灵活，应用最广，适用于大多数病毒的检测，能够同时处理大批量样品，降低了成本。临床常用于检测各种病毒，如人类免疫缺陷病毒（HIV）、肝炎病毒、风疹病毒、冠状病毒等。

当酶标记抗原或抗体是结合在塑料等固相表面时，又将此固相 EIA 称为酶联免疫吸附试验（enzyme-linked immunosorbent assay，ELISA），属于异相免疫分析，是最常用的酶免疫技术。

ELISA 在检测病毒抗原时通常有三种方法：①直接法又称双抗体夹心法（double-antibody sandwich assay），其原理见图 9-3A；②间接法又称为双抗体夹心抗抗体法，其原理见图 9-3B；③抗原竞争法（antigen competitive EIA），其原理见图 9-3C。抗原竞争法比非抗原竞争灵敏度低，但特异性高。抗原竞争法多用于小分子激素和药物等检测，临床上已很少用于病毒抗原检测。

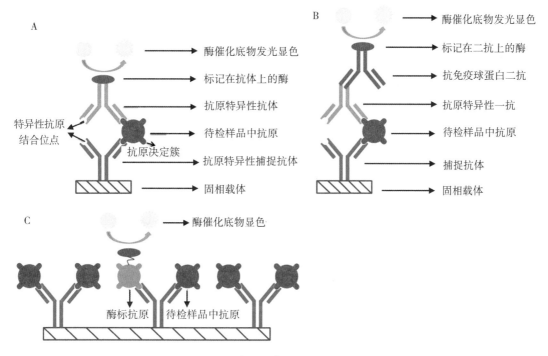

图 9 - 3　ELISA 检测病毒抗原的三种方法原理图

　　ELISA 也可用于检测病毒抗体，通常有四种方法：①双抗原夹心法（double - antigen sandwich assay）：原理与双抗体夹心法类似，不同的是双抗原夹心法是采用包被在载体表面的病毒抗原对标本中病毒抗体进行捕捉结合，再用酶标记病毒抗原进行检测，形成的是捕捉抗原 - 抗体 - 酶标抗原复合物；② 抗原 - 抗体夹心法（antigen - antibody sandwich assay）：与双抗原夹心法相似，不同之处在于抗原 - 抗体夹心法是采用酶标记的抗免疫球蛋白抗体作为检测抗体；③ 抗体竞争法（antibody competitive EIA）：原理与抗原竞争法类似，不同的是抗体竞争法中包被在载体表面的是病毒抗原，标本中病毒抗体是和酶标记的病毒抗体标准品竞争性与包被的病毒抗原结合。抗体竞争法在临床上常用于乙型肝炎病毒抗体以及甲型肝炎病毒抗体等的检测；④ IgM 捕获法（IgM capture assay）：是用抗 IgM 多克隆抗体包被固相，加入待检标本后其中所含的所有 IgM 均被结合到抗 IgM 多克隆抗体上，再向其中加入酶标记抗原和相应底物进行催化显色反应（图 9 - 4）。该法可消除类风湿因子和 IgG 的干扰，在临床上常用于腮腺炎病毒 IgM、麻疹病毒 IgM、风疹病毒 IgM 和虫媒病毒 IgM 等的检测。

　　6. 免疫印迹试验（immunoblot assay，IBA）　利用固定在纤维膜上的病毒抗原来检测相应的病毒抗体，本质上也是固相免疫测定。主要用于初筛试验中得到阳性标本（如 HIV 抗体初筛阳性）做进一步确认或补充试验。

　　7. 免疫层析试验（immunochromatography assay）　是将抗原抗体特异性结合技术、蛋白质层析技术和标记显色技术结合在一起的以微孔滤膜为载体的快速的固相膜免疫分析方法（图 9 - 5）。最常见的标记物为胶体金，主要包括胶体金免疫组织化学技术和胶体金免疫测定技术两种类型。胶体金免疫测定基于操作简便、快速，同时操作人员无需经过严格技术培训，试剂稳定，特别符合"床边检验"的要求，临床上已用于 HIV - 1、流感病毒、呼吸道合胞病毒和登革热病毒抗体的快速检测。

　　8. 乳胶凝集试验（latex agglutination，LA）　是利用待检标本中抗原或特异性抗体与包被在乳胶颗粒表面的特异性抗体或抗原结合后能使乳胶颗粒发生肉眼可见凝集这一原理所发明的检测方法。该方法简单快速、成本低、不需特殊仪器设备，且耗时短，仅需几分钟即可出结果，适用于小型临床实验室（如门诊检验科）对病毒感染的快速诊断，但在检测病毒抗体时不能区分 IgG 和 IgM，且判断结果有一定主观性，当待检抗体浓度很高时可出现前带现象而使结果出现假阴性。乳胶凝集试验在临床主要用于轮状病毒抗原、肠道腺病毒抗原、风疹病毒抗体、水痘－带状疱疹病毒抗体和 EB 病毒抗体等的检测。

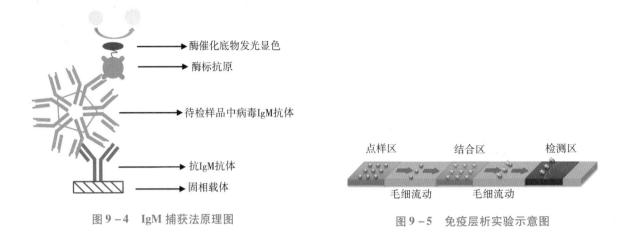

图 9 - 4　IgM 捕获法原理图

图 9 - 5　免疫层析实验示意图

　　9. 免疫荧光试验（immunofluorescence assay，IFA）　是将标本中细胞涂布固定到载玻片上后，用荧光素标记的病毒特异性抗体以直接法检测病毒抗原（图 9 - 6A），或先与未标记的病毒特异性抗体结合，再用荧光素标记的抗免疫球蛋白二抗以间接法检测病毒抗原（图 9 - 6B），最后均在荧光显微镜或荧光阅读仪下观察结果，属于快速简便技术，可定性也可定量。检测抗体用间接荧光或抗补体免疫荧光试验。免疫荧光试验主要用于单纯疱疹病毒、巨细胞病毒、水痘－带状疱疹病毒、EB 病毒、狂犬病病毒、腮腺炎病毒及呼吸道病毒，如甲型流感病毒、乙型流感病毒、呼吸道合胞病毒、人副流感病毒、偏肺病毒、腺病毒和人冠状病毒等的检测。

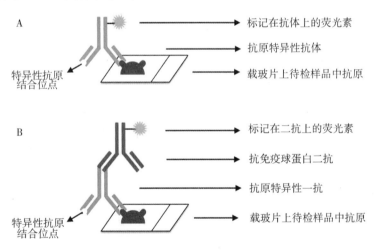

图 9 - 6　IFA 检测病毒抗原的两种方法原理图

　　10. 化学发光免疫分析（chemiluminescence immunoassay，CLIA）　将化学发光和免疫反应相结合而建立起来的一种检测微量抗原或抗体的新型标记免疫分析技术。其原理是用化学发光相关的物质标记抗原或抗体，与待检测的抗体或抗原反应后，经过分离游离态和结合态的化学发光标记物，加入化学发光系统的其他相关物产生化学发光，以测定发光强度形式来进行抗原或抗体的定性或定量检测。该法兼有发光分析的高灵敏性和抗原抗体反应的高特异性。该技术已成为病毒感染性疾病实验诊断的重要检测手段。

　　（二）病毒的分子生物学检测

　　病毒分子生物学检测是指使用核酸杂交、聚合酶链反应、生物芯片和基因测序等分子生物学技术对标本中病毒的核酸进行检测的方法，尤其适用于有些不能培养的病毒、生长慢的病毒、含量太低不易被常规方法检出的病毒。除诊断病毒感染外，体液中病毒含量测定、病毒分离株的基因型鉴定等方面分子生物学技术也已成为重要的工具和手段。核酸扩增产物通常不具有感染性，相比培养法，大大降低了实验室内感染的风险。

1. 核酸杂交（nucleic acid hybridization） 应用同位素或非同位素标记的病毒特异性核苷酸单链作为探针，在一定条件下按碱基互补原则与标本中靶序列结合，通过对标记物的检测确定标本中有无相应的病毒核酸。目前核酸杂交不但用来检测急性患者标本中的病毒 DNA，也用于检测不易分离培养的慢性感染、潜伏感染、整合感染患者标本中的病毒 DNA。

常用于病毒检测的核酸杂交技术有斑点杂交、原位杂交、DNA 印迹和 RNA 印迹等。斑点杂交是将待检标本点到膜上，再加入探针杂交结合后检测信号呈现斑点样的杂交方法，广泛用于检测呼吸道标本、尿液标本中的病毒核酸。原位杂交是以已标记的病毒特异性核苷酸分子作为探针，与细胞或组织切片中病毒核酸进行杂交并对其进行检测的方法，常用于组织标本中人疱疹病毒 4 型、丙型肝炎病毒等的检测。DNA 印迹是将琼脂糖凝胶电泳分离的 DNA 转移到膜上，用标记的病毒特异性核苷酸探针对 DNA 进行检测的方法，用于 HTLV-1、呼吸道合胞病毒、肠道病毒等的检测。RNA 印迹原理与操作过程与 DNA 印迹类似，不同之处在于 RNA 印迹是检测标本中 RNA。

2. 聚合酶链反应（polymerase chain reaction，PCR） PCR 是一项革命性的分子生物学技术，该技术由 Mullis 于 1983 年发明，用于体外扩增特定 DNA 片段，很快发展为生命科学研究不可或缺的手段。PCR 技术是病毒生物学检验技术中应用最为广泛的方法，几乎涵盖了所有已知致病病毒的检测，还可用于病毒定量、病毒基因分型、病毒突变位点分析和病毒耐药性分析等。PCR 技术在病毒检测领域衍生出了一系列新技术和方法，根据不同的检测目的可选用相应的方法（图 9-7）。

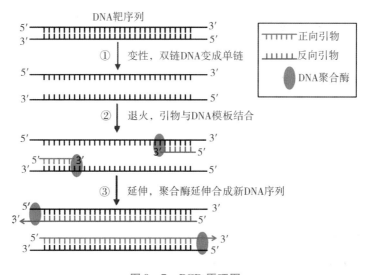

图 9-7 PCR 原理图

（1）实时荧光 PCR 技术（real-time PCR） 实时荧光 PCR 是在 PCR 反应体系中加入荧光基团，利用荧光信号积累实时检测整个 PCR 进程，最后通过标准曲线对未知模板进行定量分析的方法。目前临床实验室大量使用的病原微生物分子诊断技术多为 RT-PCR。RT-PCR 具有灵敏性高、定量准确、操作简单的特点，与多重 PCR 技术结合使用可提高效率。

（2）多重 PCR 多重 PCR 是在一次 PCR 反应中同一体系内加入两对以上引物，同时扩增出多个核酸片段的 PCR 反应。多重 PCR 能提高多位点突变或多型别基因的检出率。

（3）巢式 PCR（nested PCR） 巢式 PCR 是一种变异 PCR，使用两对 PCR 引物扩增一个完整的片段。第一对 PCR 引物扩增片段和普通 PCR 相似，第二对引物（巢式引物）结合在第一次 PCR 产物内部，第二次 PCR 扩增片段短于第一次扩增，如果第一次扩增产生了错误片段，则第二次 PCR 在错误片段上进行引物配对并扩增的概率极低，因此巢式 PCR 的扩增特异性更强。

（4）原位 PCR（*in situ* PCR）　原位 PCR 技术起源于传统 PCR 技术和原位杂交技术。该技术能对细胞或组织内的核酸或病毒进行定位和检测，具有较高的灵敏度和准确的定位能力。

（5）数字 PCR　数字 PCR 是近年来兴起的新技术，通过对单分子目的 DNA 片段体外扩增来计数的方法，对 DNA 进行定量。数字 PCR 适用于依靠荧光定量 PCR 不能很好分辨的核酸分析，如拷贝数变异、突变检测、基因相对表达研究、二代测序结果及单细胞基因表达。

（6）逆转录 PCR（reverse transcription – polymerase chain reaction，RT – PCR）　逆转录 PCR 是扩增 mRNA 的一种技术，提取组织或细胞中的总 RNA，采用多聚胸腺嘧啶或随机引物利用逆转录酶逆转录成 cDNA，再以 cDNA 作为模板进行扩增和分析。RT – PCR 可广泛用于 RNA 表达图谱分析，检测 RNA 病毒如 HIV、HCV 及临床常见的 RNA 病毒。

3. 基于转录的扩增（transcription – based amplification）　这是一种将 RNA 靶序列扩增产生大量cDNA 的技术，其特点是整个扩增过程在同一温度、同一缓冲液中进行。此技术涉及逆转录酶（reverse transcriptase）、RNA 酶 H（RNase H）和 T7 RNA 聚合酶（T7 RNA polymerase）。其操作程序见图 9 – 8。基于转录的扩增的优点是扩增时间短，不需要温度循环仪（如 PCR 仪），且在等温条件下，快速降解的 RNA 可极大地减少扩增过程中污染的危险性，缺点是不能用于 DNA 病毒的检测以及多种酶混合体系的不稳定性。基于转录的扩增技术主要具体包括基于核酸序列的扩增（nucleic acid sequence – based amplification，NASBA）和转录介导扩增（transcription – mediated amplification，TMA）。在临床上 TMA 已被用于 HCV 和 HIV – 1 的检测，NASBA 被用于肠道病毒和呼吸道病毒的检测以及 HIV – 1 的检测与定量分析。

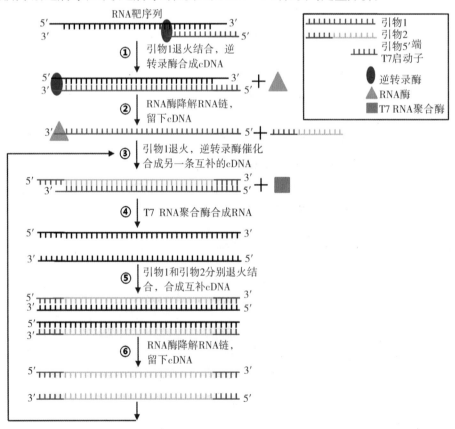

图 9 – 8　基于转录的扩增的原理图

4. 基因芯片技术　其原理是利用病毒基因测序获得的生物信息，将已知的成千上万病毒特异的基因探针高密度有序排布于微型硅片等载体上，产生二维 DNA 探针阵列，与待检标本中的病毒核酸序列相互作用和并行反应，在激光的顺序激发下，产生的荧光光谱信号被接收器收集，经计算机分析和处理数据得出结果。基因芯片分为固相芯片和液相芯片两种，一次可完成高通量标本病毒核酸的检测，也可包括病毒所有已知的耐药相关基因的检测和分析，缺点是制作复杂且费用高。在临床使用中，液相芯片更适用于临床诊断，尤其在病原生物学检测，药物基因组学研究、生物标志物检测等具有良好的应用前景。

第一个用于临床的基因芯片是检测 HIV－1 基因组中与耐药相关的突变，主要根据 HIV－1 *gag* 基因末端 18 bp、*pol* 基因全长 297bp 和逆转录酶基因前端 123bp 设计探针，只需少量的血清或者血浆标本即可完成检测，可诊断患者是否感染 HIV－1 以及 HIV－1 是否携带可导致耐药的突变基因。

5. 基因测序技术　包括病毒全基因测序和特征性基因片段的测序。目前对已发现的致病病毒的全基因组测序已基本完成，故可将所检测的病毒进行特征性基因序列测定并与这些病毒基因组序列数据库进行比对，以达到诊断病毒感染的目的。基因测序技术除用于病毒感染诊断外，还用于病毒耐药相关位点突变分析和病毒型别鉴定等。

> ┌─ **知识拓展** ┐
>
> ### 病原宏基因组检测技术（mNGS）
>
> 目前，临床实验室对病原体的鉴定主要依赖于传统的培养依赖性诊断技术、核酸扩增试验、免疫分析，以及 16S rRNA 基因测序等较新技术，但这些技术处理复杂的感染时有明显的局限性。下一代测序 mNGS 为传染病诊断打开另一扇窗户，可无偏见分析患者样本中微生物和宿主基因含量。与传统方法相比，mNGS 耗时短，灵敏度高，可提供新的诊断思路。Mai 等人首次报道尿液在 mNGS 检测中对诊断黄病毒性脑炎有用。mNGS 在检测新型病原体及难以检测的病原体时具有明显优势。Piantadosi 等人报道了波瓦桑病毒的快速识别。Ai 等人描述一名女性患者因为狂犬病病毒（PRV）感染性眼内炎。结果表明，PRV 可能通过直接接触猪的污染物而感染人类。但是，由于该项技术对场地和操作要求较高，且价格相对昂贵，目前并没有普及使用。

二、临床意义与评价

病毒非培养检验技术主要包括病毒的免疫学技术以及分子生物学技术。免疫学技术的实质是检测病毒的特异性抗原或抗体。

分子生物学检测技术在病毒临床实验诊断中的应用越来越普及，在病毒感染的诊断、病毒含量的测定、抗病毒疗效的监测和病毒型别的鉴定等方面已成为临床诊疗工作中重要的工具和手段，尤其适用于部分不能培养的病毒、生长缓慢的病毒或因含量太低而不易被免疫学方法检出的病毒。由于核酸杂交或扩增所产生的产物通常不具有感染性，因此比培养法和部分免疫学方法大大降低了实验室内感染的危害性。病毒的分子生物学检验技术与免疫学技术相比，敏感性和特异性更高。PCR 技术是病毒的分子生物学检验技术中应用最为广泛的方法，可进行病毒定量、病毒基因分型、病毒突变位点分析和病毒耐药性分析等。核酸杂交技术在临床上已逐渐被 PCR 所取代。基于转录的扩增的重要优点在于反应是在等温条件下进行，适用于硬件条件差的基层临床实验室，但多种酶混合体系的不稳定性是制约其应用范围的主要因素。基因芯片技术的特点是高通量，理论上可一次完成所有已知致病病毒的检测，缺点是制作复杂且费用高昂。基因测序技术是将 PCR 产物进行测序以确证病毒感染及鉴定病毒基因型、分析病毒突变位点以及病毒耐药性等，随着测序费用的降低，基因测序技术已成为病毒感染的重要确证方法。

病毒非培养技术一般快速、简便、敏感性和特异性高，在临床检测中应用最为广泛，不仅能满足病毒性疾病快速诊断的需要，还有助于疾病预后的判断、抗病毒疗效的监测等。探索和发明新的病毒非培养检验技术是病毒性疾病诊断的发展趋势。

答案解析

? 思考题

案例　患者，男，6岁。因"发热一天"入院，患者一天前无明显诱因出现发热，体温最高达38.5℃，口服"布洛芬、小儿氨酚黄那敏颗粒"治疗，热可下降，易反复。今晨至我院急诊就诊，发现患儿手、足及臀部均有皮疹，舌咽部有白色溃疡及红色疱疹。体温37.5℃，心率112次/分，血压107/59mmHg。神志清，精神可，呼吸尚平稳。查血常规：白细胞 $22.1 \times 10^9/L$，中性粒细胞百分比85.7%，淋巴细胞比7.8%，血红蛋白135g/L，C反应蛋白76.48mg/L。

问题

（1）该患者最可能的初步诊断是什么，建议做哪些检查辅助诊断？

（2）若人鼻病毒核酸为阳性，全血–手足口病检测：柯萨奇病毒A16型IgM抗体阳性＋，肠道病毒71型IgM抗体阴性，可诊断为何种疾病？

（3）若符合问题（2）诊断，该类疾病的传播途径有哪些？

（张　楚）

书网融合……

重点小结　　　　　　　题库　　　　　　　微课/视频

第十章　抗微生物药物敏感性检验技术

PPT

✏ 学习目标

1. 通过本章学习，掌握抗微生物药物的分类及常见的作用机制、抗微生物药物敏感性检验各类方法的基本原理及药敏试验结果解读和折点的正确选择；熟悉常见的耐药机制、生物检测技术在药物敏感性检验中的运用及熟悉联合药敏的操作及结果判读；了解体外药敏试验领域的新技术、新方法及发展动态。

2. 具有熟练操作常见的药敏试验方法、准确解读药敏试验结果及与医生等相关人员沟通的能力。

3. 树立精准医疗意识，发挥药敏试验在疾病诊疗中的作用，为遏制耐药性发展贡献力量。

自 20 世纪 20 年代青霉素（penicillin）发现以来，抗微生物药物在人类感染性疾病的治疗中发挥了至关重要的作用。抗菌药物（antibacterial agents）是指具有杀菌或抑菌活性的抗生素和化学合成药物。前者是细菌、真菌、放线菌等的代谢产物，在高度稀释下对其特定微生物具有杀灭或抑制作用；后者是指经化学改造的半合成抗生素及化学合成药物，它们不仅抗菌谱广、抗菌活性强，而且对某些降解酶稳定，在抗感染治疗中发挥重要作用。掌握和理解临床常用抗微生物药物的种类和作用机制、抗微生物药物敏感性试验、细菌耐药性与产生机制、细菌耐药性检测方法和抗微生物药物治疗效果观察等内容显得尤为重要。

第一节　临床常用抗微生物药物类型及作用机制

临床常用的抗微生物药物包括抗细菌药物、抗真菌药物和抗病毒药物。　📱 微课/视频 1

一、抗细菌药物类型及作用机制

（一）抗细菌药物的机制

临床应用的抗菌药物包括抗生素（antibiotic）和化学合成抗菌药物。抗菌药物的作用机制主要有阻碍细胞壁形成、抑制蛋白质合成、抑制核酸合成、影响细胞膜功能、干扰核酸代谢等，详见图 10 - 1。

（二）抗细菌药物种类

1. 阻碍细胞壁形成的抗菌药物　肽聚糖是细菌细胞壁的主要组分，能干扰肽聚糖的合成的抗菌药物，使细菌不能合成完整的细胞壁，最终导致细菌死亡。其中①糖肽类抗生素，如万古霉素，可与 UDP - 胞壁酰五肽末端的 D - Ala - D - Ala 结合，形成复合物，抑制肽聚糖链延伸或肽链交联；②β - 内酰胺类抗生素能与细菌竞争性抑制参与肽聚糖合成所需的转肽酶和羧肽酶等，抑制四肽侧链上 D - Ala 与五肽交联桥之间的联结或侧链直接相连（被 β - 内酰胺类抗生素抑制的酶具有与青霉素结合的能力，故称之为青霉素结合蛋白）。β - 内酰胺类抗生素主要种类有：青霉素类、头孢菌素类、单环 β - 内酰胺类，碳青霉烯类、β - 内酰胺类/β - 内酰胺酶抑制剂等。此外，磷霉素也是一种通过抑制 UDP - N - 乙酰葡糖胺烯醇式丙酮酸转移酶（MurA）的活性，从而阻碍细胞壁的形成而起到杀菌作用的药

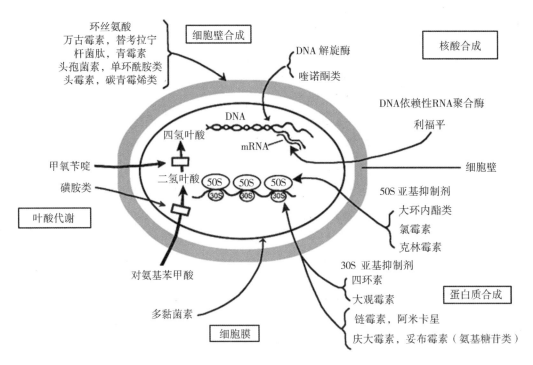

图 10 – 1 抗菌药物作用机制模式图

物，为广谱杀菌剂。

2. 抑制蛋白质合成的抗菌药物 细菌核糖体由 50S 和 30S 亚基组成，许多抗菌药物能干扰细菌核糖体的功能，抑制蛋白质合成，或导致细菌遗传密码的错误阅读而合成错误的蛋白，使细菌丧失生长繁殖的物质基础，导致细菌死亡。主要种类有：氨基糖苷类、四环素类和甘氨酰环素类、大环内酯类、林可酰胺类、氯霉素、噁唑烷酮类和链阳菌素类。

3. 抑制核酸合成的抗菌药物 主要药物有：喹诺酮类、利福霉素类、磺胺类与甲氧苄啶、硝基咪唑类。

4. 影响细胞膜功能的抗菌药物 细菌细胞膜具有选择性屏障作用，并具有多种酶系统，参与生化代谢过程。多黏菌素类（多黏菌素 A 到 E），其抗菌谱窄且毒性强，目前多黏菌素 B 和多黏菌素 E 已用于临床。

（三）抗厌氧菌药物类型

硝基咪唑类是一类化学合成药物，包括甲硝唑、替硝唑等。

（四）抗分枝杆菌药物类型

目前用于治疗分枝杆菌病的抗微生物药物很多，但不是全部药物都适合所有类型的感染。临床治疗分枝杆菌感染时常需要考虑联合用药以提高疗效、预防耐药的发生。抗分枝杆菌药物分为以下三类。①抗生素：链霉素（Sm）、利福霉素（RIF）；②合成药物：异烟肼（INH）、乙胺丁醇（EMB）、对氨基水杨酸、吡嗪酰胺、氟喹诺酮类（FQs）、乙硫异烟胺及其类似物（如丙硫异烟胺）等；③其他抗菌药物：如大环内酯类、氨基糖苷类等。

二、抗真菌药物类型及作用机制

（一）多烯类药物及作用机制

包括两性霉素 B 及两性霉素 B 脂质体、制霉菌素及其脂质体等。通过作用于真菌细胞膜麦角固醇，使胞膜双层脂膜形成微孔状态，氧化反应及膜离子运动失常，胞内容物（主要是葡萄糖、K^+、

Na$^+$）外漏导致真菌溶解而死亡。

（二）唑类药物及作用机制

唑类药物包括咪唑类药物和三唑类药物。通过作用于细胞色素 P450 固醇合成酶，从而干扰胞膜脂质合成。

1. 咪唑类药物　临床常用有酮康唑及咪康唑等。

2. 三唑类药物　临床常用有氟康唑、伏立康唑及泊沙康唑等，均为广谱抗真菌药物。

（三）丙烯胺类药物及作用机制

临床常用有萘替芬、特比萘芬及布替萘芬等，药物的作用机制是通过抑制真菌的角鲨烯环氧化酶，从而阻断真菌细胞麦角固醇的合成，进而破坏其细胞膜的生成，最终导致细胞破裂和死亡。

（四）其他抗真菌药物及作用机制

1. 5 - 氟胞嘧啶　为窄谱抗真菌药物，是一种抑菌剂，高浓度时具有杀菌作用。5 - 氟胞嘧啶进入敏感真菌的细胞内，经过胞核嘧啶脱氨酶的作用生成 5 - 氟尿嘧啶，其进一步转化为 5 - 氟尿嘧啶脱氧核苷，从而抑制胸腺嘧啶核苷合成酶的活性。这个过程阻止了尿嘧啶脱氧核苷向胸腺嘧啶核苷的转化，影响了 DNA 的合成，从而抑制了真菌的生长和繁殖。

2. 硫脲类　通过抑制真菌细胞的角鲨烯环氧化酶，阻止真菌细胞膜麦角固醇的生物合成，从而发挥抗真菌活性。如利拉萘酯对皮肤癣菌、暗色真菌、双相型真菌和酵母菌均有抗菌活性。

3. 棘白菌素类　通过抑制真菌细胞壁的葡聚糖合成酶，抑制真菌细胞壁的合成。哺乳类细胞无细胞壁，对人体的毒性较低。如卡泊芬净和米卡芬净等。

4. 戊烷脒　可用于治疗耶氏肺孢子菌病、黑热病及非洲锥虫病。

三、抗病毒药物类型及作用机制

抗病毒药物主要通过阻止病毒进入宿主细胞、抑制病毒脱壳、抑制病毒核酸复制、干扰病毒蛋白酶活性、干扰病毒装配和释放等机制发挥抗病毒作用。

（一）抗 HIV - 1 和 HIV - 2 药物

抑制 HIV 病毒的药物包括 HIV 逆转录酶抑制剂（分为核苷类及非核苷类）、蛋白酶抑制剂、融合蛋白抑制剂、整合酶抑制剂等。核苷类逆转录酶抑制剂通过缺乏 3′- 羟基的核苷类似物竞争性抑制 DNA 链延伸，终止病毒复制，包括阿巴卡韦及拉米夫定等。非核苷类逆转录酶抑制剂通过非竞争性与逆转录酶催化活性位点结合，造成酶蛋白构象变化，干扰 DNA 聚合酶活性使前 DNA 链终止，包括依曲韦林及依非韦伦等。HIV 蛋白酶抑制剂作为底物竞争性抑制剂或互补蛋白酶活性位点的抑制剂在联合用药中发挥作用，包括阿扎那韦等。融合蛋白抑制剂是一种新型抑制 HIV 的药物，能阻断病毒颗粒进入宿主细胞。包括恩夫韦肽和马拉维诺。整合酶抑制剂是一类以 HIV - 1 整合酶为靶点的抗逆转录病毒药物。包括雷特格韦等。

（二）抗丙型肝炎病毒药物

抗丙型肝炎的药物包括干扰素 - 利巴韦林、蛋白酶抑制剂、聚合酶抑制剂和 NS5A 抑制剂等。α - 干扰素联合利巴韦林治疗慢性丙型肝炎病毒感染能够达到持续病毒学应答。HCV 蛋白酶抑制剂是一种作用于 NS3/4A 蛋白酶的药物，如西咪匹韦。聚合酶抑制剂是通过抑制 NS5B - RNA 依赖的 RNA 聚合酶发挥抗病毒作用，如索非布韦。目前获批的 NS5A 抑制剂有两种：雷迪帕韦和翁比他韦。

（三）抗疱疹病毒药物

抗疱疹病毒药物通过抑制病毒的 DNA 聚合酶，竞争性抑制和终止病毒 DNA 的合成。如阿昔洛韦及更昔洛韦等。

（四）抗乙型肝炎病毒药物

全球批准用于治疗慢性乙型肝炎的药物包括核苷酸或核苷酸衍生物以及干扰素两大类。核苷酸和核苷酸衍生物药物的作用靶点为 HBV 的 DNA 聚合酶/逆转录酶，如拉米夫定和恩替卡韦等。干扰素包括普通干扰素和聚乙二醇干扰素等。

（五）抗流感病毒等呼吸道病毒药物

抗呼吸道病毒的药物包括 M2 蛋白抑制剂和神经氨酸酶抑制剂。M2 蛋白抑制剂通过阻断 H^+ 离子通过 M2 离子通道，从而阻止病毒脱壳，如金刚烷胺等。神经氨酸酶抑制剂通过抑制神经氨酸酶，阻止病毒在细胞间传播，如奥司他韦等。

第二节　抗微生物药物敏感性试验

抗菌药物敏感性试验是测定抗菌药物或其他抗微生物制剂在体外抑制病原微生物生长的能力，是临床微生物实验室重要的任务之一。

> **知识拓展**
>
> #### 人工智能在药敏试验中的运用
>
> 人工智能在药敏试验领域中的应用越来越多。首先，它能够快速处理和分析大量的药敏试验数据。通过机器学习算法，可以从海量数据中发现潜在的模式和规律，更准确地预测微生物对不同药物的敏感性，还可以优化药敏试验流程。其次，可以协助提高药敏试验结果的准确性和可靠性。它可以对复杂的数据进行更精细的解读，减少人为因素导致的误差。再者，它有助于个性化药敏检测。根据患者的具体情况和历史数据，人工智能可以为特定患者进行药敏结果个性化分析，提供更精准的药物选择建议。
>
> 人工智能能够实时监测耐药趋势的变化，能够高效地管理和分析数据，及时发现新出现的耐药模式，为临床用药和公共卫生决策提供及时有效的信息。人工智能可以辅助科研人员进行耐药机制的研究，帮助发现新的耐药基因和途径，推动药敏技术的创新和发展。

一、药物敏感性试验的抗菌药物选择

药敏试验的抗菌药物选择应遵循相关指南，并结合本医院、本地区的常用抗菌药物和常见病原菌的耐药状况进行选择。在我国主要遵循美国临床实验室标准化研究所制定的抗菌药物选择原则（CLSI M100 和 M45 A3）或欧洲 EUCAST 标准或国家药敏专委会标准（ChiCAST）。CLSI 制定了对各种临床常见的非苛养菌、苛养菌及厌氧菌进行常规药敏试验和报告时的选药标准。第 1 级：适用于常规、主要检测和报告的抗菌药物；第 2 级：适用于常规、主要检测，但可按照各机构制定的级联报告规则进行报告的抗菌药物；第 3 级：适合多重耐药菌（multidrug - resistant organism，MDRO）高危患者提供服务的机构进行常规主要检测的抗菌药物，但仅应按照各机构制定的级联报告规则进行报告；第 4 级：其他级的抗菌药物因为各种因素不是最佳的选择时，可在临床要求下进行测试和报告的抗菌药物。全面进行监测医院感染分离菌株的耐药性时，第 1 级、第 2 级、第 3 级、第 4 级药物均可选用。

（一）非苛养菌药敏试验抗菌药物的选用

非苛养菌药敏试验选用抗菌药物见表 10 - 1、表 10 - 2。

表 10 - 1　临床微生物实验室非苛养菌常规药敏试验的抗菌药物选择

	第1级	第2级	第3级	第4级
肠杆菌目细菌（不包括沙门菌/志贺菌）	氨苄西林			
	头孢唑啉	头孢呋辛		
		头孢吡肟		
	头孢噻肟或头孢曲松	厄他培南 亚胺培南 美罗培南	头孢地尔 头孢他啶 - 阿维巴坦 亚胺培南 - 瑞来巴坦 美罗培南 - 韦博巴坦	
	阿莫西林 - 克拉维酸 氨苄西林 - 舒巴坦			
	哌拉西林 - 他唑巴坦			
	庆大霉素	妥布霉素	普拉佐米星	
		阿米卡星		
	环丙沙星 左旋氧氟沙星			
	甲氧苄啶 - 磺胺甲噁唑			
		头孢替坦 头孢西丁		
		四环素		
				氨曲南
				头孢他林
				头孢他啶
				头孢洛扎 - 他唑巴坦
	仅泌尿道分离株			
	头孢唑林（无并发症 UTI 的替代药物）			
	呋喃妥因			
			磷霉素（大肠埃希菌）	
沙门菌和志贺菌属	氨苄西林 青霉素			
		万古霉素		
		庆大霉素 （仅检测高水平耐药）	链霉素 （仅检测高水平耐药）	
		达托霉素		
		利奈唑胺	特地唑胺	
				达巴万星
				奥拉万星
				特拉万星
	仅泌尿道分离株			
	呋喃妥因			
		环丙沙星 左旋氧氟沙星		
			磷霉素	
			四环素	

续表

	第 1 级	第 2 级	第 3 级	第 4 级
铜绿假单胞菌	头孢他啶	亚胺培南 美罗培南	头孢地尔	
	头孢吡肟		头孢他啶 – 阿维巴坦	
	哌拉西林 – 他唑巴坦		头孢洛扎 – 他唑巴坦	
			亚胺培南 – 瑞来巴坦	
	妥布霉素			
	环丙沙星 左旋氧氟沙星			
				氨曲南
	仅泌尿道分离株			
		阿米卡星		
葡萄球菌属	阿奇霉素或克拉霉素或红霉素			
	克林霉素			
	苯唑西林 头孢西丁（苯唑西林替代药）		头孢罗膦	
	多西环素 米诺环素 四环素			
	甲氧苄啶 – 磺胺甲噁唑			
	万古霉素			
		青霉素		
		达托霉素		
		利奈唑胺	特地唑胺	
			利福平	
			来法莫林	
				环丙沙星或 左旋氧氟沙星 莫西沙星
				达巴万星
				奥拉万星
				特拉万星
				庆大霉素
	仅泌尿道分离株			
	呋喃妥因			

	第 1 级	第 2 级	第 3 级	第 4 级
肠球菌属	氨苄西林 青霉素			
		万古霉素		
		庆大霉素 （仅检测高水平耐药）	链霉素 （仅检测高水平耐药）	
		达托霉素		
		利奈唑胺	特地唑胺	
				达巴万星
				奥拉万星
				特拉万星
	仅泌尿道分离株			
	呋喃妥因			
		环丙沙星 左旋氧氟沙星		
			磷霉素	
			四环素	

注：此表引用自 CLSI 2023 年版。

表 10-2　临床微生物实验室其他非苛养菌常规药敏试验的抗菌药物选择

	第 1 级	第 2 级	第 3 级	第 4 级
不动杆菌	氨苄西林-舒巴坦			
	头孢他啶	亚胺培南 美罗培南	头孢地尔	
	头孢吡肟			
	环丙沙星 左氧氟沙星			
	庆大霉素 妥布霉素	阿米卡星		
		哌拉西林-他唑巴坦		
		甲氧苄啶-磺胺甲噁唑		
		米诺环素		多西环素
				头孢噻肟 头孢曲松
				黏菌素或 多黏菌素 B
	仅泌尿道分离株			
	四环素			

129

续表

	第1级	第2级	第3级	第4级
洋葱伯克霍尔德菌	头孢他啶			
	美罗培南			
	左旋氧氟沙星			
	米诺环素			
	甲氧苄啶-磺胺甲噁唑			
嗜麦芽窄食单胞菌	左氧氟沙星			
	米诺环素			
	甲氧苄啶-磺胺甲噁唑			
			头孢地尔	
				头孢他啶
其他非肠杆菌目细菌	头孢他啶	头孢吡肟 亚胺培南 美罗培南		
	庆大霉素 妥布霉素	阿米卡星		
	哌拉西林-他唑巴坦			
	甲氧苄啶-磺胺甲噁唑			
		氨曲南		
		环丙沙星 左氧氟沙星		
		米诺环素		
				头孢噻肟 头孢曲松
	仅泌尿道分离株			
	四环素			

注：此表引用自 CLSI 2023 年版。

（二）苛养菌药敏试验抗菌药物的选用

苛养菌药敏试验选用抗菌药物见表 10-3。

表 10-3　临床微生物实验室苛养菌常规药敏试验的抗菌药物选择

	第1级	第2级	第3级	第4级
流感嗜血杆菌属和副流感嗜血杆菌属	氨苄西林	头孢噻肟或头孢他啶或头孢曲松	美罗培南	厄他培南或亚胺培南
		氨苄西林-舒巴坦 阿莫西林-克拉维酸		
		环丙沙星或左氧氟沙星或莫西沙星		
		甲氧苄啶-磺胺甲噁唑		
				阿奇霉素 克拉霉素
				氨曲南
				头孢克洛 头孢丙烯
				头孢地尼/头孢克肟或头孢泊肟
				头孢洛扎-他唑巴坦
				头孢罗膦
				头孢呋辛
				来法莫林
				利福平
				四环素

续表

	第 1 级	第 2 级	第 3 级	第 4 级
淋病奈瑟菌	阿奇霉素			
	头孢曲松 头孢克肟			
	环丙沙星			
	四环素			
肺炎链球菌	红霉素			
	青霉素			阿莫西林 阿莫西林 – 克拉维酸
	甲氧苄啶 – 磺胺甲噁唑			
	头孢噻肟 头孢曲松			头孢吡肟 头孢罗膦
		美罗培南		厄他培南亚胺培南
		克林霉素		
		多西环素 四环素		
		左氧氟沙星 莫西沙星		
		万古霉素		
				来法莫林
				利奈唑胺
				头孢呋辛
				利福平
β 溶血性链球菌群	克林霉素			
	红霉素			
	青霉素或 氨苄西林		头孢噻肟或头孢曲松	头孢吡肟
				头孢罗膦
		四环素		
			万古霉素	
				利奈唑胺 特地唑胺
				达托霉素
				左氧氟沙星
				达巴万星
				奥拉万星
				特拉万星

续表

	第 1 级	第 2 级	第 3 级	第 4 级
草绿色链球菌群	氨苄西林 青霉素			
	头孢噻肟 头孢曲松			头孢吡肟
		万古霉素		
			利奈唑胺 特地唑胺	
			达巴万星	
			奥拉万星	
			特拉万星	
				头孢洛扎 – 他唑巴坦
				克林霉素
				红霉素
				左氧氟沙星

注：此表引用自 CLSI 2023 年版。

（三）厌氧菌药敏试验抗菌药物的选用

厌氧菌药敏试验选用抗菌药物见表 10 – 4。

表 10 – 4　临床微生物实验室厌氧菌常规药敏试验的抗菌药物选择

	第 1 级	第 2 级	第 3 级	第 4 级
革兰阴性 厌氧菌	阿莫西林 – 克拉维酸 氨苄西林 – 舒巴坦 哌拉西林 – 他唑巴坦			
	克林霉素			
	厄他培南 亚胺培南 美罗培南			亚胺培南 – 瑞来巴坦
	甲硝唑			
				青霉素 氨苄西林
				头孢替坦 头孢西丁
				头孢曲松
				莫西沙星
革兰阳性 厌氧菌	氨苄西林 青霉素			
	阿莫西林 – 克拉维酸 氨苄西林 – 舒巴坦 哌拉西林 – 他唑巴坦			
	克林霉素			
	厄他培南 亚胺培南 美罗培南			亚胺培南 – 瑞来巴坦
	甲硝唑			
				头孢替坦 头孢西丁
				头孢曲松
				莫西沙星
				四环素

注：此表引用自 CLSI 2023 年版。

二、非苛养需氧菌和兼性厌氧菌的体外抗菌药物敏感性试验

常用的体外抗菌药物敏感试验主要有纸片扩散法、稀释法、梯度扩散法、联合药物敏感试验、杀菌试验、自动化仪器法、胶体金免疫层析法及分子生物学方法。

抗菌药物敏感试验的意义在于：①预测抗菌药物治疗的效果；②临床治疗效果差而考虑更换抗菌药物时，应测试细菌对拟选药物的敏感性；③进行所在医院、地区的常见病原菌耐药状况监测并将结果定期通报临床；④评价新抗菌药物的抗菌谱及抗菌活性等药效学指标；⑤掌握耐药菌感染的流行病学特征，以便控制和预防耐药菌的流行和扩散。

（一）抗菌药物敏感试验结果解读

药物敏感试验结果常分为以下四级报告。①敏感（susceptible，S）：表示测试菌可被测定药物常规剂量给药后所达到的血药浓度所抑制或杀灭。②中介（intermediate，I）：指测试菌对常规剂量用药后体液或组织中的药物浓度的反应性低于敏感株，但在测定药物浓集部位的体液（如尿液）或高于正常给药量（如 β – 内酰胺类），临床上使用有效。③耐药（resistant，R）：当使用推荐剂量时，测试菌不能被在体内感染部位能达到的抗菌药物浓度所抑制。④剂量依赖性敏感（susceptible – dose dependent，SDD）：指分离株的敏感性依赖于对患者的用药方案，即对于药敏结果在 SDD 范围内的分离株，为了使血药浓度达到临床疗效，采用较高剂量和（或）增加用药频率的给药方案，使药物暴露高于常用敏感折点的剂量。

（二）纸片扩散法

将含有定量抗菌药物的纸片贴在已接种测试菌的琼脂平板上，纸片中所含的药物吸收琼脂中的水分溶解后不断地向纸片周围扩散，形成递减的浓度梯度。抑菌圈的大小反映测试菌对测定药物的敏感性，并与该药对测试菌的最低抑菌浓度（minimal inhibitory concentration，MIC）成负相关。

1. 检测方法　根据美国 CLSI、欧洲 EUCAST 或 ChiCAST 最新指南选择对应的抗菌药物纸片。水解酪蛋白琼脂为生长较快的需氧和兼性厌氧菌药敏试验的标准培养基，对营养要求较高的细菌如链球菌属、肠球菌属、流感嗜血杆菌和脑膜炎奈瑟菌等需加入相应的营养添加剂。苛养菌应置于其生长要求的环境中孵育，葡萄球菌和肠球菌检测对苯唑西林和万古霉素的耐药性须孵育 24 小时。用游标卡尺或直尺量取抑菌圈直径（用 mm 表示），依据 CLSI、EUCAST 或 ChiCAST 最新所提供的解释标准给出药敏结果。

2. 方法评价　纸片扩散法是一种常见的药敏试验方法，根据抑菌环直径大小与 MIC 的相关性，得到相对可靠的药敏结果。纸片扩散法在抗菌药物的选择上具有灵活性，且费用低廉，被世界卫生组织（World Health Organization，WHO）推荐为定性药敏试验的基本方法。但某些细菌/抗微生物药物的纸片扩散法结果需用测定最低抑菌浓度进一步确认。

（三）稀释法 🅴 微课/视频 2

1. 检测方法

（1）肉汤稀释法　有宏量稀释法和微量稀释法。仪器配套商业化药敏板都是采用微量稀释法。所用的培养基对于需氧菌和兼性厌氧菌推荐使用水解酪蛋白（MH）肉汤；流感嗜血杆菌、链球菌等苛养菌则需在培养液中补充营养成分。以试管内或小孔内完全抑制细菌生长的最低药物浓度为该药物对待测菌的 MIC。根据 CLSI、EUCAST 或 ChiCAST 最新版所提供的解释标准给出药敏结果。

（2）琼脂稀释法　将不同浓度抗菌药物分别混匀于琼脂培养基中，配制出含各种浓度药物的平板，使用微量多头接种仪接种细菌，孵育后观察细菌在含不同浓度药物的平板上的生长情况，以抑制

细菌生长（菌落生长被完全抑制）的平板所含的药物浓度为该药对测试菌的 MIC。药物稀释的方法同肉汤稀释法，详见《临床微生物学检验实验指导》（第 4 版）。根据 CLSI、EUCAST 或 ChiCAST 最新版所提供的解释标准给出药敏结果。

2. 方法评价 稀释法能够准确测出抗菌药物抑制细菌生长的 MIC 值，操作流程相对规范和标准化，结果的重复性较好，适用多种类型的细菌的药物敏感性检测，其适用范围比纸片扩散法更广。微量稀释法是全球公认的体外抗菌药物敏感试验标准化参考方法。微量稀释法与琼脂稀释法适用范围比纸片扩散法更广，可用于无法用纸片扩散法检测的细菌。琼脂稀释法是验证新药体外抗菌活性时常用的参照标准。其优点：①比肉汤稀释法重复性好；②每个平板同时测定多株细菌；③可观察被检菌落生长良好与否；④能发现被污染的菌落；⑤可引用机械化手段，提高效率。

（四）梯度扩散法

又称 E 试验，是一种结合稀释法和扩散法的原理和特点，测定微生物对抗菌药物的敏感度的定量技术。商品化 E 试条一面固定有干化、稳定的、浓度呈连续指数增长分布的抗菌药物，另一面有药物的浓度刻度读数（μg/ml）。

1. 检测方法 需氧和兼性厌氧菌可用 MH 琼脂或瑞典 PDM 抗生素药敏培养基（PDM antibiotic susceptibility test medium），对于生长要求高的苛养菌，应根据其需要添加相应的营养添加剂。菌液准备、平板接种等同纸片扩散法，将 E 试条放在接种菌液的琼脂平板上，适宜条件孵育后，围绕试条可形成明显可见的椭圆形抑菌圈，圈的边缘与试条的横向相交点处的浓度刻度即为测定抗菌药物对测试菌的 MIC。根据 CLSI、EUCAST、ChiCAST 最新版所提供的解释标准给出药敏结果。

2. 方法评价 E 试验兼具纸片扩散法与稀释法优点，但 E 试条价格较贵。

（五）联合药敏试验

联合药敏试验方法包括肉汤微量稀释棋盘法、琼脂稀释棋盘法、纸条法（包括 E 试条和 MTS 条）、纸片扩散法和联合杀菌曲线等。肉汤微量稀释棋盘法和琼脂稀释棋盘法是联合药敏试验的标准参考方法，若实验室无法开展肉汤微量稀释棋盘法，可以纸条法或纸片扩散法替代，但需备注纸条法或纸片扩散法结果仅供参考。

1. 检测方法 以肉汤微量稀释棋盘法为例，培养基、药物稀释、细菌悬液接种等与 MIC 测定法相同。抗菌药物 A 和抗菌药物 B 经倍比系列稀释后，以不同浓度组合进行混合，加入测试菌后置于合适的环境孵育后阅读单药及两药联合后的 MIC。

2. 结果评价 通过 FIC 指数的计算，来判断联合药敏试验中两种抗菌药物的相互关系，公式为：

$$FIC\ 指数 = \frac{MIC\ 甲药联用}{MIC\ 甲药单用} + \frac{MIC\ 乙药联用}{MIC\ 乙药单用}$$

联合用药可以出现 4 种结果：FIC 指数 <0.5 为协同作用；0.5~1 为累加作用；1~2 为无关作用；大于 2 为拮抗作用。

（六）分子生物学方法

1. 检测方法 采用实时荧光 PCR 等分子生物学方法，检测耐药基因的表达与否、基因表达的改变、结合位点基因突变等，预测抗菌药物对测试菌的敏感性。如 *mecA*、*vanA*、*vanB*、NDM-1、KPC、VIM、IMP、OXA 等。

2. 方法评价 快速、自动化并且不需要细菌生长，但存在基因多样性和成本问题。目前分子生物学方法仅局限于少数常见且耐药机制明确的抗菌药物耐药性检测。

（七）胶体金免疫层析法

1. 检测方法 利用胶体金试剂快速检测待测菌是否产酶。根据酶分解的底物来判断抗菌药物的敏感性。如 β - 内酰胺酶、超广谱 β - 内酰胺酶、头孢菌素酶、NDM – 1、KPC、VIM、IMP、OXA 等。严格按照试剂说明书的要求进行操作和结果的解释。

2. 方法评价 该方法优点是简便快速，但是成本高，目前仅限于检测部分蛋白水解酶。

三、苛养菌体外抗菌药物敏感性试验

对苛养菌（如肺炎链球菌及链球菌属、流感嗜血杆菌、奈瑟菌属等细菌）进行药敏试验时需要更为复杂的生长条件，下面简单介绍几种苛养菌的药敏试验。

（一）流感嗜血杆菌

1. 检测方法 嗜血杆菌属试验培养基/肉汤（haemophilus test medium，HTM）适用于测试流感嗜血杆菌所有药物，或 MH – F 培养基/肉汤（加有 5% 机械脱纤维马血和 20μg/ml NAD 的 MH 培养基）适用于测试流感嗜血杆菌部分药物。操作方法详见本章第二节非苛养需氧菌和兼性厌氧菌的体外抗菌药物敏感试验。血液、脑脊液分离株常规仅需检测氨苄西林、一种三代头孢菌素、氯霉素和美罗培南。结果判定应依据 CLSI、EUCAST 或 ChiCAST 所提供的解释标准给出药敏结果。

2. 结果解释与评价 使用 HTM 或添加特定生长因子（如 X 因子和 V 因子）的 Mueller – Hinton（MH）肉汤时，氨苄西林、左氧氟沙星、美罗培南和甲氧苄啶 – 磺胺甲噁唑等结果一致。与 HTM 肉汤相比，MH – F 肉汤的头孢呋辛和利福平 MIC 可能出现倾向于耐药的偏差。

对于流感嗜血杆菌纸片扩散法检测，使用 HTM 或 MH – F 琼脂，氨苄西林、头孢曲松和左氧氟沙星等结果一致。甲氧苄啶 – 磺胺甲噁唑结果以 HTM 琼脂为准。大部分耐氨苄西林和阿莫西林的流感嗜血杆菌都产生 TEM 型 β - 内酰胺酶。如不产 β - 内酰胺酶又耐氨苄西林时，应送参考实验室进一步确证。

（二）淋病奈瑟菌

1. 检测方法 有纸片扩散法、稀释法等，使用改良 Thayer – Martin 培养基（Modified Thayer – Martin medium，MTM）或含 1% 特定生长添加剂的 GC 琼脂。结果判定依据 CLSI、EUCAST 或 ChiCAST 提供的解释标准进行。

2. 结果解释与评价 体外药敏试验呈现"中介"的头孢美唑、头孢他啶、头孢替坦、头孢西丁和大观霉素治疗淋病奈瑟菌感染的临床疗效未知。纸片扩散法测试淋病奈瑟菌的结果为"中介"时需要重复试验。

（三）脑膜炎奈瑟菌

1. 检测方法 纸片扩散法培养基为 MHA + 5% 绵羊血；微量肉汤稀释法培养基为含阳离子调节的 MH 肉汤（CAMHB）+ 2.5% ~ 5% 冻融马血（lysed horse blood，LHB）；琼脂稀释法培养基为 MHA + 5% 脱纤维绵羊血。操作方法详见本章第二节非苛养需氧菌和兼性厌氧菌的体外抗菌药物敏感试验。结果判定应依据 CLSI、EUCAST 或 ChiCAST 最新版所提供的解释标准给出药敏结果。

2. 结果解释与评价 目前脑膜炎奈瑟菌对青霉素、利福平和氯霉素仍很敏感，不必常规进行药物敏感试验。对细菌性脑膜炎经验治疗失败的所有细菌，应该进行 β - 内酰胺酶筛选试验和 MIC 试验。纸片扩散法检测氨苄西林、青霉素和利福平的药敏试验不可靠，需测其 MIC；甲氧苄啶 – 磺胺甲噁唑是检测磺胺类耐药的首选纸片，测试甲氧苄啶 – 磺胺甲噁唑可预报甲氧苄啶 – 磺胺甲噁唑和磺胺类药物的敏感性。

（四）肺炎链球菌

1. 检测方法 纸片琼脂扩散法用含 5% 绵羊血 MHA 或 MH – F 琼脂（含 5% 机械脱纤维马血和

20μg/ml NAD 的 MHA）；肉汤稀释法使用含 2.5% ~ 5% CAMHB（Cation – Adjusted Mueller – Hinton Broth）*V/V* 的 LHB；琼脂稀释法使用含绵羊血（5% *V/V*）MHA。操作方法详见本章第二节非苛养需氧菌和兼性厌氧菌的体外抗菌药物敏感试验。

2. 结果解释与评价 结果判定应依据 CLSI、EUCAST 或 ChiCAST 最新版所提供的解释标准给出药敏结果。非脑膜炎分离株苯唑西林的抑菌圈≥20mm，报告青霉素敏感，并可认为对氨苄西林、阿莫西林、头孢克洛，及多种三代、四代头孢菌素和美罗培南等也敏感；苯唑西林的抑菌圈≤19mm 的分离株，在测定青霉素 MIC 后，方可报告青霉素耐药性。目前还没有发现对万古霉素抑菌圈 < 17mm 的肺炎链球菌。从脑脊液、血液和其他深部组织及从临床治疗失败的患者身上分离到的肺炎链球菌，应常规检测其对青霉素、头孢噻肟（或头孢曲松）、美罗培南及万古霉素的 MIC。

（五）链球菌属（除肺炎链球菌）

1. 检测方法 β 溶血性链球菌群和草绿色溶血链球菌群：纸片扩散法使用含 5% 绵羊血 MHA；肉汤稀释法用 LHB（2.5% ~ 5% *V/V*）CAMHB，需要补充 50μg/ml 钙离子 CAMHB 用于达托霉素；琼脂稀释法使用含绵羊血（5% *V/V*）MHA。操作方法详见本章第二节非苛养需氧菌和兼性厌氧菌的体外抗菌药物敏感试验。结果判定应依据 CLSI、EUCAST 或 ChiCAST 所提供的解释标准给出药敏结果。

2. 结果解释与评价 青霉素和氨苄西林可用于治疗 β 溶血性链球菌所致感染，不必常规检测用于治疗 A、B 群链球菌感染的青霉素及其他 FDA 批准的 β - 内酰胺类抗生素的敏感性。草绿色链球菌组有对青霉素或氨苄西林中介或耐药的菌株。

（六）分子生物学方法

用分子生物学方法检测编码低亲和力青霉素结合蛋白的嵌合体突变基因，来预测肺炎链球菌和淋病奈瑟菌对 β - 内酰胺类抗生素的敏感性。

四、厌氧菌的体外药物敏感性试验

临床实验室一般不做厌氧菌体外药敏试验，CLSI 厌氧菌敏感性试验工作组推荐以下四种情况必须进行厌氧菌的敏感性试验：①为确定新抗生素对厌氧菌的抗菌模式；②定期监测当地医院的厌氧菌的药敏模式；③定期监测不同地区的厌氧菌的药敏模式和耐药趋势；④提供特异的药敏试验结果，指导医生治疗特定的厌氧菌感染。

厌氧菌体外药敏试验有琼脂稀释法、肉汤稀释法、梯度扩散法、β - 内酰胺酶检测试验和分子生物学方法等，其基本原理和方法与需氧菌相同，只是培养基、操作环境和培养条件等应根据厌氧菌的特定需要变动。但标准的琼脂扩散试验不适合进行厌氧菌药敏试验，其判读标准也不能用于厌氧菌的结果判读。

五、结核分枝杆菌药物敏感性试验

结核病是全球严重的公共卫生问题之一，耐多药结核病和广泛耐药结核病亦是目前临床亟待解决的难题之一。结核分枝杆菌的药敏试验有助于为抗结核药物的合理应用和耐药结核病的诊断提供实验依据，同时监测耐药菌株的流行情况。结核分枝杆菌药敏试验包括直接法、间接法和分子检测法。间接法最常用的方法有绝对浓度法、间接比例法、仪器法等。

（一）检测方法

1. 绝对浓度法 接种同一浓度的菌液在两支不同浓度的含药中性罗 – 琴培养基（L – J 培养基）上，计数对照培养基和含药培养基上菌落数量，根据含药培养基上菌落数量，确定测试菌株对该药的耐药性。

2. 间接比例法 接种两种不同浓度的菌液在两支同一浓度的含药中性罗 - 琴培养基上，计数对照培养基和含药培养基上细菌生长菌落的数量，计算耐药百分比，确定测试菌株对该药的耐药性。每次试验必须同时接种相对应的质控菌株。

3. 仪器法 仪器法是在应用液体培养基的基础上结合特殊的检测系统，仪器快速培养系统培养管内培养基底部包埋对氧分子浓度极为敏感的荧光指示剂，灵敏的连续荧光监测技术直接测定伴随分枝杆菌生长所引起的氧浓度变化，从而间接判断管内分枝杆菌生长状况，换算出试菌株对该药的耐药性。

按照仪器操作说明书操作。抗菌药物管阴性或者出现阳性的时间 1∶100 比例对照管报告为"耐药"。平均报告时间为 3~5 天，与比例法的药敏结果完全相符。

4. 分子检测法 该方法是基于结核分枝杆菌对抗结核药物耐药分子机制，采用分子生物学技术检测耐药基因。

（1）实时荧光定量PCR技术 采用半巢式实时 PCR 技术快速、自动化检测利福平（RFP）常见的耐药决定区域，不报告具体的突变类型。核酸提取、扩增、检测一体化，操作简便，整个过程只需 2 小时，安全性高，可适用除血液外的各种临床标本。

（2）探针溶解曲线法 采用多色探针溶解曲线法快速检测 RFP、INH、Sm、EMB 和 FQs 常见耐药决定区域，简便、快速，需 2~3 小时，可较全面了解耐药基因突变信息。

（3）基因芯片技术 该技术可用于检测 RFP、INH 耐药的常见基因型，可了解基因突变的位点和性质。需 1~2 天，检测过程比较繁琐。

（4）反向杂交技术 该技术可同时快速检测 RFP、INH、Sm、EMB、FQs、阿米卡星（Am）、卡那霉素（Km）和卷曲霉素（Cm）耐药的常见耐药基因，可了解突变的位点和性质，过程需 1~2 天，开发性检测，过程容易被污染。

（5）基因测序技术 采用 PCR - Sanger 测序方法检测 RFP 和 INH 耐药的常见耐药基因，可了解突变的位点和性质，目前主要用于科研上，尚未在临床广泛开展。

（二）临床意义、结果解释与评价

1. 临床意义 结核菌生长缓慢，营养要求高，传染性较强，进行体外药敏试验的指征为：①首次从患者体内分离出结核分枝杆菌；②3 个月正规抗结核治疗后，痰或其他体液标本培养仍未转阴；③患者痰标本中的抗酸杆菌计数一度减少又大量增加；④播散性结核病和结核性脑膜炎患者；⑤来自已知高耐结核分枝杆菌流行区的患者。

2. 结果解释与评价 绝对浓度法药敏试验是结核分枝杆菌药敏试验的常用方法；比例法药敏试验为《中国结核病防治规划实施工作指南（2008 年版）》推荐方法；仪器法是目前在结核病诊断领域广泛使用的快速培养系统的方法；分子检测法，特点是敏感性高、快速和生物安全性高，缺点是：①检测的药物种类有限；②无法确定标本中耐药菌的比例；③某些不影响耐药表型的同义突变、沉默突变会导致假耐药的可能性；④目前商业化的试剂未能覆盖所有的耐药突变位点。分子检测法可作为耐药快速筛查和传统药敏试验的补充，不能完全取代传统表型药敏试验。

六、抗真菌药物敏感性试验

用于检测酵母样真菌体外药物敏感性试验的方法有纸片扩散法、常量肉汤稀释法、微量肉汤稀释法和梯度扩散法。纸片扩散法可用于检测氟化嘧啶和氟康唑的敏感性，用于耐药性的筛选试验，得出的结果需用 MIC 方法证实。宏量肉汤稀释法重复性和可靠性较好，为 CLSI 参考方法。梯度扩散法的结果与 CLSI 参考方法的结果相关性较好，操作简单，可直接从平板上区分污染菌落，并可根据菌种的不同更改培养基孵育条件。下面介绍酵母样真菌肉汤稀释法。

（一）检测方法

1. 宏量（试管）肉汤稀释法 详见《WST 421—2024 抗酵母样真菌药物敏感性试验标准 - 肉汤稀释法》和《临床微生物学检验实验指导》（第 4 版）。念珠菌应培养 24 ~ 48 小时。对于 24 小时后生长不良的分离株，可孵育 48 小时，隐球菌应培养 70 ~ 74 小时。培养过程中避免振摇试管。肉眼观察各管的生长情况，两性霉素 B 的 MIC 为抑制测试菌肉眼可见生长的最低浓度，5 - 氟胞嘧啶、棘白菌素类和吡咯类常采用 50% MIC 判断标准，即抑制 50% 检测菌生长的最低浓度为其 MIC。

2. 微量肉汤稀释法 详见《WST 421—2024 抗酵母样真菌药物敏感性试验标准 - 肉汤稀释法》和《临床微生物学检验实验指导》（第 4 版）。对于微量肉汤稀释法，念珠菌及隐球菌培养温度均为 35℃，所有抗真菌药物的质控范围基于培养 24 小时。对于念珠菌，棘白菌素类、两性霉素 B、氟康唑和伏立康唑等的 MIC 值应在 24 小时读取结果。如果 24 小时生长对照显示生长不足，可延长培养 48 小时读取结果。上述所有抗真菌药物对于隐球菌属的 MIC 值应在培养 72 小时读取结果。

（二）临床意义、结果解释与评价

1. 临床意义 下列情况下需要进行体外真菌药物敏感性试验：严重的全身性感染患者分离到的菌株；从白细胞减少 AIDS 患者、肿瘤患者和器官移植者体内分离到的菌株；调整毒性较大的药物的剂量，如两性霉素 B；需长时间用药的患者，监测其耐药性的发展。

2. 结果解释与评价

（1）有 MIC 判断折点 报告 MIC 值及敏感度。

（2）无 MIC 判断折点但有流行病学临界值（CLSI 的 ECV 值、EUCAST 的 ECOFF 值） 报告 MIC 值，如果 MIC 值低于或等于 ECV 值报告为野生型，如果 MIC 值高于 ECV 值报告为非野生型，并明确 ECV 不是折点，不能预测临床治疗效果。

（3）无 MIC 判断折点且无流行病学临界值 只报告 MIC 值并说明目前该酵母样真菌的临床折点尚未建立。

第三节　细菌耐药性检测

细菌耐药性检测包括细菌耐药表型的检测和耐药基因型的检测。细菌耐药表型可通过抗菌药物体外敏感性试验的结果进行推测，亦可通过检测耐药基因的产物和结合位点基因突变及表达的产物，如耐药酶（超广谱 β - 内酰胺酶、碳青霉烯酶等）的存在与否进行检测。

一、细菌耐药表型检测

（一）β - 内酰胺酶检测

β - 内酰胺酶是多种不同类型以 β - 内酰胺类抗菌药物为底物的降解酶。快速 β - 内酰胺酶检测试验是检测产 β - 内酰胺酶的唯一可靠试验，比 MIC 试验能更早的提供临床相关结果。

1. 检测方法

（1）头孢硝噻吩试验 若被测细菌产 β - 内酰胺酶，头孢硝噻吩（nitrocefin）的 β - 内酰胺环被 β - 内酰胺酶打开，基质由黄色变成红色。

（2）碘试验 β - 内酰胺酶破坏 β - 内酰胺环，碘与被打开 β - 内酰胺环结合，使蓝色的淀粉 - 碘复合物转变成无色。

（3）酸度法　β-内酰胺酶能破坏青霉素中的β-内酰胺环，形成青霉噻唑酸，使 pH 值降低，指示剂溴甲酚紫颜色由紫变黄。

（4）青霉素纸片扩散法抑菌圈-边缘试验　某些金黄色葡萄球菌和路邓葡萄球菌只产生很少的β-内酰胺酶，检测该类菌株是否产β-内酰胺酶时，青霉素纸片扩散法抑菌圈-边缘试验比头孢硝噻吩试验更为敏感。在报告对青霉素敏感前应用此法检测β-内酰胺酶。

（5）苯唑西林或头孢西丁诱导试验　凝固酶阴性葡萄球菌需采用诱导β-内酰胺酶试验。

2. 结果解释与评价

（1）头孢硝噻吩试验　是检测嗜血杆菌属、淋病奈瑟菌、卡他莫拉菌、葡萄球菌和肠球菌的首选方法，对凝固酶阴性葡萄球菌及路邓葡萄球菌，建议只使用头孢硝噻吩试验检测。

（2）碘试验　可以用于测试淋病奈瑟菌是否产β-内酰胺酶，但是卡他莫拉菌只能用头孢硝噻吩。

（3）青霉素纸片扩散法　抑菌圈-边缘试验对青霉素纸片抑菌环边缘进行评估实验比硝噻吩实验更敏感，但目前该实验只用于金黄色葡萄球菌的检测。然而，一些实验室先用头孢硝噻吩实验检测，如果阳性报告为产β-内酰胺酶。如果头孢硝噻吩试验为阴性，建议使用青霉素纸片抑菌环进行评估试验进一步检测，保证用青霉素治疗的有效性。

（二）超广谱β-内酰胺酶检测

超广谱β-内酰胺酶（ESBLs）是指由质粒介导的能水解所有青霉素类、头孢菌素类和单环β-内酰胺类的一类酶，主要由克雷伯菌、埃希菌等细菌产生。ESBLs 不能水解头霉素类和碳青霉烯类药物，能被克拉维酸、舒巴坦和他唑巴坦等β-内酰胺酶抑制剂所抑制。根据 ESBLs 可被克拉维酸抑制特性可检测 ESBLs，主要有纸片扩散法、肉汤稀释法和 E 试验法等。

1. 检测方法

（1）纸片扩散法

1）初筛试验　头孢泊肟（10μg/片）抑菌圈直径≤17mm、头孢他啶（30μg/片）≤22mm、氨曲南（30μg/片）≤27mm、头孢噻肟（30μg/片）≤27mm、头孢曲松（30μg/片）≤25mm，任意一项药物抑菌环直径达到上述标准，提示菌株可能产 ESBLs。奇异变形杆菌 ESBLs 抑菌环直径为头孢泊肟≤22mm、头孢他啶≤22mm、头孢噻肟≤27mm，符合以上任何一项即可能产 ESBLs。

2）确证试验　使用每片含 30μg 头孢他啶、头孢噻肟纸片和头孢他啶/克拉维酸（30μg/10μg）、头孢噻肟/克拉维酸（30μg/10μg）复合纸片进行试验，只要其中任一复合纸片的抑菌环直径大于或者等于其单独药物纸片抑菌环直径加上 5mm，即可确定待检菌产 ESBLs。

（2）肉汤稀释法

1）初筛试验　对于肺炎克雷伯菌、产酸克雷伯菌和大肠埃希菌在任何一种高于或等于下述药物浓度（头孢泊肟 4μg/ml、头孢他啶 1μg/ml、氨曲南 1μg/ml、头孢噻肟 1μg/ml、头孢曲松 1μg/ml）条件下生长，提示菌株可能产 ESBLs。奇异变形杆菌则使用以下标准：头孢泊肟 1μg/ml、头孢他啶 1μg/ml、头孢噻肟 1μg/ml，试验时使用一种以上药物可以提高检测灵敏度。

2）确证试验　同时使用头孢他啶 0.25~128μg/ml、头孢他啶/克拉维酸 0.25/4~128/4μg/ml 和头孢噻肟 0.25~64μg/ml、头孢噻肟/克拉维酸 0.25/4~64/4μg/ml 进行试验，当两个组合中任何一组与克拉维酸复合药物组比单独药物组的 MIC 降低 3 个或 3 个以上对倍稀释度时，待检菌产 ESBLs。

（3）E 试验法　操作步骤同常规 E 试验法，使用头孢他啶、头孢曲松、头孢噻肟或氨曲南（两种以上）等常规试条，凡 MIC≥2μg/ml 时，即高度怀疑菌株产 ESBLs，应进一步作确证试验来加以确认。

现有两种 E 试验的 ESBLs 确证试条，分别为头孢他啶及头孢他啶加克拉维酸、头孢噻肟及头孢噻肟加克拉维酸。试条两端含有梯度浓度抗生素，其中一端含头孢他啶（或头孢噻肟），另一端含头孢他啶/克拉维酸（或头孢噻肟/克拉维酸）。当与克拉维酸联合药物组的 MIC 小于或等于单独药物组 MIC 3 个倍比稀释度时（或比值≥8），可确证该菌株产 ESBLs。

2. 临床意义、结果解释与评价 ESBLs 主要由大肠埃希菌、肺炎克雷伯菌、产酸克雷伯菌和奇异变形杆菌产生，此外也见于肠杆菌属、枸橼酸杆菌属、沙雷菌属等和其他肠杆菌科细菌、不动杆菌与铜绿假单胞菌。纸片扩散法确证试验若自制复合纸片，应在制备完成后立即使用纸片，否则丢弃，不能保存。E 试验法操作简便，结果准确。此外，检测 ESBLs 的方法还有双纸片协同试验、三维试验、显色培养基法等。

（三）AmpC 酶的检测

AmpC 酶是在革兰阴性菌中发现的由染色体或质粒介导的水解头孢菌素的 I 型 β - 内酰胺酶。它的活性不能被抑制剂克拉维酸所抑制，但可以被氯唑西林和硼酸抑制。可通过头孢西丁三维试验，利用 AmpC 酶水解头孢西丁的原理检测 AmpC 酶。

1. 检测方法 将标准菌株 ATCC 25922 按 K – B 法操作均匀涂布于 MH 平板上，在平板中心贴一片头孢西丁（30μg/片）纸片，在距纸片边缘 1cm 处，用无菌手术刀片切 3cm 长度的小槽，将待测菌株的 6 个菌落接种于槽内（勿溢出槽外），35℃孵育 18～24 小时。若抑菌圈向内凹陷，即 AmpC 酶阳性。

2. 临床意义、结果解释与评价 头孢西丁三维试验是检测 AmpC 酶的经典方法，除此之外，还有以硼酸化合物为抑制剂检测 AmpC 酶的方法。

（四）碳青霉烯酶检测

碳青霉烯酶为具有水解碳青霉烯类抗菌药物活性的 β - 内酰胺酶，主要分布于 β - 内酰胺酶 A、B、D 类中，其中 B 类为金属碳青霉烯酶，这类酶以金属锌离子为水解活性作用位点，可以被 EDTA 抑制；A、D 类水解时则是以丝氨酸为酶的活性位点，可以被酶的抑制剂如克拉维酸和他唑巴坦所抑制。A 类中的 KPC 酶和 B 类中的 NDM 酶代表了具有重要临床意义的碳青霉烯酶。当待检菌 K – B 法的抑菌环直径出现在下述范围：厄他培南 19～21mm、美罗培南 16～21mm；常规微量肉汤试验检测 MIC 时，厄他培南 2μg/ml，亚胺培南 2～4μg/ml，美罗培南 2～4μg/ml，均提示待检菌株可能产碳青霉烯酶，需要进一步进行确证试验。

1. 检测方法

（1）卡巴（Carba NP）试验 本试验采用比色法。目前主要用于流行病学研究或感染控制，CLSI 尚不推荐作为临床常规方法使用。

（2）改良碳青霉烯灭活试验（mCIM 试验）或联合 EDTA 碳青霉烯灭活试验（eCIM 试验） 目前不推荐临床常规使用，mCIM 用于检测肠杆菌目细菌和铜绿假单胞菌中的碳青霉烯酶，而与 mCIM 联合的 eCIM 试验用以区分肠杆菌科的金属 β - 内酰胺酶和丝氨酸碳青霉烯酶。mCIM 可以单独试验，但 eCIM 必须联合 mCIM 来做。且只有当 mCIM 阳性时，eCIM 才有效。

（3）分子检测方法 设计特异性靶基因利用生物学分子检测技术对待测菌进行筛查，比如 KPC、NDM、VIM、IMP、IMI 等，如果分子检测结果和表型结果存在差异，应使用参考方法重复药敏试验。

2. 临床意义、结果解释与评价 mCIM 试验检测 KPC、NDM、VIM、IMP、IMI、SPM、SME 和 OXA 型碳青霉烯酶的敏感性和特异性突出。eCIM 试验对于区分金属酶（NDM、VIM 和 IMP）和丝氨酸碳青霉烯酶（KPC、OXA 和 SME）的敏感性和特异性均较好。mCIM 和 eCIM 无需特殊试剂或培养基，但其需要过夜培养。

二、耐药基因检测

细菌的耐药表型通常由耐药基因决定，不具有耐药基因的细菌可通过细菌间的传递而获得具有耐药表型的外源性基因；也可因细菌自身基因的突变赋予细菌耐药性。

细菌携带的耐药基因表达，表现为对相应的抗菌药物耐药，因而可用基因试验方法（PCR 等）检测细菌的耐药基因，从而判断待检菌株是否为耐药株。临床可检测的耐药基因主要有：葡萄球菌属与甲氧西林耐药有关的 *mecA*，肺炎链球菌与青霉素耐药有关的 *pbp*，大肠埃希菌与 β - 内酰胺类耐药有关的 *blaTEM*、*blaSHV*、*blaOXA* 等，肠球菌属与万古霉素耐药有关的 *vanA*、*vanB*、*vanC*、*vanD*，红霉素耐药有关的 *erm*，泵出基因 *mefA*、*mefE*、和 *msrA* 等，喹诺酮类药物耐药常与 *gyr* 和 *par* 突变有关。

1. 检测方法 检测耐药基因的方法主要有以下几种。

（1）PCR 扩增 扩增目标 DNA，使用琼脂糖电泳、探针杂交技术或 DNA 序列测定确定扩增片段。

（2）PCR - RFLP 分析 即限制性片段长度多态性分析。方法为扩增后的 DNA 用特定的内切酶消化，由于其碱基组成不同，产生不同长度的酶切片段，再经电泳，就可反映出基因组 DNA 碱基序列组成与已知耐药基因序列是否存在差异。

（3）PCR - SSCP 分析 即单链构象多态性分析。方法为将 PCR 扩增后 DNA 变性成单链，然后电泳，由于单链氨基酸在聚丙烯酰胺凝胶电泳的迁移率与核苷酸的空间构型密切相关。若单链核苷酸的序列发生突变，甚至是单个碱基的变化，其空间构型都有可能不同，电泳迁移率也不同。

（4）PCR - 线性探针分析 根据耐药基因片段大小，设计包含常见突变位点的不同寡核苷酸探针（R 探针），同时设计该基因的正常序列探针（S 探针），与待测株 PCR 扩增产物杂交并显影。若扩增产物与 S 探针杂交阴性，与 R 探针杂交阳性，则待检菌株为耐药株，反之为敏感株。

（5）生物芯片技术 是由固定于各种支持介质上的高密度寡核苷酸分子、基因片段或多肽分子的微阵列组成生物芯片。用荧光标记的靶分子与芯片上的探针分子结合后，可通过激光共聚焦荧光扫描或电荷偶联摄像机对荧光信号的强度变化进行检测，从而对杂交结果进行量化分析。

（6）自动 DNA 测序 PCR 扩增待测基因后，将扩增产物直接测序，可准确判断碱基突变的位点。

2. 临床意义、结果解释与评价 耐药基因检测并不能 100% 检出耐药菌，主要用于鉴别 MIC 测定结果不确定或处于临界点的细菌耐药机制；早于培养和药敏结果出来之前提供临床感染和用药治疗信息；引起医院感染的特定耐药菌的流行病学调查，追踪病原微生物的来源，跟踪其传播途径；评价新的药物敏感性试验方法，判断药敏临界菌的结果。基因试验方法应检测耐药基因的开放阅读框或编码区的核苷酸序列，因为其以外的序列含有启动子序列或插入元件，前者可存在于其他耐药菌或敏感菌之中。

三、临床重要耐药菌检测

临床上引起关注的耐药菌很多，主要如下。①多重耐药菌（multidrug - resistant，MDR）：指对三类（如氨基糖苷类、大环内酯类、β - 内酰胺类）或三类以上结构不同、作用机制不同的抗菌药物同时耐药的菌株；②极端耐药菌（extensive drug - resistant，XDR）：指除一种或两种种类的抗菌药物之外，对其他种类的抗菌药物均表现为耐药，是细菌耐药的终极阶段；③泛耐药菌（pandrug - resistant，PDR）：是对几乎所有种类抗生素均耐药，比如泛耐药的不动杆菌属细菌，是对氨基糖苷类、青霉素类、头孢菌素类、碳青霉烯类、四环素类、氟喹诺酮类、黏菌素类、替加环素类等均耐药。耐药菌的出现增加了感染性疾病治愈的难度，并迫使人类寻找新的对抗微生物感染的方法。

检测特殊耐药菌的方法有纸片扩散法、稀释法、E 试验法和耐药基因检测等，原理详见本章第二、三节。

1. 检测方法

（1）耐甲氧西林葡萄球菌　检测 *mecA* 基因或 *mecA* 基因所表达的蛋白（PBP2a）是检测葡萄球菌属对甲氧西林耐药的最准确的方法。基于苯唑西林或头孢西丁的方法均可用于检测葡萄球菌属 *mecA* 介导的耐药性。对 1μg 苯唑西林纸片的抑菌圈直径≤10mm 或 30μg 头孢西丁纸片的抑菌圈直径≤21mm，或苯唑西林 MIC≥4μg/ml 的金黄色葡萄球菌或路邓葡萄球菌，以及对 30μg 头孢西丁纸片的抑菌圈直径≤24mm 的其他葡萄球菌（不包括伪中间葡萄球菌和施氏葡萄球菌）被称为耐甲氧西林葡萄球菌（methicillin resistant Staphylococcus，MRS）。检测 MRS 有头孢西丁纸片扩散法、苯唑西林琼脂稀释法、乳胶凝集试验检测 PBP2a、*mecA* 基因检测和 MRSA 显色培养基法等。

1）苯唑西林或头孢西丁纸片扩散法　根据纸片扩散法药敏试验进行操作，贴苯唑西林（1μg/片）或头孢西丁（30μg/片），在空气中 33~35℃（试验温度高于 35℃不能检出 MRSA）孵育 16~18 小时，之后量取抑菌圈直径。

2）头孢西丁微量肉汤稀释法　使用含 4μg/ml 头孢西丁的 CAMHB 培养基，接种 $5×10^4$/孔待检菌悬液，在空气中 33~35℃（试验温度高于 35℃不能检出 MRSA）孵育 16~20 小时，之后读取 MIC。

3）苯唑西林琼脂筛选法　将 MH 琼脂补充 4% NaCl 和苯唑西林（6μg/ml）倾注成平板，调整待检菌悬液为 0.5 麦氏管浓度。使用 1μl 接种环蘸取菌液，在平板上涂成直径 10~15mm 斑点。替代方法：用棉拭子蘸取菌液涂成类似大小斑点或划满 1/4 区，33~35℃（不可超过 35℃）孵育 24 小时，用透射光检查平板中生长的菌落，只要有 1 个菌落生长就提示耐甲氧西林。

（2）诱导型克林霉素耐药葡萄球菌

1）D 抑菌圈试验　适用于对红霉素耐药且对克林霉素敏感或中介的葡萄球菌属、肺炎链球菌和 β 溶血性链球菌，方法是纸片琼脂扩散法。对于葡萄球菌，距 15μg 红霉素纸片 15~26mm 处放置 2μg 克林霉素纸片进行检测。对于 β 溶血性链球菌，将 15μg 红霉素纸片和 2μg 克林霉素纸片贴在相邻的位置，纸片边缘相距 12mm。结果显示靠近红霉素纸片一侧的克林霉素抑菌圈出现"截平"现象（称为 D 抑菌圈），即提示可诱导性克林霉素耐药，此菌株报告为"克林霉素耐药"。

2）微量肉汤稀释法　使用 CAMHB 培养基，在同一孔内加 4μg/ml（β 溶血性链球菌加 1μg/ml）红霉素和 0.5μg/ml 克林霉素，其余遵照标准的肉汤微量稀释法操作。该微量肉汤试验稀释法仅适用于对红霉素耐药（MIC≥8μg/ml）且对克林霉素敏感或中介（MIC≤2μg/ml）的菌株。如果孔内细菌有任何生长，则为诱导克林霉素耐药试验阳性，应报告克林霉素耐药。若无生长，诱导克林霉素耐药阴性。

（3）高水平氨基糖苷类耐药和万古霉素耐药肠球菌　肠球菌属对氨基糖苷类的耐药性有中度耐药和高度耐药，高水平氨基糖苷类耐药（high-level aminoglycoside resistant，HLAR）肠球菌对青霉素或糖肽类与氨基糖苷类联合用药呈现耐药。HLAR 检测方法包括纸片扩散法、琼脂稀释法和微量肉汤稀释法。万古霉素常作为治疗肠球菌属感染的有效抗菌药物，对 30μg 万古霉素纸片抑菌圈直径≤14mm 或 MIC≥32μg/ml 的肠球菌属细菌被称为耐万古霉素肠球菌（vancomycin resistant Enterococcus，VRE）。VRE 检测方法有脑心浸液琼脂（BHI）万古霉素琼脂筛选法、E 试验法和显色培养基法等。

操作方法详见本章第二、三节和《临床微生物学检验实验指导》（第 4 版），氨基糖苷纸片扩散法抑菌圈直径 6mm 为耐药；7~9mm 为不确定；抑菌圈直径 ≥10mm 为敏感。氨基糖苷微量肉汤稀释法孔内细菌有任何生长、琼脂稀释法 >1 个菌落，则为耐药（链霉素试验若孵育 24 小时结果阴性，再孵育 24 小时观察结果）。万古霉素琼脂筛选试验 >1 个菌落推测万古霉素耐药。

（4）耐青霉素肺炎链球菌　1μg 苯唑西林纸片抑菌圈直径 ≥20mm 的肺炎链球菌对青霉素敏感（MIC≤0.06μg/ml）。抑菌圈直径 ≤19mm 的菌株对青霉素耐药、中介或敏感都有可能。当肺炎链球菌对 1μg 苯唑西林纸片的抑菌圈直径 ≤19mm 时，应测定青霉素 MIC，以确定其是否为青霉素不敏感株以及鉴别其为青霉素中介肺炎链球菌或耐青霉素肺炎链球菌。

（5）产超广谱 β-内酰胺酶肠杆菌目细菌　根据 ESBLs 可被克拉维酸抑制特性而设计了多种检测 ESBLs 的方法。可采用纸片扩散法、微量肉汤稀释法进行初筛和确证试验检测 ESBLs，也可使用专用的 ESBLs 的 E 试条进行 ESBLs 的表型确证试验。除此之外，双纸片协同试验、三维试验和显色培养法等也可检测 ESBLs。

（6）碳青霉烯类耐药肠杆菌目细菌　满足以下任意一个条件：①对亚胺培南、美罗培南、厄他培南或多利培南任何一种碳青霉烯类抗菌药物耐药者。对于天然对亚胺培南敏感性降低的细菌（如摩根菌属、变形杆菌属和普罗威登菌属等），需参考除亚胺培南外的其他碳青霉烯类抗菌药物的药敏结果。②产生碳青霉烯酶的肠杆菌目细菌。可用药敏表型筛选试验、碳青霉烯酶的表型和基因型确证试验准确检出 CRE 及确定其碳青霉烯酶类型。此外，MALDI-TOF 质谱技术、生物发光技术、基因芯片、PCR 技术检测碳青霉烯酶基因等也应用到碳青霉烯酶酶型的检测。

（7）耐碳青霉烯铜绿假单胞菌和耐碳青霉烯鲍曼不动杆菌　药敏结果对亚胺培南、美罗培南或多利培南任何一种碳青霉烯类抗菌药物耐药的菌株定义为 CRPA 或 CRAB。

2. 药敏报告解读与临床意义

（1）耐甲氧西林葡萄球菌检测　对于 MRS，不论其体外药敏试验结果如何，所有的 β-内酰胺类药物（除头孢罗膦外）和 β-内酰胺类/β-内酰胺酶抑制剂均显示临床无效。路邓葡萄球菌和其他凝固酶阴性葡萄球菌不宜采用苯唑西林纸片扩散法。如果金黄色葡萄球菌对苯唑西林测试结果（纸片扩散法）为中介，应进一步检测 mecA 或 PBP2a、测定头孢西丁 MIC 或头孢西丁纸片试验、苯唑西林 MIC 测定或苯唑西林盐琼脂筛选试验，并报告这些试验的结果而不是苯唑西林中介。

（2）诱导型克林霉素耐药葡萄球菌　诱导克林霉素耐药试验阳性，推测待检菌株对克林霉素耐药，应报告分离株"克林霉素耐药"，但在某些患者克林霉素可能仍然有效。

（3）高水平氨基糖苷类耐药和万古霉素耐药肠球菌　氨基糖苷类药物庆大霉素或链霉素试验结果为耐药，表明其与作用于细胞壁合成的药物（如氨苄西林、青霉素和万古霉素）联合无协同作用；敏感则表明其与作用于细胞壁合成，而且也是敏感的药物（如氨苄西林、青霉素和万古霉素）联合出现协同作用；氨基糖苷纸片扩散法结果为不确定时需采用琼脂稀释法或微量肉汤稀释法重复测试进行确证。检测万古霉素 MIC 和动力试验及色素产生将有助于区别万古霉素获得性耐药（*vanA* 和 *vanB*）与固有、中介水平耐药（*vanC*）。

（4）耐青霉素肺炎链球菌　临床治疗显示，氨苄西林、氨苄西林/舒巴坦、头孢克肟、头孢唑肟对 PRSP 的疗效很差，但应检测对头孢曲松、头孢噻肟和美罗培南等的 MIC 以判断是否对这些抗生素敏感。脑脊液中分离的肺炎链球菌应常规采用可靠的 MIC 法测试、报告其对青霉素、头孢噻肟、头孢曲松和美罗培南的敏感性，并采用 MIC 法或纸片法测试其对万古霉素的敏感性。

（5）产超广谱 β-内酰胺酶的肠杆菌目细菌　根据药代动力学-药效学（PK-PD）性能评价、有限的临床资料和 MIC 分布，采用 2010 年 1 月（M100 – S20）公布的头孢菌素类和氨曲南折点，在报告结果前不再需要常规测试 ESBLs。拉氧头孢、头孢尼西、头孢孟多和头孢哌酮的折点没有被评估。假如临床考虑使用这些药物治疗大肠埃希菌、肺炎克雷伯菌或变形杆菌属引起的感染，应进行 ESBLs 试验。如果分离株 ESBLs 阳性，应报告为耐药。ESBLs 表型或基因型检测一般用于指导治疗管理或流行病学或感染预防目的。

（6）产碳青霉烯酶肠杆菌目细菌   产生碳青霉烯酶是肠杆菌目细菌对碳青霉烯类抗菌药物耐药最主要的机制，包括 A 类丝氨酸碳青霉烯酶（以 KPC 酶为主）、B 类金属 β – 内酰胺酶（以 NDM 型金属酶为主）和 D 类丝氨酸碳青霉烯酶（以 OXA – 48 型酶为主）。产碳青霉烯酶肠杆菌目细菌通常表现对一种或多种碳青霉烯类药物中介或耐药（厄他培南非敏感通常是产生碳青霉烯酶最灵敏的指标），并且对一种或多种第三代头孢菌素耐药（如头孢哌酮、头孢噻肟、头孢他啶、头孢唑肟和头孢曲松）。碳青霉烯酶的表型和基因型确证试验准确检出 CRE 及确定其碳青霉烯酶类型有助于临床的精准治疗。目前针对产金属酶的 CRE 的治疗方案相对有限。

（7）CRPA 和 CRAB   铜绿假单胞菌对碳青霉烯类耐药的主要机制包括 AmpC 酶高表达合并外膜渗透屏障、外排泵高表达以及产生碳青霉烯酶（包括 KPC 型碳青霉烯酶和金属 β – 内酰胺酶）等。鲍曼不动杆菌对碳青霉烯类耐药的主要机制是天然产生 OXA – 23、OXA – 24 或 OXA – 51 型酶。

四、抗菌药物折点

目前国内抗菌药物的药敏折点主要参考 CLSI 或 EUCAST 的标准，但地域、菌株、人群等差异导致国外标准在国内并不完全适用。现在为应对多重耐药菌甚至超级细菌，越来越多的新的抗菌药物上市。因此，2022 年批准成立国家卫生健康委临床抗微生物药物敏感性折点研究和标准制定专家委员会（简称国家药敏专委会，ChinaCAST），旨在组织国内临床微生物学、临床药理学、临床感染病学等各领域专家，共同推进抗微生物药物敏感性折点研究和标准制定的相关工作。

2023 年 9 月 22 日，ChiCAST 发布了第一个按照国际规范完整实施的具有中国自主知识产权的药敏折点，依拉环素对肠杆菌目细菌、金黄色葡萄球菌、粪肠球菌和屎肠球菌、咽峡炎链球菌群和厌氧菌的 MIC 临床折点和肠杆菌目细菌抑菌圈直径的临床折点，标志着我国向自主制订抗菌药物临床折点标准迈出了实质性的一步。国家药敏专委会将在我国抗微生物药物敏感性体系建立、药敏折点研究及发布、药物临床评价及合理使用、耐药性监测等领域发挥重要作用。

？ 思考题

答案解析

案例   患者，男，77 岁，职业：务农。

主诉：反复咳嗽、咳痰 10 年，加重伴气促 3 天。

现病史：患者 3 天前出现无明显诱因感冒咳嗽，伴食欲缺乏、全身乏力、精神倦怠，现头痛加剧伴有喷射性呕吐紧急送医。查体：体温 39.5℃，血压 135/97mmHg，心率 125 次/分。患者呆滞面容，颈项强直，处于浅昏迷状态，紧急查血常规：白细胞 16.4×10^9/L，中性粒细胞 88%，淋巴细胞 10%，血红蛋白 105g/L，C 反应蛋白 175mg/L；紧急行腰穿，送检血培养、脑脊液培养和痰培养相关检查。

既往史：高血压 2 年，乙型肝炎病毒携带，否认冠心病、结核病、伤寒、痢疾等传染病病史。无手术史，无输血史，无过敏史。预防接种史不详。

检查结果：脑脊液、血培养和痰培养均检出肺炎链球菌。

问题

（1）肺炎链球菌的药敏试验有哪些注意事项？

（2）如何检测肺炎链球菌对青霉素的敏感性？

（黄连江）

书网融合……

重点小结　　　　　题库　　　　微课/视频 1　　　微课/视频 2

第三篇　微生物检验

本篇主要介绍细菌、真菌与病毒的鉴定。微生物的鉴定即通过一系列的方法，将临床标本中分离的未知病原体归属到一定的种属，并赋予病原体名称的过程。随着科学技术的进步，微生物鉴定技术从最初的微生物形态检查技术，发展到生化反应技术、免疫学技术、分子生物学技术以及色谱和质谱技术。目前临床实验室对细菌与真菌的鉴定主要采用以生理生化特征为依据的传统（常规）鉴定方法，基质辅助激光解吸电离飞行时间质谱鉴定技术（MALDI－TOF MS）已广泛应用于临床。本篇第十一章至第二十三章以细菌、真菌的属为单元，从分类和命名、生物学特性、鉴别与鉴定、抗菌药物敏感性与临床意义五个方面加以阐述。第二十四章至第二十七章以病毒科为单元，也从类似的五个方面加以叙述，但病毒分离培养后纯培养物的鉴定在临床实验室没有常规开展，往往采用免疫学技术与核酸检测，故将标题"鉴别与鉴定"改为"病毒检验"。

PPT

第十一章　球　菌

📝 学习目标

1. 通过本章学习，掌握葡萄球菌属、链球菌属、肠球菌属和奈瑟菌属的分类和命名、生物学特性、鉴定及鉴别要点和方法；熟悉葡萄球菌属、链球菌属、肠球菌属和奈瑟菌属抗菌药物敏感性；了解葡萄球菌属、链球菌属、肠球菌属和奈瑟菌属临床意义。

2. 掌握微生物学基本操作技术，对球菌属具有鉴定和药敏试验的能力。

3. 培养针对球菌标本分离、鉴定鉴别和药物敏感性分析的严谨细致技术操作要求。

本章介绍一群专性需氧、兼性厌氧或微需氧的球菌。该群种类繁多，涉及革兰阳性的葡萄球菌属、链球菌属、肠球菌属，以及革兰阴性的奈瑟菌属等。一般临床实验室对球菌的初步分群主要依据：琼脂平板上菌落的生长特征、显微镜下菌体形态及革兰染色结果，再结合触酶试验、氧化酶试验等生化试验，以及对一些抗菌药物的敏感性试验等加以区分。革兰阳性球菌相关菌属的鉴别见表 11 - 1。

第一节　葡萄球菌属

葡萄球菌属（*Staphylococcus*）是一群革兰染色阳性球菌，因常常堆聚成葡萄串状而得名。多数葡萄球菌为非致病菌，少数可致病。有些菌种为人类皮肤和黏膜上的正常菌群，不产生芽胞，荚膜不明显，无鞭毛。

一、分类和命名

葡萄球菌属隶属芽胞杆菌门（*Bacillota*）、芽胞杆菌纲（*Bacilli*）、显核菌目（*Caryophanales*）、葡萄球菌科（*Staphylococcaceae*）。临床常见的有金黄色葡萄球菌（*S. aureus*）、科氏葡萄球菌（*S. cohnii*）、海豚葡萄球菌（*S. delphini*）、表皮葡萄球菌（*S. epidermidis*）、溶血葡萄球菌（*S. haemolyticus*）、人葡萄球菌（*S. hominis*）、猪葡萄球菌（*S. hyicus*）、中间葡萄球菌（*S. intermedius*）、路邓葡萄球菌（*S. lugdunensis*）、腐生葡萄球菌（*S. saprophyticus*）、施氏葡萄球菌（*S. schleiferi*）、模仿葡萄球菌（*S. simulans*）、沃氏葡萄球菌（*S. wameri*）、木糖葡萄球菌（*S. xylosus*）和水獭葡萄球菌（*S. lutrae*）等。

葡萄球菌属 DNA（G + C）mol% 含量低，为 30 ~ 39。模式菌种为金黄色葡萄球菌。

二、生物学特性

葡萄球菌属是革兰阳性球菌（0.5 ~ 1.5μm），呈单、双、短链（3 ~ 4 个细胞）或无规则葡萄串状排列（图 11 -1）。无动力、无芽胞、无鞭毛、无荚膜或形成有限的荚膜。

除解糖葡萄球菌和金黄色葡萄球菌厌氧亚种外（该两种菌厌氧生长，触酶阴性），多数菌种为兼性厌氧菌，最适生长温度为 35 ~ 40℃，最适 pH 在 7.0 ~ 7.5，营养要求不高，可在血琼脂、营养琼脂、脑心浸液琼脂等培养基上生长，能量获取方式主要通过有氧分解和发酵。大多数葡萄球菌在无选择性培养基上培养 24 小时菌落直径为 1 ~ 3mm（图 11 -2），但金黄色葡萄球菌厌氧亚种、解糖葡萄球菌、耳葡萄球菌、马葡萄球菌和缓慢葡萄球菌生长较慢，有些常需要培养 24 ~ 36 小时才能见到菌落。某些菌种需要二氧化碳、血红素、维生素 K 等物质。葡萄球菌普遍具有耐盐性，在 6.5% NaCl 琼脂上生长良好。

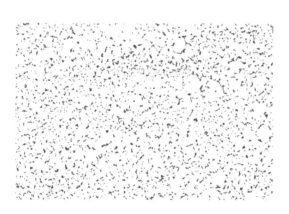

图 11 -1　金黄色葡萄球菌（革兰染色，×1000）

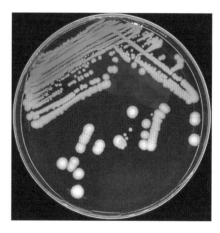

图 11 -2　金黄色葡萄球菌菌落
（血琼脂培养基，35℃空气孵育 72 小时）

葡萄球菌在血琼脂平板上菌落呈中等大小、光滑、中央凸起、边缘整齐。金黄色葡萄球菌和某些葡萄球菌可产生溶血素，在羊血或兔血琼脂上经 24 小时孵育可见明显的 β 溶血环。许多葡萄球菌在常规培养时，可产生肉眼可见的脂溶性色素，使菌落呈黄色、橙黄色或白色，色素不扩散至培养基。

大多数葡萄球菌属细菌触酶阳性（解糖葡萄球菌和金黄色葡萄球菌厌氧亚种除外），氧化酶阴性（松鼠葡萄球菌、小牛葡萄球菌、缓慢葡萄球菌、弗氏葡萄球菌和解酪葡萄球菌氧化酶阳性），还原硝酸盐，能被溶葡萄球菌素溶解，利用多种碳水化合物并产酸，有些种产生胞外酶如葡萄球菌凝固酶。

葡萄球菌的基因组由 2.8 ~ 2.9Mbp 的碱基组成单 DNA 环，大约有 75% 为高度保守的核心基因组。

金黄色葡萄球菌是该属毒力最强的菌种，可产生血浆凝固酶、耐热核酸酶、葡萄球菌溶素、杀白细胞素、表皮剥脱毒素、毒性休克综合征毒素 -1 及肠毒素等多种侵袭性酶及毒素。

三、鉴别与鉴定

1. 属间鉴别 葡萄球菌属与其他革兰阳性球菌属间的鉴别见表11-1。

表11-1 葡萄球菌属与其他革兰阳性球菌属的鉴别

属名	菌落颜色	四联排列	触酶	严格需氧	氧化酶（改良法）	葡萄糖厌氧产酸	紧黏琼脂	动力	6.5% NaCl	耐药			
										溶葡素 200μg/片	红霉素 0.4μg/片	杆菌肽 0.04μg/片	呋喃唑酮 100μg/片
葡萄球菌属	白/黄	V	+	-	-	V	-	-	+	S	R	R	S
微球菌属	黄/乳白	+	+	+	+	-	-	-	+	R	S	S	R
肠球菌属	白/黄	-	-	-	+	-	-	V	+	R	R	R	S
链球菌属	无色/灰白	-	-	-	+	-	-	V	-	R	S	V	S

注：+表示90%以上菌株阳性；-表示90%以上菌株阴性；V表示11%~89%菌株阳性；S表示敏感；R表示耐药。

需注意，金黄色葡萄球菌的小菌落变异株（small colony variant strain，SCVS）在常规培养基上生长缓慢，菌落细小，菌落色素较浅。易与β溶血性链球菌相混淆。

2. 属内鉴定 葡萄球菌属内菌种较多，根据菌种是否产生血浆凝固酶，通常将其分为凝固酶阳性和凝固酶阴性葡萄球菌（coagulase negative *Staphylococcus*，CoNS）。可使用表11-2和表11-3所列试验分别对凝固酶阳性和凝固酶阴性葡萄球菌进行进一步的鉴别。

表11-2 凝固酶或凝集因子阳性葡萄球菌的鉴别

菌种	凝固酶	凝集因子	菌落大小	色素	厌氧生长	需氧生长	溶血	触酶	氧化酶	耐热DNA酶	碱性磷酸酶	PYR	鸟氨酸脱羧酶	脲酶	精氨酸利用	V-P	七叶苷	新生霉素耐药	多黏菌素耐药
金黄色葡萄球菌金黄亚种	+	+	+	+	+	+	+	+	-	+	+	-	-	V	+	+	-	-	+
金黄色葡萄球菌厌氧亚种	+	-	-	-	(+)	(±)	+	-	-	+	+	ND	ND	ND	ND	-	-	-	ND
猪葡萄球菌	V	-	+	-	+	+	-	+	+	+						V	+		+
路邓葡萄球菌	-	(-)	V	V	+	+	(+)	+	-	+	+					V	+	+	V
中间葡萄球菌	+	V	+	-	(+)	+	V	+	-	+	+					V	+		
施氏葡萄球菌凝集亚种	+	-	V	-	+	+	(+)	+	-	+	+	ND	ND	+	+	+	ND	-	ND
海豚葡萄球菌	+	-	+	-	+	+	V	+	-	+	+	ND	ND	+	+	+	ND	-	ND
水獭葡萄球菌	+	-	-	-	+	+	+	-	(±)	+		ND	ND	+	+		ND	-	ND

注：+表示培养18~24小时形成中度到浓厚生长；±表示试管上部较浓厚生长、下部有微弱生长；-表示48小时无可见生长或只有些弱的散在生长或72~96小时试管下部有小菌落；V表示反应不定；（）表示迟缓反应；ND表示未测定。

表 11 – 3　临床上重要的凝固酶和凝集因子阴性葡萄球菌的鉴别

菌落	菌落大小	色素	溶血	氧化酶	碱性磷酸酶	PYR	鸟氨酸脱羧酶	脲酶	精氨酸利用	硝酸盐还原	V-P	新生霉素耐药	多黏菌素耐药	D-覃塘	D-木糖	蔗糖	α-乳糖	麦芽糖	甘露醇	甘露糖
表皮葡萄球菌	-	-	V	-	+ᵃ	-	(V)	+	V	+	+	-	+	-	-	+	V	+	-	(+)
溶血葡萄球菌	+	V	(+)	-	-	+	-	-	+	+	+	-	-	+	-	+	V	+	V	-
腐生葡萄球菌腐生亚种	+	V	-	-	-	+	-	+	-	-	+	+	-	+	-	+	+	V	V	-
腐生葡萄球菌牛亚种	-	+	-	-	-	-	+	-	+	+	ND	+	ND	+	-	+	-	+	+	+
沃氏葡萄球菌	V	V	(V)	-	-	+	-	+	V	V	+	-	-	+	-	+	V	(+)	V	-
人葡萄球菌人亚种	-	V	-	-	-	+	-	V	V	+	+	-	-	+	-	(+)	V	+	-	-
人葡萄球菌新生霉素败血亚种	-	-	-	-	+	-	+	-	+	V	V	+	ND	-	-	(+)	V	+	-	-
模仿葡萄球菌	+	-	(V)	-	(V)	+	-	+	+	+	V	-	V	+	-	+	+	(±)	V	-
头状葡萄球菌头亚种	-	-	(V)	-	-	-	-	V	V	V	-	-	-	(+)	(+)	-	+	+		
头状葡萄球菌解脲亚种	-	(V)	(V)	-	-	(V)	-	+	V	V	ND	-	+	+	+	+	+			
孔氏葡萄球菌孔氏亚种	V	-	(V)	-	-	-	-	-	V	+	+	-	-	(V)	V	(V)				
孔氏葡萄球菌解脲亚种	+	V	(V)	-	+	V	-	-	V	+	+	-	+	(V)	+	甘				
木糖葡萄球菌	+	V	-	-	V	V	-	V	-	-	+	+	-	+	V	+				
山羊葡萄球菌	V	-	(V)	-	(+)	V	-	+	+	+	+	-	-	(+)	-	-	+	(V)	V	+

注：ᵃ有 6% ~15% 的菌株阴性；+ 表示阳性；- 表示阴性；V 表示反应不定；ND 表示不确定；() 表示迟缓反应。

　　典型的金黄色葡萄球菌菌落较大（6 ~8mm），光滑、完整微隆起、半透明、β 溶血。极少数产荚膜菌株的菌落较小，凸起、折光和湿润。表皮葡萄球菌菌落为 2.5 ~6.0mm，通常不产生色素，某些菌株能产生黏液而常黏附在琼脂表面。溶血葡萄球菌菌落为 5 ~9mm，光滑、不透明，无色素、奶油色或橙色。腐生葡萄球菌菌落为 5 ~8mm，完整，有光泽，不透明、光滑，菌落较凸起，约一半菌株产奶黄色或黄橙色色素。

　　3. 鉴定试验

　　（1）触酶试验　将菌落置于洁净的试管内或玻片上，然后加 3% 过氧化氢数滴；或直接滴加 3% 过氧化氢于不含血液的细菌培养物中，立即观察结果。立即有大量气泡产生者为阳性；不产生气泡者为阴性。

（2）血浆凝固酶试验　是鉴定致病性葡萄球菌的重要指标，有玻片法和试管法，试管法凝固酶试验检测葡萄球菌细胞外的游离凝集因子，能使纤维蛋白原转变成纤维蛋白；玻片法检测的凝集因子即葡萄球菌细胞表面结合的凝固酶。以 EDTA 抗凝兔血浆为最好。玻片法即刻血浆凝固为阳性；试管法以 37℃ 水浴 3～4 小时后凝固为阳性，24 小时不凝固为阴性。

（3）碱性磷酸酶试验　将被检菌株点种在含有硝基酚磷酸盐的 pH 为 5.6～6.8 的 MH 琼脂上，35℃ 过夜培养，菌落周围出现黄色为阳性。

（4）吡咯烷酮芳基酰胺酶试验　将被检菌 24 小时斜面培养物接种于含吡咯烷酮 β - 萘基酰胺（PYR）肉汤中，35℃ 孵育 2 小时，加入 N, N - 二甲氧基肉桂醛试剂后 2 分钟内产生桃红色为阳性。

（5）临床上常用商品化鉴定系统和基质辅助激光解吸电离飞行时间质谱（MALDI - TOF MS）进行菌种鉴定。采用 MALDI - TOF MS 能够将超过 97% 的葡萄球菌属菌种鉴定到种水平，但对 CoNS 的鉴定效果较差，数据库仍待完善。

（6）16S rRNA 基因测序　临床商品化鉴定系统鉴定结果存疑时或无鉴定结果时，可扩增 16S rRNA 基因对葡萄球菌属细菌进行鉴定，但由于部分菌种间序列差异较小，且公共数据库存在错误数据等问题，该方法也存在一定局限性。

4. 肠毒素测定　经典方法是幼猫腹腔注射食物中毒患者的高盐肉汤培养物，4 小时内动物发生呕吐、腹泻、体温升高或死亡者，提示有肠毒素存在的可能。现常用 ELISA 法检测肠毒素或分子生物学方法检测肠毒素基因。

四、抗菌药物敏感性

目前，某些地区超过 50% 的临床金黄色葡萄球菌分离株为耐甲氧西林金黄色葡萄球菌（MRSA），超过 90% 的 CoNS 临床分离株产生 β - 内酰胺酶而对青霉素耐药，有 60%～80% 的 CoNS 对甲氧西林和其他药物耐药。葡萄球菌属对苯唑西林（或头孢西丁）耐药则对所有目前使用的 β - 内酰胺类抗生素均耐药。

治疗 MRSA 感染可选用万古霉素、利奈唑胺、达托霉素及替加环素等新药，目前对万古霉素和新型抗菌药物耐药的菌株报道仍较少。治疗青霉素敏感金黄色葡萄球菌时，青霉素 G 效果最好；治疗青霉素耐药，苯唑西林敏感的葡萄球菌属细菌感染应当使用青霉素酶稳定的耐酶青霉素、β - 内酰胺类/β - 内酰胺酶抑制剂复合药及头孢菌素。治疗对青霉素过敏或慢性肾衰的 MSSA 感染患者，可选用克林素或万古霉素。万古霉素对葡萄球菌属细菌的杀菌效果较差，不推荐使用万古霉素治疗严重的 MSSA 感染。

五、临床意义

葡萄球菌是一类常见的皮肤和黏膜定植菌，它们在皮肤上皮屏障的创伤或医疗穿刺措施等特定条件下可以转变为致病菌，导致感染。金黄色葡萄球菌是其中最重要的致病菌，在临床样本中分离到金黄色葡萄球菌时，通常应考虑其为致病菌。金黄色葡萄球菌能够引起多种疾病，包括毒素介导的疾病和化脓性感染。毒素介导的疾病有食物中毒、毒性休克综合征和葡萄球菌性烫伤样皮肤综合征等。化脓性感染则包括从浅部皮肤感染到深部组织感染，如脓肿、乳腺炎、蜂窝织炎等，以及可能影响全身的严重感染，如菌血症、脓胸、骨髓炎等。

此外，凝固酶阴性葡萄球菌（CoNS）也是重要的致病菌，与医院感染有关，尤其是表皮葡萄球菌，它与心内膜炎、免疫力低下的住院患者、外科创伤和静脉导管感染等有关。在报告 CoNS 的分离结果时，需要考虑是否为纯培养、是否来自无菌体液或感染部位，以及是否同一菌株反复、多次分离到或占优势生长。

腐生葡萄球菌是泌尿道感染的常见致病菌，即使在脓尿患者中，也不能仅凭尿培养菌落计数排除其临床意义。其他如溶血葡萄球菌和路邓葡萄球菌等凝固酶阴性葡萄球菌也可引起多种感染，包括心内膜炎、败血症、腹膜炎、泌尿道感染、创伤和骨关节感染等。

▶┨ 知识拓展 ┠◀

凝固酶阴性葡萄球菌

凝固酶阴性葡萄球菌是指一类不产生凝固酶的葡萄球菌。在临床上，尽管凝固酶阴性葡萄球菌可能是人体的正常菌群之一，但也可能引起各种感染。其中表皮葡萄球菌、腐生葡萄球菌、溶血葡萄球菌等已成为临床重要的常见机会性致病菌。由于凝固酶阴性葡萄球菌在医院环境中分布广泛，如何区分患者标本中分离出的凝固酶阴性葡萄球菌是属于污染、定植还是真正的感染成为关键。在进行实验室分析之前，确保获得高质量的样本至关重要；结合患者的临床特征，并与临床医生充分沟通的前提下，对临床分离的菌株进行分析也至关重要。此外，准确鉴定分离的葡萄球菌属菌种，并结合抗菌药物敏感性试验结果，是诊断和治疗葡萄球菌属细菌感染的另一个关键环节。

第二节　链球菌属

链球菌属（*Streptococcus*）细菌是一类球形的革兰阳性细菌。细菌细胞通常总是沿一个轴分裂，成对或链状排列。链球菌属包含了很多个种，其中多数是人和动物表皮、呼吸道等处的共生菌，也有对人类有益的菌种如嗜热链球菌等，也有相当数量的致病菌种。

一、分类和命名

链球菌属隶属芽胞杆菌门（*Bacillota*）、芽胞杆菌纲（*Bacilli*）、乳杆菌目（*Lactobacillales*）、链球菌科（*Streptococcaceae*）。链球菌属 DNA（G + C）mol% 为 34 ~ 46。模式菌种为化脓链球菌。

链球菌的分类至今尚未统一，各菌种间的溶血能力、菌落形态及抗原型别等表型特征与 16S rRNA 基因的碱基序列之间的相关性不高。

（一）按链球菌的溶血能力分类

分为甲型（α）溶血性链球菌、乙型（β）溶血性链球菌、丙型（γ）链球菌三类。

（二）根据 16S rRNA 基因的碱基序列和表型特征分类

分为化脓性链球菌群和非化脓性链球菌群。

1. 化脓性链球菌群（group of pyogenic streptococci） 亦称为 β 溶血性链球菌，包括对人致病的化脓链球菌（*S. pyogenes*）、无乳链球菌（*S. agalactiae*）、似马链球菌（*S. equisimilis*）及对其他动物致病的一些菌种。相较于 β 溶血性链球菌的命名，化脓链球菌命名更准确，其中似马链球菌为非 β 溶血性链球菌；而一些产生 β 溶血、形成小菌落的如咽峡炎链球菌群中的某些菌种未被列入该群。

β 溶血性链球菌可根据其细胞壁中特异性的 Lancefield 抗原的不同，分为 A ~ H、K ~ T 共 18 个血清群；又根据其表面蛋白质 M、K、T、S 抗原的不同，将各群细菌分为若干个血清型。A 群抗原存在于化脓链球菌、似马链球菌和部分咽峡炎链球菌中，B 群抗原仅存在于无乳链球菌，其他型别的抗原与各种之间的关系较为复杂。

2. 非化脓性链球菌群（group of nonpyogenic streptococci） 以往亦称为草绿色链球菌群。包括大多数 α 溶血性链球菌、无溶血性链球菌以及一些小菌落的 β 溶血性链球菌。根据 16S rRNA 基因的碱基序列的相关性，非化脓性链球菌群可分为 5 个群。

（1）缓症链球菌群（S. mitis group） 包括肺炎链球菌（S. pneumoniae）、缓症链球菌（S. mitis）、血液链球菌（S. sangus）、戈登链球菌（S. gordormii）、口腔链球菌（S. oris）、中华链球菌（S. sinensis，中国香港首次报道）等。

（2）咽峡炎链球菌群（S. anginosus group） 以往称为米勒链球菌群（分类学中未正式命名），包括咽峡炎链球菌（S. anginosus）、星群链球菌（S. constellatus）和中间链球菌（S. intermedius）。

（3）变异链球菌群（S. mutans group） 包括变异链球菌（S. mutans）和表兄链球菌（S. sobrinus）、仓鼠链球菌（S. criceti）等。

（4）唾液链球菌群（S. salivarius group） 包括唾液链球菌（S. salivarius）、前庭链球菌（S. vestibularis）和嗜热链球菌（S. thermophilus）。

（5）牛链球菌群（S. bovis group） 又分为 4 个 DNA 组：DNA Ⅰ（马肠链球菌）组包括马肠链球菌（S. equines）和牛链球菌（S. bovis），DNA Ⅱ（解没食子酸链球菌）组，DNA Ⅲ（婴儿链球菌）组和 DNA Ⅳ（非解乳糖链球菌）组。

二、生物学特性

链球菌革兰染色阳性，呈球形或椭圆形，直径 < 2μm，链状排列，链的长短与细菌的种类和生长环境有关，在液体培养基中形成的链较固体培养基上的链长（图 11-3）。无芽胞、无鞭毛、多数菌株在培养早期（2~4 小时）形成透明质酸的荚膜。

链球菌营养要求较高，培养基中需加入血液或血清、葡萄糖、氨基酸、维生素等物质。多数菌株兼性厌氧，无法进行呼吸代谢，以发酵代谢为主。其最适生长温度 35℃，最适 pH 为 7.4~7.6。在液体培养基中为絮状或颗粒状沉淀生长，易形成长链；在血平板上经培养 18~24 小时后可形成圆形、凸起、灰白色、表面光滑、边缘整齐的细小菌落。菌落周围可出现不同类型的溶血环：①甲型（α 或草绿色）溶血，菌落周围有 1~2mm 宽的草绿色溶血环。②乙型（β 或透明）溶血，菌落周围有 2~4mm 宽的透明溶血环。③丙型（γ）不溶血，菌落周围无溶血环。

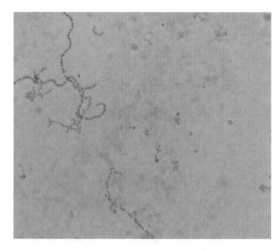

图 11-3 化脓链球菌（革兰染色，×1000）

链球菌的氧化酶试验阴性、触酶阴性；生化反应活泼，发酵多种糖类产酸；PYR 试验除化脓链球菌和肺炎链球菌的某些菌种的结果为阳性外，其余链球菌均为阴性。

链球菌可产生透明质酸酶、链激酶、链道酶、链球菌溶素 O 和 S、M 蛋白、脂磷壁酸红疹毒素等多种外毒素和胞外酶。

链球菌主要有多糖、蛋白质和核蛋白三种抗原，多糖抗原又称 C 抗原，有群特异性，位于细胞壁上，根据 C 抗原的不同，将链球菌分为 A、B、C、D 等群，对人致病的 90% 属 A 群；蛋白质抗原又称表面抗原，位于 C 抗原外层，具有型特性，有 M、T、R、S 等 4 种，如 A 群链球菌根据 M 抗原不同可分成约 100 个型，B 群分 4 个型，C 群分 13 个型，M 抗原与致病性有关；核蛋白抗原又称 P 抗原，无特异性。

肺炎链球菌为革兰阳性球菌，直径 0.5 ~ 1.25μm，菌体呈矛头状、成双排列，宽端相对，尖端向外，在脓液、痰液及肺组织病变中亦可呈单个或短链状，无鞭毛、无芽胞在机体内或含血清的培养基中可形成荚膜（图 11 - 4）。

肺炎链球菌在血平板上形成灰白色、圆形、扁平的细小菌落，若培养时间过长，可因产生自溶酶而形成脐状凹陷（图 11 - 5），菌落周围有草绿色溶血环，在液体培养基中呈浑浊生长，但培养时间过长，因产生自溶酶而使培养液变澄清，管底沉淀。

肺炎链球菌根据荚膜多糖抗原的不同，分为 85 个血清型，致病的有 20 多个型，有荚膜的肺炎链球菌经人工培养后可发生菌落由光滑型向粗糙型（S - R）的变异，同时随着荚膜的消失，毒力亦随之减弱。

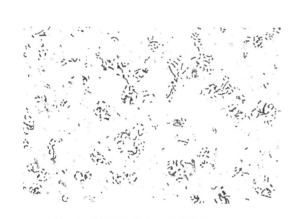

图 11 - 4 肺炎链球菌（革兰染色，×1000）

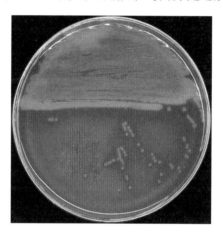

图 11 - 5 肺炎链球菌菌落
（血琼脂培养基，35℃空气孵育 48 小时）

三、鉴别与鉴定

1. 属间鉴别　临床标本中分离到的兼性厌氧、触酶阴性的革兰阳性球菌，除了链球菌外还有肠球菌属、乳球菌属、无色藻菌属、片球菌属、孪生球菌属和气球菌属等 6 个菌属。链球菌属与这些属间的鉴别见表 11 - 4。

表 11 - 4　触酶阴性的革兰阳性球菌菌属鉴别

菌属名称	排列	万古霉素	PYR	LAP	生长实验			溶血
					10℃	45℃	6.5%NaCl	
链球菌属	链状	S	+/-	+	-	V	V	αβγ
肠球菌属	链状	S/R	+	+	+	+	+	αγ
乳球菌属	链状	S	+	+	+	V	V	αγ
无色藻菌属	链状	R	-	-	+	+	V	αγ
片球菌属	成团或四联	R	-	+			+	α
孪生球菌属	四联/链状	S	+	V	-	V	-	αγ
气球菌属	成团或四联	S	+	+	-		+	γ

注：+ 表示阳性；- 表示阴性；+/- 表示大部分阳性，少部分阴性；V 表示反应不定；S 表示敏感；R 表示耐药；LAP 表示 leucine aminopeptidase，亮氨酸氨基肽酶。

2. 属内鉴定 首先根据血平板上的溶血情况，分为 β 溶血性链球菌和非 β 溶血性链球菌，再进行鉴定。

（1）β 溶血性链球菌的鉴定 见表 11 - 5，可用杆菌肽、CAMP、PYR、V - P 及 β - D - 葡萄糖苷酶（BUGR）等试验推测性进行分群鉴定。也可直接用链球菌分型血清直接进行抗原型别鉴定。

表 11 - 5 β 溶血性链球菌的鉴定

菌种	抗原群	菌落大小	杆菌肽	PYR	V - P	CAMP	BUGR
化脓链球菌	A	大	S	+	-	-	NA
咽峡炎链球菌	A	小	不敏感	-	+	-	NA
无乳链球菌	B	大	不敏感	-	NA	+	NA
停乳链球菌似马亚种	C、G	大	不敏感	-	-	-	+
咽峡炎链球菌	C、G、F	小	不敏感	-	+	-	-

注：+ 表示阳性；- 表示阴性；S 表示敏感。

（2）非 β 溶血性链球菌的鉴定 包括在血平板上形成 α 溶血或不溶血的链球菌，包括肺炎链球菌、缓症链球菌群、咽峡炎链球菌群、变异链球菌群、唾液链球菌群和牛链球菌群。

1）肺炎链球菌 在血平板上呈现 α 溶血的细小菌落，灰白色，表面光滑，边缘整齐，半透明。培养 24 小时后，菌落中心由于自溶产生凹陷呈脐窝状，继续培养则整个菌落产生溶解。菌体形态为矛头状，成对排列。肺炎链球菌绝大多数菌株对奥普脱欣（乙基化羟基奎宁，optochin）敏感，胆汁溶菌试验阳性，可与其他产生 α 溶血的菌株相鉴别。

2）草绿色链球菌群 所有该群细菌 LAP 阳性、PYR 阴性、6.5% NaCl 肉汤中不生长、10℃ 及45℃ 均不生长。血平板上呈现 α 溶血、不溶血或 β 溶血的小菌落。包括缓症链球菌群、咽峡炎链球菌群、变异链球菌群、唾液链球菌群和牛链球菌群。菌群之间的鉴别见表 11 - 6。

表 11 - 6 草绿色链球菌群的鉴定

链球菌群	精氨酸	七叶苷	甘露醇	山梨醇	V - P
缓症链球菌群	V	V	-	V	-
咽峡炎链球菌群	+	+	-	-	+
变异链球菌群	-	+	+	+	+
唾液链球菌群	-	V	-	-	+
牛链球菌群	-	V	V	-	+

注：+ 表示阳性；- 表示阴性；V 表示反应不定。

3. 鉴定试验

（1）PYR 试验 化脓链球菌产生吡咯烷酮芳基酰胺酶可水解吡咯烷酮 β - 萘基酰胺，加入试剂后产生桃红色。

（2）杆菌肽敏感试验 将 0.04U 杆菌肽（bacitracin）药敏纸片贴在涂布有待测菌的血平板上，35℃ 孵育过夜后，观察抑菌环直径，若大于 10mm 判断为敏感，否则为耐药，化脓链球菌为阳性，有别于其他 PYR 阳性的 β 溶血性细菌（豕链球菌、海豚链球菌）和 A 群小菌落 β 溶血性链球菌（咽峡炎链球菌群）。此法可作为筛选试验。

（3）CAMP 试验 无乳链球菌能产生 CAMP 因子，它可促进金黄色葡萄球菌溶血能力，使其产生显著的协同溶血作用。试验时先将金黄色葡萄球菌（ATCC 25923）沿直径划线接种，再沿该线垂直方向接种无乳链球菌，两线不得相接，间隔为 3～4mm，35℃孵育过夜，两种划线交界处出现箭头状溶血（图 11 - 6），即为阳性反应，本法可作为无乳链球菌的初步鉴定试验。

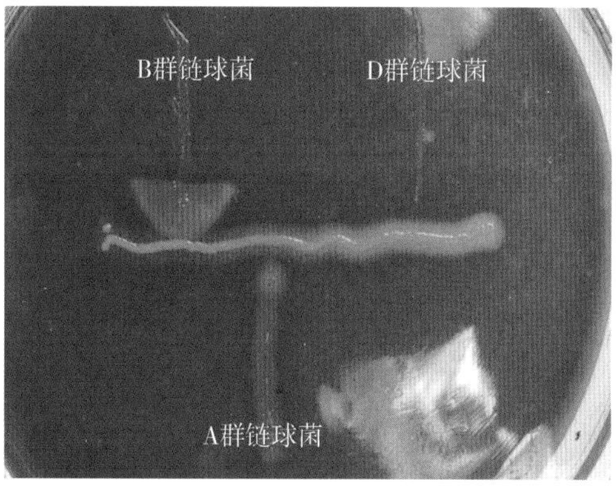

（4）荚膜肿胀试验 将菌液中加入等量型特异诊断血清，染色后镜检。肺炎链球菌遇到同型免疫血清后，则荚膜显著增大，菌体无变化。

图 11 - 6 CAMP 试验

（5）胆汁溶菌试验 胆汁或胆盐可溶解肺炎链球菌。平板法以"菌落消失"判为阳性；试管法以加胆盐的培养物变透明，而对照管仍"浑浊"判为阳性。

临床实验室常用的商品化鉴定系统和 MALDI - TOF MS，对临床常规主要分离的化脓链球菌、无乳链球菌和肺炎链球菌的鉴定效果较好，但对草绿色链球菌群的种水平鉴定效果均较差。16S rRNA 测序对于缓症链球菌、口腔链球菌及肺炎链球菌等链球菌种水平鉴定效果较差。

四、抗菌药物敏感性

治疗 β 溶血性链球菌的首选药物是青霉素和氨苄西林，大环内酯类药物和万古霉素为替代药物，目前极少见 β 溶血性链球菌对青霉素不敏感菌株。为防止新生儿感染，对妊娠晚期携带有无乳链球菌的孕妇，用青霉素和氨苄西林进行预防用药，青霉素过敏者可用大环内酯类药物或克林霉素，由于无乳链球菌存在着对大环内酯类药物或克林霉素耐药的菌株，因此对青霉素过敏孕妇需要测定敏感性。

可用于治疗肺炎链球菌的药物有青霉素、超广谱头孢菌素、大环内酯类、氟喹诺酮类及万古霉素。耐青霉素的肺炎链球菌（penicillin resistant *S. pneumoniae*，PRSP）和草绿色链球菌的菌株逐渐增多，对大环内酯类和克林霉素的耐药率较高。若来源于血和脑脊液，则应检测该菌株对头孢曲松、头孢噻肟和美罗培南的 MIC 以判断敏感、中介或耐药。

五、临床意义 微课/视频

化脓性链球菌群细菌是重要的人类致病菌，常以直接接触，飞沫吸入或通过皮肤、黏膜、伤口入侵，也可由被污染食品经口传入，引起包括淋巴管炎、淋巴结炎、蜂窝织炎、扁桃体炎、咽炎、鼻窦炎、猩红热、风湿热和急性肾小球肾炎等多种化脓性感染疾病及变态反应性疾病。及时从临床标本中分离鉴定是及早进行恰当的抗感染治疗、减少播散的关键。

无乳链球菌（B 群）正常寄居于妇女阴道和人体肠道，带菌率可达 30% 左右，此菌可引起新生儿早期暴发性败血症和晚期发病的化脓性脑膜炎，病死率约 15%。成人 B 群链球菌感染包括菌血症、心内膜炎、皮肤和软组织感染及骨髓炎。

肺炎链球菌可引发大叶性肺炎或支气管炎，还可以引起中耳炎、乳突炎、鼻窦炎和败血症。细菌培养是病原学诊断肺炎链球菌肺炎、败血症及脑炎的主要手段，临床检验工作中需要清楚地鉴别肺炎链球菌与其他草绿色链球菌，并常规报告。所有肺炎链球菌分离株需进行药敏试验。报告时需区分并正确使用脑脊液或非脑脊液分离株折点，判断菌株的耐药性。

目前，正确鉴定及区分致病还是正常菌群草绿色链球菌仍十分困难，仅来自严重感染患者分离的草绿色链球菌，尤其是心内膜炎、脓肿和中性粒细胞减少患者，需要鉴定到群或种的水平。

草绿色链球菌亦称甲型溶血性链球菌，是人体口腔、消化道、女性生殖道的正常菌群，常不致病，偶可引起亚急性细菌性心内膜炎。丙型链球菌为口腔、鼻咽部及肠道的正常菌群，通常为非致病菌。

第三节　肠球菌属

肠球菌属（*Enterococcus*）是 1984 年新命名的菌属。肠球菌属是人类肠道中的正常菌群，可引起尿路感染、腹腔和盆腔的创伤感染。是重要的医院感染病原菌。

一、分类和命名

肠球菌属隶属于芽胞杆菌门（*Bacillota*）、芽胞杆菌纲（*Bacilli*）、乳杆菌目（*Lactobacillales*）、肠球菌科（*Enterococcaceae*），超过 60 个种，根据甘露醇和山梨糖是否产酸以及精氨酸水解试验，可初步将肠球菌分成 5 群，临床分离的肠球菌多属于 II 群，如粪肠球菌（*E. faecalis*）、屎肠球菌（*E. faecium*），各群的组成菌种如下。

Ⅰ群：鸟肠球菌（*E. avium*）、棉子糖肠球菌（*E. rafinosus*）、浅黄肠球菌（*E. gilvus*）、苍白肠球菌（*E. pallens*）、解糖肠球菌（*E. saccharolyticus*）、病臭肠球菌（*E. maladoratus*）等。

Ⅱ群：屎肠球菌（*E. faecium*）、铅黄肠球菌（*E. casseliflavus*）、鹑鸡肠球菌（*E. gallinarum*）、蒙氏肠球菌（*E. mundtii*）、粪肠球菌（*E. faecalis*）、血过氧化氢肠球菌（*E. haemoperoxidus*）等。

Ⅲ群：殊异肠球菌（*E. dispar*）、小肠肠球菌（*E. hrae*）、耐久肠球菌（*E. durans*）、鼠肠球菌（*E. ratti*）、绒毛肠球菌（*E. villorum*）等。

Ⅳ群：盲肠肠球菌（*E. cecorum*）、硫磺色肠球菌（*E. sulfureus*）、驴肠球菌（*E. asini*）、大便肠球菌（*E. caccae*）等。

Ⅴ群：犬肠球菌（*E. canis*）、鸽肠球菌（*E. columbae*）、莫拉维亚肠球菌（*E. moraviensis*）等。

肠球菌属的 DNA（G + C）mol% 含量为 32 ~ 45。模式菌种为粪肠球菌。

二、生物学特性

本菌为革兰阳性球菌，大小为（0.6 ~ 2.0）μm ×（0.6 ~ 2.5）μm，单个、成对或短链状排列，琼脂平板上生长的细菌呈球杆状，液体培养基中呈卵圆形、链状排列。无芽胞，无荚膜，个别菌种有稀疏鞭毛。兼性厌氧，最适生长温度 35 ~ 37℃，大多数菌株在 10℃ 和 45℃ 均能生长。含 Lancefield D 群抗原。

肠球菌在血平板上形成圆形凸起、表面光滑、灰白色的菌落，α 溶血或不溶血，粪肠球菌的某些株在马血、兔血平板上出现 β 溶血，含杂菌标本接种选择性培养基如叠氮胆汁七叶苷琼脂，肠球菌形成黑色菌落。可在肠道选择培养基上生长，但菌落较小。

肠球菌触酶阴性。当粪肠球菌培养于含血的培养基中，可合成细胞色素或触酶或两者皆有，导致触酶试验弱阳性。所有菌株在含 6.5% NaCl 肉汤中能生长，在 40% 胆汁培养基中能分解七叶苷。能发酵多种糖类产酸不产气，PYR 及 LAP 试验阳性。

三、鉴别与鉴定

1. 属间鉴别 触酶阴性革兰阳性球菌中乳球菌属、无色藻菌属、片球菌属等均能在 6.5% NaCl 肉汤中生长，胆汁七叶苷阳性，部分菌株含有 D 抗原，容易混淆。肠球菌与其他触酶阴性的革兰阳性球菌的鉴别见表 11 - 4。

2. 属内鉴定 可用甘露醇、山梨醇和精氨酸试验区分 5 个群（表 11 - 7）。II 群是临床上最常分离到的肠球菌菌株，群内的主要鉴别试验是亚碲酸钾、甲基 - α - D - 吡喃葡萄糖苷（MGP）和色素，群内的鉴别特征见表 11 - 8。

表 11 - 7 肠球菌属内的分群试验

群别	甘露醇	山梨醇	精氨酸
I 群	+	+	-
II 群	+	-	-
III 群	-	-	+
IV 群	-	-	-
V 群	+	-	-

注：+ 表示阳性；- 表示阴性。

表 11 - 8 II 群肠球菌的表型特征

菌种	甘露醇	山梨醇	精氨酸	阿拉伯糖	山梨醇	棉子糖	亚碲酸钾	动力	色素	蔗糖	丙酮酸盐	MGP	海藻糖	木糖	GAL
屎肠球菌	+	-	+	+	V	V	-	-	-	+	-	-	+	-	V
铅黄肠球菌	+	-	+	+	V	+	-	+	+	+	V	+	+	+	+
醇鸡肠球菌	+	-	+	+	-	+	-	+	+	+	-	+	+	+	+
蒙氏肠球菌	+	-	+	+	V	+	-	-	+	+	-	+	+	+	V
粪肠球菌	+	-	+	-	+	-	+	-	-	+	+	-	+	-	-
血过氧化氢肠球菌	+	-	+	-	-	-	-	-	-	+	-	-	+	-	-
E. sanguinicola	+	-	+	-	-	-	V	-	-	+	-	-	+	-	-
E. thailandicus	+	-	+	-	-	-	-	-	-	+	-	-	+	-	-
乳球菌	+	-	+	-	-	-	-	-	-	-	V	-	+	-	-

注：+ 表示阳性；- 表示阴性；V 表示反应不定。

3. 临床实验室鉴定 临床商业化自动鉴定系统对人体分离的肠球菌菌种鉴定效果较好，但其受培养基、生长条件等影响，操作时应严格按照说明书要求。MALDI - TOF MS 对粪肠球菌、屎肠球菌、铅黄肠球菌和鸡肠球菌等大多数肠球菌的鉴定效果较好，但对其他肠球菌属菌种，未来仍需进一步进行系统评估。

四、抗菌药物敏感性

肠球菌对许多抗生素表现为固有耐药。肠球菌对青霉素敏感性较差，对头孢菌素类、林可霉素类、磺胺类天然耐药。由于细胞壁渗透障碍，肠球菌对氨基糖苷类可呈现中度耐药性（MIC 62～500mg/L），此种耐药菌对青霉素或糖肽类与氨基糖苷类合用敏感；此外肠球菌可通过产生质粒介导的氨基糖苷类钝化酶 APH（2′）- AAC（6′）对氨基糖苷类产生高度耐药性（庆大霉素 MIC≥500mg/L、链霉素 MIC≥2000mg/L）。肠球菌对万古霉素的耐药类型有 *vanA*、*vanB*、*vanC*、*vanD*、*vanE*、*vanG*、*vanL* 等7种。其中 *vanA*、*vanB*、*vanC* 最常见。

肠球菌的一般感染选用氨苄西林治疗，严重感染如心内膜炎等需要选用氨苄西林、青霉素或万古霉素联合氨基糖苷类药物进行联合治疗。

五、临床意义

肠球菌是人类胃肠道和女性生殖道的正常菌群，对人体有益。如发生菌群移位、胃肠道和女性生殖道损伤则可发生感染，是医院感染的重要病原菌。最常见的是尿路感染，其他如伤口感染、血流感染、胆道感染和腹腔感染等也较常见。临床分离的主要是粪肠球菌和屎肠球菌，其他肠球菌少见。

第四节　奈瑟菌属

奈瑟菌属（*Neisseria*）是一群革兰阴性双球菌，无芽胞，无鞭毛，有菌毛，专性需氧，氧化酶阳性。人类是奈瑟菌属的自然宿主，只有脑膜炎奈瑟菌和淋病奈瑟菌可引起人类严重的疾病，其他种通常是人类鼻咽部寄居的不致病的正常菌群。

一、分类和命名

奈瑟菌属隶属奈瑟菌科，包括30个种和亚种，分离自人类的奈瑟菌有脑膜炎奈瑟菌（*N. meningitidis*）、淋病奈瑟菌（*N. gonorrhoeae*）、干燥奈瑟菌（*N. sicca*）、乳糖奈瑟菌（*N. lactamica*）、微黄奈瑟菌（*N. subflava*）、浅黄奈瑟菌（*N. flavescens*）、黏膜奈瑟菌（*N. mucosa*）、灰色奈瑟菌（*N. cinerea*）、长奈瑟菌（*N. elongata*）、多糖奈瑟菌（*N. polysaccharea*）、魏氏奈瑟菌（*N. weaver*）、杆状奈瑟菌（*N. bacilliformis*）。

全基因组测序的应用导致奈瑟菌属中某些菌种的分类发生改变，如新命名的口腔奈瑟菌（*N. oralis*）是黏膜奈瑟菌海德堡变种（*N. mucosae var. heidelbergensis*），干燥奈瑟菌和恒河猴奈瑟菌（*N. macacae*）被认为是黏膜奈瑟菌的变种，并且发现浅黄奈瑟菌与微黄奈瑟菌非常相近，甚至可以合并为一个种。

奈瑟菌属的 DNA（G+C）mol% 含量为48～56，模式菌种为淋病奈瑟菌。

二、生物学特性

奈瑟菌为革兰阴性双球菌，直径0.6～0.8μm，呈肾形或咖啡豆形，凹面相对，人工培养后可呈卵圆形或球形，排列不规则，单个、成双或四个相联等。在患者脑脊液、脓液标本中常位于中性粒细胞内，但在慢性淋病患者多分布于细胞外。无芽胞，无鞭毛，新分离株多有荚膜和菌毛。其中，脑膜炎奈瑟菌可能有荚膜，脑膜炎奈瑟菌和淋病奈瑟菌可能有菌毛，但无鞭毛。

奈瑟菌属营养要求较高，需在血琼脂培养基和巧克力琼脂培养基中生长。专性需氧，最适生长温度35℃，低于30℃容易死亡。最适 pH 为 7.4 ~ 7.6，5% CO_2 可促进生长。血培养瓶中的聚茴香磺酸钠（SPS）对脑膜炎奈瑟菌和淋病奈瑟菌有毒性作用。

脑膜炎奈瑟菌在巧克力琼脂培养基上35℃培养18 ~ 24 小时可形成直径 1 ~ 2mm、圆形凸起、光滑湿润、半透明、边缘整齐的菌落；血琼脂培养基上不溶血；卵黄双抗培养基上为光滑、湿润、扁平、边缘整齐的较大菌落。

淋病奈瑟菌对营养的要求比脑膜炎奈瑟菌更高，需要半胱氨酸和硫酸盐，只能在巧克力琼脂培养基和专用选择性培养基中生长，初次分离须供给 5% CO_2，35℃培养24 ~ 48 小时，形成圆形、凸起、灰白色、直径 0.5 ~ 1.0mm 的光滑型菌落。根据菌落大小、色泽等可将淋病奈瑟菌的菌落分为 T1 ~ T5 五种类型，新分离菌株属 T1、T2 型，菌落小，有菌毛，人工传代培养后菌落可增大或呈扁平状菌落，即 T3、T4 和 T5 型，菌落具有自溶性，不易保存。

奈瑟菌属氧化酶和触酶试验均阳性，淋病奈瑟菌可分解葡萄糖，脑膜炎奈瑟菌可分解葡萄糖和麦芽糖。脑膜炎奈瑟菌可产生 γ - 谷氨酰氨基肽酶，淋病奈瑟菌产生脯氨酰亚氨基肽酶，乳糖奈瑟菌产生 β - 半乳糖苷酶。

根据荚膜多糖抗原性不同，可将脑膜炎奈瑟菌分为 12 种血清群，包括 A、B、C、E、H、I、K、L、W、X、Y 和 Z 群，对人致病的主要是 A、B、C 群，我国流行的菌株以 A 群为主。

根据外膜蛋白抗原性不同，将淋病奈瑟菌分成 A、B、C、D、E、F、G、H、N、R、S、T、U、V、W 和 X 等 16 个血清型。

三、鉴别与鉴定

1. 生化鉴定

（1）属间鉴别 奈瑟菌属与卡他莫拉菌（*Moraxella catarrhalis*）、不动杆菌属（*Acinetobacter*）及金氏杆菌属（*Kingella*）在形态上相似，可依据氧化酶、触酶及葡萄糖产酸等试验鉴别（表 11 - 9）。

（2）属内鉴定 通过糖类发酵试验基本上可以区分奈瑟菌属内各种（表 11 - 10）。

表 11 - 9 奈瑟菌属与其他相似菌属的鉴别

菌属/种	表型特征				
	氧化酶	触酶	葡萄糖产酸	三丁酸甘油酯酶	DNA 酶
奈瑟菌属	+	+	V	-	-
不动杆菌属	-	+	V	-	-
金氏杆菌属	+	-	-	-	-
卡他莫拉菌	+	+	-	+	+

注：+ 表示阳性；- 表示阴性；V 表示反应不定。

表 11 – 10　与人类相关的奈瑟菌属鉴别

菌种	菌落形态（巧克力琼脂）	生长试验			氧化分解产酸					硝酸盐还原试验	多糖合成	DNA 酶
		MTM、ML、NYC 培养	血琼脂或巧克力琼脂（22℃）	营养琼脂（35℃）	葡萄糖	麦芽糖	乳糖	蔗糖	果糖			
脑膜炎奈瑟菌	灰褐色，半透明，光滑，1～2mm	+	-	V	+	+	-	-	-	-	-	-
淋病奈瑟菌	同脑膜炎奈瑟菌，0.5～1.0mm	+	-	-	+	-	-	-	-	-	-	-
乳糖奈瑟菌	灰褐或黄色，半透明，光滑，1～2mm	+	V	+	+	+	+	-	-	-	-	-
灰色奈瑟菌	同乳糖奈瑟菌	+	-	+	+	-	-	-	-	-	-	-
多糖奈瑟菌	同乳糖奈瑟菌	V	-	+	+	-	-	-	-	-	+	-
微黄奈瑟菌	绿黄色，不透明，光滑或粗糙，1～3mm	V	+	+	+	+	-	V	V	-	V	-
干燥奈瑟菌	白色，不透明，干燥，1～3mm	V	+	+	+	+	-	+	+	-	+	-
黏膜奈瑟菌	绿黄色，光滑，1～3mm	-	+	+	+	+	-	+	+	+	+	-
浅黄奈瑟菌	黄色，不透明，光滑，1～2mm	-	+	+	-	-	-	-	-	-	+	-
长奈瑟菌	灰褐色，半透明，光滑反光，1～2mm	-	+	+	-	-	-	-	-	-	-	-

注：+ 表示阳性；- 表示阴性；V 表示反应不定。

2. MALDI – TOF MS　MALDI – TOF MS 已广泛应用于全国各家实验室及医疗机构的细菌鉴定。

3. DNA 测序　大多数情况下，对 16S rRNA 基因片段进行测序，将结果与数据库（如 NCBI）相比对，即可将奈瑟菌属内细菌鉴定到种水平。

四、抗菌药物敏感性

目前，淋病奈瑟菌的药敏试验只能通过培养的方法进行。CLSI 推荐使用特定培养基进行纸片扩散法或琼脂稀释法。CLSI 推荐使用含 5% 绵羊血的 MH 琼脂进行纸片扩散法药敏试验，或使用经阳离子调整含溶解马血的 MH 肉汤进行微量肉汤稀释法。而 EUCAST 仅推荐参考商品化的 MIC 法对这两种奈瑟菌进行药敏检测。

近年来由于青霉素酶和染色体介导的青霉素耐药性逐渐增加，导致青霉素不再作为临床治疗淋病奈瑟菌的首选方案。目前为止，一些指南继续推荐将肌内注射头孢曲松和口服阿奇霉素联合用药作为一线治疗方案。氟喹诺酮类药物只有通过药敏试验结果显示敏感时才可用于治疗。

脑膜炎奈瑟菌感染所致的脑膜炎，由于青霉素、头孢曲松、美罗培南、甲氧苄啶－磺胺甲噁唑等在脑脊液中有较高药物浓度，而被推荐作为首选药物用于治疗。

五、临床意义

脑膜炎奈瑟菌寄居于鼻咽部，人群携带率为5% ~10%，流行期间可高达20% ~90%。感染者以5岁以下儿童为主，6个月至2岁的婴儿发病率最高。主要致病物质是荚膜、菌毛和内毒素，引起流行性脑脊髓膜炎。

人类是淋病奈瑟菌的唯一宿主，主要通过性接触传播，侵袭泌尿生殖道、口咽部及肛门直肠的黏膜上皮细胞，引起淋病。淋病奈瑟菌的致病物质有外膜蛋白、菌毛、IgA1蛋白水解酶、内毒素等。男性主要引起尿道炎，可发展为前列腺炎、附睾炎等；女性可致前庭大腺炎、盆腔炎；新生儿通过产道感染可引起淋菌性结膜炎。免疫力低下的患者可出现播散性淋病。

？ 思考题

答案解析

案例 患者，男，48岁。

××××年4月3日因腰痛伴右下肢麻木、疼痛3月余入院，临床诊断为腰椎间盘突出合并腰椎椎管狭窄症。4月8日于全身麻醉下行腰椎后路减压植骨内固定术。患者术后第5天出现发热，腰背部伤口局部压痛，引流管口引出暗红色黏稠液体。送伤口分泌物标本作细菌培养及药物敏感试验，分离出耐甲氧西林金黄色葡萄球菌（MRSA）。

××医院检验科临床微生物报告单

姓名：某某　　　　　　科别：×××　　　　　　样品：伤口分泌物　　　　　　条码：×××××××

性别：男　　　　　　　床号：××　　　　　　　样本号：××××××

年龄：48岁　　　　　　ID号：××××××　　　诊断：术后伤口感染　　　　　申请：某某

鉴定结果：金黄色葡萄球菌

抗菌药物	MIC 结果（μg/ml）	药敏判读	抗菌药物	MIC 结果（μg/ml）	药敏判读
苯唑西林	≥16	R	阿莫西林	≥8	R
青霉素 G	≥16	R	氯霉素	1	S
头孢唑啉	≥64	R	利奈唑胺	1	S
庆大霉素	≥32	R	万古霉素	0.5	S
红霉素	≥16	R	β－内酰胺酶		+
四环素	≥16	R	头孢西丁筛选		+
环丙沙星	≥8	R			

评价/建议：检出耐甲氧西林金黄色葡萄球菌（MRSA），请注意采取院感防控措施。

采集：某某　　　　　　　接收：某某　　　　　　　报告：某某　　　　　　　打印：某某

采集时间：××××-××-××-××:××　　　　接收时间：××××-××-××-××:××

报告时间：××××-××-××-××:××　　　　打印时间：××××-××-××-××:××

问题

（1）葡萄球菌的分离培养和鉴定流程是什么？

（2）金黄色葡萄球菌的临床意义有哪些，感染可引起哪些常见疾病？

（3）何为"MRSA"？其耐药特点是什么？

（4）葡萄球菌药敏结果报告及注意事项有哪些？

（5）上述患者术后伤口引流液培养出金黄色葡萄球菌，哪些细菌也可以引起皮肤和软组织感染？

（杨启文）

书网融合……

重点小结

题库

微课/视频

第十二章　肠杆菌目

PPT

✎ 学习目标

1. 通过本章学习，掌握肠杆菌目细菌的共同特征、肠杆菌目的最新分类以及与其他革兰阴性菌的鉴别要点，埃希菌属、沙门菌属、志贺菌属、克雷伯菌属、肠杆菌属和枸橼酸杆菌属等常见细菌的微生物学鉴定，致肠道感染大肠埃希菌、沙门菌属和志贺菌属的血清学鉴定；熟悉肠杆菌目各菌属的生物学特性；了解肠杆菌目的致病性和临床意义。

2. 具有对肠杆菌目细菌进行分离培养、鉴定、药敏的能力。

3. 培养良好的生物安全意识及微生物操作规范。

第一节　概　述

一、分类和命名

肠杆菌目属于 γ 变形菌纲，目前已重新分类，包括 8 个科：肠杆菌科（*Enterobacteriaceae*）、欧文菌科（*Erwiniaceae*）、果胶杆菌科（*Pectobacteriaceae*）、耶尔森菌科（*Yersiniaceae*）、哈夫尼亚菌科（*Hafniaceae*）、摩根菌科（*Morganellaceae*）、布戴维采菌科（*Budviciaceae*）及 *Gallaecimonadaceae* 菌科，目前共包括 60 多个属和 250 种。大多数属种被归入肠杆菌科。关于肠杆菌目的分类，因为很难将其系统发育组明显区分开，因此其菌种的分类一直是动态变化的。

肠杆菌目重新分类使用比较基因组分析的方法，该方法包括：基于 1548 个核心蛋白、53 个核糖体蛋白和 4 个多位点序列分析蛋白的系统发育重建；以及目内菌种全基因组的相似性。

二、生物学特性

肠杆菌目是革兰阴性细菌，主要寄居于人与动物的肠道中，无芽胞、有菌毛、多数具有周鞭毛。兼性厌氧，营养要求不高，在普通培养基上生长良好。在革兰染色涂片上，呈球杆菌状或直杆状形态。除了某些细菌产生典型的大片黏液样的菌落（如克雷伯菌属和某些肠杆菌属）外，该目的细菌在非选择性培养基（如血琼脂培养基或巧克力琼脂培养基）上大部分产生的是大而潮湿的灰白色菌落，难以从菌落形态上加以区分。

三、初步鉴别和分群

在肠道选择性培养基［中国蓝、MAC、伊红美蓝（EMB）、SS、木糖赖氨酸脱氧胆酸盐（XLD）等］上，肠杆菌目细菌因利用乳糖能力不同而生长为不同特征的菌落。生化反应活泼，不同菌种发酵葡萄糖产生不同的终产物，可通过甲基红和 V - P 试验区分。通常氧化酶为阴性（邻单胞菌属除外）、触酶阳性（痢疾志贺菌 O1 群和致病杆菌属除外）、能还原硝酸盐为亚硝酸盐。肠杆菌目细菌的抗原成分包括菌体抗原（O 抗原）、鞭毛抗原（H 抗原）、表面抗原和菌毛抗原等。O 抗原与 H 抗原主要作为肠杆菌科血清学分群与分型的依据。已命名的肠杆菌目常见菌种的生化反应鉴定见表 12 - 1。

表 12-1 肠杆菌目常见菌种的生化反应

肠杆菌目	菌种	吲哚	甲基红	V-P	枸橼酸盐	H₂S(TSI琼脂)	尿素	苯丙氨酸	赖氨酸	精氨酸	鸟氨酸	动力	明胶(22℃)	乳糖	蔗糖	甘露糖	山梨醇	阿拉伯糖	棉子糖	鼠李糖	麦芽糖	DNA酶(25℃)
肠杆菌科	大肠埃希菌	98	99	0	1	1	1	0	90	17	65	95	0	95	50	98	94	99	50	80	95	100
	阴沟肠杆菌	0	5	100	100	0	65	0	0	97	96	95	0	93	97	100	95	100	97	92	100	99
	弗氏柠檬酸杆菌	33	100	0	78	78	44	0	0	67	0	89	0	78	89	100	100	100	44	100	100	100
	阪崎克洛诺杆菌	11	5	100	99	0	1	50	0	99	91	96	0	99	100	100	0	100	99	100	100	99
	肺炎克雷伯菌	0	10	98	98	0	95	0	98	0	0	0	0	98	99	99	99	99	99	99	98	99
	痢疾志贺菌	45	99	0	0	0	0	0	0	2	0	0	0	0	1	100	30	45	0	30	15	99
	解鸟氨酸拉乌尔菌	100	96	70	100	0	100	0	0	0	100	0	0	100	100	100	100	100	100	100	100	100
	肠道沙门菌	1	100	0	95	95	1	0	100	70	97	95	0	1	1	100	100	100	100	100	100	100
哈夫尼亚菌科	迟缓爱德华菌	99	100	0	1	100	0	0	100	0	100	98	0	0	0	0	0	9	0	0	0	90
	蜂房哈夫尼亚菌	0	40	85	10	0	4	0	100	6	98	85	0	5	10	99	0	95	2	97	100	95
摩根菌科	摩根摩根菌	95	95	0	0	20	95	95	1	0	95	95	90	1	0	0	0	0	0	0	0	100
	奇异变形杆菌	2	97	50	65	98	98	98	0	0	99	95	0	2	15	0	0	0	1	1	0	98
	产碱普罗威登斯菌	99	99	0	98	0	0	98	0	0	1	96	90	0	15	2	1	1	1	0	1	100
耶尔森菌科	黏质沙雷菌	1	20	98	98	0	15	0	99	0	99	97	0	2	99	99	99	0	2	0	96	98
	鼠疫耶尔森菌	0	80	0	0	0	5	0	0	0	0	0	0	0	0	97	50	100	0	1	80	85
欧文菌科	成团泛菌	20	50	70	50	0	20	20	0	0	0	85	2	40	75	100	30	95	30	85	89	85

注：除特殊说明外，每个数值为36℃孵育2天后阳性反应的百分比。这些阳性大多发生在24小时内。2天后变为阳性结果的反应不考虑。

肠杆菌目菌种分类方法

肠杆菌目菌种的全基因组相似性很高，其菌种的分类一直是个有争议的问题，其分类学经常变化。肠杆菌目菌种的分类方法具有多样性和互补性，十年前主要根据形态学和表型进行分类，目前除了表型特征，分子生物学技术已用于细菌的分类，如基因组 GC 含量、DNA - DNA 杂交、16S rRNA 基因测序、基于单拷贝管家基因区域（等位基因或位点）组合的多位点序列分析（multilocus sequence analysis，MLSA）和全基因组测序。目前肠杆菌目即基于 1548 个核心蛋白、53 个核糖体蛋白和 4 个多位点序列分析蛋白的系统发育重建及目内菌种全基因组相似性的综合分析进行分类。相信随着科学技术的不断发展，新的分类方法将不断涌现，为细菌的分类和鉴定提供更加精确和高效的手段。

第二节　埃希菌属

一、分类和命名

埃希菌属（*Escherichia*）隶属肠杆菌科，模式菌种为大肠埃希菌（*E. coli*），于 1884 年在新生儿肠道菌群的研究中首次被发现。

埃希菌属内的细菌（G + C）mol% 含量较低，为 48 ~ 59，与沙门菌属、志贺菌属及欧文菌科相似。根据 DNA - DNA 杂交评估，本菌属其他菌种与代表菌种的平均 DNA 相关性为 48% ~ 59%。埃希菌属细菌的基因组大小为 4.5 ~ 5.7Mbp，包含 4157 到 5315 个基因。16S rRNA 基因序列分析是常用的细菌鉴定方法，但该基因在埃希菌属中非常保守，无法用于种间鉴定。

二、生物学特性

埃希菌属为革兰阴性杆菌（图 12 - 1）。大小为（1.1 ~ 1.5）μm ×（2.0 ~ 6.0）μm，其大小受温度、生长状态和抗生素的影响。多数有周鞭毛，能运动，有菌毛，无芽胞。兼性厌氧，营养要求不高。35℃孵育 18 ~ 24 小时，在血琼脂培养基上生长为圆形、光滑、湿润、凸起的灰白色菌落（图12 - 2）。

某些菌株在血平板可形成 β 溶血，部分菌株菌落可呈黏液型或粗糙型。多数大肠埃希菌在血琼脂培养

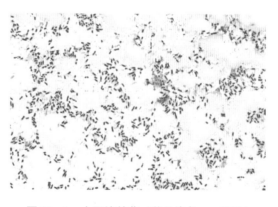

图 12 - 1　大肠埃希菌（革兰染色，×1000）

基上可形成特殊的臭味。在肠道选择性培养基上发酵乳糖产酸，依培养基指示剂不同而形成不同颜色的菌落。大肠埃希菌可以分解中国蓝琼脂培养基中的乳糖，产酸使得培养基 pH 降低，呈现蓝色菌落（图 12 - 3）。

大肠埃希菌的抗原成分复杂，可分为菌体抗原（O）、鞭毛抗原（H）和表面抗原（K），后者有抗机体吞噬和抗补体的能力。现已知有 171 种 O 抗原，100 种 K 抗原和 56 种 H 抗原。根据不同抗原类型，可将大肠埃希菌分为 150 多个型别，其中有 16 个血清型为致病性大肠埃希菌（enteropathogenic *E.*

coli，EPEC），常引起流行性婴儿腹泻。菌株的血清型别按 O：K：H 的顺序排列，以数字表示，如 O111：K58：H2、O157：H7 等。

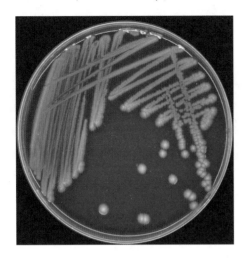

图 12 – 2　大肠埃希菌菌落
（血琼脂培养基，35℃ 空气培养 24 小时）

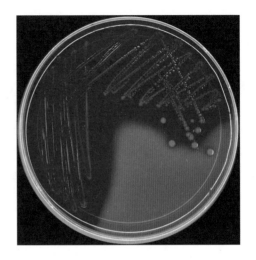

图 12 – 3　大肠埃希菌菌落
（中国蓝琼脂培养基，35℃ 空气培养 24 小时）

三、鉴别与鉴定

1. 属内生化鉴定试验　埃希菌属触酶阳性，氧化酶阴性，可还原硝酸盐，发酵葡萄糖产酸产气。大肠埃希菌大多数菌株动力阳性，在克氏双糖铁琼脂（KIA）斜面与底层均产酸、产气，不产硫化氢。吲哚、甲基红、V – P、枸橼酸盐（IMViC）试验结果是 + + – –。大肠埃希菌不活泼生物型动力阴性，迟缓发酵或不发酵乳糖，不产气，需要与志贺菌相鉴别。鉴别试验除用血清学鉴别外，也可根据醋酸盐、赖氨酸脱羧酶、木糖和黏液酸盐试验鉴别，志贺菌均阴性。埃希菌属内常见菌种的生化反应鉴别见表 12 – 2。

3. MALDI – TOF MS　目前，国内外常用的 MALDI – TOF MS 质谱仪对埃希菌属的鉴定准确性高。虽然在数据库中存在其他埃希菌属细菌，但鉴定结果的可信度不高，如弗格森埃希菌和赫氏埃希菌等。

4. 核酸扩增实验（NAAT）　核酸扩增和检测方法已被应用于鉴定致病性大肠埃希菌、沙门菌属和志贺菌属，以及其他与急性和长期胃肠炎相关的细菌、病毒和原生动物。

5. 致肠道感染大肠埃希菌的鉴定

（1）血清学鉴定　大肠埃希菌某些血清型可引起人类肠道感染，包括肠产毒素性大肠埃希菌（enterotoxigenic *E. coli*，ETEC）、肠致病性大肠埃希菌（enteropathic *E. coli*，EPEC）、肠侵袭性大肠埃希菌（enteroinvasive *E. coli*，EIEC）、肠出血性大肠埃希菌（enterohemorrhagic *E. coli*，EHEC）和肠聚集性大肠埃希菌（enteroaggregative *E. coli*，EAEC）。致肠道感染的大肠埃希菌的培养特性与其他大肠埃希菌相似，但具有各自特殊的血清型（表 12 – 3）、肠毒素或毒力因子。因此，要通过血清学试验、肠毒素检测或细胞黏附等试验来鉴定型别。美国 CDC 已将 O157：H7 血清型列为实验室常规检测项目。

（2）EPEC、ETEC、EAEC、EIEC 毒力检测　EPEC、ETEC、EAEC 和 EIEC 的检测一般是在感染 Hep – 2 或 HeLa 细胞后通过分子鉴定、使用 DNA 探针或 ELISA 进行。

表 12-2　6 种埃希属细菌的生化反应特征

生化反应	阿尔伯蒂埃希菌/生物群 1（n=5）（如阿勃特 19982）	阿尔伯蒂埃希菌/生物群 2（n=10）（如前鲍氏志贺菌 13 型）	大肠埃希菌	大肠埃希菌（不活跃生物型）	费格森埃希菌	赫氏埃希菌
吲哚	0	100	98	80	98	99
V-P 试验	0	0	0	0	0	0
动力（35℃）	0	0	95	5	93	99
黄色素	0	0	0	0	0	98
赖氨酸	100	0	90	40	95	6
鸟氨酸	100	100	65	20	100	100
氰化钾	0	0	0	1	0	94
醋酸	20	0	90	40	96	78
半乳糖二酸盐	20	0	95	30	0	97
D-葡萄糖（产气）	100	40	95	5	95	97
核糖醇（产酸）	0	0	5	3	98	0
L-阿拉伯糖（产酸）	100	100	99	85	98	100
D-阿拉伯糖醇（产酸）	0	0	5	5	100	8
纤维二糖（产酸）	0	0	2	2	96	97
半乳糖醇（产酸）	0	0	60	40	60	19
乳糖（产酸）	0	0	95	25	0	45
蔗糖（产酸）	0	0	50	15	0	45
D-甘露醇（产酸）	100	100	98	93	98	100
棉子糖（产酸）	0	0	50	15	0	40
L-鼠李糖（产酸）	0	0	80	65	92	97
D-山梨（糖）醇（产酸）	0	100	94	75	0	0
D-木糖	0	0	95	70	96	100

注：数字为 37℃ 孵育 1~2 天的阳性百分率。

表 12-3　常见的致腹泻大肠埃希菌血清型[a]

ETEC	EPEC	EIEC	STEC			EAEC
O6：NM	**O55：NM**	O28：NM	O8：H19	**O104：H4**[b]	O128：H2	O3：H2
O6：H16	**O55：H6**	O29：NM	O22：H8	O104：H7	O128：H45	O15：H18
O8：H9	O55：H7	O112：NM	**O26：NM**	**O104：H21**	**O145：NM**	**O44：H18**
O15：H11	O86：NM	O124：NM	**O26：H11**	**O111：NM**	O146：H21	O51：H11
O20：NM	O86：H34	O124：H7	O28：H25	**O111：H2**[c]	O153：H2	O77：H18
O25：NM	**O111：NM**	**O124：H30**	**O45：H2**	**O111：H8**	O153：H25	O86：H2
O25：H42	**O111：H2**	O136：NM	O55：H7	**O113：H21**	O156：H25	O111ab：H21
O27：NM	O111：H12	**O143：NM**	O69：H11	**O118：H2**	**O157：NM**	O126：H27
O27：H7	O111：H21	O144：NM	O76：H19	O118：H12	**O157：H7**	O141：H49
O27：H20	**O114：NM**	O152：NM	O84：NM	O118：H16	O165：NM	ONT：H21
O49：NM	**O114：H2**	**O164：NM**	O88：H25	O119：NM	O165：H25	ONT：H33
O63：H12	**O119：H6**	O167：NM	O91：NM	O119：H4	O172：NM	
O78：H11	**O125：H21**	ONT：NM	O91：H14	O119：H25	O174：H21	
O78：H12	O126：NM		O91：H21	**O121：H19**	O174：H28	
O128：H7	O126：H27		O103：NM	O123：NM	O177：NM	
O148：H28	**O127：NM**		**O103：H2**	O123：H11	O178：H19	
O153：H45	**O127：H6**		O103：H11	O128：NM	O179：H8	
O159：NM	O127：H9		O103：H25			
O159：H4	O127：H21					
O159：H20	**O128：H2**					
O167：H5	O128：H7					
O169：NM	O128：H12					
O169：H41	**O142：H6**					
	O157：H45					

注：[a]黑体字表示与暴发相关的血清型，NM 表示无动力，NT 表示不能分型。[b]STEC/EAEC O104：H4 菌株是来自德国与葫芦巴种子有关的大型食源性暴发的菌株。[c]STEC/EAEC O111：H2 菌株从法国溶血性尿毒综合征暴发相关的患者中分离鉴定出。

四、抗菌药物敏感性

大肠埃希菌通常对碳青霉烯类、含 β - 内酰胺酶抑制剂复合制剂、头霉素类抗菌药物敏感。其耐药性主要由该菌产生超广谱 β - 内酰胺酶（extended - spectrum β - lactamases，ESBLs）所致。ESBLs 包括 TEM、SHV 和 CTX - M 等主流型别，由质粒介导产生。我国大肠埃希菌 ESBLs 发生率较高，主要以 CTX - M 型 ESBLs 为主。CLSI 推荐埃希菌属的常规药敏试验包括氨苄西林、头孢唑啉、庆大霉素和妥布霉素。泌尿道分离的大肠埃希菌可检测磷霉素和其他用于非复杂性尿路感染的药物，包括甲氧苄啶 - 磺胺甲噁唑、呋喃妥因和口服头孢菌素的药敏。致泻性大肠埃希菌耐药性低于肠道外致病性大肠埃希菌。

近年来，逐渐出现碳青霉烯类耐药的肠杆菌科细菌（carbapenem - resistant *Enterobacteriaceae*，

CRE），大肠埃希菌中也有 CRE 报道。

五、临床意义

大肠埃希菌的致病物质包括侵袭力和毒素。侵袭力与 K 抗原和菌毛密切相关，K 抗原有抗吞噬及抵抗宿主抗体和补体的作用；菌毛可先黏附于宿主黏膜细胞表面，继而深层侵犯宿主引起感染。内毒素能引起宿主的发热、休克、弥散性血管内凝血（DIC）等病理生理反应。肠产毒性大肠埃希菌能产生 ST 和 LT，二者均可引起肠道细胞中 cAMP 水平升高，肠液分泌增加而导致腹泻。引起肠道感染的大肠埃希菌亦称为致腹泻大肠埃希菌，常见的 ETEC、EPEC、EIEC、EHEC 和 EaggEC 等 5 种类，症状及易感人群略有差异，临床检验中应结合临床。

大肠埃希菌是临床感染中最常见的革兰阴性杆菌，也是医院感染常见病原菌，可引起人体各部位感染。根据感染部位可分为肠道外感染和肠道感染。肠道外感染包括尿路感染、菌血症、肺炎、新生儿脑膜炎、胆道感染、术后腹腔感染及烧伤创面感染等。引起尿路感染的大肠埃希菌（UPEC）拥有大小不等的致病岛，其携带的基因与肠道内菌株不同。该菌可与厌氧菌、粪肠球菌混合感染，其脓液常有特殊臭味。

第三节　沙门菌属

一、分类和命名

沙门菌属（*Salmonella*）分为肠沙门菌（*S. enterica*）和邦戈沙门菌（*S. bongori*）2 个种。沙门菌属共有 2500 多个血清型，引起人类疾病的沙门菌约有 100 种血清型，多属于肠沙门菌亚种 I，亚种 I 包括血清型分群中的 A、B、C1、C2、D 和 E 群，分离自人和温血动物。其余亚种均来自环境和冷血动物，血清型为 F 群。实验室多以菌种常用名代替血清型命名，如伤寒沙门菌、猪霍乱沙门菌、副伤寒沙门菌、肠炎沙门菌、鼠伤寒沙门菌等，格式上看似是菌种的名称，其实都是血清型，标准命名应该用血清型，如肠沙门菌伤寒血清型、肠沙门菌猪霍乱血清型等。

沙门菌属 DNA（G + C）mol% 含量为 50 ~ 53，模式菌种为肠沙门菌。

二、生物学特性

沙门菌属为可运动，无芽胞、无荚膜的革兰阴性杆菌（图 12 - 4），大小为（0.7 ~ 1.5）μm ×（2.0 ~ 5.0）μm，多具有周鞭毛（鸡沙门菌和雏沙门菌除外）。兼性厌氧，营养要求不高，在普通平板和血平板上表现为圆形、灰色到半透明湿润菌落。不发酵乳糖，在肠杆菌科选择培养基上为透明、半透明菌落，与志贺菌相似。超过 90% 的菌株因产生硫化氢在 SS 或 XLD 琼脂上形成黑色中心的菌落（图 12 - 5），但肠沙门菌肠炎亚种伤寒血清型和甲型副伤寒血清型很少产生 H_2S。

沙门菌有 3 种抗原，即菌体 O 抗原、鞭毛 H 抗原和表面抗原，均具有分类鉴定意义。

O 抗原共有 58 种，能耐高热 100℃加热 2 ~ 3 小时不被破坏，是沙门菌分群的依据。每个沙门菌的血清型可具有 1 种或数种 O 抗原；将具有共同 O 抗原成分的血清型归为一个群，每个群以 O 加上阿拉伯数字及括号中大写的 26 个英文字母（A ~ Z）表示，如 O2 群（A）、O4 群（B）、O50 群（Z）等。能引起人类感染的沙门菌绝大多数在 A ~ F 群内。H 抗原为不耐热的蛋白抗原，为沙门菌分型的依据。

H抗原分2个相，第一相为特异相，用小写英文字母a、b、c、d……z表示，之后用z加阿拉伯数字，如z1、z2、z3等表示。第二相为沙门菌共有的非特异相，用1、2、3、4等表示。具有两相H抗原的沙门菌称为双相菌，只具一相H抗原的为单相菌。

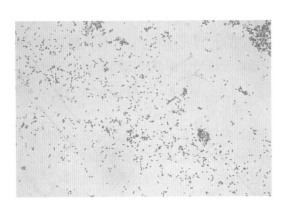

图12-4 沙门菌（革兰染色，×1000）

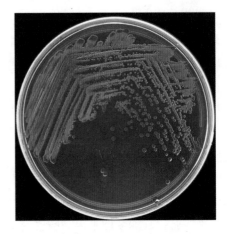

图12-5 沙门菌菌落
（XLD琼脂培养基，35℃空气孵育24小时）

表面抗原有3种（Vi、M、5），均为不稳定抗原，加热60℃30分钟或经苯酚处理即可破坏，人工传代也可消失。Vi抗原常存在于伤寒沙门菌、丙型副伤寒沙门菌及部分都柏林沙门菌中。Vi抗原能阻断O抗原与相应抗体发生凝集，在沙门菌血清学鉴定时需要注意。

根据O抗原和H抗原的组合，将沙门菌各个血清型编成抗原表。临床常见沙门菌大多为A~F群，其血清型分组及抗原成分见表12-4。

表12-4 肠沙门菌亚种I常见沙门菌血清型分组及其抗原成分表

血清型分组	常用名		O抗原	H抗原	
				第一相	第二相
A组	甲型副伤寒沙门菌	S. paratyphi A	1，2，12	a	[1，5]
	乙型副伤寒沙门菌	paratyphi B	1，4，[5]，12	b	1，2
	斯坦利沙门菌	S. stanley	1，4，[5]，12	d	1，2
B组	德尔卑沙门菌	S. derby	1，4，[5]，12	f，g	-
	鼠伤寒沙门菌	S. typhimurium	1，4，[5]，12	i	1，2
	海登堡沙门菌	S. heiddberg	1，4，[5]，12	r	1，2
C I组	丙型副伤寒沙门菌	S. paratyphiC	6，7，[Vi]	e	1，5
	猪霍乱沙门菌	S. choleraesuis	6，7	e	1，5
	布伦登卢普沙门菌	S. braenderup	6，7	e，h	e，n，x15
	汤卜逊沙门菌	S. thompson	6，7	k	1，5
	波斯坦沙门菌	S. polsdam	6，7	1，v	e，n，zl5
C2组	纽波特沙门菌	S. neuport	6，8	e，h	1，2
	病牛沙门菌	S. borismorbificans	6，8	r	1，5
D组	仙台沙门菌	S. sendai	1，9，12	a	1，5
	伤寒沙门菌	S. typhi	9，12，[Vi]	d	-

续表

血清型分组		常用名		O 抗原	H 抗原	
					第一相	第二相
D 组	肠炎沙门菌		*S. enteritidis*	1, 9, 12	g, m	[1, 7]
	都柏林沙门菌		*S. dudin*	1, 9, 12, [Vi]	g, p	–
	鸡 – 雏沙门菌		*S. gallinarum – pullorum*	1, 9, 12	–	–
E1 组	鸭沙门菌		*S. anatum*	3, 10	e, h	1, 6
	火鸡沙门菌		*S. meleagridis*	3, 10	e, h	1, w
	纽因顿沙门菌		*S. newington*	3, 15	e, h	1, 6
E2 组	山夫顿堡沙门菌		*S. senftenberg*	3, 19	g, [s], t	–
	塔克松尼沙门菌		*S. taksont*	1, 3, 10	i	z6
F 组	阿伯丁沙门菌		*S. aberdeen*	11	i	1, 2

三、鉴别与鉴定

1. 属间鉴别　沙门菌属的主要特征是：革兰阴性杆菌，在肠道杆菌选择性培养基上为透明、半透明不发酵乳糖菌落。生化特性除具有肠杆菌科共性（氧化酶阴性、硝酸盐还原阳性、发酵葡萄糖）外，发酵麦芽糖和甘露醇等均产酸产气（伤寒沙门菌产酸不产气）。在克氏双糖（KIA）斜面产碱、底层产酸，产气或不产气，硫化氢大多为阳性。IMViC 结果为 – + – – 或 – + – +，不分解尿素，大多赖氨酸脱羧酶阳性。

2. 属内鉴定　临床常见沙门菌种和亚种的鉴定特征见表 12 – 5。

表 12 – 5　沙门菌属种和亚种的主要鉴定特征

试验	肠道沙门菌						本哥利沙门菌
	肠亚种	萨拉姆亚种	亚利桑那亚种	双相亚利桑那亚种	豪顿亚种	英迪卡亚种	
β – 半乳糖苷酶	–	– [a]	–	–	–	D [b]	+
明胶水解	–	+	+	+	+	+	–
半乳糖醛酸发酵	–	+	–	+	+	+	+
KCN 生长	–	–	–	–	+	–	+
丙二酸盐利用	–	+	+	+	–	–	–
卫矛醇发酵	+	+	–	+	–	D [c]	+
黏液酸盐发酵	+	+	+	– [d]	–	+	+
酒石酸盐	–	–	–	–	–	–	–
水杨苷发酵	–	–	–	–	+ [e]	–	–
山梨醇发酵	+	+	+	+	+	–	+

注：+ 表示 90% 以上菌株阳性（1～2 天）；– 表示 90% 以上菌株阴性（7 天）；D 表示不同反应；[a] 表示 15% 菌株阳性；[b] 表示 44% 菌株阳性；[c] 表示 67% 菌株阳性；[d] 表示 30% 菌株阳性；[e] 表示 60% 菌株阳性。

目前实验室主要采用 MALDI – TOF MS 进行沙门菌属的鉴定，但无法区分血清型，沙门菌经质谱鉴定到种后，还需进一步进行血清学分型鉴定。要采用沙门菌 O 多价血清和 O、H、Vi 因子血清与可疑菌进行血清凝集试验。首先用 O 多价血清 A～F 进行试验，因绝大多数沙门菌都属于 A～F 群。如果发生凝集，可初步鉴定菌株为沙门菌 A～F 群，然后用单价 O 因子血清将目的菌确定到群（A、B、C、

D、E、F），再用 H 因子血清第一相（特异相）定型，最后用 H 因子血清第二相（非特异相）辅助定型。若细菌生化反应符合沙门菌，而 A~F 多价 O 血清与细菌不产生凝集现象，首先应考虑是否有表面抗原存在。应制作浓菌液 100℃、加热 15~30 分钟或进行传代，去除 Vi 抗原后再进 A~F 多价 O 血清凝集试验。若有凝集，应进一步用 O 单价因子血清继续分群；若去除 Vi 后仍不凝集，此时应考虑是否为 A~F 以外菌群，应加做其他血清因子鉴定。

除此之外，还可以应用核酸扩增或测序等分子诊断方法检测粪便、血液等标本中的沙门菌属细菌，并使用全基因组测序或多位点序列分型方法进行沙门菌属的分型。

3. 肥达反应（widal test） 用已知伤寒、副伤寒沙门菌 O、H 抗原来检测患者血清中有无相应抗体及抗体效价的凝集试验，可以辅助诊断伤寒和副伤寒沙门菌。肥达反应结果的判断必须结合临床表现、病史、病程及地区流行病学情况，如下所述：①伤寒沙门菌 O 凝集效价≥1∶80、H 效价≥1∶160，副伤寒 A、B、C 的 H 效价≥1∶80 有诊断意义。②动态观察：单次检测效价增高不能定论，应在病程中逐周复查。效价递增或恢复期比初次效价≥4 倍者才有诊断价值。③O 抗原刺激机体产生 IgM 抗体，出现较早而且在血清中存在时间较短，H 抗原刺激抗体产生 IgG，出现较迟但持续时间较长，一般 O、H 均升高，则伤寒、副伤寒沙门菌可能性大；O 不高而 H 高可能为预防接种的回忆反应；O 高而 H 不高则可能为感染早期或与伤寒沙门菌 O 抗原有交叉反应的其他沙门菌感染。可于 1 周后复查，如 H 升高则可诊断。

四、抗菌药物敏感性

单纯性沙门菌胃肠炎不推荐使用抗菌药物治疗，因此也不推荐对粪便分离株进行常规药敏试验，由于临床治疗可能无效，不应报告一代和二代头孢菌素、头霉素类和氨基糖苷类药物敏感性。肠道感染分离到的沙门菌属细菌需要常规药敏试验并报告的药物有氨苄西林、一种氟喹诺酮类和复方磺胺。肠道外沙门菌感染和伤寒及 A\B\C 型副伤寒沙门菌，药敏试验可报告氨苄西林、甲氧苄啶-磺胺甲噁唑、环丙沙星和超广谱头孢菌素的敏感性，并加做氯霉素、一种三代头孢菌素和萘啶酸，如果萘啶酸耐药，则提示临床使用喹诺酮类治疗该菌感染可能无效或延迟反应；若为伤寒沙门菌，可以报告阿奇霉素敏感性。近年来，沙门菌已出现对多种抗菌药物的耐药现象，若对氨苄西林、甲氧苄啶-磺胺甲噁唑和氯霉素同时耐药则可定义为多重耐药，临床微生物室应动态监测沙门菌的耐药性。

五、临床意义

沙门菌属可以从人体、各种动物体内及环境中分离到，是人和动物常见的病原菌。有表面抗原（Vi）的沙门菌具有侵袭力，因为 Vi 抗原能保护被小肠上皮细胞吞噬的细菌免受破坏，细菌可继续生长繁殖。沙门菌死亡时释放内毒素可导致发热、白细胞变化、中毒性休克及其他病理生理反应。某些沙门菌如鼠伤寒沙门菌能产生肠毒素，可引起食物中毒。沙门菌主要通过污染食品及水源经粪口途径传染，表现为 4 种类型。

1. 急性胃肠炎或食物中毒 此类最为常见，可引起轻型或暴发型腹泻，伴有低热、恶心、呕吐症状。

2. 菌血症或败血症 多由猪霍乱或 C 组副伤寒沙门菌引起，无明显胃肠症状。高热、寒战，常伴发胆囊炎、肾盂肾炎、骨髓炎等局部感染。此时血培养常为阳性。

3. 伤寒与副伤寒 也称肠热症，由伤寒、副伤寒或其他沙门菌引起的全身性感染，其发病机制和临床症状基本相似，但副伤寒的病情较轻、病程较短。细菌随污染的食物和饮水经口感染穿过小肠上皮进入黏膜下组织，被吞噬细胞吞噬，随吞噬细胞到达肠系膜淋巴结并大量繁殖，经胸导管进入血流

（第一次菌血症）。此时患者在临床上出现发热等症状，细菌随血流进入肝、脾、胆囊、肾脏、骨髓中并大量繁殖，再次进入血流（第二次菌血症），并随血液扩散至全身各器官及皮肤，引起患者寒战、高热、肝脾肿大，出现全身中毒症状、皮肤玫瑰疹等。同时也可能有另一部分细菌再次侵入肠壁淋巴组织，使已致敏的组织发生超敏反应，导致局部坏死和溃疡，严重的有出血或肠穿孔等并发症。典型病程为 3~4 周，若无并发症，自第 2~3 周后病情开始好转，感染后能获得牢固免疫，极少发生再感染。若患者怀疑有伤寒时，可进行血液、骨髓、十二指肠内容物和（或）尿标本的培养。

4. 病菌携带者 伤寒感染临床治愈后约 3% 患者胆囊带菌，可持续由粪便排泄达 1 年或 1 年以上，为重要传染源。

第四节　志贺菌属

一、分类和命名

志贺菌属（*Shigella*）分为 4 个血清群或亚群：A 群为痢疾志贺菌（*S. dysenteriae*），B 群为福氏志贺菌（*S. flexneri*），C 群为鲍氏志贺菌（*S. boydii*），D 群为宋内志贺菌（*S. sonnei*）。志贺菌有 O 和 K 两种抗原，无 H 抗原；O 抗原是分类依据，又分为群特异性抗原和型特异性抗原，根据 O 抗原可将志贺菌分为 4 群、40 余个血清型（含亚型），见表 12-6；K 抗原在分类学上无意义。

志贺菌属 DNA（G+C)mol% 为 50.9~51.2，模式菌种为痢疾志贺菌。

表 12-6　志贺菌属血清群和血清型

分群	血清型数量	血清型
痢疾志贺菌（A 群）（*S. dysenteria*）	15 个	1、2、3、4、5、6、7、8、9、10、11、12、13、14、15
福氏志贺菌（B 群）（*S. flexneri*）	14 个	1a、1b、2a、2b、3a、3b、4a、4b、4c、5a、5b、6、X、Y
鲍氏志贺菌（C 群）（*S. boydii*）	19 个	1、2、3、4、5、6、7、8、9、10、11、12、14、15、16、17、18、19、20
宋内志贺菌（D 群）（*S. sonnei*）	1 个	有光滑型和粗糙型两种菌落，抗原性不同

二、生物学特性

志贺菌为无动力、无芽胞、无荚膜和鞭毛，有菌毛的革兰阴性杆菌（图 12-6）。兼性厌氧，营养要求不高，能在普通平板和血平板上生长（图 12-7），菌落中等大小、无色半透明、湿润、表面光滑；因不发酵乳糖在肠道杆菌选择性培养基上形成无色菌落。宋内志贺菌可以迟缓发酵乳糖，菌落可呈淡粉色。

志贺菌不发酵乳糖和蔗糖（除宋内志贺菌个别菌株迟缓发酵乳糖外），发酵葡萄糖产酸不产气（仅福氏 6 型产少量气体），动力阴性，脲酶阴性，不产生硫化氢；在 KIA 上生长表现为 KA--，IMViC 为 ±+--。

三、鉴别与鉴定

1. 属间鉴别

（1）志贺菌与不活泼型大肠埃希菌鉴别　某些志贺菌与大肠埃希菌血清学上有交叉反应，生化特

图 12 – 6　志贺菌的形态（革兰染色，×1000）

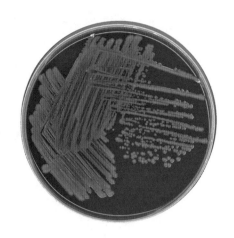

图 12 – 7　志贺菌菌落特征

（血琼脂培养基，35℃空气孵育 24 小时）

征也相近，但志贺菌能够主动入侵肠上皮细胞，导致细菌性痢疾，可通过赖氨酸脱羧酶、醋酸钠、黏液酸盐和木糖利用试验进行鉴别：志贺菌均为阴性，不活泼型大肠可有阳性反应。

（2）志贺菌属与类志贺邻单胞菌鉴别　可用氧化酶、动力试验区别，志贺菌两试验均阴性，后者均阳性。

（3）志贺菌属与沙门菌鉴别　两种细菌在 KIA 上生长表现极其相似，可用动力、产硫化氢和因子血清相鉴别。志贺菌动力和硫化氢均为阴性，而沙门菌为阳性，且两者血清学凝集试验需采用不同系统的血清。

2. 属内鉴定

（1）生化反应鉴别　志贺菌属各群间生化特征见表 12 – 7。

表 12 – 7　志贺菌属各群间生化特征

试验项目	A 群	B 群	C 群	D 群
吲哚	d	d	（ – ）	–
V – P	–	–	–	+
赖氨酸	–	–	–	–
鸟氨酸	–	–	–	+
D – 甘露醇	–	+	–	+
D – 山梨醇	d	d	d	–
L – 阿拉伯糖	d	d	+	+
棉子糖	–	d	–	–
L – 鼠李糖	d	–	–	（ + ）
ONPG	d	–	–	（ + ）

注：+ 表示 90% ~100% 菌株阳性；（ + ）表示 76% ~89% 菌株阳性；– 表示 0 ~10% 菌株阳性；（ – ）表示 11% ~25% 菌株阳性；d 表示 26% ~75% 菌株阳性。

（2）血清学鉴定　首先用志贺菌属 4 种多价血清做玻片凝集试验；如凝集，再进一步做单价血清定型鉴定，即用 A 群（痢疾志贺菌 1 型和 2 型）、B 群（福氏志贺菌 1 ~6 型）、C 群（鲍氏志贺菌 1 ~6 型）、D 群（宋内志贺菌）鉴定到种、型。我国以 B 群最为多见。如发现生化鉴定符合志贺菌而与志贺菌 4 种多价血清不凝集，应首先考虑为 K 抗原的阻断作用。可制作浓菌液，100℃加热 15 ~30 分钟后重复进行凝集试验。

四、抗菌药物敏感性

肠道感染分离到的志贺菌属细菌需要常规药敏试验并报告的药物有氨苄西林、一种喹诺酮和甲氧苄啶－磺胺甲噁唑。一代和二代头孢菌素、头霉素、氨基糖苷类在体外可能有活性，但出于临床治疗可能无效，实验室不应报告敏感。近年来，志贺菌已出现对多种抗菌药物如磺胺类、氨苄西林的耐药现象，临床微生物室应动态监测志贺菌的耐药性。

五、临床意义

志贺菌是一种主要通过粪口途径传播的人类专性病原体，能够通过毒力质粒介导侵入肠黏膜并引起炎症。它们产生的内毒素可导致肠黏膜通透性增加，引发一系列中毒症状，如发热、神志不清和中毒性休克。志贺菌还可能破坏肠黏膜，导致脓血黏液便和肠功能紊乱，表现为腹痛和里急后重。4 种志贺菌均可引起细菌性痢疾，夏秋季多发，疾病的严重性、死亡率及流行情况各不相同，但菌血症少见；其中痢疾志贺菌 1 型因其产志贺毒素引起的菌痢最严重。在我国，以福氏和宋内志贺菌引起的菌痢最为多见，特别是福氏志贺菌 2 型。

细菌性痢疾有急性、慢性和中毒性三种类型。急性菌痢表现为腹痛、发热和水样便，随后可能转为脓血黏液便。慢性菌痢可能由治疗不彻底或抵抗力低下引起，患者可能成为传染源。中毒性菌痢多见于儿童，起病急，病程短，死亡率高。

第五节　克雷伯菌属

一、分类和命名

克雷伯菌属（*Klebsiella*）包括 17 个有效种，DNA（G + C）mol% 含量为 53 ~ 58，模式菌种为肺炎克雷伯菌。

二、生物学特性

克雷伯菌属为革兰阴性球杆菌，大小为（0.3 ~ 1.0）μm ×（0.6 ~ 6.0）μm（图 12 - 8），成对或短链链状排列，无鞭毛，无芽胞，有较厚的荚膜，多数菌株有菌毛。营养要求不高（兼性厌氧肉芽肿克雷伯菌极度苛氧，只能通过体外细胞培养技术分离培养），在普通培养基和血平板上生长的菌落较大，呈黏液状，相互融合（图 12 - 9），用接种环挑取菌落时易拉成长丝，此特征有助于鉴别。该菌在肠道鉴别培养基上形成乳糖发酵型的菌落。克雷伯菌氧化酶阴性，发酵乳糖、葡萄糖产酸产气，动力阴性，吲哚阴性（产酸克雷伯菌除外），脲酶多为阳性，鸟氨酸脱羧酶阴性。IMViC 结果为（- / +）- + +。

三、鉴别与鉴定

1. 属间鉴别　克雷伯菌属主要需要与葡萄糖酸盐阳性、苯丙氨酸脱氨酶阴性的菌属鉴别，参见表 12 - 8。

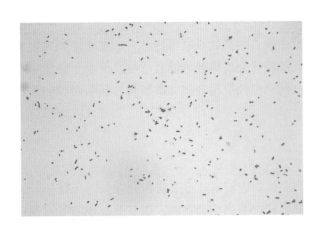

图 12 – 8　肺炎克雷伯菌（革兰染色，×1000）

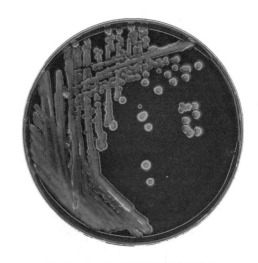

图 12 – 9　肺炎克雷伯菌菌落特征
（血琼脂培养基，35℃空气培养 18 小时）

表 12 – 8　葡萄糖酸盐阳性菌属鉴别

试验	克雷伯菌属	肠杆菌属	沙雷菌属
动力	-	+	+
山梨醇	+	+ / -	+
DNA 酶	-	-	+
棉子糖	+	+	+ / -
枸橼酸盐利用	+[a]	+	+
鸟氨酸脱羧酶	-	+	+[b]

注：+ 表示 90% 以上菌株阳性；- 表示 90% 以上菌株阴性；+ / - 表示多数菌株（90% 以下）阳性、少数菌株阴性；[a] 鼻硬结、臭鼻克雷伯菌的某些菌株阴性；[b] 气味沙雷菌生物 2 群、普城沙雷菌、深红沙雷菌阴性。

2. 属内鉴定　属内常见菌种的主要鉴定特征见表 12 – 9。

表 12 – 9　克雷伯菌属常见菌种的主要鉴定特征

菌种	吲哚	ODC	V – P	ONPG	丙二酸盐	10℃	44℃	脲酶
肺炎克雷伯菌肺炎亚种	-	-	+	+	+	-	+	+
肺炎克雷伯菌鼻硬结亚种	-	-	-	-	+	ND	ND	-
肺炎克雷伯菌臭鼻亚种	-	-	-	V	-	ND	ND	-
产酸克雷伯菌	+	-	+	+	+	-	+	+

注：ODC 为鸟氨酸脱羧酶；ND 表示未测定；+ 表示 90% ~ 100% 菌株阳性；- 表示 0 ~ 10% 菌株阳性；V 表示 11% ~ 89% 菌株阳性。

目前大部分实验室使用 MALDI – TOF MS 鉴定，但可能无法区分肺炎克雷伯菌的三种亚种，较少使用生化反应进行常规鉴定，当质谱结果无法鉴定菌种时，可以使用 16S rRNA 基因测序。

四、抗菌药物敏感性

肺炎克雷伯菌和产酸克雷伯菌对羧苄西林和氨苄西林天然耐药，社区感染的克雷伯菌对其他大多数抗生素敏感。医院感染分离株易产生超广谱 β – 内酰胺酶，携带多重耐药的质粒，对大多数常用抗生素耐药，如青霉素类和第一至三代头孢菌素及单环 β - 内酰胺类抗生素。产酶株在细菌耐药传播中起重要作用，但其对头霉素类、碳青霉烯类及含酶抑制剂复合制剂敏感。目前，我国肺炎克雷伯菌ESBL 发生率已达30% 左右，更为严重的是近年来在肺炎克雷伯菌等肠杆菌科中出现了碳青霉烯类耐药菌株，其耐药机制主要为产碳青霉烯酶，包括丝氨酸酶和金属酶等。

临床实验室可以通过纸片扩散法或 MIC 法进行 ESBLs 的检测，也可使用分子生物学方法检测TEM、SHV、CTX - M 等 ESBL 基因。对于怀疑产碳青霉烯酶的菌株，可以选择改良碳青霉烯灭活试验（mCIM）等进行表型检测，也可使用分子生物学方法检测 KPC、NDM、IMP 等碳青霉烯酶基因。

五、临床意义

克雷伯菌一般寄居于人类的肠道和鼻咽部，也是肠道正常菌群的构成成分。该菌可感染免疫力低下的人群，粪便是患者感染的重要来源，目前由其引起的感染日益增多，涉及各个部位。肺炎克雷伯菌是一种重要的社区和医院感染致病菌，能引起肺部和肺外感染，如肝脓肿、脑膜炎等。臭鼻亚种和鼻硬结亚种分别可致肺外感染和慢性肉芽肿病变。产气克雷伯菌主要引起卫生保健相关感染，如呼吸道感染和败血症。产酸克雷伯菌与肺炎克雷伯菌致病性相似，还可引起抗菌药物相关出血性结肠炎。肉芽肿克雷伯菌是杜诺凡病的病原体，主要表现为慢性生殖器溃疡。异栖克雷伯菌通常从无菌部位分离出来。

第六节　肠杆菌属

一、分类和命名

肠杆菌属（Enterobacter）属肠杆菌科。肠杆菌属现有至少25 个菌种，临床最常见的有阴沟肠杆菌（E. cloacae）、霍氏肠杆菌（E. hormaechei），人来源的菌种还包括阿氏肠杆菌（E. asburiae）、生癌肠杆菌（E. cancerogenus）、神户肠杆菌（E. kobei）、路氏肠杆菌（E. ludwigii）、马赛肠杆菌（E. massiliensis）、E. bugandensis 等。

阴沟肠杆菌复合群由 12 个基因相似、临床相关的菌种组成，包括阿氏肠杆菌、生癌肠杆菌、阴沟肠杆菌、路氏肠杆菌和霍氏肠杆菌等。

二、生物学性状

肠杆菌属为革兰阴性杆菌或球杆菌（图 12 - 10），菌体大小 $(0.6\sim1.0)\mu m \times (1.2\sim3.0)\mu m$，有周鞭毛，无芽胞和荚膜，有菌膜。兼性厌氧菌，营养要求不高，在血平板上呈圆形、大而湿润、灰白色、不溶血的菌落（图 12 - 11）；在 MAC 平板上因发酵乳糖形成红色较大的菌落。肠杆菌属典型的生化特征是：分解葡萄糖产酸产气，V - P 阳性，甲基红阴性，不产硫化氢，鸟氨酸脱羧酶阳性，IMViC 为 - - + +。除阿氏肠杆菌外，其余菌属成员动力阳性。除阴沟肠杆菌和霍氏肠杆菌，大部分肠杆菌属细菌产赖氨酸脱羧酶。

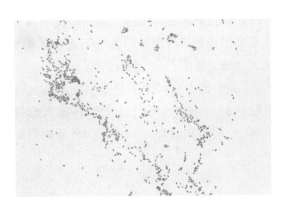

图 12 – 10　阴沟肠杆菌

（革兰染色，×1000）

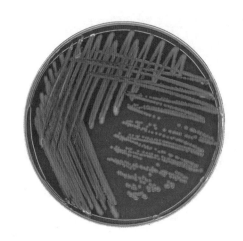

图 12 – 11　阴沟肠杆菌菌落

（血琼脂培养基，35℃空气培养 18 小时）

三、鉴别与鉴定

因部分菌种存在遗传异质性，商品化系统鉴定肠杆菌属较其他菌属更易混淆。路氏肠杆菌和霍氏肠杆菌，可通过 3 – 甲基 – D – 吡喃葡糖、腐胺和 3 – 羟基丁酸酯生长试验与阴沟肠杆菌鉴别。阴沟肠杆菌、霍氏肠杆菌与肺炎克雷伯菌肺炎亚种生化反应鉴别见表 12 – 10。

表 12 – 10　阴沟肠杆菌、霍氏肠杆菌与肺炎克雷伯菌肺炎亚种生化反应鉴别

试验	阴沟肠杆菌			霍氏肠杆菌			肺炎克雷伯菌肺炎亚种		
	性状	+ %	(+) %	性状	+ %	(+) %	性状	+ %	(+) %
脲酶	+ w 或 –	65		+	87		+	95. 4	(0. 1)
动力	+	95		+	52		–	0	
赖氨酸脱羧酶	–	0		–	0		+	98	(6. 3)
精氨酸双水解酶	+	97	(2)	+	78		–	0	
鸟氨酸脱羧酶	+	96	(1. 3)	+	91		–	0	
明胶（22℃）	–	0		–	0		–	0	(0. 2)
核糖醇产气	– 或 +	21. 7	(1. 3)	–	0		D	84. 4	(0. 3)
肌醇产酸	D	13	(8)	–	0		+	97. 2	(0. 9)
肌醇产气		4. 1	(1. 5)				+	92. 5	(1. 5)
D – 酒石酸盐	– 或 +	30		–	13		+	95	
海藻酸钠利用	–	0					+ 或 (+)	88. 9	(8. 9)

注：+ 表示≥90% 菌株在 1 或 2 天内呈阳性；(+) 表示≥3 天后反应阳性（脱羧酶试验：3 和 4 天）；– 表示≥90% 30 天无反应；+ 或 – 表示大多数培养阳性，一些菌株阴性；– 或 + 表示大多数菌株阴性，一些培养阳性；D 表示不同的反应，+ 或 (+) 或 –；+ w 表示弱阳性反应。

四、抗菌药物敏感性

肠杆菌属大多数菌株对氨基糖苷类和氟喹诺酮类敏感。随着抗菌药物的广泛应用，肠杆菌属细菌常产生 AmpC 酶，尤以阴沟肠杆菌最为突出。AmpC 酶为主要由染色体介导的 BushⅠ型 β – 内酰胺酶（亦称诱导酶或 C 类头孢菌素酶），其产酶基因已开始由染色体向质粒扩散，它是导致革兰阴性菌尤其是阴沟肠杆菌对一至三代头孢菌素、单环 β – 内酰胺类、头霉素类及含酶抑制剂复合制剂耐药的重要

原因。产 AmpC 酶细菌的治疗，首选四代头孢（头孢吡肟）和碳青霉烯类抗菌药物。

五、临床意义

肠杆菌属细菌广泛存在于水、污水、土壤和植物中，是人类肠道正常菌群的一部分，能引起多种肠道外的条件致病性感染，如泌尿道、呼吸道和伤口感染，亦可引起菌血症和脑膜炎。阴沟肠杆菌和霍氏肠杆菌是最常见的临床分离株，与肺炎、伤口感染、尿路感染、败血症和脑膜炎有关。

第七节　枸橼酸杆菌属

一、分类和命名

枸橼酸杆菌属（现称柠檬酸杆菌属，*Citrobacter*）包括 18 个种，其中弗劳地枸橼酸杆菌（*C. freundii*）、布氏枸橼酸杆菌（*C. braakii*）和克氏枸橼酸杆菌（*C. koseri*）是该菌属引起医院内感染最常见的菌种。本菌属 DNA（G + C)mol% 含量为 50 ~ 52，模式菌种是弗劳地枸橼酸杆菌。

二、生物学特性

枸橼酸杆菌为革兰阴性杆菌，大小为 $1.0\mu m \times (2.0 ~ 6.0)\mu m$，有周鞭毛，无芽胞，无荚膜。本菌属为兼性厌氧，营养要求不高，在普通培养基上可形成灰白色、湿润、隆起、边缘整齐的菌落；在肠道鉴别培养基上形成乳糖发酵型的菌落。弗劳地枸橼酸杆菌在 SS 平板上因产生硫化氢可形成黑色中心的菌落。

本菌属枸橼酸盐阳性，产硫化氢，赖氨酸脱羧酶试验阴性，甲基红阳性，苯丙氨酸阴性；能发酵利用甘露醇、山梨醇、阿拉伯糖、麦芽糖等多种糖醇类物质。

三、鉴别与鉴定

1. 属间鉴别　枸橼酸杆菌属主要需要与苯丙氨酸脱氨酶和葡萄糖酸盐均阴性的各菌属相鉴别，参见表 12 – 11。

表 12 – 11　苯丙氨酸和葡萄糖酸盐均阴性各菌属鉴别

试验	埃希菌属	志贺菌属	沙门菌属	枸橼酸杆菌属	爱德华菌属
鞭毛	周鞭毛	无	周鞭毛	周鞭毛	周鞭毛
动力	+ / –	–	+	+	+
硫化氢	–	–	+ / –	+ / –	+
吲哚	+	– / +	–	– / +	+
枸橼酸盐	–	–	+ / –	+	–
脲酶	–	–	–	– / +	–
赖氨酸	+ / –	–	+ / –	–	+

2. 属内鉴定　临床常见枸橼酸杆菌属包括弗劳地枸橼酸杆菌、丙二酸盐阴性枸橼酸杆菌、布氏枸橼酸杆菌、法摩枸橼酸杆菌、克氏枸橼酸杆菌和腐蚀枸橼酸杆菌，主要鉴定特征见表 12 – 12。

表 12 – 12　临床常见枸橼酸杆菌属的主要鉴定特征

菌种	吲哚	硫化氢	鸟氨酸脱羧酶	精氨酸双水解酶	丙二酸盐利用	蔗糖发酵	蜜二糖发酵	侧金盏花醇发酵
弗劳地枸橼酸杆菌	V	V	–	V	–	V	+	–
丙二酸盐阴性枸橼酸杆菌	+	V	+	V	–	–	–	–
布氏枸橼酸杆菌	V	V	+	V	–	–	V	–
法摩枸橼酸杆菌	+	–	+	V	–	+	+	–
克氏枸橼酸杆菌	+	–	+	V	+	V	–	+
腐蚀枸橼酸杆菌	–	–	+	–	+	–	–	–

注：V 表示 11% ~ 89% 菌株阳性。

四、抗菌药物敏感性

枸橼酸杆菌属通常对氨基糖苷类、四环素类、呋喃妥因、氟喹诺酮类、多黏菌素和碳青霉烯类敏感。某些菌种可诱导或去阻遏表达 AmpC 酶，或产 ESBLs 导致头孢菌素类耐药。

五、临床意义

枸橼酸杆菌属细菌存在于人和动物肠道中，是医院内感染的重要条件致病菌，尤其是新生儿和免疫力低下患者，该菌属还与腹泻和某些肠道外感染有关。血液、脑脊液、胸水、腹水等无菌标本中均有报道分离出枸橼酸杆菌属细菌。弗劳地枸橼酸杆菌可引起胃肠道感染，能从粪便标本中分离到，也可致菌血症及组织感染；异型枸橼酸杆菌可引起新生儿脑膜炎和败血症；丙二酸盐阴性枸橼酸杆菌偶可分离自粪便，很少在肠道外分离到。

第八节　邻单胞菌属

一、分类和命名

邻单胞菌属（Plesiomonas）只有 1 个菌种，即类志贺邻单胞菌（P. shigelloides）。该菌属以前归属于弧菌科，后来系统发育研究显示，邻单胞菌属的祖先与肠杆菌目细菌有更密切的同源性，故现在归属于肠杆菌目。本菌属 DNA（G + C）mol% 含量为 51 ~ 53，模式菌种是类志贺邻单胞菌。

二、生物学特性

邻单胞菌属为革兰阴性直杆菌，大小为（0.8 ~ 1.0）μm × 3.0 μm，可成双或短链状排列，有 2 ~ 5 根端极丛鞭毛，运动活泼；无荚膜，无芽胞。生长温度是 8 ~ 45℃，在 0 ~ 5% 的 NaCl 中可生长，pH 范围为 4.0 ~ 8.0。血平板中生长良好，可形成灰色、扁平、光滑、不透明、不溶血的菌落；在肠道鉴别培养基上可形成无色的不发酵乳糖菌落，硫代硫酸盐 – 枸橼酸盐 – 胆盐 – 蔗糖（TCBS）培养基上不生长，在头孢磺啶 – 氯苯酚 – 新生霉素（CIN）培养基上形成不透明无粉红色中心菌落（不发酵甘露醇）。

本属细菌氧化酶阳性，发酵葡萄糖不产气、吲哚、精氨酸双水解酶、赖氨酸脱羧酶、鸟氨酸脱羧酶、覃糖和肌醇阳性，DNA 酶、脲酶、V－P 试验、乳糖、蔗糖、阿拉伯糖、甘露醇、七叶苷水解阴性，对 O/129 敏感。

三、鉴别与鉴定

邻单胞菌属氧化酶阳性且发酵葡萄糖，需要与弧菌属和气单胞菌属相鉴别，参见表 12 – 13。

表 12 – 13　邻单胞菌与气单胞菌和弧菌的鉴别要点

试验	邻单胞菌属	弧菌属	气单胞菌属
精氨酸双水解酶	+	–	+
赖氨酸脱羧酶	+	+	V
鸟氨酸脱羧酶	+	+	–
发酵葡萄糖产气	–	–	V
发酵蔗糖	–	V	V
发酵肌醇	+	–	–
TCBS 上生长	–	+	–
0% NaCl 生长	+	V	+
O/129 敏感	S	S	R

注：+表示 90% 以上菌株阳性；–表示 90% 以上菌株阴性；V 表示阳性率为 11% ~ 89%；TCBS 为硫代硫酸盐 – 枸橼酸盐 – 胆盐 – 蔗糖；O/129：2,4 – 二氨基 – 6,7 – 二异丙基蝶啶。

商品化鉴定仪器（自动化鉴定系统和 MALDI – TOF MS）可以对类志贺邻单胞菌与其他弧菌属和气单胞菌属的细菌进行很好区分。

四、抗菌药物敏感性

本菌对绝大多数传统的抗生素如甲氧苄啶 – 磺胺甲噁唑、头孢菌素、氯霉素、喹诺酮类药物敏感，绝大多数菌株产生 β – 内酰胺酶，对青霉素类抗生素，如氨苄西林、羧苄西林、哌拉西林等耐药，许多菌株对氨基糖苷类药物（除奈替米星）和四环素耐药。

五、临床意义

本菌属细菌普遍存在于水和土壤中，可寄生于淡水鱼、贝壳类和家禽等，主要引起胃肠炎。感染主要与食入生的海产品有关，夏季流行为主。症状为短期的水样腹泻或病程较长的痢疾样腹泻，感染人群无年龄差异。本菌属也可引起肠道外感染，多见于机体抵抗力下降的人群，主要引起败血症和脑膜炎。邻单胞菌脑膜炎常见于助产分娩的婴儿，偶尔也可以在伤口分泌液、胆汁、关节液、淋巴结中分离到，感染率低但死亡率很高。

第九节　沙雷菌属

一、分类和命名

沙雷菌属（*Serratia*）属于耶尔森菌科，包括至少 23 个种。人来源的菌种包括黏质沙雷菌（*S. marcescens*）、无花果沙雷菌（*S. ficaria*）、居泉沙雷菌（*S. fonticola*）、液化沙雷菌复合群

（*S. liquefaciens complex*）、气味沙雷菌（*S. odorifera*）、普利茅斯沙雷菌（*S. plymuthica*）、深红沙雷菌（*S. rubidaea*）。模式菌种是黏质沙雷菌。

二、生物学特性

沙雷菌属为短小的革兰阴性杆菌（图 12 – 12），大小为（0.5 ~ 0.8）μm × （0.9 ~ 2.0）μm，有周鞭毛，能运动，无荚膜。除黏质沙雷菌佐久亚种外，其他菌种无芽胞。

本属细菌兼性厌氧，营养要求不高。在中国蓝琼脂培养基上形成不透明的白色、红色或粉红色菌落（图 12 – 13）。本属细菌产生的色素有两种，部分黏质沙雷菌、普利茅斯沙雷菌和大部分深红沙雷菌菌株产生灵菌红素，为非水溶性；黏质沙雷菌的某些菌株产生吡羧酸，为水溶性的粉红色色素，使培养基呈红色，菌落微红或灰白色。

沙雷菌属产酯酶、明胶酶和 DNA 酶。一般来说，沙雷菌属发酵乳糖缓慢，β – 半乳糖苷酶试验（ONPG 试验）呈阳性。与克雷伯菌属和肠杆菌属一样，沙雷菌属通常 V – P 阳性。

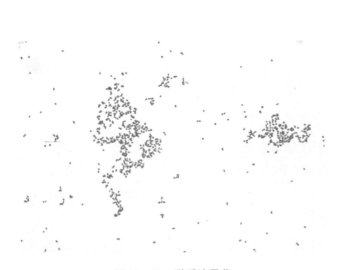

图 12 – 12　黏质沙雷菌
（革兰染色，×1000）

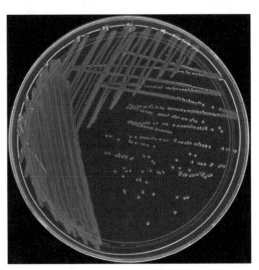

图 12 – 13　黏质沙雷菌菌落
（中国蓝琼脂培养基，35℃空气培养 24 小时）

三、鉴别与鉴定

目前许多实验室都采用 MALDI – TOF MS 鉴定，很少用生化反应进行常规鉴定，但还有很多实验室使用自动化或手工系统中的生化试验来鉴定。质谱鉴定取决于可用的数据库，故经常对制造商提供的数据库和自建库进行改进和扩展。液化沙雷菌群不易被鉴定，该群菌种区分可联合使用 API50 CH（碳水化合物）和 API ZYM（酶）板条。以下为鉴定沙雷菌属最有用的生化反应。

1. 属间鉴别　沙雷菌属与克雷伯菌属、肠杆菌属、哈夫尼亚菌属的主要区别是 DNA 酶阳性。

2. 属内鉴定　沙雷菌属菌种生化特征见表 12 – 14。

表 12-14　沙雷菌属菌种生化特征ª

菌名	赖氨酸脱羧酶	鸟氨酸脱羧酶	丙二酸盐	产酸								红色色素	气味
				阿拉伯糖	L-鼠李糖	D-木糖	蔗糖	侧金盏花醇	D-山梨醇	纤维二糖	D-阿拉伯糖醇		
嗜虫沙雷菌ᵇ	-	-	-	-	-	V	+	-	-	-	V	-	-
无花果沙雷菌	-	-	-	+	V	+	+	-	+	+	+	-	V
居泉沙雷菌	+	+	V	+	V	V	V	+	+	-	+		
液化沙雷菌群	+	+		+	V	+	+						
黏质沙雷菌黏质亚种	+	+	-	-	-	-	+	V	+	-	-	V	
黏质沙雷菌生物群1	V	+	-	-	-	-	+	V	+	-	-	NA	-
气味沙雷菌生物群1	+	+	-	-	+	+	+	V	+	-	-	-	+
气味沙雷菌生物群2	+							V				-	+
普利茅斯沙雷菌ᶜ	-	-	+	+	-	+	+	-	V	V	-	+	-
深红沙雷菌	V	-	+	+	-	+	+	-	-	+	V	+	-

注：ª +表示≥85%；V 表示15%~84%；-表示<15%；NA 表示无结果。ᵇ37℃生长，但30℃生化反应最典型。ᶜ37℃可能不生长。

四、抗菌药物敏感性

本属细菌对头孢噻吩、多黏菌素耐药，黏质沙雷菌对四环素和氨苄西林耐药，在使用三代头孢菌素等抗菌药物治疗时，可以诱导沙雷菌产生持续高产的 AmpC 酶，表现为对多种抗菌药物耐药。持续高产 AmpC 酶可使用碳青霉烯类和四代头孢菌素进行治疗，其他头孢类药物无效。

五、临床意义

沙雷菌广泛存在于自然界，分布于土壤、水和宿主的肠道中。沙雷菌通常不感染健康人群，但常定植或感染住院患者。在宿主机体抵抗力低下或菌群发生移位时会导致医源性感染。虽然人与人之间接触是主要的传播途径，但医疗装置、静脉输液和其他液体等都可导致医院内感染的传播，下尿路插管是最重要的泌尿系医源性感染途径。对于儿童，可以引起胃肠道感染，感染起病隐匿，往往经过一段较长时间才能被认识从而得到控制。黏质沙雷菌可引起呼吸道感染、尿路感染、血流感染，而脑膜炎、脑脓肿、胸腔内感染比较少见。

第十节　耶尔森菌属

一、分类和命名

耶尔森菌属（*Yersinia*）属于耶尔森菌科，包括 3 种致病菌种即鼠疫耶尔森菌（*Y. pestis*）、小肠结肠炎耶尔森菌（*Y. enterocolitica*）、假结核耶尔森菌（*Y. pseudotuberculosis*），以及其他 15 种被认为是无致病性的环境菌。小肠结肠炎耶尔森菌是唯一被再分为亚种的耶尔森菌。

本菌属 DNA（G + C）mol% 含量为 46.7 ~ 47.7，模式菌种是鼠疫耶尔森菌。

二、生物学特性

耶尔森菌属为革兰阴性小杆菌，(0.5 ~ 0.8)μm × (1 ~ 3)μm，无芽胞。鼠疫耶尔森菌在瑞氏、吉姆萨染色后可显示两极浓染特性，有荚膜，无鞭毛。小肠结肠炎耶尔森菌和假结核耶尔森菌无荚膜，在低于30℃培养时有端鞭毛和周鞭毛，呈现动力阳性，35℃时动力阴性。

耶尔森菌是兼性厌氧菌，非苛养菌，生长较缓慢，4 ~ 43℃均能生长。25 ~ 35℃空气环境下培养24 ~ 48 小时，耶尔森菌可在大多数常规培养基上生长，包括血、巧克力和麦康凯琼脂。假结核耶尔森菌和小肠结肠炎耶尔森菌推荐在25℃下分离培养。非无菌部位来源标本，如痰和粪便推荐在选择性培养基中分离培养耶尔森菌。选择性培养基包括头孢磺啶 – 氯苯酚 – 新生霉素（CIN）琼脂、耶尔森菌显色培养基（CHRO magar Yersinia）和沙门菌 – 志贺菌脱氧胆酸盐氯化钙琼脂。假结核耶尔森菌在 CIN 琼脂和耶尔森菌显色培养基上生长受抑制，优选麦康凯琼脂进行分离培养。鼠疫耶尔森菌在绵羊血琼脂平板上不溶血，孵育48 小时为 1.0 ~ 1.5mm 灰白色边缘不规则菌落，孵育48 ~ 72 小时后菌落呈煎蛋样，中心不透明。在麦康凯琼脂上呈不发酵乳糖无色的针尖大小菌落，在 CIN 琼脂上菌落中心呈红色。小肠结肠炎耶尔森菌菌落在 CIN 琼脂上中心呈红色，似公牛眼状。在 MAC 上呈无色、半透明、扁平较小的不发酵乳糖的菌落。

耶尔森菌触酶阳性，氧化酶阴性，发酵葡萄糖。鼠疫耶尔森菌动力阴性，赖氨酸脱羧酶和鸟氨酸脱羧酶、苯丙氨酸脱氨酶、脲酶、硫化氢均为阴性，不液化明胶；在半固体和液体培养基做穿刺培养时，培养物表面呈膜状，细菌沿穿刺线呈纵树状发育；分解葡萄糖产酸不产气，对其他大多数糖类不分解。IMViC 为 – – – –。小肠结肠炎耶尔森菌 KIA 为 AA – – 或 KA – –，通常枸橼酸盐阴性，脲酶多为阳性，鸟氨酸脱羧酶阳性，绝大多数菌株不发酵乳糖，可在 4℃进行冷增菌。动力、V – P 试验结果与孵育温度有关（22 ~ 25℃阳性，35 ~ 37℃阴性）。假结核耶尔森菌鸟氨酸脱羧酶阴性。

三、鉴别与鉴定

耶尔森菌属菌种的主要鉴别要点见表12 – 15。根据菌落特征，菌体形态染色特点及典型生化结果可初步判断菌种。小肠结肠炎耶尔森菌与假结核耶尔森菌脲酶25℃强阳性，37℃阳性；动力25℃阳性，而鼠疫耶尔森菌都是阴性，从而进行区别。

菌株被鉴定为耶尔森菌属后，生化、血清学和分子分型的方法可用于进一步鉴定鼠疫耶尔森菌。

1. 参考实验室方法，根据初次分离时典型的菌落特征、菌体形态、肉汤中生长特点、生化特征，结合临床和流行病学资料怀疑为鼠疫耶尔森菌时，应立即向本地区疾病控制中心等部门报告，并将菌种送参考实验室作确定或排除。参考实验室可通过特异的噬菌体裂解、分子和抗原检测方法包括 PCR、测序和直接荧光抗体检测荚膜 F1 抗原鉴定鼠疫耶尔森菌。诊断确立后除对患者进行隔离治疗外，对疫区及有关人员须采取有效的预防隔离措施，防止疫情扩散。

2. 生化反应　由于鼠疫耶尔森菌生长缓慢，并且很多鉴定系统关于该菌的数据有限，自动生化鉴定系统对鉴定鼠疫耶尔森菌会造成误判。

3. 质谱鉴定　基质辅助激光解吸电离飞行时间质谱（MALDI – TOF MS）具有鉴定耶尔森菌的潜力，但鉴定准确性依赖于数据库的强大，并且在靶标制备过程中必须考虑生物安全。

表 12 – 15　耶尔森菌属成员的特征[a]

耶尔森菌属	动力	鸟氨酸脱羧酶	尿素酶	V – P	枸橼酸盐	吲哚	鼠李糖	蔗糖	纤维二糖	山梨糖	山梨醇	蜜二糖	棉子糖	七叶苷	L – 阿拉伯糖	肌醇	D – 木糖	与鼠疫耶尔森菌的 ANI%
									生化反应和鉴定特征[a]									
鼠疫耶尔森菌	–	–	–	–	–	–	–	–	–	–	–	–	–	+	+	–	+	100
假结核耶尔森菌	+	–	+	–	–	–	(+)	–	–	–	–	+	–	+	+	–	+	99.06
小肠结肠炎耶尔森菌	+	+	+	V	–	V	–	+	–	–	+	–	–	–	+	+	V	83.17
弗氏耶尔森菌	+	+	+	+	+	+	+	+	+	+	+	–	–	+	+	+	+	82.93
克氏耶尔森菌	+	+	+	+	+	+	–	–	+	+	+	–	–	–	+	(+)	+	82.88
鲁氏耶尔森菌	V	+	–	–	–	–	–	–	–	–	+	–	–	–	–	–	–	81.09
莫氏耶尔森菌	+	+	+	+	+	–	–	+	+	+	+	–	–	(+)	+	(+)	+	82.72[b]
伯氏耶尔森菌	+	+	+	+	+	–	–	+	+	+	+	–	–	–	+	–	+	82.77[b]
罗氏耶尔森菌	+	+	+	+	+	+	+	+	+	+	+	+	+	+	+	–	+	82.65
阿尔德沃耶尔森菌	+	+	+	+	+	+	+	+	+	+	+	–	–	+	+	+	+	82.80
中间耶尔森菌	+	+	+	+	+	+	+	+	+	+	+	+	+	+	+	+	+	83.07
阿列克西奇耶尔森菌	+	+	+	+	+	–	–	+	+	+	+	–	–	–	+	(+)	+	83.25
帕氏耶尔森菌	–	+	+	+	+	–	–	+	+	+	+	–	–	+	+	–	+	83.07[b]
类似耶尔森菌	+	+	+	–	+	+	+	+	+	+	+	–	–	+	+	–	+	94.52
食虫耶尔森菌	+	+	–	ND	+	+	–	+	+	+	+	+	+	–	+	–	–	81.03
马赛耶尔森菌	+	+	+	–	+	+	–	(+)	+	+	+	–	V	+	+	+	+	82.23[b]
纳氏耶尔森菌	+	+	–	+	+	–	–	+	(+)	–	–	–	–	–	+	–	–	80.84[b]
沃特斯耶尔森菌	+	+	+	+	+	–	+	ND	–	–	–	+	+	+	+	–	+	97.62[b]

注：[a] 25 ~ 28℃孵育。VP. Voges – Proskauer; V. 可变的; ND. 不可定; –. 阴性; +. 阳性; (+). 弱阳性; ANI. 平均核苷酸一致性 (average nucleotide identity)，提供了关于鼠疫耶尔森菌的平均核苷酸一致性; [b] 基于不完整基因组计算的 ANI。

四、抗菌药物敏感性

鼠疫耶尔森菌多对四环素、氨基糖苷类、喹诺酮类、氯霉素、磺胺类敏感。肺鼠疫的治疗首选链霉素，为减少副作用可选用多西环素、环丙沙星、左氧氟沙星或者庆大霉素。脑膜炎的治疗选用氯霉素。

小肠结肠炎耶尔森菌体外多对氨基糖苷类、四环素、氯霉素、甲氧苄啶－磺胺甲噁唑和超广谱头孢菌素敏感。大多数小肠结肠炎耶尔森菌胃肠炎病例不需要治疗，但是对于罹患有全身系统性疾病特别是免疫缺陷的患者，治疗通常需要甲氧苄啶－磺胺甲噁唑和一种氟喹诺酮类药物。

假结核耶尔森菌多对氨苄西林、四环素类、氨基糖苷类、氯霉素、头孢菌素类敏感。通常假结核耶尔森菌引起的感染是自限性疾病，但若出现败血症，应使用氨苄西林、链霉素或四环素治疗。

五、临床意义

鼠疫耶尔森菌是烈性传染病鼠疫的病原菌，鼠疫是自然疫源性疾病，是我国甲类传染病。人与（啮齿类）感染动物接触或通过被感染的跳蚤叮咬而受到感染，历史上曾发生鼠疫的三次世界性大流行，造成大批患者死亡。 微课/视频

鼠疫有 3 种常见的临床类型。①腺鼠疫：最常见的临床类型，归因于被感染的跳蚤叮咬，经过 2～6天的潜伏期，突然出现发热、头痛、寒战和乏力，伴有一个或多个淋巴结肿胀，质地柔软伴疼痛。②败血型鼠疫：由细菌侵入血流大量繁殖所致，多继发于腺鼠疫或肺鼠疫之后，也有原发性败血性鼠疫。可出现高热，体温高达 40℃，畏寒、极度虚弱、腹痛、休克，甚至出现皮肤和其他器官出血。③肺鼠疫：是唯一可以在人与人之间传播的临床类型。原发性肺鼠疫多由呼吸道传染所致，继发性肺鼠疫由腺鼠疫、败血型鼠疫转变而成，患者出现高热咳嗽、痰中带血并含有大量鼠疫耶尔森菌，病死率极高。

小肠结肠炎耶尔森菌天然寄居在多种动物体内，如猪、鼠、家畜和兔等，通过污染食物和水，经粪口途径或因接触染疫动物而感染；是肠道致病菌之一，疾病的严重程度与细菌的血清型相关，疾病类型可从自限性胃肠炎到肠系膜淋巴炎和末端回肠炎。可引起胃肠炎，患者可出现发热、黏液便或水样便，易与菌痢相混淆。腹痛多在回盲部，需要与阑尾炎相鉴别。还可引起胆囊炎、腹膜炎、肠系膜淋巴结炎和菌血症等。

假结核耶尔森菌通常引起自限性疾病。为人畜共患性病原菌。鼠类等野生动物和鸟类是该菌的天然宿主，人类感染较少见，大多数人类病例为肠道感染，有时可引起肠系膜淋巴结炎，症状类似于急性或亚急性阑尾炎。败血症通常发生在免疫功能低下的患者中。

第十一节　变形杆菌属、普罗威登斯菌属、摩根菌属

变形杆菌属（*Proteus*）、普罗威登斯菌属（*Providencia*）、摩根菌属（*Morganella*）归属于摩根菌科，是医院感染的常见条件致病菌。它们共同的生化反应特征为氧化酶阴性，发酵葡萄糖、不发酵乳糖，葡萄糖酸盐阴性、苯丙氨酸脱氨酶阳性，3 个菌属的生化特征鉴别见表 12－16。

表 12 – 16　变形杆菌属、普罗威登斯菌属、摩根菌属的鉴别

	变形杆菌属	普罗威登斯菌属	摩根菌属
迁徙生长	+	–	–
硫化氢	V	–	–[a]
明胶液化	+	–	–
脲酶	+	–[b]	+
枸橼酸盐	d	+	–
鸟氨酸脱羧酶	d	–	+

注：+表示90%以上菌株阳性；–表示90%以上菌株阴性；d表示26% ~75%菌株阳性；V表示11% ~89%菌株阳性；[a]某些菌株产硫化氢；[b]雷极普罗威登斯菌脲酶阳性。

一、变形杆菌属

（一）分类和命名

变形杆菌属属于摩根菌科，包括奇异变形杆菌（*P. mirabilis*）、普通变形杆菌（*P. vulgaris*）、潘氏变形杆菌（*P. penneri*）、豪氏变形杆菌（*P. hauseri*）、土地变形杆菌（*P. terrae*）和食物变形杆菌（*P. cibarius*）6个菌种。

变形杆菌属 DNA（G + C）mol% 含量为 38 ~41，模式菌种是普通变形杆菌。

（二）生物学特性

变形杆菌属为革兰阴性杆菌，呈多形性，有周鞭毛，运动活泼，无芽胞、无荚膜。本菌属兼性厌氧，生长温度为 10 ~43℃。在营养琼脂和血平板上，普通变形杆菌和奇异变形杆菌的大多数菌株可呈薄膜爬行生长，称为迁徙生长（图 12 – 14）。本属细菌在肠道选择鉴别培养基上可形成圆形、扁平、无色透明、乳糖不发酵的菌落，产硫化氢的菌株在 SS 培养基上菌落中心呈黑色，与沙门菌属十分相似。

变性杆菌抗原种类多样，其中以 O 抗原最为重要，在临床微生物学检验中有重要意义。某些特殊菌株（如 X19、X2、XK 等）的 O 抗原与立克次体有共同抗原成分，可发生交叉反应，故临床上以变形杆菌 X 菌株的 O 抗原与立克次体病患者血清做定量凝集试验，辅助诊断立克次体病，即外 – 斐试验（Weil – Felix test）。

（三）鉴别与鉴定

1. 属间鉴别　变形杆菌属、普罗威登斯菌属、摩根菌属的鉴别参见表 12 – 16。

2. 属内鉴定　根据典型的迁徙现象，苯丙氨酸脱氨酶阳性，迅速分解尿素，KIA 为 KA + +，IMViC 为（– / +）+ – –，可鉴定为变形杆菌。临床常见变形杆菌属的主要鉴定特征见表 12 – 17。

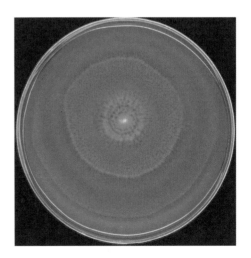

图 12 – 14　变形杆菌迁徙生长
（血琼脂培养基，35℃空气培养 24 小时）

表 12 - 17 临床常见变形杆菌属的主要鉴定特征

菌种	吲哚	硫化氢	鸟氨酸脱羧酶	水杨苷	麦芽糖发酵	海藻糖发酵
奇异变形杆菌	-	+	+	-	-	+
潘氏变形杆菌	-	V	-	-	+	V
普通变形杆菌	+	V	-	+	+	+
豪氏变形杆菌	+	V	-	-	+	+

注: +表示 90% 以上菌株阳性; -表示 90% 以上菌株阴性; V 表示 11% ~89% 菌株阳性。

(四) 抗菌药物敏感性

变形杆菌对杆菌肽、多黏菌素天然耐药。对磺胺类、四环素、氨苄西林、羧苄西林的敏感率较低,容易产生耐药,对喹诺酮类、二代和三代头孢菌素类、氨基糖苷类敏感率较高,临床应用有效。

(五) 临床意义

变形杆菌广泛存在于自然界中,也是人类肠道中的正常菌群,在临床实验室中是相对常见的分离菌。奇异变形杆菌和普通变形杆菌可引起人体原发性和继发性感染,其脲酶可分解尿素产氨,使尿液 pH 值升高,与泌尿道结石的形成有关。奇异变形杆菌是引起泌尿系感染最常见的病原菌之一,普通变形杆菌能引起菌血症、食物中毒,呼吸道、伤口、褥疮等部位感染。有些变形杆菌菌株尚可引起脑膜炎、腹膜炎等。新生儿变形杆菌脐炎可导致菌血症和脑膜炎,死亡率高。

二、普罗威登斯菌属

(一) 分类和命名

普罗威登斯菌属包括产碱普罗威登斯菌 (*P. alcalifaciens*)、拉氏普罗威登斯菌 (*P. rustigianii*)、斯氏普罗威登斯菌 (*P. stuartii*)、雷氏普罗威登斯菌 (*P. rettgeri*) 和海氏普罗威登斯菌 (*P. heimbachae*) 等 11 个菌种。

普罗威登斯菌属 DNA (G + C)mol% 含量为 39 ~42,模式菌种是产碱普罗威登斯菌。

(二) 生物学特性

普罗威登斯菌属形态染色、培养、生化反应特征与变形杆菌属相似,不同的是脲酶阴性(雷氏除外),不产硫化氢。在非选择性固体琼脂平板上不出现迁徙现象,血平板上形成中等大小、湿润、灰白菌落,在 MAC 上因不发酵乳糖生长成无色透明菌落。

(三) 鉴别与鉴定

普罗威登斯菌的主要特征是:菌落无迁徙现象,KIA 表现为 KA + - 或 KA - -,IMViC 为 + + - +;除雷氏普罗威登斯菌脲酶阳性外,其余均为阴性。临床常见普罗威登斯菌属的主要鉴定特征见表 12 -18。

表 12 -18 临床常见普罗威登斯菌属的主要鉴定特征

菌种	枸橼酸盐	脲酶	糖类发酵			
			肌醇	侧金盏花醇	阿拉伯糖	半乳糖
产碱普罗威登斯菌	+	-	-	+	-	-
拉氏普罗威登斯菌	-	-	-	-	-	+
斯氏普罗威登斯菌	+	V	+	-	-	+
雷氏普罗威登斯菌	+	+	+	+	+	+
海氏普罗威登斯菌	-	-	V	+	+	+

注: +表示 90% 以上菌株阳性; -表示 90% 以上菌株阴性; V 表示 11% ~89% 菌株阳性。

（四）抗菌药物敏感性

本菌属内不同菌种对药物敏感性有差异，产碱普罗威登斯菌对氨基糖苷类、氟喹诺酮类和头孢菌素类敏感，斯氏普罗威登斯菌耐药性强，对庆大霉素、喹诺酮类和妥布霉素耐药；雷氏普罗威登斯菌对氨基糖苷类敏感，对喹诺酮类耐药。

（五）临床意义

普罗威登斯菌广泛存在于自然界中，是人类肠道中正常菌群的组成部分。本菌属以雷氏、斯氏、产碱普罗威登斯菌为临床多见，前两者可致泌尿道感染和其他的肠道外感染如烧伤、创伤、尿路感染等，后者可从粪便中分离得到，是否与腹泻相关目前并无定论。雷氏普罗威登斯菌因其有碱化尿液作用，与泌尿系统结石形成有关。

三、摩根菌属

（一）分类和命名

摩根菌属有摩根摩根菌（*M. morganii*）和耐冷摩根菌（*M. psychrotolerans*）两个种，摩根摩根菌又分为摩根亚种（*M. morganii* subsp. *morganii*）和西伯尼亚种（*M. morganii* subsp. *sibonii*）两个亚种。摩根菌属 DNA（G + C）mol% 含量为 50，模式菌种是摩根摩根菌。

（二）生物学特性

本属细菌的形态染色和营养需求与变形杆菌相似，但在非选择性固体培养基上生长无迁徙现象。在 BAP 上菌落为扁平状，无明显凸起菌落。在 EMB 及 MAC 上为不发酵乳糖的菌落。

（三）鉴别与鉴定

摩根菌的菌落无迁徙现象，KIA 表现为 KA－－，IMViC 为＋＋－－，脲酶、动力、鸟氨酸脱羧酶均阳性；不产硫化氢。摩根摩根菌两个亚种的主要鉴别是海藻糖发酵试验，摩根亚种为阴性，而西伯尼亚种为阳性。

（四）抗菌药物敏感性

摩根菌对青霉素类、头孢唑啉、头孢西丁耐药，对三代头孢菌素、喹诺酮类、妥布霉素和氯霉素敏感。

（五）临床意义

摩根菌广泛存在于自然界中，是人类肠道中的正常菌群。临床上主要分离自尿液标本，多数是源于长期留置的导尿管，而并非一定是真正的病原菌。现有的研究表明，摩根菌可能与呼吸道、伤口感染、败血症及腹泻有关，也是医院感染重要的病原菌之一。

第十二节　哈夫尼亚菌属及爱德华菌属

哈夫尼亚菌属及爱德华菌属均属于肠杆菌目哈夫尼亚菌科。

一、哈夫尼亚菌属

（一）分类和命名

哈夫尼亚菌属（*Hafnia*）包括蜂房哈夫尼亚菌（*H. alvei*）、副蜂房哈夫尼亚菌（*H. paralvei*）和耐冷哈夫尼亚菌（*H. psychrotolerans*）。本菌属 DNA（G + C）mol% 含量为 48 ~ 49，模式菌种是蜂房哈夫尼亚菌。

（二）生物学特性

本菌属为革兰阴性杆菌，菌体大小 1.0μm ×（2.0 ~ 5.0）μm，有周鞭毛，能运动（30℃），35℃无动力，无芽胞，无荚膜。兼性厌氧，营养要求不高。最适生长温度是 25 ~ 30℃，在血平板和普通营养琼脂上形成光滑、湿润、边缘整齐、灰白色的菌落；在肠道鉴别培养基上形成乳糖不发酵型的菌落。生化特性为，鸟氨酸脱羧酶与赖氨酸脱羧酶阳性，吲哚、脲酶、DNA 酶均为阴性，KIA 为 AA － －，甲基红试验 35℃时阳性，25℃时阴性；V － P 试验 35℃时阴性，25℃时阳性。

（三）鉴别与鉴定

1. 属间鉴别 哈夫尼亚菌属常易与肠杆菌属和沙雷菌属混淆，某些菌株可以与沙门菌属抗血清和大肠埃希菌 O157 抗血清发生凝集，应注意区别。具体鉴别见表 12 – 19。

表 12 – 19 哈夫尼亚菌与相近菌属/菌种的鉴别

试验	哈夫尼亚菌属	肠杆菌属	沙雷菌属	大肠埃希菌	大肠埃希菌 O157	沙门菌属
硫化氢	–	–	–	–	–	+
吲哚	–	–	d	+	+	–
ONPG	d	+	+	+	+	d
β – 葡糖醛酸	–	–	–	+	–	d
PYR	–	+	+			
山梨醇	–	d	d	+	–	+

注：+ 表示 90% 以上菌株阳性；– 表示 90% 以上菌株阴性；d 表示结果不定。

2. 属内鉴定 蜂房哈夫尼亚菌和副蜂房哈夫尼亚菌（*H. paralvei*）的区别在于前者可以在 KCN 培养基生长，发酵葡萄糖产气，发酵阿拉伯糖、鼠李糖、麦芽糖和木糖，而后者均为阴性。

（四）抗菌药物敏感性

蜂房哈夫尼亚菌多对头孢菌素类和氨苄西林耐药，对羧苄西林、多黏菌素、卡那霉素、庆大霉素、链霉素、四环素和萘啶酸敏感。

（五）临床意义

蜂房哈夫尼亚菌存在于土壤、水、人和动物（尤其是鸟类）的粪便中，为条件致病菌，在机体抵抗力下降时，可以导致医院感染。据报道，目前从人的伤口、脓肿、痰液、尿液、血等临床感染症标本中均已经分离到此菌。

二、爱德华菌属

（一）分类和命名

爱德华菌属（*Edwardsiella*）属于哈夫尼亚菌科，有 5 个菌种，即迟缓爱德华菌（*E. tarda*）、保科爱德华菌（*E. hoshinae*）、鲇鱼爱德华菌（*E. ictaluri*）、杀鱼爱德华菌（*E. piscicida*）和 *E. anguillarum*。本菌属 DNA（G + C）mol% 含量为 53 ~ 59，模式菌种是迟缓爱德华菌。

（二）生物学特性

爱德华菌属为革兰阴性直杆菌，大小为 1.0μm ×（2.0 ~ 3.0）μm。除了鲇鱼爱德华菌，其他均有鞭毛，能运动。兼性厌氧，在血平板上 37℃培养 24 小时后形成灰色、湿润、光滑、半透明、直径 1 ~

2mm 的菌落，部分菌株溶血。迟缓爱德华菌不分解乳糖，产硫化氢，在肠道选择性培养基上，生长为半透明菌落，SS 平板上菌落中心可呈黑色。

本属细菌赖氨酸脱羧酶、鸟氨酸脱羧酶阳性，苯丙氨酸脱氨酶、葡萄糖酸盐均阴性，不分解明胶和尿素；迟缓爱德华菌分解葡萄糖产酸产气，不分解乳糖，V–P 阴性，吲哚阳性，产硫化氢。

（三）鉴别与鉴定

1. 属间鉴别　爱德华菌属主要需要与苯丙氨酸脱氨酶和葡萄糖酸盐阴性的各菌属相鉴别，如沙门菌属、埃希菌属、志贺菌属和枸橼酸杆菌属，参见表 12–11。

2. 属内鉴定　爱德华菌属内各菌种之间的鉴定参见表 12–20。

表 12–20　爱德华菌属各菌种的主要鉴定特征

菌种	吲哚	硫化氢	动力	丙二酸盐	D–甘露醇发酵	L–阿拉伯糖发酵	蔗糖发酵	海藻糖发酵
迟缓爱德华菌	+	+	+	–	–	–	–	–
杀鱼爱德华菌	+	–	+	–	+	+	+	–
保科爱德华菌	(+)	–	+	+	+	(–)	+	+
鲶鱼爱德华菌	–	–	–	–	–	–	–	–

注：+ 表示 90% 以上菌株阳性；– 表示 90% 以上菌株阴性；（+）表示阳性率为 75% ~ 90%；（–）表示阳性率为 10% ~ 25%。

（四）抗菌药物敏感性

爱德华菌属对多黏菌素天然耐药，但对其他抗生素通常敏感，如青霉素、氨苄西林、羧苄西林、氨基糖苷类、喹诺酮类、头孢菌素类、四环素和氯霉素等。

（五）临床意义

本菌属除迟缓爱德华菌外，其他细菌在临床标本中较为少见。迟缓爱德华菌多分离自人和动物粪便及其相关生活环境中，属条件致病菌，可引起人体多部位感染，如脑膜炎、腹膜炎、心内膜炎、败血症、菌血症、肝脓肿、尿路感染及创伤等。腹泻患者大便中也可检出本菌，提示其可能与腹泻相关。

第十三节　欧文菌科

一、分类和命名

根据肠杆菌目重新分类的结果，欧文菌科（*Erwiniaceae*）属于肠杆菌目新分类 8 个科中的一员，与肠杆菌科亲缘关系非常相近，主要寄生于植物，并引起植物腐败病。目前欧文菌科菌株主要分离自环境标本。它带有果胶多聚半乳糖醛酸酶，因而侵害植物。其典型种是解淀粉欧文菌（*Erwinia amylovora*）。很少有分离自患者标本的菌株被报道。

泛菌属（*Pantoea*）是 1989 年建立的一个新菌属，曾归属于肠杆菌科，目前被分类为欧文菌科。目前包括 20 个菌种，其中成团泛菌（*P. agglomerans*）（曾用名：聚团肠杆菌）是人体标本中最常见的泛菌属菌种。

二、生物学特性

欧文菌科为需氧或兼性厌氧发酵型革兰阴性杆菌。镜下菌体呈直杆状，直径为（0.5 ~ 1.0）μm ×

(1.0~3.0)μm，单生，成对，有时成链。周生鞭毛运动。最适生长温度 27~30℃。氧化酶阴性，触酶阳性。

欧文菌科细菌 DNA 的（G+C)mol% 含量为 50~58。泛菌属由于分泌黄色素，所以在血琼脂培养基上呈黄色菌落。

三、鉴别与鉴定

目前从人体分离出的泛菌属主要为成团泛菌，其主要生化特性为：KIA 为 AA+−，发酵甘露醇，动力阳性，鸟氨酸脱羧酶、赖氨酸脱羧酶和精氨酸双水解酶均为阴性。

四、抗菌药物敏感性

以成团泛菌为例，主要对氨苄西林、头孢唑啉天然耐药，对羧苄西林、头孢呋辛、头孢西丁、氨基糖苷类敏感。

五、临床意义

欧文菌科主要寄生于植物，并引起植物腐败病。很少感染人类，但也有分离自患者标本的菌株，如分离自患者皮肤和血液的 *E. billingiae*，分离自尿液的桃色欧文菌（*E. persicina*）和分离自淋巴结的 *E. tasmaniensis*。成团泛菌因造成静脉输液时污染而引起全国性败血症暴发而知名，此外还可引起泌尿系感染和创伤感染。如果临床追溯患者旅居史和该菌生长环境密切相关，也不能忽视该菌的致病性，应加以鉴定，降低感染风险率。

第十四节　布戴维采菌科

布戴维采菌科（*Budviciaceae*）包括模式菌属布戴维采菌属（*Budvicia*）、勒米诺氏菌属（*Leminorella*）和布拉格菌属（*Pragia*）。该科成员菌过氧化氢酶阳性，氧化酶阴性，吲哚、精氨酸双水解酶，鸟氨酸脱羧酶和赖氨酸脱羧酶阴性。可产生二硫化氢并还原硝酸盐，但不能在 KCN 培养基上生长。布戴维采菌科在基于基因组和多基因的系统发育树上形成了一个独特的单系集群，可通过 9 个蛋白中保守特征插入基因与所有其他细菌区分。

布戴维采菌通常存在于水中，主要是环境分离株，在临床标本中已分离到水生布戴维采菌（*Budvicia aquatica*）。

？思考题

答案解析

案例　患者，女，30 岁。孕 37^{+5} 周入院，子宫有明显压痛，送检阴道分泌物培养，分离出 ESBLs 阳性的肺炎克雷伯菌。新生儿出生后因呼吸窘迫综合征入住新生儿 ICU，后送检血培养，亦分离出 ESBL 阳性的肺炎克雷伯菌。

××医院检验科临床微生物报告单

姓名：某某　　　　科别：×××　　　　　　样品：血液　　　　　　条码：×××××××

性别：女　　　　　床号：××　　　　　　样本号：××××××

年龄：3 天　　　　ID 号：××××××　　　诊断：呼吸窘迫综合征　　　申请：某某

抗菌药物	MIC 结果（μg/ml）	药敏判读	抗菌药物	MIC 结果（μg/ml）	药敏判读
氨苄西林/舒巴坦	≥128	R	哌拉西林/他唑巴坦	1	S
头孢曲松	≥64	R	阿米卡星	1	S
头孢噻肟	≥64	R	环丙沙星	≥8	R
头孢吡肟	≥64	R	左氧氟沙星	≥16	R
氨曲南	≥64	R	替加环素	1	S
厄他培南	0.25	S	ESBL		+
亚胺培南	0.25	S			

采集：某某　　　　　　　接收：某某　　　　　　报告：某某　　　　　打印：某某

采集时间：××××-××-××-××:××　　　接收时间：××××-××-××-××-××:××

报告时间：××××-××-××-××-××:××　　打印时间：××××-××-××-××-××:××

问题

（1）克雷伯菌属细菌有什么微生物特性及临床意义？

（2）ESBL 导致肺炎克雷伯菌对哪些药物耐药？机制是什么？

（杨启文）

书网融合……

重点小结

题库

微课/视频

第十三章　非发酵革兰阴性杆菌

PPT

非发酵革兰阴性杆菌是一群需氧或兼性厌氧、不发酵葡萄糖或仅以氧化方式利用葡萄糖、无芽胞革兰阴性杆菌。其广泛存在于人体各部位和外界环境中，一般为条件致病菌。近几年来，非发酵革兰阴性杆菌引起的感染病例逐渐增多，且部分菌株表现为多重耐药和泛耐药，引起临床医生和微生物学工作者的广泛关注。

非发酵革兰阴性杆菌分属不同的科、属及种。与临床感染相关的主要包括假单胞菌属（*Pseudomonas*）、不动杆菌属（*Acinetobacter*）、窄食单胞菌属（*Stenotrophomonas*）、产碱杆菌属（*Alcaligenes*）、无色杆菌属（*Achromobacter*）以及伯克霍尔德菌属（*Burkholderia*）、金黄杆菌属（*Chryseobacterium*）、莫拉菌属（*Moraxella*）。其中假单胞菌属、不动杆菌属和窄食单胞菌属最为常见。

非发酵菌属鉴定常用生化试验有葡萄糖氧化发酵试验（O－F试验）、氧化酶试验、动力观察、吲哚试验等，主要鉴别特征见表13－1。

表13－1　常见非发酵革兰阴性杆菌的菌属鉴定

菌属	菌落颜色	葡萄糖（O－F）	氧化酶	动力	吲哚
假单胞菌属	灰绿	O/－	＋	＋/－	－
不动杆菌属	无色	－	－	－	－
窄食单胞菌属	淡黄	O	－	＋/－	－
产碱杆菌属	无色	－	＋	＋	－
无色杆菌属	无色或淡灰	O	＋	＋/－	－
伯克霍尔德菌属	黄色或棕色	O	＋/－	＋/－	－
金黄杆菌属	无色或金黄	－/O	＋	－	＋
莫拉菌属	无色	－	＋/－	－	－

注：＋表示90%以上阳性；－表示90%以上阴性；＋/－表示70%为阳性；O表示氧化；O/－表示多数氧化葡萄糖，少数不利用葡萄糖；－/O表示多数不利用葡萄糖，少数氧化葡萄糖。

第一节　假单胞菌属

一、分类和命名

假单胞菌属（*Pseudomonas*）隶属假单胞菌科（*Pseudomonadaceae*），根据rRNA－DNA同源性，最

初其分为 rRNA Ⅰ～Ⅴ 5 个群。目前，假单胞菌属仅包含 rRNA Ⅰ 群。临床常见菌种有铜绿假单胞菌（*P. aeruginosa*）、恶臭假单胞菌（*P. putida*）、荧光假单胞菌（*P. fluorescens*）、斯氏假单胞菌（*P. stutizeri*）、门多萨假单胞菌（*P. mendocina*）、产碱假单胞菌（*P. alcaligenes*）与假产碱假单胞菌（*P. pseudoalcaligenes*）等。假单胞菌属的模式菌种为铜绿假单胞菌，DNA（G+C）mol% 含量为58～70。

二、生物学特性

假单胞菌属细菌为革兰阴性、直或微弯曲杆菌，菌体大小为（0.5～1.0）μm ×（1.5～4.0）μm，两端钝圆，呈散在排列（图 13－1）。无芽胞，无荚膜，有单鞭毛或丛鞭毛，运动活泼，大多数菌株有菌毛。

图 13－1　铜绿假单胞菌（革兰染色，×1000）

本属大多数细菌为专性需氧，营养要求不高，最适 pH 为 7.0，最适宜生长温度为 30～37℃，少数细菌在 4℃（荧光假单胞菌）或 42℃（铜绿假单胞菌、斯氏假单胞菌）生长。在血琼脂平板上，不同菌株形成扁平或凸起、光滑或粗糙、边缘规则或不规则、大小不一、湿润的菌落，伴有金属光泽（图 13－2）。常可形成 β 溶血环，伴有生姜样气味。在液体培养基中呈浑浊生长，常在其表面形成菌膜。

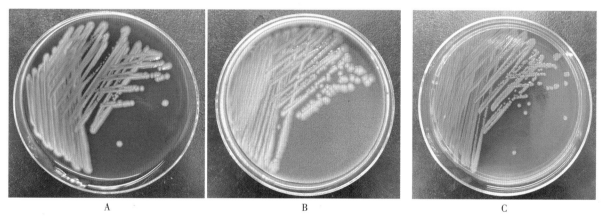

图 13－2　铜绿假单胞菌菌落　（35℃空气培养 24 小时）

A. 血琼脂平板；B. 巧克力琼脂平板；C. 麦康凯平板

假单胞菌含有菌体抗原 O 以及鞭毛抗原 H。O 抗原用以分型，包含两种成分，一种是外膜蛋白，为保护性抗原；另一种是脂多糖，为特异性抗原。

三、鉴别与鉴定

1. 假单胞菌主要生物学鉴定特征　革兰阴性杆菌、动力试验阳性、生化试验为氧化酶阳性、触酶阳性，葡萄糖氧化发酵试验为氧化型或产碱型。常见菌种鉴定特征见表13-2。

表13-2　临床常见假单胞菌属细菌的鉴定特征

菌种	铜绿假单胞菌	恶臭假单胞菌	荧光假单胞菌	斯氏假单胞菌	产碱假单胞菌
生长温度					
4℃	-	-	+	-	-
42℃	+	-	-	+	V
鞭毛数量	1	>1	>1	1	1
氧化酶	+	+	+	+	+
产酸					
葡萄糖	+	+	+	+	-
乳糖	-	V	V	-	-
木糖	+	+	+	+	-
果糖	+	+	+	+	-
麦芽糖	V	V	V	+	-
甘露醇	+	V	+	+	-
硝酸盐还原	+	-	-	+	+
还原硝酸盐产气	+	-	-	+	+
精氨酸水解酶	+	+	+	-	+
脲酶	V	V	V	V	-
水解					
乙酰胺	V	-	-	-	-
明胶	V	-	+	-	-

注：+表示90%以上阳性；-表示90%以上阴性；V表示反应不定。

2. 色素　细菌生长中可产生多种水溶性色素，铜绿假单胞菌产生荧光素和绿脓素，两者结合会产生一种亮绿色，弥漫于整个固体培养基（图13-2）。除此之外，铜绿假单胞菌还可产生水溶性的红脓素和黑脓素，恶臭假单胞菌和荧光假单胞菌产生黄绿色的荧光素，斯氏假单胞菌产生黄色的色素。典型的铜绿假单胞菌菌落有生姜样气味，氧化酶试验阳性、42℃生长、Mueller-Hinton或其他不含染料培养基上产生亮蓝、蓝绿、红或褐色扩散性色素。以下两种试验常用于非发酵菌与肠杆菌目细菌的鉴定。

（1）氧化发酵试验（O-F试验）　O-F培养基中含有低浓度的蛋白胨和高浓度的葡萄糖，若待检菌通过分解葡萄糖产酸，使培养基pH值下降，则指示剂由绿色变成黄色。不分解葡萄糖的细菌为产碱型；在有氧条件下能分解葡萄糖的细菌为氧化型；可以进行无氧降解分解葡萄糖的细菌为发酵型。此试验主要用于非发酵菌与肠杆菌目细菌的鉴别，前者通常为氧化型或产碱型，后者为发酵型。铜绿假单胞菌O-F试验为氧化型。

（2）克氏双糖铁（KIA）试验　培养基斜面部分暴露于空气中，为有氧环境，而下部与空气隔绝是相对厌氧环境。KIA培养基中乳糖与葡萄糖含量比为10∶1。产酸培养基呈黄色，碱性培养基呈红色。培养基中的硫代硫酸钠可被某些细菌还原为硫化氢，与铁盐生成黑色硫化亚铁。若细菌既分解葡萄糖又分解乳糖，则产生大量酸，因此斜面与底层均呈现黄色；若细菌不分解乳糖只分解葡萄糖，则斜面只产生少量酸，且易被细菌氧化降解氨基酸产生的胺类中和呈弱碱性，因此斜面呈现红色、底层变酸呈现黄色；细菌如果既不分解葡萄糖也不分解乳糖，则斜面与底层均不变色。此试验主要用于肠杆菌目细菌的鉴定。

在报告KIA实验结果时，K表示碱性，A表示酸性。K/K：既不发酵葡萄糖又不发酵乳糖，为不发酵菌，如铜绿假单胞菌；K/A：发酵葡萄糖，不发酵乳糖，如志贺菌；K/A（黑色）：发酵葡萄糖，不发酵乳糖，并产生硫化氢，如沙门菌；A/A（气泡）：既发酵葡萄糖又发酵乳糖，且产气，如大肠埃希菌。

四、抗菌药物敏感性

本属细菌对一些抗菌药物天然耐药见表 13 - 3，如铜绿假单胞菌对阿莫西林、氨苄西林、头孢噻肟、四环素、甲氧苄啶 - 磺胺甲噁唑、替加环素及厄他培南等抗菌药物固有耐药。建议用三代或四代头孢菌素、三代或四代喹诺酮类等药物联合治疗。由于铜绿假单胞菌的耐药菌株不断增多且耐药机制非常复杂，新型抗菌药物的开发应用也已变得日益迫切。

表 13 - 3　常见非发酵菌的固有耐药

	鲍曼/醋酸不动杆菌	洋葱伯克霍尔德菌	铜绿假单胞菌	嗜麦芽窄食单胞菌
氨苄西林	R	R	R	R
阿莫西林	R	R	R	R
哌拉西林		R		R
替卡西林		R		R
氨苄西林/舒巴坦		R		R
阿莫西林/克拉维酸	R	R	R	R
哌拉西林/他唑巴坦		R		R
头孢噻肟		R	R	R
头孢曲松		R		R
头孢吡肟		R		
氨曲南	R	R		R
亚胺培南		R		
美洛培南				R
厄他培南	R	R	R	
多黏菌素 B		R		
黏菌素		R		
氨基糖苷类抗生素		R		R
四环素/替加西林			R	
甲氧苄啶	R	R	R	R
甲氧苄啶 - 磺胺甲噁唑			R	
氯霉素	R		R	
磷霉素	R	R	R	

五、临床意义

假单胞菌属在自然界中广泛分布，属于人体的条件致病菌，也是医院获得性感染的主要病原菌，其中铜绿假单胞菌占 70% ~ 80%。铜绿假单胞菌感染多见于皮肤黏膜受损部位（如烧伤、手术切口等）、局部化脓性炎症（如中耳炎、尿道炎、角膜炎、心内膜炎和脓胸等），亦可引起血流感染及流行性腹泻等。荧光假单胞菌可在血库储存的血制品中繁殖，若人体输入该菌污染的血液或血制品，可导致败血症、感染性休克或血管内凝血等严重后果。产碱假单胞菌则是医疗用水污染的主要原因。

第二节 不动杆菌属

一、分类和命名 🅔微课/视频

不动杆菌属（*Acinetobacter*）隶属莫拉菌科（*Moraxellaceae*）。根据 DNA – DNA 杂交的同源性，该菌属分为 25 个基因种。目前被公布的菌种有 16 个，临床常见的菌种有鲍曼不动杆菌（*A. baumanii*）、醋酸钙不动杆菌（*A. calcoaceticus*）、溶血不动杆菌（*A. haemolytius*）、琼氏不动杆菌（*A. junii*）、洛菲不动杆菌（*A. lwofi*）、约氏不动杆菌（*A. johnsonii*）等。不动杆菌属的模式菌种为鲍曼不动杆菌，DNA（G + C）mol% 含量为 38 ~ 47。

二、生物学特性

不动杆菌属革兰阴性球杆菌，常呈双排列，大小为（0.9 ~ 1.6）μm ×（1.5 ~ 2.5）μm（图 13 – 3），无芽胞，无鞭毛，部分菌株有荚膜。

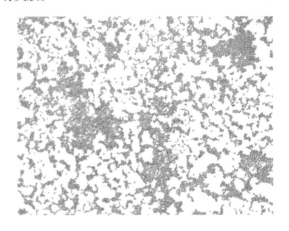

图 13 – 3　不动杆菌的形态（革兰染色，×1000）

本属细菌为专性需氧菌，营养要求不高，在普通培养基上生长良好，最适生长温度为 35℃，部分菌株在 42℃环境中可生长。在血琼脂平板上培养 24 小时可形成圆形、湿润、光滑、边缘整齐的灰白色菌落，溶血不动杆菌可形成 β 溶血环。在麦康凯培养基上培养 24 小时可形成无色或粉红色、圆形菌落（图 13 – 4）。

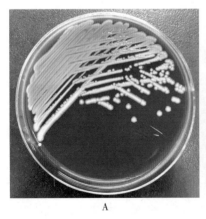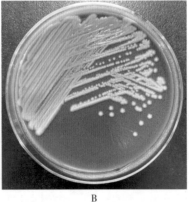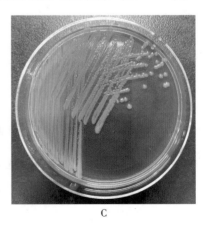

A　　　　　　　　　　　B　　　　　　　　　　　C

图 13 – 4　鲍曼不动杆菌菌落特征　（35℃空气培养 24 小时）
A. 血琼脂平板；B. 巧克力琼脂平板；C. 麦康凯平板

不动杆菌属氧化酶阴性，触酶阳性，葡萄糖氧化发酵试验为氧化型或产碱型，硝酸盐试验阴性，动力试验阴性，在潮湿环境下利于其生长，对强酸和乙醇较敏感。

三、鉴别与鉴定

1. 本菌属主要生化试验 氧化酶阴性，触酶阳性，葡萄糖氧化发酵试验为氧化型或产碱型，硝酸盐试验阴性。不动杆菌属与其他非发酵革兰阴性杆菌属间的鉴别见表13-1。

2. 属内鉴定 进行属内菌种鉴定需进一步做系列生化试验，具体见表13-4。

表13-4 不动杆菌属常见细菌的主要鉴定特征

菌种	鲍曼不动杆菌	洛菲不动杆菌	醋酸钙不动杆菌	约氏不动杆菌	溶血不动杆菌	琼氏不动杆菌
生长温度 37℃	+	+	+	-	+	+
41℃	+	-	-	-	-	+
44℃	+	-	-	-	-	-
血平板溶血	-	-	-	-	+	-
产酸 葡萄糖	+	-	+	-	-/+	-
木糖	+	+	+	+	-	-
乳糖	+	+	+	+	-	+
苯丙氨酸脱氢酶	+	-	+	-	-	-
精氨酸水解酶	+	+	+	-/+	+	+
丙二酸盐利用	+	-	+	-/+	-	-
戊二酸盐利用	+	-	+	-	-	-
枸橼酸盐利用	+	-	+	+	+	-/+
水解明胶	-	-	-	-	-	-

注：+表示90%以上阳性；-表示90%以上阴性；-/+表示多数为阴性。

四、抗菌药物敏感性

本菌属对氨苄西林、一、二代头孢菌素以及一代喹诺酮类抗生素耐药。临床上常选用头孢哌酮/舒巴坦、氨苄西林/舒巴坦、替卡西林/克拉维酸、阿米卡星、左旋氧氟沙星以及亚胺培南等药物治疗其导致的感染性疾病。对病情较重者，根据药敏结果调整选用方案，可用β-内酰胺类与氨基糖苷类或氟喹诺酮类抗生素联合治疗。

五、临床意义

不动杆菌广泛分布于自然界中，属于条件致病菌，也是引起医院感染的常见病原菌。可在机体免疫能力低下、免疫抑制剂长期使用、临床有创治疗、老年患者等情况时导致机体感染。主要引起肺部感染、尿路感染、血流感染、腹膜炎、心内膜炎等疾病。

第三节 窄食单胞菌属

一、分类和命名

窄食单胞菌属（*Stenotrophomonas*）隶属黄单胞菌科（*Xanthomonadaceae*），临床常见的有嗜麦芽窄食单胞菌（*S. maltophilia*）、微嗜酸窄食单胞菌（*S. acidaminiphila*）、好氧反硝化窄食单胞菌（*S. nitritireducens*）、嗜根窄食单胞菌（*S. rhizophila*）与非洲窄食单胞菌（*S. africana*）等。窄食单胞菌属 DNA（G + C）mol% 含量为 66~71，模式菌种为嗜麦芽窄食单胞菌。

二、生物学特性

嗜麦芽窄食单胞菌是革兰阴性杆菌，菌体大小为（0.4~0.7）μm ×（0.7~1.8）μm，菌体直或微弯、单个或成对排列（图 13 –5），有 2 根或多根极端丛鞭毛，有动力，无芽胞、无荚膜。

图 13 –5 嗜麦芽窄食单胞菌（革兰染色，×1000）

本属细菌专性需氧，最适生长温度为 35℃，4℃ 不生长，近半数菌株 42℃ 生长。营养要求不高，在麦康凯平板上形成不发酵乳糖的菌落，SS 平板上生长不良，在血平板上形成圆形、光滑、湿润、浅黄色菌落（图 13 –6），无溶血，有氨气味。

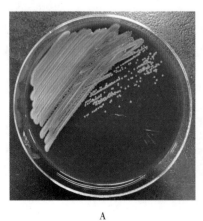 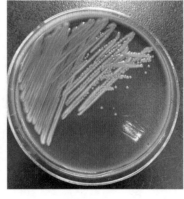 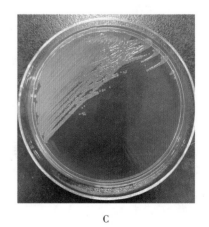

A   B   C

图 13 –6 嗜麦芽窄食单胞菌菌落 （35℃空气培养 24 小时）

A. 血琼脂平板；B. 巧克力琼脂平板；C. 麦康凯平板

该菌属氧化酶阴性、能氧化分解麦芽糖与葡萄糖，氧化分解麦芽糖较为迅速，故将其命名为嗜麦芽窄食单胞菌。不分解甘露醇和乳糖，水解七叶苷与液化明胶，DNA 酶阳性，赖氨酸脱羧酶和硝酸盐还原试验阳性，精氨酸双水解酶阴性、鸟氨酸脱羧酶、枸橼酸盐、尿素和硫化氢试验均为阴性。

三、鉴别与鉴定

1. 属间鉴别　窄食单胞菌属与其他非发酵革兰阴性杆菌属间的鉴别见表 13 - 1。本菌属主要生物学特征包括：革兰阴性杆菌、端生丛鞭毛、菌落特征、氧化酶阴性、葡萄糖氧化发酵试验为氧化型。

2. 属内鉴定　嗜麦芽窄食单胞菌的属内鉴定可通过氧化麦芽糖、不分解甘露醇和乳糖、水解七叶苷与明胶、DNA 酶阳性、脲酶阴性、精氨酸双水解阴性、硫化氢阴性等确定。

四、抗菌药物敏感性

嗜麦芽窄食单胞菌对碳青霉烯类、喹诺酮类、氨基糖苷类、β - 内酰胺类及部分消毒剂呈不同程度的耐药，且存在一定程度的多重耐药性。米诺环素、甲氧苄啶 - 磺胺甲噁唑对嗜麦芽窄食单胞菌有较高的抗菌活性，可作为临床医师治疗此菌感染的首选药物。临床医生可根据药敏试验结果优化选择抗菌药物，以提高嗜麦芽窄食单胞菌感染的治愈率。

五、临床意义

嗜麦芽窄食单胞菌广泛存在于水、土壤、动物体内，为条件致病菌，是窄食单胞菌属中唯一可以感染人类的菌种。在非发酵菌引起的感染中，该菌仅次于铜绿假单胞菌与鲍曼不动杆菌，临床上可引起肺炎（最常见）、菌血症、尿道感染、伤口感染、心内膜炎、脑膜炎、医源性败血症等，感染发病率呈逐年上升趋势。

第四节　产碱杆菌属与无色杆菌属

一、分类和命名

产碱杆菌属（*Alcaligenes*）和无色杆菌属（*Achromobacter*）均属于产碱杆菌科（*Alcaligenaceae*），二者亲缘关系密切，生物学特性相似。临床常见的有粪产碱杆菌（*A. faecalis*）、脱硝无色杆菌（*A. denitrificans*）、皮氏无色杆菌（*A. piechaudii*）和木糖氧化无色杆菌（*A. xylosoxidans*）。产碱杆菌属 DNA（G + C）mol% 含量为 56 ~ 60，模式菌种为粪产碱杆菌。无色杆菌属 DNA（G + C）mol% 含量为 65 ~ 68，模式菌种为木糖氧化无色杆菌。

二、生物学特性

产碱杆菌属和无色杆菌属为革兰阴性短杆菌，大小为（0.5 ~ 1.0）μm ×（0.5 ~ 2.6）μm，常成单个散在，周鞭毛，有动力，无芽胞，多数菌株无荚膜。

产碱杆菌属和无色杆菌属细菌多为专性需氧菌。营养要求不高，在普通培养基、麦康凯和 SS 平板上均可生长，形成无色、透明菌落；在血平板上形成大而扁平、边缘不规则的灰白色菌落；在液体培养基中呈均匀浑浊生长，表面形成菌膜，管底有黏性沉淀；在含有蛋白胨的肉汤中产氨，可使 pH 上升至 8.6。多数粪产碱杆菌可产生薄的、扩散的、边缘不规则的特征性菌落。

三、鉴别与鉴定

1. 属间鉴别　与其他非发酵革兰阴性杆菌属间的鉴别见表 13 - 1。主要生物学特征包括：革兰阴性短杆菌，常成单、双或链状排列，周鞭毛（动力阳性）、专性需氧、在麦康凯平板与血平板上生长良好。主要生化试验：不分解任何糖类（木糖除外）、葡萄糖 O - F 为产碱型，氧化酶阳性、触酶阳性、多数生化反应为阴性。

2. 粪产碱杆菌属与部分无色杆菌的鉴别见表 13 - 5。

表 13 - 5　临床常见产碱杆菌和无色杆菌的主要区别

试验	粪产碱杆菌	木糖氧化无色杆菌	脱硝无色杆菌	皮乔特无色杆菌
硝酸盐还原	-	+	+	+
亚硝酸盐还原	+	+	+	-
丙二酸盐还原	-	+	+	+
木糖同化	-	+	-	-

注：+ 表示全部菌株阳性；- 表示全部菌株阴性。

四、抗菌药物敏感性

本属细菌对多种抗菌药物天然耐药，尤其是近些年耐药性迅速变迁，不同菌株耐药性存在明显差异。药物敏感试验的药物选择与假单胞菌相同，临床治疗可以选用哌拉西林及替卡西林/克拉维酸，其他根据药敏试验结果，合理使用抗菌药物，避免或减少耐药菌株的产生。

五、临床意义

产碱杆菌属和无色杆菌属广泛分布于自然界的水与土壤、人和动物的肠腔中，是人体正常菌群。临床最常见的是粪产碱杆菌，大部分感染是条件致病菌，主要来自潮湿环境，如医院内呼吸机、血液透析系统等，是医院感染的病原菌之一，可引起肺炎、菌血症、脑膜炎、尿路感染等，也可引起食物中毒。木糖氧化无色杆菌为临床少见的机会致病菌，在机体抵抗力差的情况下可导致较严重的并发症，死亡率较高。该菌可以耐受较高温度，有的菌株可以在 80℃ 环境下生存良好，甚至可以在多种消毒剂中存活。近年来，随着介入性医疗操作的开展以及免疫抑制剂、糖皮质激素与广谱抗菌药物的应用，该菌感染率有上升趋势。

第五节　其他非发酵革兰阴性杆菌

一、伯克霍尔德菌属

（一）分类和命名

伯克霍尔德菌属（*Burkholderia*），最初分类为假单胞菌属 rRNA Ⅱ群，现隶属假单胞菌科（*Pseud-*

omonadaceae)。临床常见的有洋葱伯克霍尔德菌（*B. cepacia*）、类（假）鼻疽伯克霍尔德菌（*B. pseudomallei*）、鼻疽伯克霍尔德菌（*B. mallei*）、泰国伯克霍尔德菌（*B. thailandensis*）和唐菖蒲伯克霍尔德菌（*B. gladioli*）等。伯克霍尔德菌属 DNA（G + C）mol% 含量为 59 ~ 69.5，模式菌种为洋葱伯克霍尔德菌，其首次自洋葱根部分离，可引起洋葱茎腐烂而得名。

（二）生物学特性

伯克霍尔德菌属是一群直或微弯的革兰阴性杆菌，菌体大小为（1.0 ~ 5.0）μm ×（0.5 ~ 1.0）μm，无芽胞和荚膜，除鼻疽伯克霍尔德菌外，均有一根或数根极端鞭毛，有动力（图 13 - 7）。

本属细菌需氧生长，最适生长温度为 30 ~ 37℃，除了唐菖蒲伯克霍尔德菌外，均能在麦康凯平板上生长；某些菌种菌落形态、色素、气味、42℃可生长，这些特点有助于鉴别和鉴定。模式菌种洋葱伯克霍尔德菌对营养要求不高，在血琼脂平板、巧克力琼脂平板、麦康凯平板上 35℃生长 48 小时，可形成中等大小、不透明、湿润、突起的菌落（图 13 - 8）。

图 13 - 7　洋葱伯克霍尔德菌（革兰染色，×1000）

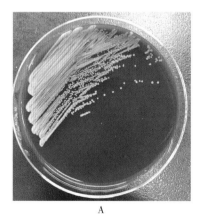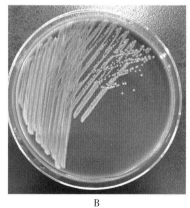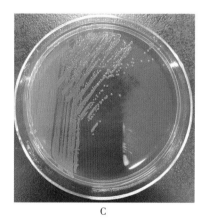

| A | B | C |

图 13 - 8　洋葱伯克霍尔德菌菌落　（35℃空气培养 24 小时）
A. 血琼脂平板；B. 巧克力琼脂平板；C. 麦康凯平板

（三）鉴别与鉴定

本菌属主要鉴定特征包括革兰阴性杆菌、极端鞭毛、专性需氧、最适生长温度为 30 ~ 37℃、在麦康凯平板与血平板上生长良好；主要生化试验结果为葡萄糖氧化发酵试验为氧化型、氧化酶阳性、触酶阳性等。据以上可初步确定为伯克霍尔德菌属。临床常见的伯克霍尔德菌属特征见表 13 - 6。

表13-6 临床常见伯克霍尔德菌属的特征

试验	类鼻疽伯克霍尔德菌	鼻疽伯克霍尔德菌	洋葱伯克霍尔德菌	唐菖蒲伯克霍尔德菌
氧化酶	+	-/+	+	-/+
生长				
麦康凯琼脂平板	+	+	+	+
42℃	+	-	+	-
氧化产酸				
葡萄糖	+	+	+	+
木糖	+	-	+	+
乳糖	+	-	+	-
蔗糖	+	-	+	-
麦芽糖	+	-	+	-
甘露醇	+	+	+	+
硝酸盐还原	+	+	+/-	-/+
硝酸盐产气	+	-/+	-	-
精氨酸双水解酶	+	+	-	-
赖氨酸脱羧酶	-	-	+	-
鸟氨酸脱羧酶	-	-	-/+	-
溶血	-	-	-	-
水解				
尿素	-/+	-/+	+/-	-/+
枸橼酸	+/-	-	+	+
明胶	+/-	-	-/+	-/+
乙酰胺	+	-/+	-	-
七叶苷	-/+	-	-/+	-
鞭毛数量	≥2	0	>2	>2

注:+表示90%以上菌株阳性;-表示90%以上菌株阴性;+/-表示多数菌株(90%以下)阳性,少数菌株阴性;-/+表示多数菌株(90%以下)阴性,少数菌株阳性。

(四)抗菌药物敏感性

洋葱伯克霍尔德菌外膜通透性差,对多种抗菌药物天然耐药,包括β-内酰胺类、氨基糖苷类和多黏菌素等,尤其对亚胺培南的耐药率更是高达90%,临床治疗选择抗菌药物相对狭窄,常导致临床治疗失败。但该菌对头孢他啶、哌拉西林/他唑巴坦、甲氧苄啶-磺胺甲噁唑却相对敏感。临床抗感染治疗以分离菌株的体外药敏试验结果为依据,目前K-B法药敏试验主要报告头孢他啶、甲氧苄啶-磺胺甲噁唑、美罗培南、米诺环素的折点。

(五)临床意义

伯克霍尔德菌属广泛存在于自然界的土壤和水中,属于人畜共患病原菌。该菌可污染医院环境中的物品及自来水等,作为条件致病菌可致多种医院内感染,包括呼吸道感染、菌血症、尿路感染、皮肤黏膜感染等。其中洋葱伯克霍尔德菌是临床感染中最为常见的伯克霍尔德菌属,具有耐药性强、分布广泛等致病特点,该菌是引起囊性纤维化的重要条件致病菌,因此需要加强重点科室的洋葱伯克霍尔德菌监测。类鼻疽伯克霍尔德菌和鼻疽伯克霍尔德菌被认为是潜在生物恐怖性细菌,可引起脓毒症、皮肤关节等组织脓肿。由于这两种细菌能存活于吞噬细胞内，故可以引起类似于结核分枝杆菌感染的慢性感染症状。

二、金黄杆菌属

（一）分类和命名

金黄杆菌属（*Chryseobacterium*）由黄杆菌属（*Flavobacterium*）重新分类而来，目前归于黄杆菌科（*Flavobacteriaceae*），临床常见的菌种有黏金黄杆菌（*C. gleum*）、脑膜败血金黄杆菌（*C. meningosepticum*）和产吲哚金黄杆菌（*C. indologenes*）等。金黄杆菌属模式菌种为黏金黄杆菌，该菌属 DNA（G＋C)mol% 含量为 40.0～47.5。

（二）生物学特性

金黄杆菌属为革兰阴性杆菌，菌体大小为 0.5μm×（1.0～3.0)μm，形态短小细长，无鞭毛、无芽胞、无荚膜。专性需氧，对营养需求较低，最适生长温度为 35℃。在普通培养基和血琼脂平板上生长良好，大部分菌株在固体培养基上生长形成表面光滑、突起、边缘整齐的圆形有光泽菌落，产生典型的黄色或者橙色色素，少部分菌株不产生色素。金黄杆菌属可发酵多种糖类产酸，不发酵乳糖、蔗糖和木糖，属于发酵菌，但该属细菌发酵糖类时间长（通常需48小时或1周以上）且产酸量较少，一般将其按氧化菌来处理。

（三）鉴别与鉴定

1. 属间鉴别 金黄杆菌属与其他非发酵革兰阴性杆菌属间的鉴别见表 13-1。本菌属主要鉴定特征包括：革兰阴性短小杆菌、无动力，在麦康凯培养基上生长不良或不生长，菌落为黄色或橙色，葡萄糖氧化发酵试验为产碱型或氧化型，氧化酶阳性。

2. 属内鉴定 要进行属内菌种鉴定需进一步做系列生化试验，具体见表 13-7。

表 13-7 临床常见金黄杆菌属的主要鉴别特征

菌种	脑膜败血金黄杆菌	吲哚金黄杆菌	黏金黄杆菌
动力	-	-	-
麦康凯生长	V	-	+
氧化酶	+	+	+
触酶	+	+	+
产酸			
葡萄糖	+	+	+
麦芽糖	+	+	+
甘露醇	+	+	-
蔗糖	-	-	+
乳糖	-	-	-
木糖	-	-	-
ONPG	+	-	-
吲哚	+	+	+
水解七叶苷	+	+	ND
硝酸盐还原	+	-	-

菌种	脑膜败血金黄杆菌	吲哚金黄杆菌	黏金黄杆菌
苯丙氨酸脱氨酶	ND	–	ND
精氨酸双水解酶	–	–	+
脲酶	–	–	+
赖氨酸脱羧酶	–	–	–
DNA 酶	–	ND	+

注：+表示 90% 以上菌株阳性；–表示 90% 以上菌株阴性；V 表示 11%~89% 的菌株阳性；ND 表示没有资料。

（四）抗菌药物敏感性

临床常见金黄杆菌属多数菌株因细菌外膜通透性差，以及抗生素压力诱导产生 β - 内酰胺酶，从而对氨基糖苷类与 β - 内酰胺类（包括碳青霉烯类）抗菌药物耐药。临床治疗黄杆菌感染首选药为 β - 内酰胺酶抑制复方制剂如哌拉西林/他唑巴坦或头孢哌酮/舒巴坦，次选药为环丙沙星、万古霉素、甲氧苄啶 – 磺胺甲噁唑、利福平等。由于临床菌种对抗菌药物耐药性各不相同，因此建议临床医生根据感染菌株药敏试验结果选择合适的药物，以提高临床治疗效果。

（五）临床意义

金黄杆菌属广泛存在于自然界，也可存在于医院内的各种医疗器械中，既可以引起外源性感染，也可因宿主抗生素滥用、有创治疗、免疫力降低等原因而引起内源性感染，主要引发肺炎、脑膜炎及败血症等。此外金黄杆菌感染常与多种条件致病菌共同产生复杂感染，并对多种抗菌药物产生耐药，且临床症状、体征往往被基础疾病所掩盖，加大了治疗难度，因此必须加强预防，积极治疗原发疾病，提高机体免疫功能。

三、莫拉菌属

（一）分类和命名

莫拉菌属（*Moraxella*）属于莫拉菌科，目前属内命名的有 20 多个种，临床重要菌种包括腔隙莫拉菌（*M. lacunata*）、犬莫拉菌（*M. canis*）、非液化莫拉菌（*M. nonliquefaciens*）、亚特兰大莫拉菌（*M. atlantae*）、林肯莫拉菌（*M. lincolnii*）、奥斯陆莫拉菌（*M. osloensis*）、卡他莫拉菌（*M. catarrhalis*）。卡他莫拉菌最初命名为卡他微球菌、卡他奈瑟菌，后经几度更名独立成属即布兰汉菌属（*Branhamella*），现仍归为莫拉菌属。莫拉菌属 DNA（G + C）mol% 含量为 40.0~47.5，模式菌种为腔隙莫拉菌。

（二）生物学特性

莫拉菌属为革兰阴性球杆菌，大小为 1.2μm×2.0μm，革兰染色不易脱色，常呈双链或短链状排列，具有多形性，L 型诱导可呈细长杆状。多数菌株有荚膜，无鞭毛、无芽胞。本属细菌专性需氧，最适生长温度为 32~35℃。多数菌种营养要求较高，在 SS 琼脂平板上不能生长，部分菌株可在普通培养基和麦康凯培养基上生长，但生长缓慢，培养 48 小时形成不同形态菌落；在血平板上生长良好，形成圆形、凸起、光滑湿润、无色不溶血的菌落，有的菌落培养数日后，菌落周围出现绿变区，时间延长可见柠檬色色素或黄色色素。莫拉菌属氧化酶阳性，触酶阳性，不分解任何糖类，不产生吲哚和硫化氢。

（三）鉴别与鉴定

本菌属主要鉴定特征包括革兰阴性球杆菌、无动力、麦康凯培养基上缓慢生长及血平板上菌落特征（无色菌落与金黄杆菌鉴别）、氧化酶阳性（不动杆菌氧化酶阴性，可鉴别）、触酶阳性（艾肯菌属阴性，可鉴别）、不分解任何糖类（与多数奈瑟菌鉴别）、葡萄糖氧化发酵试验为产碱型。属内鉴定应进行进一步系列生化试验，具体见表13-8。

表13-8 莫拉菌属主要鉴别特征

特征	腔隙莫拉菌	奥斯陆莫拉菌	亚特兰大莫拉菌	林肯莫拉菌	犬莫拉菌	非液化莫拉菌	卡他莫拉菌
动力	-	-	-	-	-	-	-
麦康凯生长	-	V	+	-	+	V	-
血平板（溶血）	-	-	-	-	-	-	+
O-F葡萄糖	-	-	-	-	-	-	-
氧化酶	+	+	+	+	+	+	+
触酶	+	+	+	+	+	+	
硝酸盐还原	+	V	ND	-	+	+	+
亚硝酸盐还原	-	-	V	V	V	-	-
七叶苷水解	+	-	-	-	-	ND	
明胶水解	+	-	-	-	-	-	
DNA酶	-	-	-	-	+	-	+
苯丙氨酸脱氨酶	-	-	-	ND	-	-	
脲酶	-	-	-	-	-	-	-

注：+表示90%以上菌株阳性；-表示90%以上菌株阴性；V表示11%~89%的菌株阳性；ND表示没有资料。

（四）抗菌药物敏感性

莫拉菌属对头孢菌素类、四环素类、喹诺酮类及氨基糖苷类均敏感，大多数莫拉菌对青霉素敏感，所以临床分离菌株一般不需做药敏试验，但对于脑炎、脑膜炎、脑部脓肿患者，应注意临床用药能否通过血脑屏障。且该菌已开始出现产 β-内酰胺酶菌株，需加强 β-内酰胺酶的检测。

（五）临床意义

莫拉菌属寄生于人体皮肤与黏膜表面，其中奥斯陆莫拉菌、林氏莫拉菌与非液化莫拉菌也是人体呼吸道的正常菌群，作为条件致病菌，可在免疫力低下个体引起机会性感染，包括眼结膜炎、气管炎、脑膜炎、心内膜炎、泌尿生殖系统炎症等。腔隙莫拉菌与败血症及脑膜炎有关；奥斯陆莫拉菌曾从血液与尿液中分离出；亚特兰大莫拉菌可引发菌血症；犬莫拉菌曾从人血液和狗咬伤口处分离出；非液化莫拉菌与肺部感染、败血症及脑膜炎有关。

▶ 知识拓展 ◀ ┄┄

鲍曼不动杆菌的耐药性

鲍曼不动杆菌耐碳青霉烯类药物原因主要是产耐碳青霉烯酶，该酶根据 Ambler 分类法可分为3类：A类（丝氨酸蛋白酶）、B类（金属酶）、D类（苯唑西林酶），鲍曼不动杆菌耐碳青霉烯酶主要为B、D两类酶，尤以D类酶能够水解头孢菌素类和碳青霉烯类抗生素而致菌株多重耐药。耐药机制方面，研究表明 bla_{OXA-51} 是鲍曼不动杆菌天然存在的苯唑西林酶基因，种属特异性较高，此外 bla_{OXA-23}、bla_{OXA-24}、bla_{OXA-58} 等常见耐药基因也有检出。除碳青霉烯类药物以外，鲍曼不动杆菌对其他药物耐药率也较高。鉴于鲍曼不动杆菌的高耐药率，近年来头孢哌酮/舒巴坦、替加环素、多黏菌素应用于临床药敏试验，且耐药率不高，可以考虑为耐碳青霉烯类鲍曼不动杆菌治疗的良好选择。

思考题

答案解析

案例　患者，男，58岁，Ⅲ度烧伤，创面出现脓性分泌物，经培养菌落呈黄绿色，有金属光泽，具腥味，结痂创面可见虫咬样斑点。

问题

（1）考虑引起创面感染的细菌很可能是什么？

（2）该菌的生物学特性是什么？

（3）诊断该细菌的要点是什么？

（张　鹏）

书网融合……

重点小结

题库

微课/视频

第十四章　弧菌属和气单胞菌属

PPT

📝 **学习目标**

1. 通过本章学习，掌握霍乱弧菌、副溶血弧菌和气单胞菌的生物学特性及鉴别与鉴定；熟悉霍乱弧菌分类命名及抗菌药物敏感性；了解霍乱弧菌、副溶血弧菌和气单胞菌的临床意义。

2. 具有选择鉴定方法，设计微生物学检验流程，分析检验结果的能力。

3. 树立规范操作和严格遵守传染病及生物安全法律法规的意识。

弧菌属和气单胞菌属广泛分布于自然界，多为水中的常居菌，是一群菌体短小、弯曲成弧形或直杆状的革兰阴性杆菌。兼性厌氧，发酵葡萄糖，大多数菌株氧化酶阳性，具有极端鞭毛、运动活泼。气单胞菌属曾归于弧菌科，《伯杰系统细菌学手册》2 版第 2 卷（2004）依据 16S rRNA 和 5S rRNA 序列分析及 rRNA – DNA 杂交试验，证明气单胞菌属与弧菌属不同，故将气单胞菌属自弧菌科移出，建立了新的气单胞菌科。本章主要介绍弧菌属和气单胞菌属。

第一节　弧菌属

弧菌属（*Vibrio*）属于弧菌科（*Vibrionaceae*），目前已知至少有 150 多个种，与人类感染有关的主要有霍乱弧菌（*V. cholerae*）、副溶血弧菌（*V. parahaemolyticus*）、拟态弧菌（*V. mimicus*）、创伤弧菌（*V. vulnificus*）、河弧菌（*V. fluvialis*）、弗尼斯弧菌（*V. furnissii*）、溶藻弧菌（*V. alginolyticus*）、麦氏弧菌（*V. metschnikovii*）和辛辛那提弧菌（*V. cincinnatiensis*）等，其中以霍乱弧菌和副溶血弧菌最为重要。

弧菌属 DNA（G + C）mol% 含量为 38～51，模式菌种为霍乱弧菌。

一、霍乱弧菌

（一）分类

1. 血清分型　霍乱弧菌（*V. cholerae*）是烈性肠道传染病霍乱的病原体，根据菌体 O 抗原的不同，目前至少将霍乱弧菌分成 210 个血清群，按照阿拉伯数字进行编码，其中 O1 群霍乱弧菌（*V. cholerae* O1 group）和 O139 群霍乱弧菌（*V. cholerae* O139 group）能引起霍乱。O1 群霍乱弧菌的 O 抗原有 A、B、C 三种抗原因子组成，通过不同组合可形成三个型别：AB 构成小川型（Ogawa）、AC 构成稻叶型（Inaba）、ABC 构成彦岛型（Hikojima），各型之间可以相互转换，以小川型和稻叶型为常见流行型别。O139 群与 O1 群抗血清无交叉反应，但遗传学特征和毒力基因相似。除 O1 群和 O139 群以外的霍乱弧菌称为非 O1/非 O139 群霍乱弧菌，简称非 O1 群霍乱弧菌。

2. 生物型　根据生物学特征，O1 群霍乱弧菌可分为古典（Classical）生物型和埃尔托（El – Tor）生物型，两个生物型有相同的血清型，我国的流行以 El – Tor 小川型为主。

3. 噬菌体分型　根据霍乱弧菌对噬菌体的裂解模式不同分为 32 个型，其中第Ⅳ组噬菌体以裂解古典生物型为主，第Ⅴ组噬菌体仅对 El – Tor 生物型有高度特异性，利用这两组噬菌体有助于鉴别霍乱弧菌的两个生物型。

（二）生物学特性

霍乱弧菌大小为 $(0.5 \sim 0.8)\mu m \times (1.5 \sim 3.0)\mu m$，从患者体内新分离的菌株形态典型，呈弧形或逗点状革兰阴性菌（图14-1），经人工培养后菌体呈杆状。菌体一端有单鞭毛，采患者"米泔水"样粪便或培养物做悬滴观察动力，可见细菌呈穿梭样运动，涂片革兰染色细菌呈"鱼群"样排列；有菌毛、无芽胞，O139群有荚膜。

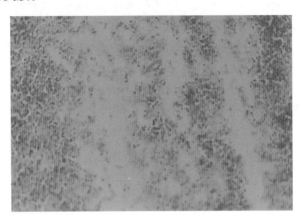

图 14-1　霍乱弧菌（革兰染色，×1000）

霍乱弧菌为兼性厌氧菌，营养要求不高。最适生长温度36℃，具有耐碱性，在 pH 8.8 ~ 9.0 的碱性蛋白胨水或碱性平板上生长迅速，初次分离常选用碱性蛋白胨水进行选择性增菌，36℃培养6 ~ 8 小时可在液体表面形成菌膜。在选择性培养基硫代硫酸盐-枸橼酸盐-胆盐-蔗糖（thiosulfate citrate bile salts - sucrose，TCBS）上，发酵蔗糖产酸，菌落呈黄色（图 14-2）；在含亚碲酸钾的选择性培养基上如 4 号琼脂和庆大霉素琼脂平板，可将碲离子还原成元素碲形成灰褐色菌落中心（图 14-3），并随培养时间的延长而加深；在血平板上菌落较大（图 14-4），El-Tor 生物型可形成 β 溶血环。本菌也可在无盐培养基上生长，但在含有浓度高于 60g/L 的氯化钠培养基上不能生长。O139 群霍乱弧菌在含明胶的培养基上可形成不透明的浅灰色菌落，周围有一圈不透明带，此菌落细菌涂片观察可发现荚膜。

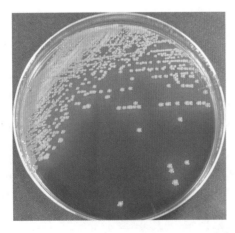

图 14-2　霍乱弧菌菌落

（TCBS 平板，35℃空气培养 24 小时）

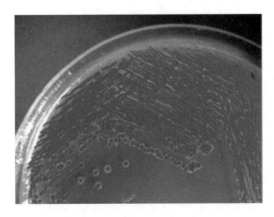

图 14-3　霍乱弧菌菌落

（含亚碲酸钾平板，35℃空气培养 24 小时）

霍乱弧菌氧化酶、明胶液化和吲哚试验阳性，还原硝酸盐，发酵蔗糖和甘露醇，赖氨酸脱羧酶、鸟氨酸脱羧酶阳性，精氨酸双水解酶阴性。

霍乱弧菌有不耐热的 H 抗原和耐热的 O 抗原。H 抗原为共同抗原；O 抗原具有群特异性和型特异性，是霍乱弧菌分群和分型的基础。

霍乱弧菌对干燥、热和消毒剂均敏感，一般煮沸 1~2 分钟可杀灭，正常胃酸中仅能存活 5 分钟，但在自然环境中存活时间较长，如在江、河、井或海水中可存活 1~3 周，O139 群霍乱弧菌在水中存活时间较 O1 群霍乱弧菌长。

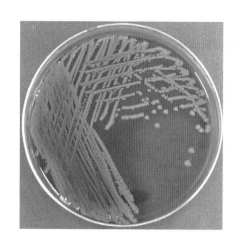

图 14-4 霍乱弧菌菌落
（血平板，35℃空气培养 24 小时）

（三）鉴别与鉴定 🅔 微课/视频

1. 属间鉴定 弧菌氧化酶阳性且发酵葡萄糖，根据前者可将各种弧菌与肠杆菌目细菌区分，根据后者可与非发酵革兰阴性杆菌相区别。若发现细菌氧化酶阳性并发酵葡萄糖，则必须进行弧菌属与气单胞菌属、邻单胞菌属间的鉴别（表 14-1）。

表 14-1 弧菌属与气单胞菌属、邻单胞菌属间的鉴别

试验	弧菌属	气单胞菌属	邻单胞菌属
氧化酶	+	+	+
葡萄糖发酵	+	+	+
甘露醇	+	+	−
肌醇	−	−	+
鸟氨酸脱羧酶	+	−	+
精氨酸脱羧酶	−	+	+
酯酶	+	+	−
明胶液化	+	+	−
嗜盐性	+	−	−
O/129 敏感	S	R	S
TCBS 生长	+	−	−

注：+表示 >90% 菌株阳性；−表示 <10% 菌株阳性；S 表示敏感；R 表示耐药。

2. 属内鉴定 临床常见弧菌的主要鉴定特征见表 14-2。符合霍乱弧菌 O1 群的菌株尚需区分古典生物型和 El-Tor 生物型（表 14-3）。

表 14-2 临床常见弧菌的主要鉴定特征

试验	霍乱弧菌	拟态弧菌	麦氏弧菌	河弧菌	溶藻弧菌	副溶血弧菌	创伤弧菌
V-P	+/−	−	+	−	+	−	−
精氨酸双水解酶	−	−	+/−	+	−	−	−
赖氨酸脱羧酶	+	+	−/+	−	+	+	+
鸟氨酸脱羧酶	+	+	−	−	+/−	+	+/−
动力	+	+	+/−	+/−	+	+	+
明胶液化	+	+/−	+/−	+/−	+	+	+/−

试验	霍乱弧菌	拟态弧菌	麦氏弧菌	河弧菌	溶藻弧菌	副溶血弧菌	创伤弧菌
葡萄糖	+	+	+	+	+	+	+
乳糖	−	−/+	+/−	−	−	−	+/−
麦芽糖	+	+	+	+	+	+	+
D−甘露醇	+	+	+	+	+	+	−/+
蔗糖	+	−	+	+	+	+	−/+
硝酸盐还原	+	+	−	+	+	+	+
氧化酶	+	+	−	+	+	+	+
NaCl 生长试验							
0% NaCl	+	+	−	−	−	−	−
1% NaCl	+	+	+	+	+	+	+
6% NaCl	+/−	−/+	+/−	+	+	+	+/−
8% NaCl	−	−	−/+	+/−	+	+/−	−
10% NaCl	−	−	−	−	+/−	−	−
O/129 敏感	+	+	+	−/+	−/+	−/+	+

注：+表示>90%菌株阳性；+/−表示>50%菌株阳性；−/+表示>50%菌株阳性；−表示<10%菌株阳性。

表 14−3　古典生物型和 El−Tor 生物型

特征	古典生物型	El−Tor 生物型
羊红细胞溶血	−	V
鸡红细胞凝集	−	+
V−P 试验	−	+
多黏菌素 B 敏感试验	+	−
Ⅳ组噬菌体裂解	+	−
Ⅴ组噬菌体裂解	−	+

注：+表示>90%菌株阳性；−表示<10%菌株阳性；V表示11%~89%菌株阳性。

3. 鉴定试验

（1）动力和制动试验　直接取"米泔水"样便，制成悬滴（或压滴）标本后，在暗视野或相差显微镜下观察有无呈快速流星样运动，若有即为动力阳性，否则为阴性，动力阳性的标本以同法再制备一标本片，在悬液中加入1滴不含防腐剂的霍乱多价诊断血清。若最初呈快速流星样运动的细菌停止运动并发生凝集，则为制动试验阳性。可初步推定存在霍乱弧菌。

（2）霍乱红试验　霍乱弧菌在含硝酸盐的蛋白胨水中培养时，能分解培养基中的色氨酸产生吲哚，同时将硝酸盐还原成为亚硝酸盐，两种产物结合生成亚硝酸吲哚，滴加浓硫酸后呈现蔷薇色，为霍乱红试验阳性。但该试验并非霍乱弧菌所特有，其他能分解色氨酸和还原硝酸盐的细菌均能发生阳性反应。

（3）黏丝试验　将0.5%去氧胆酸钠水溶液与霍乱弧菌混匀成浓悬液，1分钟内悬液由混变清并变得黏稠，以接种环挑取时有黏丝形成。弧菌属细菌除副溶血弧菌部分菌株外，均有此反应。

（4）O/129 敏感试验　将10μg及150μg的O/129纸片贴在接种有待测菌的琼脂平板上，35℃18~24小时后纸片周围出现任何大小的抑菌圈均为敏感。O1群和非O1群霍乱弧菌均敏感，但已有对O/129耐药的菌株出现，用此试验作鉴定时需谨慎。

（5）耐盐试验　霍乱弧菌能在含0~6%氯化钠培养基中生长，氯化钠浓度高于6%则不生长。

（6）鸡红细胞凝集试验　在洁净的玻片上滴加生理盐水 1 滴，取 18～24 小时的细菌斜面培养物与生理盐水混匀成浓厚菌悬液，加入用生理盐水洗涤 3 次的 2.5% 新鲜鸡红细胞盐水悬液 1 滴充分混匀，1 分钟内出现凝集为阳性。古典生物型阴性，El－Tor 生物型阳性。

（7）多黏菌素 B 敏感试验　在融化并已冷却至 50℃ 的普通琼脂中加入 50U/ml 多黏菌素 B，混匀后倾注平板，凝固备用。取被测试菌株 2～3 小时的肉汤培养物接种于平板表面，35℃ 18～24 小时后观察有无细菌生长。古典生物型不生长（敏感），El－Tor 生物型生长（不敏感）。

（8）第Ⅳ、Ⅴ组噬菌体裂解试验　第Ⅳ组噬菌体可裂解古典生物型，不能裂解 El－Tor 生物型；第Ⅴ组噬菌体可裂解 El－Tor 生物型，不能裂解古典生物型。

（9）V－P 试验　霍乱弧菌古典生物型阴性，El－Tor 生物型阳性，但有个别菌株为阴性。

（10）直接荧光抗体染色和抗 O1 群抗原的单克隆抗体凝集试验　可快速诊断霍乱弧菌感染。

当分离到霍乱弧菌 O1 群 O139 群时马上通知临床医生，并根据我国传染病防治法的有关规定，及时作出传染病报告，消毒处理，并将菌种一起报送到各级法定部门。

知识拓展

霍乱实验诊断的相关实验技术

1. 霍乱毒素基因 PCR 检测　霍乱毒素是霍乱弧菌主要的致病因子，因此在霍乱诊断上霍乱毒素基因（*ctxAB*）的 PCR 检测具有重要的诊断价值。该方法特异性和灵敏度均较高，需要在符合 PCR 实验条件的实验室中进行，同时需要严格的核酸提取操作。该方法直接检测是否为产毒株，需注意有时会出现由非产毒的霍乱弧菌引起的病例或小范围暴发。

2. 霍乱弧菌快速辅助检测　目前使用霍乱弧菌胶体金快速检测法较多，该方法主要针对检测 O1 群和 O139 群霍乱弧菌抗原成分，操作简单，目前此类方法的检出限为 10^5CFU/ml，因此在轻型病例及带菌者调查中存在漏检的可能，需要进行增菌培养后检测，以提高检出率。

3. 质谱和基因测序技术　也可以快速、客观的检测临床样本中的病原体，具有时效性强、灵敏度高等优势。

（四）抗菌药物敏感性

霍乱弧菌首选抗菌药物包括氨苄西林、阿奇霉素、四环素或多西环素、磺胺类和氯霉素，其他弧菌包括头孢噻肟、头孢他啶、氟喹诺酮类、四环素或多西环素。阿莫西林－克拉维酸用于除霍乱弧菌外的弧菌属细菌，阿奇霉素、多西环素、磺胺类、氯霉素药敏解释标准仅适用于霍乱弧菌；四环素结果可以预测霍乱弧菌对多西环素的敏感性，多西环素纸片扩散法药敏结果不可靠，与 MIC 相关性较小，具体参照 CLSI M45 最新版文件。

（五）临床意义

霍乱弧菌 O1 群和 O139 群是烈性肠道传染病霍乱的病原体。在自然情况下，人类是霍乱弧菌的易感者。一般通过粪口途径传播。正常情况下，胃酸可消食物中的霍乱弧菌。但当胃酸降低或摄入大量霍乱弧菌时，其可经胃进入肠道，通过鞭毛运动穿过肠黏膜表面黏液层，依靠菌毛定植于肠黏膜上皮细胞表面繁殖，产生霍乱毒素（choleratoxin，CT）。

霍乱毒素是霍乱弧菌的主要致病物质，是目前已知的最为强烈的致泻毒素，由 1 个 A 亚单位和 5 个 B 亚单位构成，A 亚单位为毒力亚单位（包括 A1 和 A2 两个组分），B 亚单位为结合亚单位，两者以非共价键形式结合。当 CT 的 B 亚单位与小肠黏膜上皮细胞神经节苷脂受体结合后，使毒素分子变构，A 亚单位脱离 B 亚单位进入细胞内作用于腺苷酸环化酶，使细胞内 cAMP 浓度明显增加，肠黏膜细胞分泌功能亢进，肠液大量分泌，引起严重的腹泻和呕吐，故出现霍乱特征性的"米泔水"样便。剧烈的呕吐和腹泻可导致患者出现体液丢失，进而缺水、电解质紊乱，如果不及时治疗可导致死亡。其余非 O1/非 O139 血清群不产生毒素，不引起霍乱，但可引起非流行性腹泻和肠道外感染。

二、副溶血弧菌

（一）生物学特性

副溶血弧菌（*V. parahaemolyticus*）是革兰阴性、直或微弯的杆菌（图 14 - 5），无荚膜，无芽胞。菌体一端有单鞭毛，运动活泼。

副溶血弧菌兼性厌氧，营养要求不高，但具有嗜盐性，无盐不能生长。在含 3.5% NaCl、pH 7.7 ~ 8.0 培养基中生长最好，当 NaCl 浓度超过 8.0% 时则不生长。最适生长温度为 30 ~ 37℃。35℃培养 18 ~ 24 小时，在 TCBS 平板上形成绿色或蓝绿色菌落（图 14 - 6），在血平板上呈灰白的菌落（图 14 - 7）。从腹泻患者标本中分离到的 95% 以上的菌株在含人 O 型红细胞或兔红细胞的我妻（Wagstsuma）培养基上可产生 β 溶血现象，称为神奈川现象（Kanagawa phenomenon，KP）；神奈川现象是鉴定副溶血弧菌致病菌株的一项重要指标。在 SS 平板上形成扁平、无色半透明、蜡滴状、有辛辣味的菌落；在麦康凯平板上部分菌株不生长，能生长者菌落圆整、扁平、半透明或浑浊，略带红色。

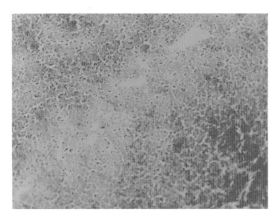

图 14 - 5　副溶血弧菌形态（革兰染色，×1000）

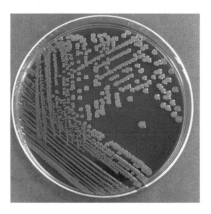

图 14 - 6　副溶血弧菌菌落
（TCBS 平板，35℃空气培养 24 小时）

（二）鉴别与鉴定

副溶血弧菌与临床标本中其他弧菌鉴别见表 14 - 2。其主要鉴定特征：革兰染色阴性，动力阳性，氧化酶阳性，在 TCBS 平板上形成绿色或蓝绿色菌落，神奈川现象阳性，对 O/129 敏感，发酵葡萄糖、麦芽糖、甘露醇产酸，吲哚试验阳性，大部分菌株脲酶阳性，V - P 试验阴性，在含 1% ~8% NaCl 的蛋白胨水中生长，在不含 NaCl 和含 10% NaCl 的蛋白胨水中不生长，赖氨酸脱羧酶、鸟氨酸脱羧酶阳性，精氨酸双水解酶阴性。

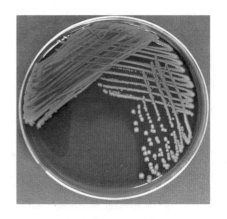

图 14 - 7　副溶血弧菌菌落
（血平板，35℃空气培养 24 小时）

（三）临床意义

副溶血弧菌具有嗜盐性，主要存在于近海岸的海水、海底沉积物、海产品及盐渍的蔬菜、肉、蛋制品等食物中，人食入未煮熟的海产品或污染本菌的盐渍食物而引起食物中毒和急性腹泻，潜伏期一般6~10小时，是我国沿海地区及海岛食物中毒最常见的病原菌。

副溶血弧菌通过菌毛的黏附，以及产生耐热直接溶血素（thermostable direct hemolysin，TDH）和耐热相关溶血素（thermostable related hemolysin，TRH）而致病。TDH由2个亚单位组成，能耐受100℃10分钟而不被破坏，具有细胞毒性、心脏毒性和肠毒性，可致人和兔红细胞溶血，其致病性与溶血能力呈平行关系。TRH生物学特性与TDH相似。

副溶血弧菌引起的胃肠炎病程2~3天，通常为自限性，临床表现有低热、寒战、恶心、呕吐、腹痛、腹泻等，大便呈水样，偶尔出现血便。

第二节　气单胞菌属

一、分类和命名

气单胞菌属（*Aeromonas*）隶属于气单胞菌科（*Aeromonadaceae*），目前至少包括32个种，与人类疾病相关的常见菌种有豚鼠气单胞菌（*A. caviae*）、嗜水气单胞菌（*A. hydrophila*）、维氏气单胞菌（*A. veronii*）。此外，简氏气单胞菌（*A. jandaei*）、舒氏气单胞菌（*A. schubertii*）和脆弱气单胞菌（*A. trota*）也能引起人类感染。

气单胞菌属DNA（G + C）mol%含量为57~64，模式菌种为嗜水气单胞菌。

二、生物学特性

气单胞菌为革兰阴性短杆菌，有时呈球杆状或丝状，大小为（0.3~1.0）μm×（1.0~3.5）μm，除对人无致病性的杀鲑气单胞菌和中间气单胞菌外，动力均阳性。

气单胞菌兼性厌氧，营养要求不高。在普通平板上可以生长，形成灰白色、光滑、湿润、凸起，2mm大小的菌落，血平板上可有β溶血现象（图14-8）。在无盐培养基上生长，在TCBS平板上不生长，部分菌株在麦康凯平板上能生长。在0~45℃范围内均可以生长，根据生长温度的不同，可分为嗜冷菌（37℃以上不生长）和嗜温菌（10~42℃之间生长）两大类。

气单胞菌抗原结构复杂，基因种的血清分型显示出血清学上的异质性。许多抗原能在多种细菌中存在，如脆弱气单胞菌和霍乱弧菌O139群可发生免疫学交叉反应。

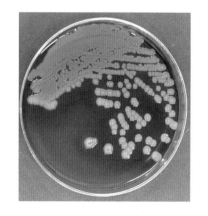

图14-8　嗜水气单胞菌菌落
（血平板，35℃空气培养24小时）

三、鉴别与鉴定

1. 属间鉴定　气单胞菌属与邻单胞菌属和弧菌属的鉴别常用O/129敏感试验、TCBS生长试验和嗜盐性试验进行鉴别，见表14-1。

2. 属内鉴定 嗜水气单胞菌和豚鼠气单胞菌发酵阿拉伯糖，可与其他菌种鉴别，两者主要的鉴别点为前者 V - P 试验和赖氨酸脱羧酶阳性，而后者均阴性；维氏气单胞菌维氏生物型和维氏气单胞菌温和生物型的区别是前者精氨酸双水解酶阴性、鸟氨酸脱羧酶阳性、七叶苷水解阳性，而后者均相反。

四、抗菌药物敏感性

气单胞菌主要产 3 种染色体介导的 β - 内酰胺酶：金属 β - 内酰胺酶、诱导型头孢菌素酶、青霉素酶，近年来超广谱 β - 内酰胺酶（ESBLs）的发生率有所增加。故对青霉素、氨苄西林、羧苄西林、替卡西林耐药，但对广谱的头孢菌素、氨基糖苷类抗生素、氯霉素、四环素、甲氧苄啶 - 磺胺甲噁唑和喹诺酮类药物敏感。绝大多数维氏气单胞菌温和生物型对头孢噻吩敏感，而嗜水气单胞菌和豚鼠气单胞菌对头孢噻吩耐药。常规药敏方法（EDTA 双纸片法、E 试验、琼脂稀释法）不易检测出产酶株，在接受头孢菌素治疗时应注意耐药性的变化。

五、临床意义

本属细菌为水中常居菌，可引起哺乳动物（如鼠类、鸟类等）和冷血动物（如鲑、鱼、蛇等）的感染，可引起人类的肠道内感染和肠道外感染。

肠道内感染多发 5 岁以下儿童和成人，与摄入被细菌污染的食物和水有关，患者通常呈症状较轻的水样腹泻，症状严重者可呈血样便，成年人表现为慢性化。其主要的致病物质为溶血毒素和细胞毒素等。

肠道外感染主要为皮肤和软组织感染，与外伤后伤口接触污染的水有关，主要由嗜水气单胞菌和维氏气单胞菌引起。此外，气单胞菌还可引起眼部感染、脑膜炎、肺炎、胸膜炎、骨髓炎、关节炎、腹膜炎、胆囊炎、下腔性静脉炎、尿道感染和败血症等。

? 思考题

答案解析

案例 患者，男，34 岁，2 天前回国，28 小时前出现腹泻。开始黄色样便，24 小时前变为白色米泔水样便，约每小时一次，无脓血，无明显腹痛，无里急后重；伴呕吐，喷射状，开始为胃内容物，后变为白色水样，无恶心、发热、头痛。查体：眼窝深陷，唇舌干燥，口渴欲饮，四肢冰凉，未见抽搐，全身无皮疹，淋巴结不肿大，眼睑及双下肢无水肿，腹部稍下陷、软，无压痛反跳痛，肝脾未扪及，肾脏无压痛叩痛。体温 35℃，血压 80/50mmHg，脉搏 110 次/分。

问题

（1）根据临床表现患者最可能患什么疾病？

（2）上述疾病是由哪种病原体引起的？

（3）请针对本菌设计微生物学检验流程。

（王月华）

书网融合……

重点小结

题库

微课/视频

PPT

第十五章 弯曲菌属和螺杆菌属

📝 学习目标

1. 通过本章学习，掌握空肠弯曲菌和幽门螺杆菌的主要生物学特性、细菌学鉴定及临床快速检验方法；熟悉空肠弯曲菌和幽门螺杆菌的抗菌药物敏感性；了解空肠弯曲菌和幽门螺杆菌的临床意义。

2. 具有鉴定空肠弯曲菌和幽门螺杆菌的能力。

3. 养成依据患者标本类型使用不同方法检测病原的思维模式。

弯曲菌属和螺杆菌属细菌均为微需氧菌，形态呈弧形或螺旋形、革兰染色阴性，二者在形态上难以区分。螺杆菌因形态染色、培养条件、生长特征与弯曲菌属类似，早期将其划归于弯曲菌属。后发现螺杆菌的16S rRNA序列、细胞脂肪酸谱、生长特征及其他分类上与弯曲菌属差异较大，将其从弯曲菌属中划分出来，而成立一个新的螺杆菌属。此两菌属在人体寄居部位及所致疾病都有很大的差别。 📱 微课/视频1

第一节 弯曲菌属

一、分类和命名

弯曲菌属（*Campylobacter*）隶属于弯曲菌科（*Campylobacteraceae*），目前包括24个种，与人类感染有关的菌种主要有空肠弯曲菌空肠亚种（*C. jejuni* subsp. *jejuni*）、大肠弯曲菌（*C. coli*）、乌普萨拉弯曲菌（*C. upsaliensis*）、胎儿弯曲菌胎儿亚种（*C. fetus* subsp. *fetus*）等。

二、生物学特性

弯曲菌属为革兰阴性，细长、螺旋或S形（图15-1），不易染色。陈旧培养物或长时间暴露于空气可变圆球或长丝状。无芽胞、荚膜，有鞭毛，长度2~3倍于菌体，运动活跃。胎儿亚种多为一端鞭毛，空肠弯曲菌多为两端鞭毛，也有无鞭毛菌株。

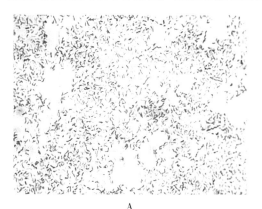
A

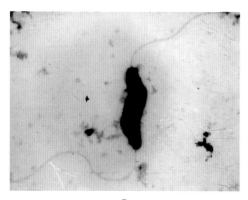
B

图15-1 空肠弯曲菌

A. 革兰染色，×1000；B. 电镜下形态，×10000

本属细菌多为微需氧菌，多氧或无氧环境下均不生长，初次分离时需在含 5% O_2、10% CO_2、85% N_2 微需氧环境，传代培养可在 10% CO_2 环境。部分菌种可适应需氧或厌氧条件生长，增加氢气浓度可利于某些菌种生长。

空肠弯曲菌、大肠弯曲菌在 42～43℃生长最佳，在 25℃不生长；胎儿弯曲菌在 25℃生长，最适生长温度是 37℃，而在 42～43℃不生长；简明弯曲菌在 25℃和 42～43℃均不生长。各种菌在 37℃皆可生长，培养温度因菌株而异，故临床标本需要分别置于 37℃和 42℃中培养以免漏检。生长温度的差异可用于菌种的鉴别。

弯曲菌属培养营养要求高，需加入血清或血液的培养基。粪便或肛拭子标本应立即送检，若不能及时送检，可 4℃保存于卡 – 布运送培养基，血液标本直接接种于血液增菌培养基送检。选择性培养基常含抗生素（如头孢哌酮）以抑制肠道正常菌群。常用培养基有含血的 Skirrow 培养基、不含血的活性炭 – 头孢哌酮 – 去氧胆酸盐（CCDA）及半固体动力培养基等。

微需氧条件下，在改良弯曲菌培养基（Campy – BAP）孵育 48 小时后，弯曲菌属细菌可出现两种菌落：一种为灰白、湿润、扁平边缘不整齐、蔓延生长的菌落；另一种为半透明圆形、凸起、有光泽、周围有黏液样的小菌落，不溶血（图 15 – 2）。在培养基上，陈旧菌落可产生色素而变红。空肠弯曲菌可偶见棕黄色或粉红色菌落。在半固体培养基中，常沿穿刺线蔓延生长。在布氏肉汤液体培养基中呈均匀浑浊生长。

弯曲菌属氧化酶和触酶阳性，可还原硝酸盐为亚硝酸盐，不氧化和不发酵各种糖类，不分解尿素。本属细菌抵抗力弱，对一般消毒剂敏感，但耐寒，在 4℃冰箱或水中可存活达 4 周。弯曲菌属有菌体（O）抗原、热不稳定抗原和鞭毛（H）抗原，前两种抗原可作为弯曲菌分型的依据。

三、鉴别与鉴定

弯曲菌选择性培养基、微需氧环境下 42℃孵育生长，菌落呈灰色、扁平、表面湿润、圆形凸起、边缘不规则，在血平板上不溶血；革兰染色阴性，菌体形态呈弯曲或 S 形杆菌，氧化酶阳性，触酶阳性，可以推断为弯曲菌。

1. 属内鉴定　弯曲菌属的鉴定比较复杂，必须综合多种试验才能确定。临床上常见弯曲菌属的主要鉴定特征见表 15 – 1。进一步的鉴定试验包括马尿酸盐水解试验；吲哚

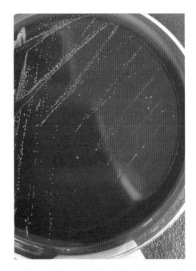

图 15 – 2　空肠弯曲菌微需氧培养菌落
（选择性血平板，35℃空气培养 48 小时）

乙酸酯水解试验；萘啶酸、头孢噻吩耐药试验，临床常见弯曲菌属菌种鉴定见表 15 – 2。

表 15 – 1　弯曲菌属的鉴定

菌种	触酶	还原硝酸盐	H_2需要	脲酶	H_2S三糖铁	水解 马尿酸盐	水解 吲哚乙酸酯	生长 25℃	生长 42℃	生长 3.5%氯化钠	生长 1%甘氨酸	麦康凯	敏感 萘啶酸	敏感 头孢噻吩
空肠弯曲菌空肠亚种	+	+	–	–	–	+	+	–	+	–	+	–	V	R
空肠弯曲菌多氏亚种	V	–	–	–	–	V	+	–	–	V	+	–	S	S
大肠弯曲菌	+	+	–	–	V	–	+	–	+	–	+	V	V	R

续表

菌种	触酶	还原硝酸盐	H₂需要	脲酶	H₂S三糖铁	水解		生长		生长		敏感		
						马尿酸盐	吲哚乙酸酯	25℃	42℃	3.5%氯化钠	1%甘氨酸	麦康凯	萘啶酸	头孢噻吩
胎儿弯曲菌胎儿亚种	+	+	-	-	-	-	-	+	V	-	+	V	V	S
胎儿弯曲菌性病亚种	V	+	-	-	-	-	-	+	-	-	-	V	V	S
海鸥弯曲菌	+	+	-	V	-	-	-	-	+	-	+	-	R	R
乌普萨拉弯曲菌	-	+	-	-	-	-	+	-	V	-	+	-	S	V
豕肠弯曲菌豕肠亚种	+	+	V	-	-	-	-	V	+	-	+	V	R	V
豕肠弯曲菌劳氏亚种	+	+	V	+	+	-	-	-	+	-	V	V	R	S
拉尼尔弯曲菌	+	+	ND	ND	-	-	-	-	+	-	-	ND	R	R
唾液弯曲菌唾液亚种	-	+	+	-	-	-	-	-	+	-	+	+	S	S
唾液弯曲菌粪生物变种	+	+	+	-	-	-	-	-	+	-	+	+	R	S
唾液弯曲菌类解脲生物变种	-	+	+	+	+	-	-	ND	ND	V	+	ND	R	V
瑞士弯曲菌	-	+	+	-	-	-	+	-	+	-	V	-	S	S
人弯曲菌	-	V	+	ND	-	-	-	-	-	-	-	-	V	ND
黏膜弯曲菌	-	-	+	-	-	-	-	-	+	-	V	V	V	S
简明弯曲菌	-	V	+	-	-	-	-	-	V	-	V	+	V	S
屈曲弯曲菌	-	+	+	-	V	V	V	-	V	-	V	V	R	S
直肠弯曲菌	V	+	+	-	-	-	+	-	-	-	V	-	S	S
昭和弯曲菌	+	+	+	-	-	-	V	-	V	-	+	V	S	S
纤细弯曲菌	V	V	ND	-	-	-	V	-	V	-	+	V	V	S

注：+表示>90%阳性；-表示<10%阳性；V表示可变；ND表示未定；W表示反应较弱；S表示敏感；R表示耐药。

表15-2　临床常见弯曲菌属菌种鉴定

菌种	萘啶酸	头孢噻吩	TTC	马尿酸水解	吲哚乙酸酯水解
空肠弯曲菌空肠亚种	S	R	R	+	+
大肠弯曲菌	S	R	R	-	+
胎儿弯曲菌胎儿亚种	R	S	S	-	-
海鸥弯曲菌	R	R	S	-	-

注：+表示>90%阳性；-表示<10%阳性；S表示敏感；R表示耐药。

2. 鉴定试验

（1）马尿酸盐水解试验　某些细菌具有马尿酸水解酶，可将马尿酸水解为苯甲酸和甘氨酸，苯甲酸与三氯化铁试剂结合形成苯甲酸铁沉淀。本试验是鉴别空肠弯曲菌空肠亚种和多氏亚种的重要试验，空肠弯曲菌空肠亚种马尿酸盐试验阳性。

（2）吲哚乙酸酯水解试验　吲哚乙酸酯被细菌酯酶水解释放的吲哚酯，在体外与氧结合生成靛蓝。空肠弯曲菌为阳性而胎儿弯曲菌为阴性。

（3）萘啶酸、头孢噻吩耐药试验　空肠弯曲菌和大肠弯曲菌对萘啶酸敏感，对头孢噻吩耐药；胎儿弯曲菌对萘啶酸耐药而对头孢噻吩敏感。近来出现了对萘啶酸耐药的空肠弯曲菌和大肠弯曲菌，应结合马尿酸盐水解试验进行鉴定。

目前，除质谱技术鉴定菌种外，还有快速弯曲菌乳胶凝集试剂盒，可直接从粪便标本中检测弯曲菌抗原。

知识拓展

空肠弯曲菌与吉兰–巴雷综合征

吉兰–巴雷综合征（Guillain–Barre syndrome，GBS）为最常见的急性弛缓性神经病变，其症状表现为进行性四肢无力，严重者表现为呼吸肌麻痹，死亡率 3%~10%。河北医科大学第二医院李春岩院士团队通过对 300 余例 GBS 患者神经电生理学及 25 例尸体解剖资料进行研究，发现 GBS 不仅存在急性炎症性脱髓鞘性病变，还有以急性原发性运动神经轴索变性为特征的病理改变，命名为急性运动性轴索型神经病（acute motor axonal，AMAN）。李院士团队经过千余次的培养，终于首次从患者粪便中培养出空肠弯曲菌，并利用该菌及菌体成分脂多糖诱发出 AMAN 的动物模型。其在国际上首先利用空肠弯曲菌成功制成 AMAN 动物模型，证实了空肠弯曲菌是 GBS 相关急性运动性轴索型神经病的病因之一。这是我国科学家对此疾病做出的卓越贡献。

四、抗菌药物敏感性

弯曲菌属感染轻症自限，一般不需抗菌治疗。头孢菌素和青霉素对多数弯曲菌无效，环丙沙星有效但耐药菌株多。空肠弯曲菌对 β-内酰胺类抗生素耐药，对大环内酯、喹诺酮类敏感但耐药率增加。大肠弯曲菌对红霉素多耐药。胎儿弯曲菌感染可用红霉素、氨苄西林等治疗。

五、临床意义

弯曲菌属存在于人和动物肠道，主要经粪口传播。食用污染的食物、水和牛奶可引发弯曲菌肠炎。弯曲菌能黏附并入侵肠道，产生多种毒素致病，常累及空肠、回肠，并可能蔓延至结肠。除引起肠炎外，弯曲菌还可引起肠外感染，包括菌血症、肝炎、胆囊炎、胰腺炎、尿路感染、心肌炎等。

空肠弯曲菌空肠亚种是弯曲菌属主要致病菌，引发 80%~90% 的弯曲菌腹泻。空肠弯曲菌可引发关节炎、败血症、脑膜炎和吉兰–巴雷综合征（GBS）。GBS 与空肠弯曲菌特殊血清型 O：19 有关，能与人神经组织发生交叉免疫反应。

胎儿弯曲菌主要引起肠外感染，其中胎儿亚种和猫、绵羊的感染性流产关系密切，较少引起人类感染，若感染人体常引起全身症状，如菌血症、心内膜炎、腹膜炎与胆囊炎等。

第二节　螺杆菌属

螺杆菌属（*Helicobacter*）为一类微需氧的革兰阴性螺形杆菌，其中与人关系最密切的是幽门螺杆菌（*H. pylori*），该菌于 1983 年由澳大利亚学者 Warren 和 Marshall 首次从胃黏膜中分离出，并证明慢性胃炎、消化性溃疡等许多胃肠道疾病与幽门螺杆菌感染密切相关，二人因此共同获得了 2005 年诺贝尔生理学或医学奖。　微课/视频 2

一、分类和命名

螺杆菌属隶属于螺杆菌科（*Helicobacteraceae*），其形态染色、培养条件、生长特征与弯曲菌属类似，模式菌种为幽门螺杆菌（*Helicobacter pylori*，Hp）。此菌在胃窦部多见。目前螺杆菌属约有 39 个菌种，与人类感染有关的菌种主要有毕氏螺杆菌（*H. bizziozeronii*）、犬螺杆菌（*H. canis*）、加拿大螺杆菌（*H. canadensis*）、同性恋螺杆菌（*H. cinaedi*）、菲氏螺杆菌（*H. fennelliae*）、幼禽螺杆菌（*H. pullorum*）、幽门螺杆菌（*H. pylori*）等。

二、生物学特性

螺杆菌属的细菌为螺旋形或弯曲形杆菌，大小为（0.3~0.6）μm×（1.0~10）μm，革兰染色阴性，无芽胞（图 15-3）。菌体不易着色，需适当延长染色时间。大多数螺杆菌两端有多根带鞘套的鞭毛，幽门螺杆菌一端有多根带鞘套的鞭毛，而幼禽螺杆菌和加拿大螺杆菌的鞭毛则不具有鞘套。在陈旧培养物上或富氧条件下可呈圆球形，包括两种类型：一种较大，在透射镜下可见稀疏的细胞质，细胞体积膨大，可能是一种退化型，在传代中不能再生；另一种为小圆球体，透射电镜下可见电子密度较高的细胞质，有完整的细胞膜，在合适的培养条件下能重新生长成繁殖体。

本属细菌为微需氧菌，体外培养时，湿润、低氧（5%~10% O_2）、高 CO_2（5%~12%）的培养条件有利于其生长。多数螺杆菌在大气环境下生长不良或不生长，在微需氧或厌氧气体条件下生长。生长最适 pH 为中性或弱碱性，营养要求较高，最适生长温度为 37℃，25℃不生长，42℃少数生长，此与弯曲菌属明显不同。螺杆菌的培养常用脑心浸出液琼脂、布氏杆菌琼脂、哥伦比亚琼脂加适量马（或羊、兔）全血、人或胎牛血清。其生长缓慢，在含 5% O_2、85% N_2、10% CO_2 的微需氧环境（图 15-4）中 37℃孵育 3~5 天，长出细小、灰白色、半透明、不溶血菌落（图 15-5）；至少连续观察 10 天，才能确认培养阴性。用于培养的胃黏膜活

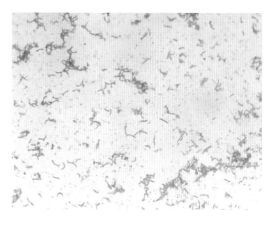

图 15-3 幽门螺杆菌（革兰染色，×1000）

检标本应立即送检或放入转运培养基内，如需长期保存，应置于 10% 甘油培养基中 -70℃冷冻保存。为避免快速生长的兼性厌氧菌和真菌等的过度生长，常在培养基中加入万古霉素、甲氧苄啶、两性霉素、多黏菌素等抑菌剂。

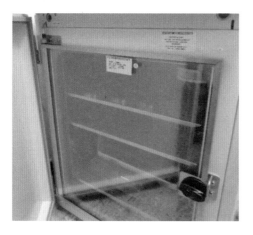

图 15-4 幽门螺杆菌微需氧培养箱

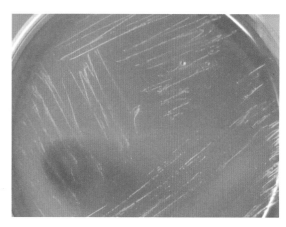

图 15-5 幽门螺杆菌菌落
（Skirrow 培养基，35℃微需氧培养 5 天）

三、鉴别与鉴定

1. 属内鉴定 幽门螺杆菌呈海鸥状、S 形或弧形；微需氧；脲酶强阳性、氧化酶、过氧化氢酶和碱性磷酸酶阳性；对萘啶酸耐药、头孢噻吩敏感；在 1% 甘油和 1% 胆盐中不生长；对大多数常用于鉴定肠杆菌目细菌的经典试验不起反应。幽门螺杆菌与其他螺杆菌属细菌的鉴别参见表 15 - 3。

表 15 - 3　螺杆菌属菌种的鉴定

菌种	定居部位	触酶	硝酸盐还原	脲酶	碱性磷酸酶	吲哚乙酸酯水解	γ-谷氨酰胺转移酶	生长		耐药[a]		鞭毛
								42℃	1%甘氨酸	萘啶酸	头孢噻吩	
幽门螺杆菌	胃	+	-	+	+	-	+	-	-	R	S	一端
犬螺杆菌	肠	-	-	-	+	+	+	+	-	S	I	两端
加拿大螺杆菌	肠	+	±	-	+	+	+	+	+	R	R	一端/两端
同性恋螺杆菌	肠	+	-	-	+	+	+	-	-	S	I	两端
菲氏螺杆菌	肠	+	-	-	+	+	+	-	-	S	S	两端
幼禽螺杆菌	肠	+	-	-	-	+	ND[c]	+	-	S	S	一端
毕氏螺杆菌[b]	胃	+	+	+	+	+	+	-	-	R	S	两端
螺杆菌种"易挠"菌株[d]	肠	±	-	-	-	+	+	+	-	R	R	两端
温哈门螺杆菌	肠	-	-	-	+	+	ND	-	+	R	R	两端

注：[a] 耐药性检测使用的是纸片扩散法，被检菌株接种于含血培养基，微需氧 37℃，孵育时间各菌种不尽相同；R 为完全没有抑菌圈、I 为抑菌圈 <15mm、S 为抑菌圈 >20mm；[b] 与 *H. helimannii* 相似，分类尚未完全清楚；[c] ND 无资料，未确定；[d] 以前与 *flexispira rappini* 有关。

2. 幽门螺杆菌感染快速检测试验

（1）活检组织快速脲酶试验（RUT）　取一小块新鲜活检标本置于含尿素的培养基中或试剂条上，幽门螺杆菌产生的细胞外脲酶可分解尿素产生大量的氨，使培养基 pH 升高，指示剂变色，此法能在 5～30 分钟内检出幽门螺杆菌。

（2）组织学检测　可对病变胃活检组织进行 Wanthin - Starry 染色来观察细菌。免疫组织化学染色特异性高，但费用较高；HE 染色可同时作病理诊断；荧光原位杂交检测幽门螺杆菌感染具有较高敏感性，也可用于幽门螺杆菌对克拉霉素耐药性的检测。

（3）粪便幽门螺杆菌抗原（HpSA）检测　使用经过验证的单克隆抗体检测粪便中幽门螺杆菌抗原，可用于感染治疗前诊断和治疗后复查。该法操作安全、简便，具有较好的灵敏度和特异性。

（4）^{13}C 或 ^{14}C 标记尿素呼气试验（UBT）　受检者服用 ^{13}C 或 ^{14}C 标记尿素到达胃内，经脲酶分解后产生带有 ^{13}C 或 ^{14}C 标记的 CO_2，可随血液入肺，经气体交换呼出体外。测定患者服用尿素前后呼气中带有的含同位素的 CO_2 量判断是否感染幽门螺杆菌。该方法具有较好的灵敏度和特异性。

（5）血清抗体检测　检测血清 IgG 抗体，反映一段时间内幽门螺杆菌感染情况，部分试剂盒可同时检测 CagA 和 VacA 抗体。幽门螺杆菌根除后血清抗体尤其是 CagA 抗体可以维持数月至数年，因此不能用于治疗后复查。本法主要适用于流行病学调查，在消化性溃疡出血或胃黏膜相关淋巴组织淋巴瘤（MALT）等疾病中可作为现症感染的实验诊断。

（6）分子生物学检测 可用于检测粪便或胃黏膜组织等标本中幽门螺杆菌含量过少或因含大量其他细菌干扰检测的情况，也可用于分型和耐药基因突变的检测。

四、抗菌药物敏感性

幽门螺杆菌易发生耐药性变异，需要依据体外药敏试验结果或所属地区幽门螺杆菌对抗生素的耐药资料有针对性地选择敏感药物治疗感染。目前多采用琼脂稀释法作为参考标准。幽门螺杆菌对多黏菌素 B、三甲氧苄氨嘧啶、磺胺、万古霉素和萘啶酸天然耐药。单一用药对幽门螺杆菌的疗效差，一般建议 2 种或 3 种药物联合使用。临床上治疗幽门螺杆菌感染的常用抗生素有硝基咪唑类、大环内酯类、β - 内酰胺类和四环素类等，具体治疗方案采用质子泵抑制剂和（或）铋剂合用 2 ~ 3 种抗生素组成。对于溃疡患者可应用质子泵抑制剂加 1 种抗生素或 H2 受体拮抗剂加 2 种抗生素，连续治疗 2 周。由于幽门螺杆菌抗生素治疗方案的广泛应用，其耐药性问题也日益严重。目前已运用分子生物学对幽门螺杆耐药基因突变进行分析检测。

五、临床意义

幽门螺杆菌是一种高度适应于胃部这样富含多种消化酶和酸性环境的微需氧菌，定植于胃黏膜表面和黏膜层之间。人群对其感染非常普遍，可持续数十年甚至终身。大量研究表明它是胃炎、消化溃疡的主要致病因素，并且与胃 MALT 淋巴瘤、胃癌的发生密切相关，世界卫生组织国际癌症研究机构已将其纳入"一类致癌因子"。

幽门螺杆菌确切的致病机制尚不清楚，目前一般认为与下列机制有关：特殊的螺旋状和端鞭毛运动方式，有助于幽门螺杆菌穿过胃黏膜表面的黏液层与胃黏膜上皮细胞接触；高活性的胞外脲酶，可分解尿素形成"氨云"和改变局部 pH 值，利于该菌定植于胃黏膜下层；氨的产生使载液层离子发生改变，可导致黏膜中的氢离子反向扩散，刺激胃泌素产生进而损伤胃黏膜。幽门螺杆菌的致病因素包括毒力因子、感染后引发机体的免疫反应、宿主胃环境等。毒力因子包括鞭毛、脲酶、黏附素、细胞空泡毒素（VacA）及细胞毒素相关基因 A 蛋白（CagA）等因子。

幽门螺杆菌感染的诊断方法较多，目前国内可诊断幽门螺杆菌现症感染的方法有以下几种：①胃黏膜组织 RUT、组织切片染色、幽门螺杆菌培养，三项中任一项阳性；②^{13}C 或 ^{14}C - UBT 阳性；③ HpSA检测（单克隆法）阳性；④血清幽门螺杆菌抗体检测阳性提示曾经感染，从未治疗可视为现症感染。

感染根除治疗后的效果判断应在根除治疗结束至少 4 周后进行。符合下述两项之一者可判断为根除成功：①^{13}C 或 ^{14}C - UBT 阴性；②HpSA 检测阴性。

❓思考题

答案解析

案例 一名 12 岁的女孩在一次野餐几天后生病，主诉腹泻、腹痛、发热。症状持续约 1 周，入院后检查粪便常规显示红细胞（＋），将粪便进行培养。在 42℃的微需氧环境中，分离出水滴状、氧化酶和触酶阳性的菌落。

问题

（1）菌落革兰染色后为革兰阴性杆菌，形态呈海鸥状。考虑是什么细菌？

（2）可以用什么快速检测方法来鉴定该细菌？

（3）临床常见弯曲菌属菌种鉴定试验有哪些？

（4）在这个病例中，细菌最有可能传播给患者的途径是什么？

（赵建宏）

书网融合……

重点小结　　　　　　　题库　　　　　　　微课/视频1　　　　　　微课/视频2

第十六章　苛养菌

PPT

📝 **学习目标**

1. 通过本章学习，掌握流感嗜血杆菌的生物学特性、细菌鉴定及卫星试验；熟悉百日咳鲍特菌的生物学特性和细菌鉴定及致病特点，HACEK 细菌群及其临床意义；了解流感嗜血杆菌、百日咳鲍特菌、军团菌的致病性。

2. 具备检验苛养菌微生物学技能，为临床诊断、治疗提供实验诊断的能力。

3. 树立生物安全防范意识，培养严谨求实的科学态度和专业素养。

苛养菌（fastidious microorganisms）是指对营养及生长环境要求较为苛刻、普通培养条件下不生长或生长不良的一类细菌。常见的有嗜血杆菌属、鲍特菌属、链球菌属、奈瑟菌属、分枝杆菌属、军团菌属与莫拉菌属等。

在苛养菌中有一类革兰阴性杆菌被称为 HACEK 细菌群（HACEK organisms）。HACEK 是由 5 个英文单词的字头组成，H 代表嗜血杆菌属（*Haemophilus*），A 代表放线杆菌属（*Actinobacillus*），C 代表心杆菌属（*Cardiobacterium*），E 代表艾肯菌属（*Eikenella*），K 代表金氏杆菌属（*Kingella*）。它们是人类口腔、呼吸道、生殖道的正常菌群，其共同特征是营养要求较高、生长缓慢（48～72 小时可见菌落），且需 CO_2。该群细菌易导致心内膜感染，是心内膜炎的常见病原之一。

本章主要介绍嗜血杆菌属、鲍特菌属、军团菌属、放线杆菌属、心杆菌属、艾肯菌属与金氏杆菌属。

第一节　嗜血杆菌属

一、分类和命名 🔲 微课/视频

嗜血杆菌属（*Haemophilus*）细菌在人工培养时需加入新鲜血液才能生长，故名"嗜血"杆菌。本属隶属巴斯德菌科（*Pasteurellaceae*），包括 14 个菌种，其中与人类疾病相关的主要有流感嗜血杆菌（*H. influenzae*）、副流感嗜血杆菌（*H. parainfluenzae*）、溶血嗜血杆菌（*H. haemolyticus*）、副溶血嗜血杆菌（*H. parahaemolyticus*）、皮特曼嗜血杆菌（*H. pittmaniae*）、副溶血嗜沫嗜血杆菌（*H. paraphrohaemolyticus*）、埃及嗜血杆菌（*H. aegyptius*）、杜克雷嗜血杆菌（*H. ducreyi*）。嗜血杆菌属 DNA（G + C）mol% 含量为 37～44，模式菌种为流感嗜血杆菌。

二、生物学特性

本属细菌均为革兰阴性短小球杆菌（图 16 - 1），菌体大小为（1.0～1.5）μm ×（0.3～0.4）μm，在恢复期病灶或陈旧培养物中可出现长杆状、丝状等多形态，无芽胞，无鞭毛，多数菌株有荚膜，在陈旧培养物中荚膜可消失。

本属细菌需氧或兼性厌氧，某些菌株初次培养在 5%～10% CO_2 环境中生长良好，pH 7.6～7.8 为宜。由于该菌氧化还原酶系统不完善，因此需要特殊的营养X因子和（或）V因子。X因子（原卟啉Ⅸ或正铁血红素）为血红蛋白降解衍生物，是细菌合成过氧化氢酶、过氧化物酶及细胞色素氧化酶的辅基，对热稳定；V因子为辅酶Ⅰ（NAD）或辅酶Ⅱ（NADP），是细菌呼吸中的递氢体，对热不稳定；二者均存在于新鲜血液中，但V因子常处于抑制状态，必须将血加热到80~90℃，10分钟才能释放出来；因此培养嗜血杆菌常用巧克力培养基。将流感嗜血杆菌与金黄色葡萄球菌共同培养于血琼脂平板时，因金黄色葡萄球菌能合成较多的V因子，靠近其周围的流感嗜血杆菌菌落较大，距离越远的菌落越小，称为"卫星现象"（satellite phenomenon）（图16-2）。嗜血杆菌对X、V因子需求不尽相同，可作为种间鉴定特性之一。

图16-1　流感嗜血杆菌

（革兰染色，×1000）

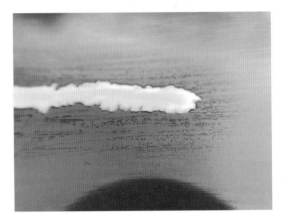

图16-2　流感嗜血杆菌"卫星现象"

（血培养基，35℃培养48小时）

流感嗜血杆菌在巧克力平板上经35℃培养18~24小时后形成的1~2mm、圆形、光滑湿润、半透明、灰色的菌落，产荚膜的菌落呈黏液状，比同样培养的无荚膜菌落要大一些（图16-3）。副流感嗜血杆菌菌落呈灰白色或黄色，光滑或粗糙；溶血嗜血杆菌菌落为半透明、光滑，在血平板上可产生β溶血；埃及嗜血杆菌培养48小时菌落仅为0.5mm；杜克雷嗜血杆菌在30~33℃、5% CO_2 生长良好，培养3~5天才出现光滑、灰色的小菌落，在血平板上可产生轻微的β溶血。嗜血杆菌对一般消毒剂敏感，干燥时易死亡，在人工培养基上应每隔4~5天转种一次。

除杜克雷嗜血杆菌外，大多数嗜血杆菌均能发酵葡萄糖和其他碳水化合物产酸，少数菌株产气，氧化酶、触酶反应不定，硝酸盐还原试验阳性，CAMP试验阴性，碱性磷酸酶阳性。

三、鉴别与鉴定

依据形态特征、菌落特征、对X和V因子的需求情况、生化反应，对嗜血杆菌属内进行鉴别（表16-1），已有商品化试剂盒用于嗜血杆菌属的鉴定和分型。根据吲哚、脲酶、鸟氨酸脱羧酶试验，可将流感嗜血杆菌及副流感嗜血杆菌进行生物分型（表16-2），主要用于流行病学研究和分析。根据荚膜多糖抗原不同可将流感嗜血杆菌分为a、b、c、d、e、f六个血清型，其中b型致病性最强，f型次之。

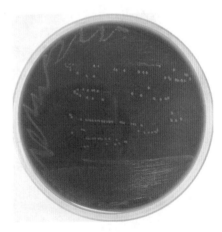

图16-3　流感嗜血杆菌菌落

（巧克力培养基，35℃培养24小时）

可采用荚膜多糖的特异性抗体检测流感嗜血杆菌荚膜多糖抗原，进行分型鉴定。

测定X和V因子需求可采用商品化平板法：MH琼脂平板被平均分成4份，每份分别添加X因子、V因子、X＋V因子、X＋V因子和马血（检测溶血）；将待测细菌悬液接种该平板过夜培养后，即可确定细菌对X和V因子需求及溶解马红细胞能力。

表16－1　嗜血杆菌属常见菌种的鉴别

菌种	X因子	V因子	溶血	葡萄糖	乳糖	木糖	甘露糖	蔗糖	触酶	CO$_2$生长
流感嗜血杆菌	+	+	－	+	－	+	－	－	+	+
副流感嗜血杆菌	－	+	－	+	－	－	+	+	D	D
溶血嗜血杆菌	+	+	+	+	－	+	－	－	+	－
副溶血嗜血杆菌	－	+	+	+	－	－	－	+	+	－
副溶血嗜沫嗜血杆菌	－	+	+	+	－	－	+	+	－	+
埃及嗜血杆菌	+	+	－	+	－	－	－	－	+	－
杜克雷嗜血杆菌	+	－	－	－	－	－	－	－	+	－
皮特曼嗜血杆菌	－	+	+	+	－	－	－	+	W	－

注：－表示阴性，＋表示阳性，W表示弱反应，D表示不同结果。

表16－2　流感嗜血杆菌和副流感嗜血杆菌的生物型鉴别

菌种	生物型	吲哚	脲酶	鸟氨酸脱羧酶
流感嗜血杆菌	Ⅰ	+	+	+
	Ⅱ	+	+	－
	Ⅲ	－	+	－
	Ⅳ	－	+	+
	Ⅴ	+	－	+
	Ⅵ	－	－	+
	Ⅶ	+	－	－
	Ⅷ	－	－	－
副流感嗜血杆菌	Ⅰ	－	－	+
	Ⅱ	－	+	+
	Ⅲ	－	+	－
	Ⅳ	+	+	+
	Ⅴ	+	－	+
	Ⅵ	+	+	－
	Ⅶ	+	－	－

核酸检测可对生殖器溃疡或脓肿标本中的嗜血杆菌进行检测，用于杜克雷嗜血杆菌感染导致软下疳的辅助诊断。

四、抗菌药物敏感性

嗜血杆菌属生长需X、V因子，因此药敏试验必须使用嗜血杆菌培养基（haemophilus test medium，HTM）。流感嗜血杆菌对青霉素、氨苄西林、氯霉素普遍耐药，通常药敏试验只需检测β－内酰胺类及氯霉素敏感性。β－内酰胺酶试验阳性提示对青霉素、氨苄西林、阿莫西林耐药，其机制是产生了

TEM 型 β - 内酰胺酶。若 β - 内酰胺酶试验阴性提示临床治疗可首选氨苄西林、阿莫西林,次选磺胺及增效剂、头孢菌素、红霉素及氨曲南。对于脑膜炎等危重感染,常规报告氨苄西林、三代头孢菌素、氯霉素及美罗培南的试验结果。杜克雷嗜血杆菌感染首选红霉素,次选阿奇霉素、头孢曲松、环丙沙星、大观霉素、磺胺甲噁唑、阿莫西林/克拉维酸。

五、临床意义

多数嗜血杆菌属细菌存在于正常人上呼吸道,主要寄居在口咽部,有些可定居于胃肠道和泌尿生殖道。50% 人群的上呼吸道定植流感嗜血杆菌。80% 健康儿童鼻腔内有少量无荚膜的生物型 Ⅱ、Ⅲ 流感嗜血杆菌定植,但荚膜型只存在于 3% ~5% 的儿童中,成人少见。

流感嗜血杆菌的主要毒力因子是荚膜多糖、菌毛、内毒素和 IgA 蛋白酶,可引起脑膜炎、鼻咽炎、咽喉会厌炎、心包炎等原发性化脓性感染。其中荚膜 b 型株致病性最强,是 5 岁以下儿童特别是 6~7 月龄婴幼儿细菌性脑膜炎和会厌炎的主要病原,多伴有菌血症,随血流可引起化脓性关节炎、骨髓炎、蜂窝织炎、心包炎。流感嗜血杆菌的无荚膜菌株主要引起儿童及成人免疫低下者中耳炎、鼻窦炎、化脓性结膜炎、急慢性下呼吸道感染以及尿路感染和腹膜炎,很少入血引起菌血症。副流感嗜血杆菌为上呼吸道及阴道正常菌群,偶尔可引起咽炎、心内膜炎、尿道炎、脑脓肿和新生儿脑膜炎。埃及嗜血杆菌主要引起儿童传染性急性、亚急性化脓性结膜炎,夏季高发。溶血嗜血杆菌、副溶血嗜血杆菌为咽部正常菌群,为机会致病菌,可引起咽炎、化脓性口腔炎、心内膜炎。副溶血嗜沫嗜血杆菌为口咽部正常菌群、牙菌斑中的常见菌,可致心内膜炎和脑脓肿。杜克雷嗜血杆菌主要引起性传播疾病软下疳。

第二节　鲍特菌属

一、分类和命名

鲍特菌属(*Bordetella*)隶属于产碱杆菌科(*Alcaligenaceae*),包括百日咳鲍特菌(*B. pertussis*)、副百日咳鲍特菌(*B. parapertussis*)、支气管败血症鲍特菌(*B. bronchiseptica*)、鸟鲍特菌(*B. avium*)、欣氏鲍特菌(*B. hinzii*)、霍氏鲍特菌(*B. holmesii*)、创口鲍特菌(*B. trematum*)、皮特里鲍特菌(*B. petrii*)15 个种。鲍特菌属 DNA (G + C)mol% 含量为 66~70,模式菌种是百日咳鲍特菌。

二、生物学特性

鲍特菌属细菌为革兰阴性短小杆菌,两端浓染,大小为 $(0.2~0.5)\mu m \times (0.5~2.0)\mu m$,单个或成对、短链排列(图 16 - 4),无芽胞,光滑型菌株有荚膜,支气管败血症鲍特菌和鸟鲍特菌有鞭毛。陈旧培养物中菌体呈多形性,液体培养基中菌体为短链状排列。

除皮特里鲍特菌为兼性厌氧外,其他均为专性需氧菌。百日咳鲍特菌营养要求高,血培养基和巧克力培养基上均不能生长,且细菌生长过程中产生的代谢产物如脂肪酸、重金属离子、过氧化物等对其自身生长有抑制作用,常用培养基为含有血液、甘油和马铃薯等的鲍 - 金培养基(Bordet - Gengou,BG)、羊血木炭琼脂(Regan - Lowe,RL)培养基。百日咳鲍特菌生长缓慢,平均代时为 2.3~5 小时,培养时应保持足够的湿度。在羊血 RL 培养基 35℃培养 5 天后形成光滑、突起、灰白色不透明的珍珠状细小菌落（图16-5）。在10%去纤维马血的木炭琼脂（CHB）上生长更好。其他鲍特菌在普通血培养基及麦康凯平板上生长良好。

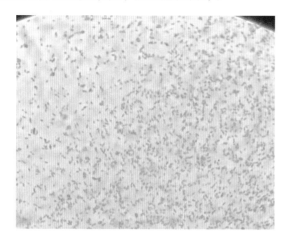

图16-4　百日咳鲍特菌形态

（革兰染色，×1000）

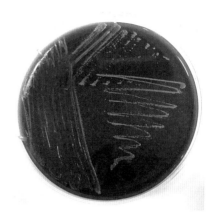

图16-5　百日咳鲍特菌菌落

（羊血木炭培养基，35℃培养5天）

　　菌体抗原（O抗原）为本菌属的共同抗原，某些具有种特异性的荚膜表面抗原（K抗原）可用于种间鉴定（表16-3）。新分离的百日咳鲍特菌有荚膜，毒力强，菌落光滑，称为Ⅰ相菌。经多次人工传代后，百日咳鲍特菌有毒株可失去荚膜成为无毒株，菌落粗糙，称为Ⅳ相菌，Ⅱ、Ⅲ相为过渡相。本属细菌抵抗力弱，对紫外线敏感，日光照射60分钟可死亡，但在0～10℃低温下能存活。

表16-3　三种鲍特菌K抗原

菌种	种特异性凝集因子	其他凝集因子
百日咳鲍特菌	1	2、3、4、5、6、7
副百日咳鲍特菌	14	7、8、9、11
支气管败血症鲍特菌	12	7、8、9、10、11

三、鉴别与鉴定

　　1. 属内鉴定　鲍特菌属触酶均为阳性，氧化酶试验因菌种不同而异，不发酵糖类。百日咳鲍特菌生化反应极不活跃，氧化酶试验阳性，硫化氢试验、吲哚试验、硝酸盐还原试验均为阴性。副百日咳鲍特菌氧化酶、硝酸盐还原、明胶液化阴性，脲酶试验阳性，可在普通琼脂平板上生长，42℃不生长。无菌生长标本至少培养7天，方可判定为阴性。支气管鲍特菌氧化酶试验、枸橼酸盐、脲酶试验阳性，明胶液化、硫化氢试验、吲哚试验阴性。鲍特菌属内主要鉴别特性见表16-4。

表16-4　常见鲍特菌的鉴别特性

特性	百日咳鲍特菌	副百日咳鲍特菌	支气管败血症鲍特菌	鸟鲍特菌	欣氏鲍特菌	霍氏鲍特菌
血平板和MAC生长	-	+	+	+	+	+
氧化酶	+	-	+	+	+	-
脲酶	-	+	+	-	+	-
枸橼酸盐	-	+	+	-	+	-
硝酸盐还原	-	-	+	-	-	-

2. 非培养鉴定

（1）血清学检测　可定量检测患者血清中针对百日咳毒素抗原（PT）和百日咳鲍特菌丝状血凝素抗原（FHA）产生的抗体（IgG、IgA）。血清学方法不能检测副百日咳鲍特菌感染，也无法区分疫苗和感染引起的百日咳鲍特菌免疫反应（有症状或无症状感染）。

（2）核酸检测　百日咳鲍特菌重复插入序列（insertion sequences，IS）具有高度特异性，尤其是IS481和IS1001。核酸检测的诊断敏感性较高。

四、抗菌药物敏感性

鲍特菌属细菌的耐药性变化不大，目前体外抗菌药物敏感试验尚无统一标准。红霉素为临床治疗鲍特菌感染首选，次选氨曲南及磺胺增效剂。百日咳鲍特菌对青霉素、四环素、氯霉素、甲氧苄啶－磺胺甲噁唑、大环内酯类、喹诺酮类敏感，但对口服头孢菌素耐药。支气管败血症鲍特菌可产生 β －内酰胺酶，对青霉素、头孢菌素和甲氧苄啶－磺胺甲噁唑耐药，对四环素、庆大霉素和阿莫西林/克拉维酸敏感。

五、临床意义

百日咳鲍特菌是百日咳的病原菌，多见未经免疫接种的儿童感染。患者是唯一的传染源，可通过飞沫传播。百日咳病程分为卡他期、痉挛期和恢复期，其中卡他期传染性最强，细菌分离阳性率最高。百日咳鲍特菌的主要致病物质是菌毛和毒素，感染人体后黏附于气管和支气管上皮细胞，迅速繁殖并释放毒素。毒素主要有：①百日咳毒素（pertussis toxin，PT），主要毒力因子，可增强菌体黏附、干扰宿主免疫效应细胞，与阵发咳嗽、支气管痉挛有关；②丝状血凝素（filamentous hemagglutinin，FHA），使菌体与上皮细胞的黏附更牢固；③腺苷环化酶毒素（adenylate cyclase toxin，ACT），可导致胞内环磷酸腺苷含量升高而抑制宿主细胞与免疫细胞功能；④气管细胞毒素（tracheal cytotoxin），发病初期发挥主要作用，引起纤毛损伤，抑制细胞DNA合成，导致细胞坏死脱落。副百日咳鲍特菌也可引起百日咳及急性呼吸道感染，但症状较轻。支气管败血症鲍特菌主要引起狗的咳嗽及猪的萎缩性鼻炎，偶从人体分离获得，可引起轻度百日咳。

▶ 知识拓展 ┈┈

百日咳毒素脱毒与百日咳疫苗

百日咳毒素是百日咳鲍特菌的主要致病因子之一，也是百日咳疫苗的主要成分。由于PT具有多种毒性作用，因此需要进行脱毒处理才能安全地用于疫苗制备。PT是一种具有A－B结构的细菌毒素，由S1、S2、S3、S4、S5亚基组成。A原体由S1亚基构成，B寡聚体由S2、S3、S4、S5构成。脱毒方法主要有化学脱毒和基因工程脱毒，化学脱毒使用甲醛和戊二醛作为脱毒剂，通过化学修饰氨基酸残基来去除毒性。基因工程脱毒在PT中引入突变，减少毒性同时保留免疫原性。化学脱毒和基因工程脱毒的百日咳疫苗均显示出良好的安全性。有研究认为基因工程脱毒的疫苗具有更好的免疫原性。

┈┈

第三节　军团菌属

一、分类和命名

军团菌属（*Legionella*）归于军团菌科（*Legionellaceae*）。因 1976 年美国退伍军人在费城召开集会期间暴发流行性肺炎，当时命名为"军团病"，次年分离出本菌而得名。近年来军团菌导致医院感染的报道增多。军团菌属内有 65 个种，与人类有关的菌种包括：嗜肺军团菌（*L. pneumophila*）、米克戴德军团菌（*L. micdadei*）、杜莫夫军团菌（*L. dumoffii*）、波兹曼军团菌（*L. bozemanae*）、长滩军团菌（*L. longbeachae*）等，其中嗜肺军团菌占病例的 85%～90%，与人类疾病关系最为密切。军团菌属 DNA（G＋C）mol% 含量为 39～43，模式菌种为嗜肺军团菌。

二、生物学特性

军团菌为革兰阴性杆菌，大小为（0.3～0.4）μm×（2～3）μm，无荚膜、无芽胞、有端生鞭毛或侧鞭毛，多形性显著，常呈梭形或两端钝圆。革兰染色着色浅（图 16－6），吉姆萨染色呈红色，镀银染色呈黑褐色，碱性沙黄染色可见菌体内有蓝黑色脂滴。

军团菌为专性胞内寄生菌，体外培养专性需氧，2%～5% CO_2 可促其生长，最适生长温度 35℃，最适生长 pH 范围较窄（6.7～6.9）。营养要求苛刻，普通培养基上不生长。选择培养基为含有铁、L－半胱氨酸和 α－酮戊二酸的活性炭酵母浸膏培养基（buffered charcoal yeast extract Agar，BCYE）。BCYE 平板上培养 3～5 天后可形成细小、圆形、有光泽的灰白色菌落（初分离时需 4～10 天）；可出现棕色色素，用接种环可推动整个菌落；24 小时后用解剖显微镜检查可提早发现菌落；培养 14 天后无菌落生长，才可报告阴性。在选择性培养基甘氨酸－万古霉素－多黏菌素 B－环己酰亚胺（glycine－vancomycin－polymyxin B－cycloheximide，GVPC）琼脂平板上 35℃培养 4 天可见菌落（图 16－7）。

图 16－6　嗜肺军团菌
（革兰染色，×1000）

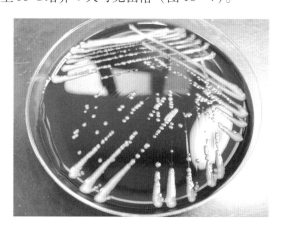

图 16－7　嗜肺军团菌菌落
（GVPC 培养基，35℃培养 4 天）

本属细菌有 O 抗原（特异性）、H 抗原（无特异性），根据 O 抗原可将嗜肺军团菌分为 15 个血清型，我国有 Lp1、Lp3、Lp5、Lp6、Lp9 等血清型，约 90% 为 Lp1 血清型。

军团菌广泛存在于天然水体中，在含有藻类物质的气溶胶中可长期存活；在蒸馏水中可存活 100

天以上；对紫外线、热和常用消毒剂敏感，但对氯有一定抵抗力，在自来水中可存活一年左右；在盐酸中可存活 30 分钟（可除去标本中不耐酸的杂菌）。

三、鉴别与鉴定

1. 属间鉴别　培养鉴定是军团菌感染诊断的"金标准"。临床采集标本应避免气溶胶的形成，用无菌防漏容器收集后快速送检。标本主要包括痰、气管分泌物、支气管肺泡灌洗液、胸腔积液和血液等。胸腔积液、血液等无菌部位标本，经离心沉淀、增菌后接种于 BCYE 培养基。含正常菌群或杂菌的标本可接种于含头孢菌素、多黏菌素、万古霉素等的 BCYE 培养基抑制杂菌生长。培养 3～5 天观察菌落，如在血平板、巧克力平板、不含 L - 半胱氨酸 BCYE（BCYE - Cys）上生长，则可排除军团菌。BCYE 培养基上生长、BCYE - Cys 上不生长，结合形态染色可初步推断为军团菌属。军团菌属不利用碳水化合物，利用氨基酸；触酶阳性，部分菌株氧化酶阳性；脲酶、硝酸盐还原、糖发酵阴性；可水解淀粉、马尿酸盐等。

2. 属内鉴定　用 365nm 紫外灯光照射 BCYE 培养基上菌落，观察是否产生荧光及荧光颜色，属内鉴定特性见表 16 - 5。军团菌生化反应不活泼，多数能产生 β - 内酰胺酶和液化明胶，马尿酸水解试验常用于致病性嗜肺军团菌的鉴别。军团菌的最终鉴定需采用特异性抗血清试剂通过荧光免疫法或凝集法进行血清分型（表 16 - 6）。

表 16 - 5　常见军团菌的鉴定特性

菌种	特性						
	自身荧光	液化明胶	动力	棕色素	水解马尿酸	β - 内酰胺酶	氧化酶
嗜肺军团菌	-	+	+	+	+	+	V
米克戴德军团菌	-	-	+	-	-	-	+
波兹曼军团菌	BW	+	+	+	-	V	V
杜莫夫军团菌	BW	+	+	+	-	V	V
华兹沃斯军团菌	YG	+	+	V	-	+	-
长滩军团菌	-	+	+	+	-	V	+

注：+ 表示 ≥90% 阳性；- 表示 ≥90% 阴性；V 表示不定；BW 表示蓝白荧光；YG 表示黄绿荧光。

表 16 - 6　嗜肺军团菌血清型鉴定

与 Lp1 试剂反应	与 Lp2～15 试剂反应	与 Lp species 试剂反应	结果判断
+	-		嗜肺军团菌：血清 1 型
-	+	-	嗜肺军团菌：血清 2～15 型
-	-	+	军团菌：非嗜肺军团菌
-	-	-	无军团菌

3. 非培养检测

（1）抗体检测　采用免疫荧光抗体分析检测患者血清中的抗军团菌 IgM、IgG 及 IgA 抗体，抗体滴度增加有诊断意义，但存在交叉反应。

（2）尿抗原检测　多数军团病患者尿液可检出军团菌抗原（远高于血清中浓度），对热稳定、抗胰酶分解，称为尿抗原。发病后 1～3 天阳性率约 80%，14 天后阳性率可达 100%。ELISA 和免疫层析法均可检出，主要用于 Lp1 型感染的检测。

（3）菌体抗原检测　采用直接荧光抗体法，利用针对嗜肺军团菌特异性 O 抗原的荧光标记抗体，能快速发现病理标本或呼吸道分泌物标本中是否存在军团菌。该法特异性较高但敏感性低，适于含菌量多的标本。

（4）核酸检测　常用基于 DNA 序列的分子生物学方法检测军团菌种特异性 16S rRNA 和巨噬细胞感染增强因子 *mip* 基因，具有较高的敏感性和特异性。

四、抗菌药物敏感性

由于军团菌胞内寄生，并非所有抗菌药物都能进入细胞并保持活性。军团菌属细菌的体外药敏试验尚无统一标准，且与临床治疗反应不一致，一般不做常规药敏试验。临床治疗常用大环内酯类、四环素类、酮内酯类和喹诺酮类，如左氧氟沙星、阿奇霉素、克拉霉素、环丙沙星等。甲氧苄啶 – 磺胺甲噁唑与利福平或红霉素联合使用对治疗军团菌感染效果明显。

五、临床意义

军团病（legionnaires disease，LD）是由军团菌属细菌感染导致的临床综合征，其中 90% 是由嗜肺军团菌引起。细菌进入肺泡和终末细支气管后，在肺泡上皮细胞和巨噬细胞内大量繁殖，产生多种酶类、毒素和溶血素，包括蛋白酶、磷酸酯酶、脱氧核糖核酸酶、β – 内酰胺酶以及细胞毒素，导致宿主细胞死亡。细胞免疫在机体抗感染免疫中起主要作用。军团菌可与多种病原体引起混合感染，形成"难治性肺炎"。临床表现为呼吸道感染及发热等症状，轻症类似流感，重症类似肺炎。流感型病情较轻，仅表现为发热、乏力、头痛和肌肉疼痛等类似流感的症状，发病率高，但死亡率低。肺炎型临床症状较重，以高热、下呼吸道感染、肺炎及明显的肺部影像学病变为主，重症患者可发生菌血症导致呼吸衰竭和多器官功能衰竭而亡。

军团菌广泛存在于环境中，人工水源和空调系统中检出率最高，可通过空气传播。军团菌感染高发于夏秋季，易侵犯患有慢性器质性疾病、免疫功能低下的患者，也是医院感染的常见病原之一。

第四节　艾肯菌属

一、分类和命名

艾肯菌属（*Eikenella*）隶属于奈瑟菌科（*Neisseriaceae*），包括侵蚀艾肯菌（*E. corrodens*）、贫乏艾肯菌（*E. exigua*）、摄糖艾肯菌（*E. glucosivorans*）、哈琳艾肯菌（*E. halliae*）、遥远艾肯菌（*E. longinqua*）5 个种。艾肯菌属 DNA （G + C）mol% 含量 56 ~ 58，模式菌种为侵蚀艾肯菌。

二、生物学特性

革兰阴性多形性球杆菌，菌体细长，大小为（0.3 ~ 0.4）μm ×（1.5 ~ 4）μm，无芽胞、无鞭毛、无荚膜。兼性厌氧，对营养要求较高，初代培养需氯化血红素，在 36℃ 含 3% ~ 10% CO_2 环境中生长良好，在 MH、HTM、营养琼脂及中国蓝琼脂平板上不生长，在克氏双糖铁或三糖铁上不长或生长很差，在血和巧克力琼脂上生长缓慢，培养 48 小时后形成直径仅 1 ~ 2mm 的菌落，培养时分解多聚半乳糖醛酸而侵蚀琼脂（侵蚀艾肯菌的名字由来），中心凸起或向琼脂深层凹陷，边缘呈扩散性生长，有次氯酸气味，数天后变淡黄色。生化反应不活泼，不分解糖类。

三、鉴别与鉴定

侵蚀艾肯菌鸟氨酸脱羧酶阳性，硝酸盐还原阳性，氧化酶阳性，触酶、脲酶、吲哚阴性。培养时间较长时菌落周围可呈草绿色，用棉签抹取菌落可见黄色色素。其生化特性及相关菌种鉴别见表16-7。

表16-7 艾肯菌属与脲酶阴性相关菌种的鉴别特性

特性	紫色色杆菌	人心杆菌	瓣膜心杆菌	产吲哚萨顿菌	金氏金氏杆菌	脱硝金氏杆菌	口腔金氏杆菌	波塔新金氏杆菌	侵蚀艾肯菌	米氏西蒙斯菌
触酶	+	-	-	V				-	-	-
氧化酶	V	+	+	+	+	+	+	+	+	+
吲哚	V	+^{w}	V	V	-	-	-	-	-	-
精氨酸双水解酶	+	-	ND	-	-	-	-	-	-	-
硝酸盐还原	+	-	-	-	-	+/G	-	-	+	-
水解七叶苷	-	-	-	-	-	-	-	-	-	-
鸟氨酸脱羧酶	-	-	ND	-	-	-	-	-	+	-
MAC 生长	+	-	-	-	-	-	-	-	-	-
碱性磷酸酶^b	+	-	ND	+	+	-	-	-	-	-
产酸										
葡萄糖	+^{C}	+	V	+	+	+	+^{w}	-	-^{d}	+
蔗糖	V	+	V	+	-	-	-	-	-	-
麦芽糖	-	+	V	+	+	-	-	-	-	+
甘露醇	-	+	V	+	-	-	-	-	-	-
特殊性状	紫色素^V			DNA 酶$^-$	β溶血			DNA 酶$^+$ 黄色素	LD^V	镜下形态紧密排列呈扁平丝状

注：+表示≥90%菌株阳性；-表示≥90%菌株阴性；G表示产气；LD表示赖氨酸脱羧酶；ND表示无数据；V表示反应不定；W表示反应微弱；b表示API ZYM方法；C表示部分菌株产少量气体；d表示OF管可能出现弱阳性。

四、抗菌药物敏感性

侵蚀艾肯菌对克林霉素天然耐药，对β-内酰胺类、四环素、喹诺酮类等抗菌药物敏感。但已发现部分产β-内酰胺酶菌株。

五、临床意义

侵蚀艾肯菌是人类口腔及许多其他黏膜表面的正常菌群，也可分离自泌尿生殖道，通常不致病。当机体免疫力下降或黏膜表面破损时，可引起周围组织感染，如牙周炎、上呼吸道感染、胸膜炎、肺炎、HACEK心内膜炎以及关节、骨和伤口的感染，常与其他细菌引起混合感染。

第五节　金氏杆菌属

一、分类和命名

金氏杆菌属（*Kingella*）隶属于奈瑟菌科（*Neisseriaceae*），包括金氏金氏杆菌（*K. kingae*）、脱硝金氏杆菌（*K. denitrificans*）、口腔金氏杆菌（*K. oralis*）、蜜熊金氏杆菌（*K. potus*）、穿孔金氏杆菌（*K. pumchi*）、内盖夫金氏杆菌（*K. negevensis*）6 个种。金氏杆菌属 DNA（G + C）mol% 量为 47 ~ 58，模式菌种为金氏金氏杆菌

二、生物学特性

金氏杆菌属细菌为革兰阴性短杆菌，大小为（2 ~ 3）μm × 0.4μm，成对或短链状排列。兼性厌氧，营养要求较高。在血琼脂平板上培养 48 小时形成 1 ~ 2mm 的两种类型菌落：一种琼脂蚀痕凹陷，菌落边缘呈蔓延状生长；另一种中间凸起，无凹陷和蔓延状生长。菌落周围的 β 溶血环传代后减弱。该菌属氧化酶阳性，触酶、脲酶、苯丙氨酸脱氨酶、DNA 酶、吲哚、枸橼酸盐及明胶均阴性。在含糖培养中需补充营养物质，才能发酵葡萄糖。

三、鉴别与鉴定

有菌部位中的金氏杆菌检测时，为避免其他菌群干扰，可用含克林霉素或万古霉素的选择性培养基培养。无菌部位中的金氏杆菌可使用自动化血培养仪与细菌质谱技术检出。属内各菌种生化鉴别特性见表16 - 8。

表 16 - 8　金氏杆菌属常见菌种的鉴别特性

特性	金氏金氏杆菌	脱硝金氏杆菌	口腔金氏杆菌	蜜熊金氏杆菌
触酶	-	-	-	-
硝酸盐还原	-	+	-	-
硝酸盐产气	-	+	-	-
碱性磷酸酶	+	-	+	-
葡萄糖产酸	+	+	+[W]	-
麦芽糖产酸	+	-	-	-
β 溶血	+	-	-	-

注：+ 表示 90% 菌株阳性；- 表示 90% 菌株阴性；W 表示弱反应。

四、抗菌药物敏感性

金氏杆菌对 β - 内酰胺类、四环素、大环内酯类、甲氧苄啶 - 磺胺甲噁唑和喹诺酮类抗菌药物敏感。对于产 β - 内酰胺酶的金氏杆菌菌株，可添加克拉维酸抑制该酶活性。

五、临床意义

金氏杆菌是人类呼吸道黏膜的正常菌群。金氏金氏杆菌可引起 4 岁以下儿童的骨和关节感染和隐匿性菌血症在成年人尤其是免疫功能低下者中还可引起 HACEK 心内膜炎等。口腔金氏杆菌与牙周炎有关，蜜熊金氏杆菌见于浣熊咬伤后的人类伤口感染标本。

第六节 心杆菌属

一、分类和命名

心杆菌属（*Cardiobacterium*）隶属于心杆菌科（*Cardiobacteriaceae*），包括人心杆菌（*C. hominis*）、瓣膜心杆菌（*C. valvarum*）2 个种。心杆菌属 DNA（G + C）mol% 含量为 59 ~ 60，模式菌种为人心杆菌。

二、生物学特性

人心杆菌为革兰阴性杆菌，着色不规则，末端钝圆，大小为（0.5 ~ 0.7）μm×（1 ~ 3）μm，多形性显著，成对、短链状或簇状排列（末端呈球形膨大像玫瑰花结一样排列）。初始培养需要 5% ~ 10% CO_2，血平板上 37℃培养 48 小时后，菌落呈圆形不透明、凸起，直径为 1mm，可凹陷嵌入琼脂。发酵葡萄糖产酸不产气，氧化酶、吲哚阳性，触酶、脲酶阴性，无动力。瓣膜心杆菌与人心杆菌生长菌落相似或略小，亦具多形性，也可凹陷嵌入琼脂。

三、鉴别与鉴定

心杆菌属与金氏杆菌属、色杆菌属、艾肯菌属鉴别见表 16 - 7。人心杆菌鉴定依据为：革兰阴性杆菌，多形性，触酶阴性，氧化酶阳性，葡萄糖、甘露醇、吲哚阳性。瓣膜心杆菌与人心杆菌可通过吲哚、甘露醇发酵及细胞脂肪酸定量等试验加以区别。

四、抗菌药物敏感性

心杆菌对克林霉素耐药，对青霉素、头孢菌素类、碳青霉烯类、氨基糖苷类、氯霉素和四环霉素等敏感。产 β - 内酰胺酶心杆菌菌株少见，但对含克拉维酸复合制剂敏感。

五、临床意义

心杆菌常定植在上呼吸道、胃肠道和生殖泌尿道，主要引 HACEK 心内膜炎。

第七节 放线杆菌属

一、分类和命名

放线杆菌属（*Actinobacillus*）隶属于巴斯德菌科（*Pasteurellaceae*），属内有 18 个种，常见有李氏放线杆菌（*A. lignieresii*）、人放线杆菌（*A. hominis*）、猪放线杆菌（*A. suis*）、马放线杆菌（*A. equuli*）、尿素放线杆菌（*A. ureae*）。伴放线放线杆菌已归属于凝聚杆菌属（*Aggregatibacter*），命名为伴放线凝聚杆菌（*A. actinomycetemcomitans*）。放线杆菌属 DNA（G + C）mol % 含量 40 ~ 43，模式菌种为李氏放线杆菌。

二、生物学特性

放线杆菌属为革兰阴性杆菌或球杆菌（异质性），可见两极浓染（着色不规则），大小为（0.6 ~ 1.4）μm × （0.3 ~ 0.5）μm，单个或成对排列，很少呈链状，无芽胞，无鞭毛。兼性厌氧，营养要求较高（非必需血红素），5% ~ 10% CO_2 促进生长，在血琼脂平板上培养 24 小时后，可形成光滑、圆形、凸起、直径约 2mm 菌落，紫外光照射时菌落呈淡蓝色；也可形成粗糙型菌落，黏附于琼脂上较牢固不易刮落。

三、鉴别与鉴定

放线杆菌属多数氧化酶阳性，发酵葡萄糖产酸不产气，动力阴性，易与嗜血杆菌属、巴斯德菌属混淆。放线杆菌属鉴定特点为：血琼脂上生长缓慢，菌落具放射状皱纹，不易刮取。放线杆菌与凝聚杆菌属的鉴别见表 16 – 9。

表 16 – 9 放线杆菌属与凝聚杆菌属的鉴别特性

特性	马放线杆菌	人放线杆菌	李氏放线杆菌	猪放线杆菌	尿素放线杆菌	伴放线凝聚杆菌	嗜酸性凝聚杆菌	迟缓凝聚杆菌
需要V因子	–	–	–	–	–	–	V	+
β溶血	V	–	–	+	–	–	–	–
触酶	V	+	V	+ / $+^W$	+	+	–	V
氧化酶	+	+	+	+	+	V	V	
水解七叶苷	–	V	–	+	–	–	–	
脲酶	+	+	+	+	+	–	–	
ONPG	+	+	+	V	–	–	+	
麦康凯平板生长	+	–	V	V	–	–	V^W	–
分解葡萄糖产气	–	–	–	–	–	V	+	
产酸								
乳糖	+	+	V	+	–	–	$+^D$	–
蔗糖	+	+	+	+	+	–	+	$+^W$
木糖	+	+	+	+	+	V	V	–
麦芽糖	+	+	+	+	+	V	+	$+^W$
甘露醇	+	+	+	–	–	V	–	–
海藻糖	+	+	–	+	–	–	$+^D$	–
蜜二糖	+	+	–	–	–	–	V	–

注：所有菌株吲哚、鸟氨酸脱羧酶阴性，还原硝酸盐至亚硝酸盐；+ 表示 ≥90% 菌株阳性；– 表示 ≥90% 菌株阴性；D 表示延迟反应；V 表示反应不定，W 表示弱反应。

四、抗菌药物敏感性

放线杆菌属对四环素、氯霉素、甲氧苄啶－磺胺甲噁唑敏感，对克林霉素和氨基糖苷类耐药，某些菌株对青霉素、氨苄西林、红霉素等也耐药。

五、临床意义

放线杆菌属为人类或动物口腔或鼻咽部正常菌群。引起人类内源性感染的放线杆菌最初从放线菌病或类放线菌病以及心内膜炎患者的血液中分离出来。李氏放线杆菌主要寄居在牛和羊口腔，引起牛和羊放线杆菌病和肉芽肿，在感染组织中也会出现"硫磺颗粒"，马放线杆菌和猪放线杆菌引起马和猪的各种疾病，人类感染常与这些动物咬伤或接触有关。马放线杆菌和猪放线杆菌也可从人类上呼吸道分离。尿素放线杆菌和人放线杆菌常寄居在人类呼吸道，引起免疫力低下患者脑膜炎和其他部位感染。

答案解析

? 思考题

案例　患者，女，70岁，2天前出现发热，入院胸部CT提示两肺炎性病变，并两侧胸膜增厚。4月前无明显诱因开始出现咳嗽、咳痰，头孢唑肟治疗后仍有间断性咳嗽。既往有2年糖尿病病史。

实验室检查：白细胞 6.46×10^9/L、中性粒细胞比率60.45%、淋巴细胞比率10.30%，CRP＞300mg/L，降钙素原0.18ng/ml；部分凝血酶原时间45.30秒、纤维蛋白原8.05g/L、D－二聚体0.95mg/L；随机血葡萄糖7.95mmol/L；白蛋白30.20g/L；钾3.20mmol/L、钠130.50mmol/L、氯92.00mmol/L；尿隐血（＋）。肺泡灌洗液涂片找到革兰阴性杆菌，但细菌培养未见革兰阴性杆菌生长。

问题

（1）如怀疑肺部感染，初步判断何种病原菌及其理由？

（2）如怀疑嗜肺军团菌感染，应选择何种培养基进行分离培养？

（3）如未成功分离培养有何其他检验方案？

（4）如最终鉴定为嗜肺军团菌感染，推荐哪些抗菌药物？

（向　阳）

书网融合……

重点小结

题库

微课/视频

PPT

第十七章　需氧革兰阳性杆菌

📝 **学习目标**

1. 通过本章学习，掌握需氧革兰阳性杆菌的主要生物学特性、检验流程；熟悉芽胞杆菌属、李斯特菌属的鉴定依据；了解需氧革兰阳性杆菌临床微生物学检验的临床意义。

2. 具有良好的生物安全防范能力，熟练采集、处理和保存临床检验标本的能力。

3. 珍视生命，尊重患者，具有人道主义精神，维护患者健康权益。

需氧革兰阳性杆菌种类繁多，广泛分布于自然界，多为条件致病菌，有的为人畜共患病原菌。需氧革兰阳性杆菌包括可形成芽胞的芽胞杆菌属（*Bacillus*）、不形成芽胞的李斯特菌属（*Listeria*）、丹毒丝菌属（*Erysipelothrix*）、棒杆菌属（*Corynebacterium*）、加德纳菌属（*Gardnerella*），以及诺卡菌属（*Nocardia*）等。

第一节　芽胞杆菌属

一、分类和命名

芽胞杆菌属（*Bacillus*）是芽胞杆菌门（*Bacillota*）、芽胞杆菌科（*Bacillaceae*）的模式属。芽胞杆菌属为革兰阳性杆菌，可在有氧条件下形成芽胞，已鉴定出数百个种和亚种。临床标本中可分离到的主要有：①枯草芽胞杆菌群，如枯草芽胞杆菌（*B. subtilis*）、地衣芽胞杆菌（*B. licheniformis*）等。②蜡样芽胞杆菌群，如蜡样芽胞杆菌（*B. cereus*）、炭疽芽胞杆菌（*B. anthracis*）、苏云金芽胞杆菌（*B. thuringiensis*）等。能引起人类致病的菌种主要是炭疽芽胞杆菌和蜡样芽胞杆菌。芽胞杆菌属 DNA（G + C）mol% 含量为 32 ~ 69，模式菌种为枯草芽胞杆菌。

二、生物学特性

芽胞杆菌属为革兰阳性杆菌，有时染色性不定。多数菌种在有氧条件下可形成大小为 0.6 ~ 1.5 μm 的内生芽胞，芽胞的大小、形态、位置因种而异，多为圆柱形、椭圆形和球形，偶尔也可见豆形、肾形等；有的位于菌体的中间，有的近中部、近端部或端部。

本属营养要求不高，普通培养基上即可生长。多数菌种触酶阳性。

（一）炭疽芽胞杆菌

炭疽芽胞杆菌（*B. anthracis*）菌体较大，大小为（1 ~ 1.25）μm ×（3 ~ 5）μm，两端平齐，在动物或人体标本中常单个或短链状排列；经培养后则呈长链如竹节状（图 17 – 1），无鞭毛，有明显荚膜；在有氧及温度适宜（25 ~ 30℃）的环境中易形成椭圆形芽胞，位于菌体中央，折光性强；在陈旧性培养物中仅见芽胞。本菌需氧或兼性厌氧，最适生长温度为 30 ~ 35℃。在普通培养基上形成灰白色、扁平、干燥、粗糙型菌落，边缘呈卷发状；在血平板上菌落不溶血或弱溶血（图 17 – 2）。在液体培养中生长卷绕成团，呈絮状沉淀物，液体澄清无菌膜。炭疽芽胞杆菌有毒株在 0.7% 碳酸氢钠培养基、

239

5%～7%CO_2孵育过夜后可产生荚膜，形成黏液性菌落，无毒株为粗糙型。在明胶培养基中，细菌开始沿穿刺线生长，并向周围散发短的突起如倒松树状，上部液化似火山口，生长较缓慢需数日。该菌能发酵葡萄糖、麦芽糖、蕈糖，迟缓分解甘油，产酸不产气，还原硝酸盐为亚硝酸盐，不产生吲哚和硫化氢，枸橼酸盐、脲酶阴性。

本菌芽胞的抵抗力很强，干热140℃、3小时或高压蒸汽121.3℃ 15分钟才能杀灭。芽胞在干燥土壤或动物皮毛中可存活60年以上，一旦污染，可维持长时间的传染性。芽胞对化学消毒剂中的碘和氧化剂较敏感。

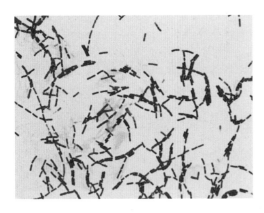

图17-1 炭疽芽胞杆菌（革兰染色，×1000）

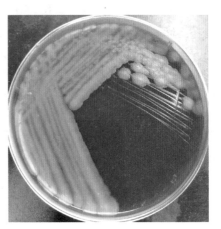

图17-2 炭疽芽胞杆菌菌落特征
（血平板，35℃空气培养18小时）

（二）蜡样芽胞杆菌

蜡样芽胞杆菌（*B. cereus*）菌体两端稍钝圆，单个或长链状排列，无荚膜，有鞭毛。芽胞椭圆形，位于中央或近端。在普通琼脂平板上生长的菌落呈乳白色，不透明，边缘不整齐，直径4～6mm，菌落常沿划线蔓延扩展成片，形如白蜡（图17-3）。在血平板上菌落浅灰色，毛玻璃样，伴草绿色或透明溶血环。该菌能利用枸橼酸盐，产生淀粉酶，发酵葡萄糖、麦芽糖、蔗糖、水杨苷和蕈糖。

三、鉴别与鉴定

炭疽芽胞杆菌的活菌操作和动物感染实验应在三级生物安全实验室进行。检验时必须严格按甲类传染病检验守则操作。首先确认待检菌株是否为需氧内生芽胞菌，可采用芽胞染色后油镜检查芽胞的形态和位置（具有种的特异性），芽胞检查比菌落特征更有助于芽胞杆菌属菌种的鉴别。

1. 鉴别 炭疽芽胞杆菌与本属常见菌种蜡样芽胞杆菌、枯草芽胞杆菌的主要鉴别特征见表17-1和表17-2。

2. 鉴定试验 炭疽芽胞杆菌鉴定方法包括选择性培养基、荚膜染色、噬菌体裂解试验、核酸或质谱分析等。

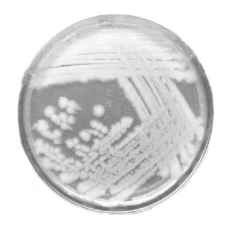

图17-3 蜡样芽胞杆菌菌落特征
（普通琼脂平板，35℃空气培养18小时）

（1）**核酸检测** 包括普通PCR、定量PCR、多位点序列分型（multilocus sequence typing, MLST）和多点可变数目串联重复序列分析（multiple-locus variable-numble tandem-repeat analysis, MLVA）等。

表 17 – 1　炭疽芽胞杆菌与本属常见菌种的鉴别

特性	炭疽芽胞杆菌	蜡样芽胞杆菌	枯草芽胞杆菌	苏云金芽胞杆菌
荚膜	+	–	–	–
动力	–	+	+	+
厌氧生长	+	+	–	+
卵磷脂酶	+	+	–	+
甘露醇	–	–	+	–
青霉素抑制	+	–	–	–
噬菌体裂解	+	–	–	–
串珠试验	+	–	–	–

表 17 – 2　炭疽芽胞杆菌、蜡样芽胞杆菌及枯草芽胞杆菌形态区别

区别点	炭疽芽胞杆菌	蜡样芽胞杆菌	枯草芽胞杆菌
形态	菌体两端平齐，长链状排列，呈竹节状	菌体两端钝圆，短链	菌体两端钝圆，短链
芽胞	椭圆形，位于菌体中央	椭圆形，位于菌体中心或次极端	卵圆形，菌体一端，大于菌体宽度
荚膜	+	–	–
鞭毛	–	+	+
菌落	粗糙，边缘呈卷发状	呈蜡样光泽	粗糙，锯齿状

（2）质谱分析　使用基质辅助激光解吸电离飞行时间质谱（matrix – assisted laser desorption ionization time – of – flight mass spectrometry，MALDI – TOF MS）检测可疑样本，可区分炭疽芽胞杆菌以及其他芽胞杆菌属细菌。

（3）噬菌体裂解试验　取待检菌新鲜肉汤培养物涂布于普通营养平板，将 AP631 噬菌体液滴加于平板，培养 12 ~ 18 小时后，出现噬菌斑为试验阳性。炭疽芽胞杆菌为阳性结果，其他芽胞杆菌属细菌为阴性。该试验已作为国家进出口商品检验局发布的"出口畜产品中炭疽芽胞杆菌检测方法"的行业标准。

（4）串珠试验、青霉素抑制试验　串珠试验是炭疽芽胞杆菌在含有低浓度青霉素（0.05 ~ 0.5U/ml）的培养基中 35℃培养 6 小时，由于细胞壁的合成被抑制，菌体膨胀为球形，相连呈串珠状，其他需氧芽胞杆菌属细菌则不出现这种现象。青霉素抑制试验则是炭疽芽胞杆菌在 5U/ml 的青霉素平板上可生长，在含 ≥10U/ml 的青霉素平板上受到抑制不生长的现象。这些试验目前已较少使用。

四、抗菌药物敏感性

炭疽芽胞杆菌对环丙沙星、多西环素等敏感，治疗常以环丙沙星或多西环素另加一种或两种抗生素。蜡样芽胞杆菌可产生广谱 β – 内酰胺酶，从而对青霉素、氨苄西林、头孢菌素耐药。蜡样芽胞杆菌及其他芽胞杆菌感染使用万古霉素、环丙沙星、亚胺培南及氨基糖苷类可能有效。

五、临床意义

炭疽芽胞杆菌是炭疽的病原菌，主要传播途径为摄入污染食物或皮肤接触，引起肺、皮肤、肠的炭疽病，均可并发败血症和炭疽性脑膜炎，近年来其作为一种生物武器而受到人们的关注。任何时候分离到炭疽芽胞杆菌都应重视，须立即向卫生、疾控等有关部门报告。蜡样芽胞杆菌广泛分布于自然

界，易污染食品、乳制品、果汁等引起食物中毒，并可导致败血症、心内膜炎、创伤和肺部感染，该菌还可引起人类暴发性眼感染，甚至导致眼球摘除或失明。

除炭疽芽胞杆菌外，绝大多数芽胞杆菌都是环境中的污染菌，从临床标本纯培养中分离到或成为优势生长菌株，或多次从临床标本检测到同一菌株时，应考虑潜在的临床意义。判定需氧芽胞杆菌性食物中毒的标准应包括：①从可疑食物分离到可疑菌株，细菌量 > 10^5CFU/g［可疑菌株为怀疑蜡样芽胞杆菌食物性中毒，检测到催吐毒素和（或）肠毒素］；②从急性感染患者样本中分离到大量与食品检出菌株相同的生物突变株或质粒型菌株。

第二节　李斯特菌属

一、分类和命名

李斯特菌属（*Listeria*）隶属李斯特菌科（*Listeriaceae*），目前属内鉴定有约 30 个种，李斯特菌属的 DNA（G + C）mol% 含量为 36 ~ 42，模式菌种为产单核细胞李斯特菌（*L. monocytogenes*）。

二、生物学特性 ⓔ 微课/视频

产单核细胞李斯特菌为革兰阳性短小杆菌，常呈 V 字形排列，也可呈长链状（图 17 - 4），42.8℃培养下可形成长链；有鞭毛，在 25℃运动活泼，35℃动力缓慢；无芽胞；在血清葡萄糖蛋白胨水中可形成多糖荚膜。本菌兼性厌氧，营养要求不高，普通培养基上即可生长。在血平板上形成圆形、光滑的灰白色菌落，有狭窄 β 溶血环（图 17 - 5）。本菌在肉汤培养基中浑浊生长，表面形成菌膜；在半固体培养基中沿穿刺线向四周蔓延生长，形成倒伞状。能在 4℃条件下生长，可进行冷增菌。

图 17 - 4　产单核细胞李斯特菌

（革兰染色，×1000）

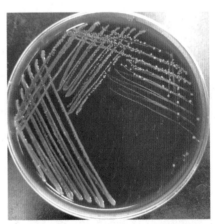

图 17 - 5　产单核细胞李斯特菌菌落

（血平板，35℃培养 18 小时）

根据菌体和鞭毛抗原不同，已分出 11 个血清型和多个亚型。本菌耐盐（200g/L NaCl 溶液中长期存活）、耐碱（25g/L NaOH 溶液存活 20 分钟），对酸、热及常用消毒剂敏感，60 ~ 70℃加热 5 ~ 20 分钟或 70% 乙醇 5 分钟均可杀灭本菌。

三、鉴别与鉴定

依据革兰染色形态学特征、动力及触酶反应的不同，可将李斯特菌属与链球菌属及肠球菌属鉴别；产单核细胞李斯特菌与丹毒丝菌属及棒杆菌属主要鉴别特性见表17-3。

表17-3 产单核细胞李斯特菌与其他相似细菌鉴别特性

菌种	触酶	动力	胆汁七叶苷	葡萄糖	TSI琼脂产H$_2$S	溶血	硝酸盐	脲酶
产单核细胞李斯特菌	+	+	+	+	-	β	-	-
棒杆菌属细菌	+	-	V	V	-	V	V	V
红斑丹毒丝菌	-	-	-	-	+	无/α	-	-

注：V表示11%~89%的菌株阳性。

四、抗菌药物敏感性

治疗产单核细胞李斯特菌感染常用氨苄西林、青霉素，也可联合氨基糖苷类。由于该菌对治疗药物很少产生耐药性，故通常经验性用药。

五、临床意义

产单核细胞李斯特菌为细胞内寄生菌，常伴随EB病毒感染引起传染性单核细胞增多症，也可引起脑膜炎、败血症及流产，易感者为新生儿、妊娠期妇女及免疫缺陷和免疫力低下者。传染源为健康带菌者，以粪口途径传播，也可经胎盘、产道垂直感染。李斯特菌属能在4℃生长，故容易进入食品生产或加工过程导致污染，而引起食源性感染。从血液、CSF或其他无菌部位分离到产单核细胞李斯特菌可诊断李斯特菌感染。尤其是从免疫抑制的患者和>60岁或<1个月的患者血液、CSF或其他无菌部位标本直接镜检发现革兰阳性、规则、短杆菌时，应怀疑李斯特菌感染，需立即向医生报告。

第三节 丹毒丝菌属

一、分类和命名

丹毒丝菌属（*Erysipelothrix*）隶属丹毒丝菌科（*Erysipelotrichaceae*），目前已鉴定出10余个种。仅红斑丹毒丝菌（*E. rhusiopathiae*）可导致人类疾病。丹毒丝菌属的DNA（G+C）mol%含量为36~40，模式菌种为红斑丹毒丝菌。

二、生物学特性

红斑丹毒丝菌为无抗酸性的革兰阳性杆菌，大小为（0.2~0.5）μm×（0.8~2.5）μm，菌体末端圆形，呈单个、短链状或细长无分枝纤毛样（60μm以上）。无芽胞、无动力、无荚膜；兼性厌氧；生长温度范围宽（5~42℃），最适温度为30~37℃，最适pH为7.2~7.4，在8.5%NaCl血平板上孵育24小时，形成直径为0.1~0.5mm的微小菌落，α溶血或不溶血。触酶、氧化酶阴性；不水解七叶苷；发酵葡萄糖能力弱，不产气；甲基红、V-P阴性；吲哚、脲酶阴性；三糖铁琼脂产H$_2$S。

243

三、鉴别与鉴定

红斑丹毒丝菌主要鉴别特征是在含血清的三糖铁琼脂中产生 H_2S，明胶穿刺 22℃ 孵育，出现"试管刷"状生长。本菌与芽胞杆菌属的鉴别是菌体形态、芽胞形成和触酶试验。实验室也可通过 16S rRNA 基因测序、MALDI – TOF MS 法检测红斑丹毒丝菌。

四、抗菌药物敏感性

治疗局部和全身红斑丹毒丝菌感染首选青霉素和氨苄西林，也可选用广谱头孢菌素或氟喹诺酮。目前尚未见对上述药物耐药的报道。此外，红斑丹毒丝菌体外实验对克林霉素、红霉素、达托霉素、亚胺培南和四环素敏感，对万古霉素、氨基糖苷类和磺胺耐药。常规情况下并不需要进行抗菌药物敏感性试验，但对青霉素过敏的患者应该进行红霉素、克林霉素或更多抗菌药物的敏感性试验。

五、临床意义

红斑丹毒丝菌广泛分布于自然界，人类的感染较少见，常为皮肤擦伤、咬伤、创伤，多见于双手、双臂，多见于从事兽医、屠宰、水产养殖等工作者，感染类型多为局限性蜂窝织炎，或损害局部变硬、水肿和发炎，边缘清楚但不化脓，预后一般较差。标本直接镜检中发现革兰阳性及革兰染色可变杆菌，菌体呈珠状球杆状和长纤毛状细菌时，提示红斑丹毒丝菌感染可能。任何时候检出红斑丹毒丝菌均有临床意义。

第四节　加德纳菌属

一、分类和命名

加德纳菌属（*Gardnerella*）隶属双歧杆菌科（*Bifidobacteriaceae*），目前已鉴定出 6 个种。加德纳菌属 DNA 中（G + C）mol% 含量 42 ~ 44，模式菌种为阴道加德纳菌（*G. vaginalis*）。该菌为阴道正常菌群，可因菌群失调引起细菌性阴道病（bacterial vaginosis，BV）。

二、生物学特性

阴道加德纳菌为小杆菌，但具多形态性，大小为 $0.5\,\mu m \times (1 ~ 2.5)\,\mu m$，单个或成双排列，无特殊结构。革兰染色不定，与菌株和培养条件有关，临床新鲜标本分离株或高浓度血清中生长的菌株呈革兰阳性，实验室保存菌株为革兰阴性。多数菌株兼性厌氧，营养要求较高，普通培养基上不生长。常用血平板在 5% CO_2 环境中培养，形成针尖状、圆形、光滑、不透明的菌落，在人和兔血平板上出现 β 溶血环，羊血平板上不溶血。

三、鉴别与鉴定

1. 加德纳菌属细菌的鉴定　一般情况下不做细菌的分离培养和生化反应，根据临床表现，以阴道分泌物革兰染色找到线索细胞（图 17 – 6）、阴道分泌物 pH 值测定及胺试验为主要鉴定依据。该菌触酶阴性、无动力、缓慢发酵糖类；大多数阴道加德纳菌能水解马尿酸钠，不还原硝酸盐、V－P 阴性。对多聚茴香脑磺酸钠（SPS）、2－甲基－5 硝基 1－咪唑基乙醇、三甲氧苄二氨嘧啶和氨磺酰敏感。

2. 非特异细菌性阴道病检验

（1）pH 测定　测定阴道分泌物 pH，大于 4.5 为可疑 BV。

（2）胺试验　阴道分泌物滴加 10% KOH，若发出腐败鱼腥样胺臭味即为阳性。

四、抗菌药物敏感性

所有菌株对青霉素类、万古霉素和甲硝唑敏感；对磺胺类、萘啶酸、新霉素、多黏菌素耐药。阴道加德纳菌不建议做药敏试验，尚未发现产 β－内酰胺酶的阴道加德纳菌株。

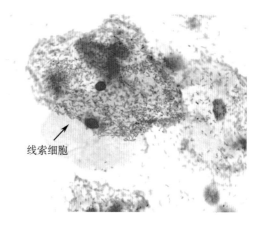

图 17－6　线索细胞（革兰染色，×1000）

五、临床意义

阴道正常菌群微生态平衡失调引起非特异细菌性阴道病，为性传播疾病之一。BV 还可导致妇科多种严重并发症如子宫术后感染、产后子宫内膜炎等，并可引起新生儿败血症和软组织感染。健康妇女雌激素对阴道上皮细胞糖原含量的影响及由阴道乳酸杆菌分解糖原产生乳酸的多少是维持阴道微生态的主要因素。

第五节　诺卡菌属

放线菌（actinobacteria）是一类原核细胞型微生物，以分裂方式繁殖，常形成分枝状无隔营养菌丝。与医学有关的放线菌可按照细胞壁中是否含有分枝菌酸分为两类：不含分枝菌酸的主要包括放线菌属（*Actinomyces*）、链霉菌属（*Streptomyces*）和红球菌属（*Rhodococcus*）；含有分枝菌酸的主要包括诺卡菌属（*Nocardia*）、分枝杆菌属（*Mycobacterium*）及棒杆菌属。

一、分类和命名

诺卡菌属属于诺卡菌科（*Nocardiaceae*），目前鉴定出 200 余个种。诺卡菌属的（G＋C）mol% 含量为 64～72，模式菌种为星形诺卡菌（*N. asteroides*）。

二、生物学特性

诺卡菌为革兰阳性杆菌，有细长的分枝菌丝，形态基本与放线菌属相似，但菌丝末端不膨大。诺卡菌为弱抗酸阳性，如使用抗酸染色并延长脱色时间会失去抗酸性，可与结核分枝杆菌相区别。在培养早期分枝状菌丝较少，多为球状或杆状菌体（图 17－7）；在患者痰、脓汁、脑脊液等直接涂片中多见纤细的分枝状菌丝。诺卡菌为专性需氧菌，营养要求不高但繁殖速度较慢，在普通平板或沙氏平板上 35℃下培养 5～7 天才可见到菌落，菌落表面干燥、有皱褶或呈颗粒状，可产生橙红、黄色、绿色等不同色素（图 17－8）。在液体培养基中，由于需氧可在表面生成菌膜，下部液体澄清。

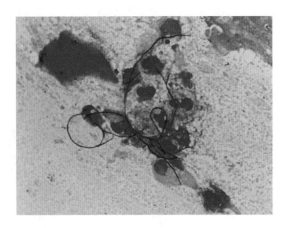

图 17 – 7　星形诺卡菌的形态

（革兰染色，×1000）

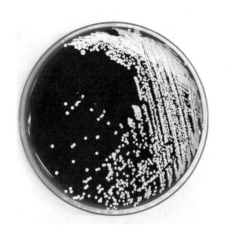

图 17 – 8　星形诺卡菌菌落特征

（血平板，35℃培养 72 小时）

三、鉴别与鉴定

1. 属间鉴别　诺卡菌属、分枝杆菌属、放线菌属三者镜下形态相似，但诺卡菌属革兰染色性强、弱抗酸阳性，分枝杆菌属抗酸性强、不易脱色、革兰染色呈阳性，放线菌属弱抗酸则为阴性。

2. 属内鉴定　本菌特征为革兰阳性，菌体为丝状，弱抗酸染色阳性，生长缓慢，菌落较小。在种的水平上准确鉴定星形诺卡菌比较困难，往往需要综合运用代谢试验、高效液相色谱法（HPLC）、MALDI – TOF MS 法、16S rRNA 基因测序。

四、抗菌药物敏感性

CLSI 推荐使用微量肉汤稀释法对诺卡菌属进行药物敏感性试验。临床分离的所有诺卡菌都应当进行药物敏感性试验。磺胺类和利奈唑胺药敏试验有拖尾现象，影响折点判断。大多数诺卡菌对甲氧苄啶 – 磺胺甲噁唑、利奈唑胺敏感。

五、临床意义

诺卡菌属的细菌多引起外源性感染，有毒株为兼性胞内寄生菌。星形诺卡菌主要通过呼吸道侵入人体，引起原发性、化脓性肺部感染，症状类似肺结核，也可经肺部转移到皮下组织，产生脓肿及多发性瘘管，或扩散到其他脏器，如引起脑脓肿、腹膜炎等。在感染的组织及脓汁内有淡黄色、红色或黑色的色素颗粒。

第六节　棒杆菌属

一、分类和命名

棒杆菌属（*Corynebacterium*）隶属放线菌门（Actinomycetota）中的棒杆菌科（*Corynebacteriaceae*）。棒杆菌属的 DNA（G + C）mol% 含量变化较大，为 46 ~ 74，目前已鉴定有近 200 个种。引起人类疾病

的主要是本属代表菌种白喉棒杆菌（*C. diphtheriae*）。

二、生物学特性

棒杆菌属细菌为革兰阳性直或微弯曲杆菌，菌体不分枝、两边不平行，一端或两端膨大呈棒状；细胞无抗酸性，革兰染色通常均匀；成单、成对、V 形、栅形或呈簇状排列。无芽胞，无荚膜，多数无鞭毛。通常细胞内有异染颗粒（metachromatic granules）。需氧或兼性厌氧。营养要求高，在含有血液、血清、鸡蛋的培养基上生长，麦康凯平板上不生长，棒杆菌可在 5% 羊血平板上良好生长，最适生长温度 35℃。

白喉棒杆菌是棒杆菌属中最重要的医学相关菌种，用亚甲蓝、Albert 法、Neisser 法等染色可显示菌体内有浓染的异染颗粒，排列成念珠状或位于菌体两端，为本菌的形态鉴别特征。在血平板上 35℃培养 24 小时后形成灰白色、不透明的 S 型菌落，有狭窄的 β 溶血环。在吕氏血清斜面上生长较快，10 ~ 12 小时即形成灰白色、有光泽的菌苔，镜下形态典型，异染颗粒明显。亚碲酸钾能抑制杂菌生长，因此，亚碲酸钾血平板通常用于白喉棒杆菌的初次分离培养，亚碲酸盐能透过细胞膜进入白喉棒杆菌细胞质中，还原为金属碲而使菌落呈黑色。

细菌表面具有 K 抗原，为不耐热、不耐碱的蛋白质，可引起感染者产生抗菌免疫和超敏反应。细胞壁具有耐热抗原，为阿拉伯半乳糖，是寄生于人和动物的棒杆菌的共同抗原，与分枝杆菌和诺卡菌属有交叉。本菌对干燥、寒冷、日光等因素较其他无芽胞菌强，对湿热和常用消毒剂敏感。

三、鉴别与鉴定

革兰阳性棒杆菌，形态典型具有明显异染颗粒，可做"直接涂片检出具有异染颗粒的革兰阳性杆菌"的初步报告，供临床参考。接种血平板及胱氨酸 - 亚碲酸钾血平板，35℃孵育 48 小时，挑取可疑菌落镜检，革兰染色和异染颗粒染色。经亚碲酸钾血平板分离到黑色菌落，毒力试验阳性者，可报告"检出白喉棒杆菌产毒菌株"。

白喉棒杆菌的生化反应为葡萄糖、麦芽糖阳性，蔗糖、脲酶阴性，触酶阳性，已有商品化的试剂盒用于棒杆菌属的鉴定。可应用白喉抗毒素检测白喉杆菌毒素，确定产毒株。亦可使用 PCR 或 16S rRNA 测序方法进行鉴定。

四、抗菌药物敏感性

棒杆菌属菌种通常对 β - 内酰胺类抗生素包括青霉素敏感，部分菌株对大环内酯类、万古霉素耐药。

五、临床意义

白喉棒杆菌所致的白喉为急性呼吸道传染病，传染源为患者和带菌者，通过飞沫或污染的物品传播，人群普遍有感染可能，2 ~ 4 岁儿童发病率最高。

白喉棒杆菌的主要致病物质是外毒素，即白喉毒素，只有携带有产毒素基因（*tox +*）β - 棒状噬菌体的溶原性菌株才产生白喉毒素。白喉毒素可阻断细胞蛋白质合成，导致临床心肌炎和软腭麻痹症状及肝、肾等严重病变的发生。白喉棒杆菌一般不入血，但其外毒素可入血，引起局部炎症和毒血症。细菌和毒素可使局部黏膜上皮细胞产生炎症、渗出和坏死反应，渗出液中的纤维蛋白将炎症细胞、黏膜坏死组织和菌体凝结在一起形成灰白色膜，称为假膜（pseudomembrane），假膜与黏膜紧密相连，不易拭去。假膜延伸至喉内并脱落于气管，可致患者窒息。

📖 知识拓展

炭疽芽胞杆菌实验室检测的生物安全

炭疽芽胞杆菌是革兰阳性杆菌，能在特定条件下形成芽胞，具有很强的抵抗力，能在自然环境中长期存活。炭疽芽胞杆菌的毒力基因位于质粒上，炭疽毒素和荚膜能够抵御宿主的防御并干扰细胞功能，造成严重危害。数十年来，全球范围内发生多起炭疽芽胞杆菌实验室感染事件，如2016年俄罗斯西伯利亚的炭疽疫情以及2001年美国发生的炭疽邮件事件。为此，应加强炭疽实验室生物安全管理，包括：①完善管理制度；②制定和执行标准操作规程；③确保人员防护和医疗监护措施；④加强安全责任意识；⑤落实生物安保措施等。

? 思考题

答案解析

案例 患者，女，54岁，曾因类风湿关节炎长期使用激素和单抗治疗。2周前出现高热、意识模糊、昏睡。白细胞15×10^9/L，腰椎穿刺检查脑脊液显示蛋白质1.65g/L、葡萄糖2.66mmol/L、白细胞170×10^6/L；培养可见狭窄溶血的灰白色小菌落，镜下显示为革兰阳性小杆菌，测得触酶阳性。

问题

(1) 为鉴定该病原体，可以考虑哪些试验？

(2) 该细菌在半固体培养基中沿穿刺线向四周蔓延生长，形成倒伞状，为哪种细菌？

(3) 推荐使用哪些抗生素进行治疗？

(李擎天)

书网融合……

重点小结

题库

微课/视频

第十八章　人畜共患病原菌

PPT

人畜共患病是指对动物和人类均会造成感染的病原菌，人类由于直接接触病畜或其污染物以及媒介动物叮咬等途径而感染。本章主要介绍布鲁菌属、巴斯德菌属和弗朗西斯菌属。 🄴 微课/视频

第一节　布鲁菌属

一、分类和命名

布鲁菌属（*Brucella*）属于布鲁菌科（*Brucellaceae*），可引起人类疾病的有流产布鲁菌（*B. abortus*，又称牛布鲁菌）、马耳他布鲁菌（*B. melitensis*，又称羊布鲁菌）、猪布鲁菌（*B. suis*）、犬布鲁菌（*B. canis*）。我国流行以马耳他布鲁菌为主，其次为流产布鲁菌。

布鲁菌基因组 DNA（G + C）mol% 含量为 58 ~ 59。

二、生物学特性

布鲁菌为革兰阴性球杆菌，菌体微小（0.5 ~ 0.7）μm ×（0.6 ~ 1.5）μm，常分散存在，呈细沙状（图 18 – 1）。革兰染色呈不规则，偶见两极浓染，可采用改良 Ziehl – Neelsen 染色（菌体红色，背景蓝色）或柯兹洛夫斯基染色（菌体鲜红色，背景绿色）。无鞭毛、无芽胞，毒力菌株有微荚膜。本菌专性需氧，营养要求高，初次分离培养需 5% ~ 10% CO_2、维生素 B_1、烟酸和生物素等，实验室常用肝浸液培养基培养，生长缓慢，初次分离时更为缓慢，最适 pH 为 6.6 ~ 7.1；经 35℃ 培养 48 小时可形成肉眼可见菌落，4 ~ 5 天后直径达 2 ~ 3mm，菌落圆形、表面光滑、边缘整齐、中央稍凸起、无色、半透明、无溶血（图 18 – 2）。

本菌抗原结构复杂，主要有流产布鲁菌抗原（*B. abortus* antigen，A 抗原）和马耳他布鲁菌抗原（*B. melitensis* antigen，M 抗原），两者在不同生物变种中的比例不同，如流产布鲁菌 A∶M 约为 20∶1，马耳他布鲁菌 A∶M 约为 1∶20，而猪布鲁菌 A∶M 约为 2∶1，可利用单价抗 A 或抗 M 血清做凝集试验对其进行鉴别。

本菌在自然界的存活能力强，在病畜的脏器、分泌物及食物中能存活数周至数月，对低温的抵抗力强，但在湿热60℃ 20 分钟、日光直接照射 20 分钟即死亡，对常用消毒剂的抵抗力弱。

图 18 – 1 布鲁菌形态

（革兰染色，×1000）

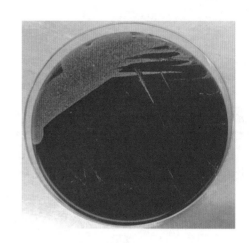

图 18 – 2 马耳他布鲁菌菌落特征

（血平板，35℃空气培养24小时）

三、鉴别与鉴定

布鲁菌可以通过气溶胶播散，活菌操作应在三级生物安全实验室中进行。

1. 属间鉴别 布鲁菌属的主要特征是革兰阴性球杆菌，无动力，专性需氧，营养要求高，生长缓慢，氧化酶和触酶阳性等。鉴定布鲁菌种所必需的试验有：对 CO_2 的需求、硫化氢产生、尿素水解、染料敏感性和噬菌体裂解试验。

2. 属内鉴定 临床常见布鲁菌属内菌种的主要鉴定特征见表 18 – 1。

表 18 – 1 临床常见布鲁菌的主要鉴定特征

试验	触酶	氧化酶	葡萄糖	半乳糖	阿拉伯糖	精氨酸脱羧	硝酸盐还原	脲酶	硫化氢	硫堇耐受 (40μg)	复红耐受 (20μg)
马耳他布鲁菌	+	+	+	−	−	−	+	D	−	+	+
流产布鲁菌	+	+	+	+	+	−	+	+	+	−	+
猪布鲁菌	+	+	+	+	+	+	+	+	（−）	+	−

注：+ 表示 >90% 菌株阳性；D 表示 21% ~79% 菌株阳性；（−）表示 11% ~20% 菌株阳性；− 表示 <10% 菌株阳性。

3. 血清学检测 是布鲁菌病实验诊断最常用的检测方法。患者感染布鲁菌后，血清中首先出现 IgM 抗体，2~3 周后出现 IgG 抗体，可用试管凝集试验、玻片凝集试验、间接 Coombs 试验、间接免疫荧光（IFA）和 ELISA 检测，各种检测方法各有优缺点，结果解释需要结合临床病史和患者目前状态做准确的评估，通常认为凝集效价≥1∶160 有诊断意义。但 15%~20% 正在治疗和痊愈的无症状患者中，抗体会持续存在。凝集试验无法区分抗体类型，酶免疫测定（EIA）和 IFA 可区分抗体类型，且具有较高的敏感性和特异性，被认为是筛查血清中布鲁菌抗体的优秀方法。

四、抗菌药物敏感性

布鲁菌是兼性胞内寄生菌，临床治疗需要长时间的抗生素联合使用，一般首选利福平与多西环素联合，或四环素与利福平联用。

五、临床意义

布鲁菌感染家畜能引起母畜死胎、流产及病畜睾丸炎和乳腺炎等，人类主要通过接触病畜或接触被污染的畜产品，经皮肤、消化道、呼吸道或眼结膜感染，引起以长期发热、多汗、关节痛及全身乏力、疼痛为主要症状的布鲁菌病。布鲁菌的主要致病物质有内毒素、荚膜和侵袭性酶（透明质酸酶、过氧化氢酶），使细菌能易于侵入机体，在机体脏器内繁殖并扩散进入血流。该菌为兼性胞内寄生菌，感染后菌体首先在淋巴结中增殖，然后进入血液形成菌血症，随血液进入肝脏、脾、骨髓和淋巴结等脏器细胞内增殖，再次入血，如此反复形成的菌血症，患者常表现波浪热。除上述症状外，布鲁病还包括肝损伤、骨关节损伤、男性的睾丸炎、女性的流产、中枢神经系统受损等，也易转为慢性、反复发作。

第二节　巴斯德菌属

一、分类和命名

巴斯德菌属（*Pasteurella*）属巴斯德菌科（*Pasteurellaceae*），与人类疾病相关的有多杀巴斯德菌（*P. multocida*）、嗜肺巴斯德菌（*P. pneumotropica*）、溶血巴斯德菌（*P. haemolytica*）、犬巴斯德菌（*P. canis*）、产气巴斯德菌（*P. aerogenes*）、鸡巴斯德菌（*P. gallinarum*）、贝氏巴斯德菌（*P. bettyae*）、达可马巴斯德菌（*P. dagmatis*）等。巴斯德菌属DNA（G + C）mol%含量为40~45，模式菌种为较常见的多杀巴斯德菌。多杀巴斯德菌可通过病畜抓伤或咬伤而感染人类引起败血症等。

二、生物学特性

巴斯德菌属为革兰阴性球杆菌，常呈两端浓染，大小为（0.3~1.0）μm×（1.0~2.0）μm，呈单个、成对或短链状排列（图18-3）。无鞭毛、无芽胞、部分菌株有荚膜。

本菌属为需氧或兼性厌氧，营养要求较高，常用血液培养基培养，最适生长温度为35℃，最适pH为6.7。多杀巴斯德菌在血平板上35℃培养18~20小时可形成白色、不溶血、黏性的、直径为0.5~1.5mm的小菌落。在含有胆盐的培养基（如MAC、SS、HE琼脂）上常不生长。本菌属有荚膜多糖抗原和菌体脂多糖抗原，可依据抗原对细菌进行分型，目前已知有16个血清型。

图18-3　多杀巴斯德菌的形态（革兰染色，×1000）

三、鉴别与鉴定

多杀巴斯德菌感染人类主要与人被宠物咬伤有关，临床诊断应根据临床资料和实验室检查。鉴定巴斯德菌的主要特征有：革兰阴性球杆菌，无动力，氧化酶和触酶试验阳性，发酵葡萄糖、不发酵乳糖、脲酶试验阴性等。

四、抗菌药物敏感性

从人体分离到的巴斯德菌属细菌很少有耐药菌株，临床治疗一般首选阿莫西林/克拉维酸，对 β -内酰胺类抗生素过敏者可选环丙沙星、诺氟沙星、磺胺增效剂等。

五、临床意义

多杀巴斯德菌常寄生在许多动物和鸟类上呼吸道和肠道的黏膜上，可引起败血症和鸡霍乱。人类感染该菌多因接触病畜或被病畜抓伤、咬伤所致。动物咬伤绝大多数涉及犬，其次是猫。巴斯德菌的主要致病物质为荚膜和内毒素。患者感染 1~2 周后出现低热、局部红斑、疼痛、肿胀、渗出、淋巴结肿大，继而出现各器官被侵犯症状，如可引起肺部感染、菌血症、脑膜炎、脑脓肿、败血性关节炎、骨髓炎、阑尾脓肿、腹膜炎、产褥热、肝脓肿等。

第三节　弗朗西斯菌属

一、分类和命名

弗朗西斯菌属（*Francisella*）隶属弗朗西斯菌科（*Francisellaceae*），有土拉弗朗西斯菌（*F. tularensis*）、新凶手弗朗西斯菌（*F. novicida*）、蜃楼弗朗西斯菌（*F. philomiragia*）等多个种，其中土拉弗朗西斯菌引起土拉热病（野兔热），多流行于野生动物（野兔和啮齿类动物），人因接触病兽而感染引起土拉热。

弗朗西斯菌属 DNA （G + C)mol% 含量为 36~38 。

二、生物学特性

弗朗西斯菌为革兰阴性球杆菌，无芽胞、无鞭毛，在动物组织内可形成荚膜。本菌为专性需氧，最适生长温度35℃，在20℃以下不生长，最适 pH 为 6.8~7.2。营养要求高，在普通培养基上不生长，常用卵黄培养基和胱氨酸血琼脂培养基（含兔血、胱氨酸及半胱氨酸）。在卵黄培养基上培养 24~48 小时后形成光滑、有光泽、颜色与培养基几乎相同的菌落。在胱氨酸琼脂上有毒株菌落为光滑型、白色菌落，周围有绿色带，无毒株菌落为粗糙型、青绿色。

土拉弗朗西斯菌有 2 个变种：美洲变种（A 型菌）和欧亚变种（B 型菌），A 型菌的毒力更强，该菌与布鲁菌、鼠疫耶尔森菌有共同抗原，可产生血清学交叉反应。

三、鉴别与鉴定

1. 属间和属内鉴定　土拉弗朗西斯菌分离培养比较困难，生长缓慢，且易被其他污染的病原体掩盖，鉴定弗朗西斯菌的主要特征有：革兰阴性小杆菌，动力阴性，触酶阳性，氧化酶阴性，能发酵葡萄糖和麦芽糖，产酸不产气，不发酵大部分其他碳水化合物和醇类，分解尿素，产生少量硫化氢，不产生吲哚。

2. 血清学检测　诊断土拉热最常用的方法，对可疑为土拉热的患者，可选用多种血清学方法进行检测，如试管凝集试验、酶联免疫吸附试验和血凝试验等检测患者血清中的相应抗体的含量。最常用的是以弗朗西斯菌抗原致敏的红细胞做间接血凝试验，在病程中血清凝集效价呈 4 倍及以上增长者或单份血清效价≥1∶160 者即有诊断意义。该菌与布鲁菌、军团菌等有共同抗原，应注意交叉反应和假阳性结果的出现。

3. 核酸检测 PCR 技术是检测土拉弗朗西斯菌较有发展前途的技术，但目前还不能常规使用。本菌易造成实验室感染，所以在标本的采集、处理等操作时应遵守生物安全二级的要求。

四、抗菌药物敏感性

标准的抗生素敏感性试验不能用于土拉弗朗西斯菌，临床一般不作常规耐药性监测。本菌对氨基糖苷类抗生素敏感，对四环素也较敏感，对青霉素耐药，临床治疗首选链霉素或庆大霉素。

五、临床意义

土拉弗朗西斯菌广泛分布于野兔、啮齿类等野生动物中，受染动物的肌肉、组织和排泄物中均含有本菌。人类对本菌高度易感，可通过皮肤或黏膜直接接触、节肢动物叮咬、吸入或食入感染，尚未见人传人报道。弗朗西斯菌主要致病物质为荚膜和内毒素，该菌的侵袭力强，能穿过完整的皮肤和黏膜，并在脏器中繁殖扩散入血流。菌体多糖抗原可引起Ⅰ型超敏反应，菌体蛋白抗原可引起Ⅳ型超敏反应。临床发病常以一些非特异的症状突然发作，如发热、寒战、剧烈头痛、关节疼痛，还可出现休克等，由于感染途径不同，有多种临床类型，如溃疡腺型（局部皮肤溃疡伴随局部淋巴结炎）、胃肠炎型、肺炎型、伤寒样型等。

知识拓展

布鲁菌与职业暴露

某些职业是布鲁菌感染的高危职业。包括从事与牛、绵羊、山羊、猪等家畜有关工作的人，如农民、农场工人、动物饲养员、牧民、剪羊毛者、兽医和配种员，他们由于与病畜直接接触或暴露在严重污染环境下而存在感染风险。但不容忽视的是临床检验实验室人员、制备和使用活疫苗人员同样存在感染风险，曾有快速识别检测系统将布鲁菌误判为莫拉菌属，造成实验室感染。在细菌培养过程中，特别是离心时出现容器破损，吸入气溶胶风险最大。

? 思考题

答案解析

案例 患者，男，40 岁，最近一个月来感觉全身不适、厌食和乏力并伴随头痛、关节痛和背痛，早晨感觉较好，但近来症状加重，发热呈现忽上忽下的"波浪"起伏。入院检查，肝、脾和（或）淋巴结肿大，WBC $8.2 \times 10^9/L$，RBC $5.28 \times 10^{12}/L$，Hb 157g/L，PLT $282 \times 10^9/L$。自述一个月前曾到内蒙古旅游，期间食用大量当地牧民自制奶酪。血标本送微生物培养，4～5 天后出现圆形、表面光滑、边缘整齐、中央稍凸起、无溶血的无色半透明菌落，镜检为革兰阴性微小球杆菌。

问题

（1）根据现有信息，可推测最可能的病原体是什么？

（2）为确认该病原体，临床需完成哪些鉴定试验？

（3）针对该病原体的培养和鉴定需进行哪些生物安全防护？

（聂志妍）

书网融合……

重点小结　　　　　　　　　题库　　　　　　　　　微课/视频

PPT

第十九章　分枝杆菌属

📝 学习目标

1. 通过本章学习，掌握结核分枝杆菌复合群，临床常见非结核分枝杆菌和麻风杆菌的生物学特性和鉴别与鉴定要点；熟悉结核分枝杆菌复合群，临床常见非结核分枝杆菌的药物敏感试验要点；了解分枝杆菌属的致病性及常见临床疾病。

2. 具有开展结核分枝杆菌抗酸染色、分离培养等常规实验检查及结果报告的能力；具有根据结核分枝杆菌的生物学特性，开展结核病防治指导的能力。

3. 面对结核病防治的严峻性，强化结核病实验诊断技能，助力结核病患者诊断，全面推进结核病防治工作，为推进健康中国战略贡献力量。

分枝杆菌属（*Mycobacterium*）是一类细长略弯曲，具有分枝生长趋势的杆菌，无芽胞、无鞭毛，有的菌株可形成荚膜。分枝杆菌细胞壁中含有丰富的脂质，一般染料通常难于着色，革兰染色为弱阳性。抗酸染色中，通过加热和延长品红染色时间后，能抵抗 3% 盐酸乙醇的脱色作用，菌体呈红色，故也称为抗酸杆菌（acid – fast bacilli）。分枝杆菌属细菌专性需氧，营养要求高，生长缓慢，增加二氧化碳浓度有助生长。分枝杆菌属包括近 200 个种，根据致病特点大致可分为结核分枝杆菌复合群、麻风分枝杆菌和非结核分枝杆菌三类。根据生长速度，可分为快速生长分枝杆菌（3~7 日生长出菌落）和慢生长分枝杆菌（7 日以上生长出菌落）。分枝杆菌属 DNA（G + C）mol% 含量为 61~71，模式菌种为结核分枝杆菌。分枝杆菌可在人类和动物中引起广泛感染，从局部病变到播散性疾病。

第一节　结核分枝杆菌复合群

结核病是严重威胁人类健康的全球性公共卫生问题。结核分枝杆菌对人的感染率很高，HIV 携带者、营养不良或糖尿病等免疫系统受损者更加易感。

一、分类和命名

结核分枝杆菌复合群（*Mycobacterium tuberculosis* complex，MTBC）包括结核分枝杆菌（*M. tuberculosis*）、牛分枝杆菌（*M. bovis*）、非洲分枝杆菌（*M. africanum*）、田鼠分枝杆菌（*M. microti*）和羊分枝杆菌（*M. caprae*）等，它们的共同特点是慢生长、不产色素。人类结核病 90% 以上为结核分枝杆菌所致。

二、生物学特性 🅔 微课/视频 1

结核分枝杆菌为直或略带弯曲的细长杆菌，大小为（0.2~0.6）μm ×（1~10）μm，有时可见分枝状，呈单个、成堆或成束状排列，在陈旧培养物或药物治疗后可出现多种形态，如球状、串珠状或丝状。革兰染色不易着色，抗酸染色阳性（图 19 – 1）；用荧光染料金胺 O 染色，在荧光显微镜下菌体可发出金黄色荧光（图 19 – 2）。本菌无鞭毛，无芽胞。

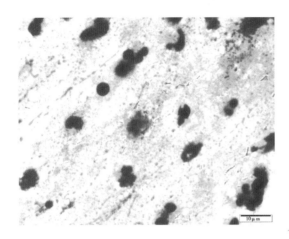

图 19 - 1　结核分枝杆菌（抗酸染色，×1000）

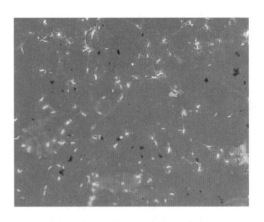

图 19 - 2　结核分枝杆菌（金胺 O 染色，×400）

　　结核分枝杆菌为专性需氧菌，5% ~ 10% CO_2 能促进其生长，最适温度为 35 ~ 37℃，最适 pH 为 6.4 ~ 7.0。营养要求较高，从临床标本初次分离培养时，常用含鸡蛋、血清、马铃薯、氨基酸、甘油等复杂有机物及少量无机盐类的罗 - 琴（Lǒwenstein - Jensen，L - J）培养基；菌种经传代后在营养要求较低，含基本营养物质的培养基上也可以生长。结核分枝杆菌生长缓慢，大约 20 小时分裂一代，在 L - J 培养基上一般 2 ~ 6 周才能形成肉眼可见菌落。菌落呈乳白色或淡黄色，粗糙、凸起、边缘不整齐，干燥，不透明，结节状或菜花样（图 19 - 3）。在液体培养基中细菌生长相对较快，一般 1 ~ 2 周可长出菌膜。结核分枝杆菌不发酵糖类，大多菌株半定量触酶阳性，烟酸、脲酶及硝酸盐还原试验均呈阳性。

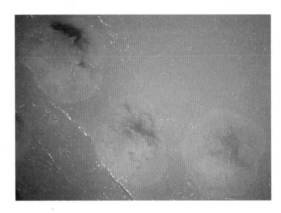

图 19 - 3　结核分枝杆菌菌落（L - J 培养基，37℃培养 4 周）

　　结核分枝杆菌易发生形态、菌落、毒力及耐药性等多方面的变异。Calmette 和 Guerin 于 1908 年将有毒力的牛分枝杆菌在含甘油、胆汁、马铃薯的培养基中经 13 年 230 次传代，导致菌株毒力降低，成为有良好免疫原性，对人无致病性的减毒活疫苗，即卡介苗（bacille Calmette - Guerin，BCG）。受药物影响，结核分枝杆菌形态可变为颗粒状或丝状，抗酸性减弱或消失，菌落由粗糙型变为光滑型。耐药性变异主要与其染色体基因突变有关。

　　结核分枝杆菌在环境中生存能力较强，能够在物体表面、土壤或牛粪中存活几个月。耐冷冻和干燥，在干燥的痰内可存活 6 ~ 8 个月，黏附在尘埃上其传染性可保持 8 ~ 10 天。结核分枝杆菌能耐酸、碱和一些化学消毒剂，因此，实验室在分离培养时常用酸或碱预处理标本，消化标本中的黏稠物质并杀死杂菌，以利于分离培养结核分枝杆菌。结核分枝杆菌不耐湿热和紫外线，在液体中 65℃加热 30 分钟以上，或日光直接照射数小时可被杀死。70% 乙醇、2% 戊二醛、过氧乙酸、过氧化氢和含氯的消毒剂等能有效地杀死结核分枝杆菌。

三、鉴别与鉴定 🅔 微课/视频2

1. 属间鉴别　分枝杆菌属与相似菌属的鉴别见表19-1。

表19-1　分枝杆菌属与相似菌属的鉴别

菌属	生长速度（天）	形态学形状			染色性		芳香硫酸酯酶反应
		杆状	分断菌丝	气生菌丝	抗酸染色	革兰染色	
分枝杆菌属	2~60	+	-	-	强+	弱+	+
红球菌属	1~2	+	+	-	弱+	强+	-
诺卡菌属	1~5	+	+	+	部分+	强+	少见

注：+表示阳性；-表示阴性。

2. 属内鉴定　临床常见分枝杆菌的鉴别见表19-2。

表19-2　临床常见分枝杆菌的鉴别

菌群与菌种	最适温度(℃)	菌落	TCH生长(10μg/ml)	5%NaCl耐受	MAC生长	半定量触酶(>45mm)	68℃触酶	4日吡嗪酰胺酶	5日吐温水解	亚碲酸盐还原	硝酸盐还原	烟酸	3日芳香硫酸酯	脲酶
结核分枝杆菌复合群														
结核分枝杆菌	37	R	+	-	-	+	-	+	-	-/+	+	+	-	±
牛分枝杆菌	37	R	-	-	-	-	-	-	-/+	-	-	-	-	±
非洲分枝杆菌	37	R	V	-	-	-	-	-	-	-	V	V	-	+
光产色菌														
海分枝杆菌	30	S/SR	+	-	-	-	+	V	+	-/+	-	-/+	-/+	-/+
堪萨斯分枝杆菌	35	SR/S	+	-	-	+	+	V	+	-/+	-	-	-	+
猿分枝杆菌	37	S	+	-	-	+	+	+	-	+	-	±	-	±
暗产色菌														
瘰疬分枝杆菌	37	S	-	-	-	+	+	±	-	-/+	V	-	V	V
苏尔加分枝杆菌	37	S/R	-	-	-	+	+	+	-/+	±	+	-	V	+
戈登分枝杆菌	37	S	-	+	+	+	+	±	+	-	-	-	V	V
不产色菌														
胞内分枝杆菌	37	S/R	-	+	-/+	-	±	+	+	+	-	-	-	-
蟾分枝杆菌	42	S	-	+	-	+	+	V	+	-	V	-	-	-
溃疡分枝杆菌	30	R	-	-	-	-	+	-	-	-	V	-	-	-
日内瓦分枝杆菌	37	S	-	-	-	+	+	+	+	-	-	-	-	+
玛尔摩分枝杆菌	30	S	-	-	-	-	±	+	+	-	-	-	-	-
嗜血分枝杆菌	30	R	+	-	-	-	-	+	-	-	-	-	-	-
快速生长分枝杆菌														
偶发分枝杆菌	28	S/R	-	+	+	+	+	+	+	V	+	-	+	+
龟分枝杆菌	28	S/R	V	+	+	+	V	+	+	+	-	-/+	+	+
脓肿分枝杆菌	28	S/R		+	+	-	V	+	V	+	-	-	-	-
耻垢分枝杆菌	28	S/R	-	+	-	+	+	-	V	+	+	-	-	-

注：+表示阳性；-表示阴性；±表示大部分阳性；-/+表示大部分阴性；V表示不确定；S表示光滑；R表示粗糙；S/R、SR表示中等粗糙；空缺处为无信息。

3. 鉴定试验 根据病变部位不同采集不同的标本进行微生物鉴定，常见标本为痰、肺泡灌洗液、脑脊液、尿、胸腹水等。常用的鉴定方法包括抗酸染色、分离培养、生化试验、免疫试验及分子生物学方法等。

（1）抗酸染色 根据感染部位不同分别采集标本抗酸染色后镜检。痰液以晨痰为佳；尿液可收集清晨全部尿液或 24 小时尿沉淀 10~15ml，通常需采集 3~5 份标本；粪便选取脓性部分 5~10g 送检；脑脊液、胸腔积液、腹水及关节液等用注射器抽取；脓液或分泌物应直接从溃疡处采取，深部脓肿用注射器抽取。抗酸染色和荧光染色后按表 19-3 报告结果。

表 19-3 结核分枝杆菌涂片染色镜检的报告方式

镜检数目			报告方式
抗酸染色（×1000）	荧光染色		
	×250	×450	
0	0	0	未发现抗酸杆菌
(1~2)/300 个视野	(1~2)/30 个视野	(1~2)/70 个视野	可疑，重新送检复查
(1~9)/100 个视野	(1~9)/10 个视野	(2~18)/50 个视野	+
(1~9)/10 视野	(1~9)/每个视野	(4~36)/10 个视野	+ +
(1~9)/每个视野	(10~90)/每个视野	(4~36)/每个视野	+ + +
>9/每个视野	>90/每个视野	>36/每个视野	+ + + +

（2）生长试验 对可能含有杂菌的样本可用 2%~4% 的氢氧化钠或 N-乙酰-L-半胱氨酸等试剂进行预处理，以液化样本和杀死杂菌，有利于结核分枝杆菌的生长。预处理的样本接种于 L-J 培养基上，在 5~7 天后观察生长状况，其后每周观察。7 天内发现菌落生长者，经过抗酸染色证实后可报告快速生长分枝杆菌。7 天以后发现菌落生长者，可进行抗酸染色初步鉴定，如为阳性再进行生化鉴定试验。对培养基上长出的菌落形态可观察菌落的大小、菌落扁平还是凸起，但最有意义的特征为菌落是光滑还是粗糙。在 L-J 固体培养基上，结核分枝杆菌的菌落通常是粗糙、无色，而牛分枝杆菌菌落为扁平、光滑、无色。

（3）生化试验

1）烟酸试验 某些分枝杆菌属的细菌在代谢过程中产生烟酸，但自身不能利用，而是释放到培养基中。烟酸试验需用至少生长 3 周、不少于 50 个菌落的 L-J 培养基，加 1ml 无菌蒸馏水到培养基上，并用滴管刮擦琼脂表面，让琼脂中的烟酸溶解到蒸馏水中，放置 30 分钟后，取 0.6ml 液体至带螺旋盖小管中，放入烟酸试纸条，20 分钟后观察液体的颜色变黄色为阳性，不变色为阴性。结核分枝杆菌烟酸试验阳性，猿分枝杆菌烟酸试验阴性。

2）硝酸盐还原试验 取 L-J 培养基上培养 4 周的菌落与 0.2ml 无菌蒸馏水混匀至牛奶状，加 2ml 硝酸盐还原试剂混匀后 35℃ 水浴 2 小时后，加辅助试剂，变粉红到红色为阳性，如无色，加少量锌粉后变红为阴性。

3）半定量触酶试验 用 2 个小试管，从管底至上 45mm 处标记相应高度，取待测菌加触酶试剂观察产生的气泡，如能达到标记处为 >45mm 触酶阳性，未达到标记处者则为阴性。

4）68℃ 触酶（热触酶）试验 将含待测菌悬液在 68℃ 加热 20 分钟后冷却至室温并加入触酶试剂，观察气泡产生情况。有气泡者为阳性，无气泡者为阴性。

5）亚碲酸盐还原试验 取 L-J 培养基上生长 3~4 周的菌落，配成 1.0mg/ml 的菌悬液，取 0.1ml 菌悬液接种于 0.5% 苏通（Sauton）培养基，37℃ 培养 7 天，加入 0.2% 亚碲酸钾溶液 2 滴，再 37℃培养 3 天，每天观察一次。有黑色或深棕色沉淀物者为阳性，反之为阴性，结核分枝杆菌为阴性。

（4）分子生物学鉴定 通过 PCR、环介导等温扩增（LAMP）等技术检测标本中特异性核酸序列，能快速判定标本中结核分枝杆菌的存在，并有较高的特异性和阳性检出率，但不能区分结核分枝杆菌是否存活。同时可以应用 PCR、基因芯片和线性探针等技术检测基因突变来检测分离菌株的耐药性。

4. 免疫学检测

（1）抗原检测 用 ELISA 法直接检测脑脊液中的结核分枝杆菌特异性抗原，如分泌性蛋白 MPT64，在结核性脑膜炎的快速诊断中已经得到应用，具有快速、敏感、特异性高的特点。痰液、支气管灌洗液、胸、腹水等标本中因含有较多蛋白或细胞成分，其应用受到一定的限制，但仍有应用前景。

（2）抗结核抗体检测 用 ELISA 法检测结核病患者血清中的抗结核 IgG 和 IgM 可作为活动性结核分枝杆菌感染的快速诊断方法之一。

（3）结核菌素试验 用结核菌素纯蛋白衍生物（purified protein derivative，PPD）进行皮肤试验来测定机体对结核分枝杆菌是否产生迟发型变态反应。取 0.1ml（5 个单位）PPD 注射前臂皮内，48～72 小时后观察注射部位是否有红肿硬结，并测量红肿硬结的直径。不同人群结果的解释不同，一般 ≥ 5mm 者为阳性，表示感染过结核分枝杆菌或接种过卡介苗但不一定患结核病；> 15mm 提示可能有活动性结核；< 5mm 者为阴性，表明未感染过结核分枝杆菌，但应排除 HIV 感染者等免疫力低下的人群。

（4）结核感染 T 细胞斑点试验（T－SPOT. TB） 机体感染结核分枝杆菌后，产生特异性的效应 T 淋巴细胞，后者再次受到结核分枝杆菌特异性抗原刺激时会分泌 γ－干扰素，因此可通过检测 γ－干扰素判断是否存在结核特异性的细胞免疫反应，来辅助诊断结核病或结核感染。T－SPOT. TB 具有较高的敏感性和特异性。

▶ 知识拓展

结核分枝杆菌感染 T 细胞斑点试验

结核分枝杆菌感染的免疫应答反应以细胞免疫为主，T 细胞受结核抗原刺激致敏后，形成活化的效应 T 细胞。通过检测受试者体内是否存在结核效应 T 淋巴细胞，可帮助判断受试者是否感染结核分枝杆菌。T－SPOT. TB 试验利用结核分枝杆菌特异抗原 ESAT－6 及 CFP－10 与外周血单个核细胞（PBMCs）一起孵育，可刺激结核效应 T 淋巴细胞分泌 γ－干扰素，分泌的细胞因子被预包被在反应孔膜上的特异抗体捕获，然后通过酶联免疫斑点技术计数每个活化的结核效应 T 细胞。检测每一个斑点代表一个分泌细胞因子的 T 细胞，计数斑点数量可以获得外周血中结核致敏的 T 细胞数量。

四、抗菌药物敏感性

首次分离的结核分枝杆菌要进行异烟肼、利福平、吡嗪酰胺和乙胺丁醇等一线抗结核药物的药敏试验。当治疗无效或持续 3 个月仍培养阳性者，应重复药敏试验（详见第十章抗微生物药物敏感性检验技术）。当被检菌株对一线药物耐药时，或是存在异烟肼和利福平的耐药基因突变，则要检测对二线抗结核药物的敏感性，包括：卷曲霉素、丙硫异烟胺、阿米卡星、对氨基水杨酸、利福布汀、链霉素和左氧氟沙星等。

五、临床意义

结核分枝杆菌可通过呼吸道、消化道、皮肤等多种途径侵犯全身器官，引起结核病。临床上以通过呼吸道引起的肺结核为最多见。成人的感染进程缓慢，特点为慢性炎症、干酪样坏死和空洞形成；但艾滋病患者的肺结核通常进展迅速。结核分枝杆菌可通过咳嗽随飞沫、痰排出。肺结核的典型临床表现为咳嗽，体重降低，盗汗，低热，呼吸困难和胸痛。肺外结核分枝杆菌感染包括颈淋巴结炎、胸膜炎、心膜炎、滑膜炎和脑炎，并可侵犯皮肤、骨、关节及其他内脏器官。

结核分枝杆菌不产生内毒素、外毒素和侵袭性酶，细菌通过在体内大量繁殖，其菌体成分和一些代谢物与机体发生免疫学反应而致病。与致病性相关的主要菌体成分有脂质、蛋白质和荚膜。脂质占结核分枝杆菌菌体干重的 20% ~ 40%、细胞壁干重的 60%，主要由磷脂、索状因子（cord factor）、硫酸脑苷脂和蜡质 D 构成。磷脂能刺激单核细胞增生，并使炎症灶中的巨噬细胞转变为类上皮细胞，从而形成结核结节。索状因子是有毒结核分杆菌株细胞壁成分，有此成分的结核分枝杆菌能在液体培养基中融合生长呈索条状排列。硫酸脑苷脂能抑制溶酶体与吞噬体的结合，使细菌能在吞噬细胞内存活。蜡质 D 能激发机体产生迟发型超敏反应。结核菌素是结核分枝杆菌重要的蛋白质，与蜡质 D 结合后能使机体发生迟发型超敏反应，并在结核结节的形成中发挥一定作用。结核分枝杆菌的荚膜能与吞噬细胞表面的补体受体 3 结合，有助于细菌对宿主细胞的黏附与入侵；荚膜中有多种酶可降解宿主组织中的大分子物质，为细菌繁殖提供所需的营养，还能防止有害物质进入菌体，起到保护作用。

结核分枝杆菌是胞内寄生菌，宿主抗菌免疫主要通过细胞免疫。致敏淋巴细胞可释放多种细胞因子对病灶中的结核分枝杆菌发挥直接或间接的杀菌活性。机体抗结核免疫属于带菌免疫，即当结核分枝杆菌或其组分在体内存在时，机体对再次入侵的结核分枝杆菌有免疫力，而当结核分枝杆菌或其成分从体内彻底消失后，机体的抗结核免疫也随之消失。机体在产生特异性细胞免疫的同时也形成对结核分枝杆菌的迟发型超敏反应。结核分枝杆菌细胞免疫由核糖体 RNA 引起，诱导机体产生的超敏反应主要由结核菌素蛋白和蜡质 D 共同引起。

第二节 非结核分枝杆菌

一、分类和命名

非结核分枝杆菌（nontuberculous mycobacteria, NTM）是指除结核分枝杆菌复合群和麻风分枝杆菌以外的分枝杆菌。根据 NTM 的生长速度，《伯杰系统细菌学手册》将其分为快速生长型和缓慢生长型两大类，其中慢生长非结核分枝杆菌包括鸟分枝杆菌复合群（M. avium complex，MAC）、堪萨斯分枝杆菌（M. kansasi）、日内瓦分枝杆菌（M. genavense）、海分枝杆菌（M. marinum）、猿分枝杆菌（M. simiae）、溃疡分枝杆菌（M. ulcerans）、蟾分枝杆菌（M. xenopi）、戈登分枝杆菌（M. gordonae）、瘰疬分枝杆菌（M. scrofulaceum）、地分枝杆菌（M. terra）、中庸分枝杆菌（M. interjectum）、中间分枝杆菌（M. intermedium）等。快速生长非结核分枝杆菌包括偶发分枝杆菌（M. fortuitum）、脓肿分枝杆菌（M. abscessus）、龟分枝杆菌（M. chelonae）、耻垢分枝杆菌（M. smegmatis）、脓毒分枝杆菌（M. septicum）、活林斯基分枝杆菌（M. wolinskyi）、马德里分枝杆菌（M. mageritense）等。Runyon 根据产色素性和生长速度，将非结核分枝杆菌分为Ⅰ～Ⅳ个群，Runyon Ⅰ群为光产色菌，Runyon Ⅱ群为暗产色菌，Runyon Ⅲ群为不产色菌，Runyon Ⅳ群为快速生长分枝杆菌。

二、生物学特性

光产色菌（photochromogens）菌落在暗处为奶油色，光照1小时后变为黄色或橘黄色，菌落光滑。本群以堪萨斯分枝杆菌、海分枝杆菌及猿分枝杆菌为主。

暗产色菌（scotochromogens）有无光照均能产生色素，呈黄色或橘黄色，菌落光滑。本群以瘰疬分枝杆菌、戈登分枝杆菌及苏尔加分枝杆菌为主。

不产色菌（nonphotochromogens）在光照和暗处均不产生色素，菌落光滑。本群包括鸟分枝杆菌复合群、嗜血分枝杆菌、溃疡分枝杆菌、蟾分枝杆菌、玛尔摩分枝杆菌、土分枝杆菌及胃分枝杆菌等。

快速生长分枝杆菌（rapidly growing mycobacteria，RGM）在25～35℃培养5～7天即可见到菌落，菌落粗糙。对人致病的菌株大多不产生色素，少数腐生菌可产生色素。本群包括脓肿分枝杆菌复合群、偶发分枝杆菌、龟分枝杆菌、玛格丽特分枝杆菌、外来分枝杆菌、耻垢分枝杆菌和母牛分枝杆菌等。

三、鉴别与鉴定

非结核分枝杆菌感染日益增多，特别是HIV感染者易并发非结核分枝杆菌感染。由于非结核分枝杆菌引起的肺部感染在临床上难以与结核病和其他慢性呼吸道疾病区别，而且此类菌多数对常用的抗结核药物耐药，因此非结核分枝杆菌的鉴定对临床鉴别诊断和治疗有着重要意义。临床常见非结核分枝杆菌的鉴别见表19-2。

四、抗菌药物敏感性

非结核分枝杆菌药敏试验只用于有临床意义的菌株，美国胸科协会推荐有临床意义菌株的判断主要包括至少两次痰培养阳性，或一次支气管冲洗或灌洗液培养阳性；支气管或肺穿刺组织中有分枝杆菌病理学证据和非结核分枝杆菌培养阳性；分离自无菌部位如血液脑脊液或组织标本。美国临床和实验室标准协会推荐进行药敏试验的慢生长非结核分枝杆菌菌种有鸟分枝杆菌复合群、堪萨斯分枝杆菌和海分枝杆菌。

鸟分枝杆菌复合群治疗药物包括利福平、利福喷汀、乙胺丁醇和一种大环内酯类（克拉霉素或阿奇霉素），有时加上阿米卡星或链霉素。大环内酯类和阿米卡星的MIC与临床疗效相关性较好，因此常为首要测试的药物；如对大环内酯类耐药则检测二线药物，包括莫西沙星和利奈唑胺。乙胺丁醇、利福平、利福喷汀、链霉素在临床治疗常常有效，但是相应的折点尚未建立。对播散性感染3个月后和肺部感染6个月后的分离菌株应进行重复药敏试验。

堪萨斯分枝杆菌治疗的一线药物有利福平和克拉霉素，由于这些药物对未经治疗的菌株的MICs范围很窄，不推荐对初始菌株进行药敏试验，但如对治疗反应不好或治疗失败，则需要进行利福平和克拉霉素的药敏试验；当利福平耐药时，则应检测二线药物包括阿米卡星、环丙沙星、乙胺丁醇、异烟肼、利福喷汀、莫西沙星、甲氧苄啶－磺胺甲噁唑、利奈唑胺的MICs。

海分枝杆菌的MICs范围过窄，不推荐常规进行药敏试验，可选用利福平、强力霉素、米诺环素、甲氧苄啶－磺胺甲噁唑和克拉霉素治疗，常单药治疗，也可使用利福平和乙胺丁醇联合治疗，疗效经验治疗失败时，再测试 MICs。

快速生长分枝杆菌进行药敏试验的药物包括阿米卡星、头孢西丁、环丙沙星、克拉霉素、强力霉素、亚胺培南、利奈唑胺、美洛培南、莫西沙星、甲氧苄啶－磺胺甲噁唑和妥布霉素。此外，如有需要，可测试替加环素和氯法齐明，特别是对多重耐药的脓肿分枝杆菌脓肿亚种。然而，由于替加环素和氯法齐明折点尚未建立，只报告 MIC 值。

偶发分枝杆菌、耻垢分枝杆菌和马德里分枝杆菌对亚胺培南的 MIC ＞ 8μg/ml 时，应重新检测，且最大孵育时间不超过 3 天。妥布霉素不用于治疗脓肿分枝杆菌和偶发分枝杆菌，只对龟分枝杆菌检测妥布霉素的 MIC 值。

五、临床意义

非结核分枝杆菌广泛分布在环境中，是条件致病菌，分离株的临床意义取决于多种因素，包括医院环境、患者的临床症状、分离的部位、感染部位的感染特点、菌种的致病性、培养阳性检出的次数，以及涂片和培养检测到的菌量等。例如，尽管戈登分枝杆菌的检出率较高，但其致病性不如鸟分枝杆菌复合群和堪萨斯分枝杆菌。

鸟分枝杆菌复合群是最常见的引起人类疾病的非结核分枝杆菌之一，常导致成人肺部感染，感染儿童多为淋巴结炎，艾滋病患者表现为弥散性感染。堪萨斯分枝杆菌引起成人肺部感染，很少导致儿童淋巴结炎，在非结核分枝杆菌引起的肺部感染中，仅次于鸟分枝杆菌复合群。海分枝杆菌常导致游泳池肉芽肿。

偶发分枝杆菌、脓肿分枝杆菌和龟分枝杆菌的感染占快速生长分枝杆菌临床感染的 90%。偶发分枝杆菌主要引起皮肤软组织感染，尤其是手术后伤口继发感染。脓肿分枝杆菌主要引起肺部感染，特别是对多发性硬化的患者。龟分枝杆菌主要引起播散性皮肤病。我国近年来有由于注射器械污染快速生长分枝杆菌而引发注射部位感染暴发流行的报道。快速生长分枝杆菌也可引起中枢神经系统感染、角膜炎和耳炎等。

第三节　麻风分枝杆菌

麻风分枝杆菌（*M. leprae*）是麻风病的病原体。麻风病主要在发展中国家流行，世界卫生组织报道从 1985 年启动消除麻风病行动以来，麻风患病率下降了 90% 以上。

一、分类和命名

麻风分枝杆菌隶属分枝杆菌属。

二、生物学特性

麻风分枝杆菌的形态可为短杆状，常呈束状或团状排列，抗酸染色阳性，革兰染色阳性。用药后细菌呈多形性，可断裂为颗粒状、念珠状或哑铃状等，且抗酸染色着色变得不均匀。无鞭毛、无荚膜，不形成芽胞。麻风分枝杆菌为胞内寄生菌，含麻风分枝杆菌的细胞呈泡沫状，称为麻风细胞。目前尚不能用人工培养的方法体外分离培养麻风分枝杆菌，可用动物接种进行细菌鉴定、药物筛选及治疗方法等研究。

三、鉴别与鉴定

麻风分枝杆菌的病原学诊断主要依靠直接显微镜检查。从多个皮肤病损处取标本涂片，或取结节进行病理组织切片做抗酸染色镜检，麻风分枝杆菌的抗酸性弱于结核分枝杆菌，最好是用10%硫酸乙醇替代盐酸乙醇来脱色，麻风分枝杆菌多呈束状或团状排列，菌体较粗直、两端尖细，存在于细胞内；结核分枝杆菌多散在排列，菌体细长稍弯曲，且有分枝现象。麻风分枝杆菌可用PCR等分子生物学的方法鉴定。

四、抗菌药物敏感性

麻风病的治疗目前使用3种药物：氨苯砜、利福平和氯法齐明联合化疗，通常联合用药可杀死麻风分枝杆菌。因无法在体外培养，故无法进行麻风分枝杆菌的体外药物敏感性试验；但目前尚无对使用联合化疗的抗麻风治疗药物耐药性的报道。

五、临床意义

麻风病是一种慢性传染病，主要侵害皮肤、黏膜和神经末梢，以及深部组织和器官。麻风分枝杆菌可通过患者鼻分泌物、汗液、精液或阴道分泌物等分泌物传播。感染后部分人发病，潜伏期为6个月到5年。麻风病的发生与患者细胞免疫状态有关。根据患者的免疫状态、病理变化和临床表现，可将大多数麻风病患者分为结核样型和瘤型，少数患者属于界线类或未定类，可向结核样型或瘤型转化。结核样型麻风病患者免疫功能正常，麻风分枝杆菌的感染主要局限在皮肤和神经，在皮损处检出麻风分枝杆菌的概率小，传染性小，患者麻风菌素试验阳性。结核样型麻风为自限性疾病，损害可自行消退。瘤型麻风病患者有细胞免疫缺陷，麻风分枝杆菌不仅侵犯皮肤、黏膜，还可播散至血液及内脏；皮损处形成肉芽肿病变并有大量的麻风分枝杆菌集聚，传染性强；患者麻风菌素试验阴性，血清中自身抗体含量高，有免疫复合物沉积，形成结节性红斑于面部呈现狮面容。瘤型麻风病如不及时治疗将导致死亡。我国以结核样型和未定类为多见。麻风为人畜共患病，有野生动物感染麻风的报道。

？思考题

答案解析

案例　患者，男，29岁。

主诉：咳嗽3个月，偶有痰中带血。

现病史：20 + 天前无明显诱因出现发热，最高38.7℃，伴全身酸痛、乏力，伴咳嗽、咳痰、气促。

既往史：否认"冠心病、糖尿病"等慢性病史，否认"肝炎、伤寒"等传染病病史，无重大外伤史，无输血史，无食物、药物过敏史，烟酒已戒3 + 年。

基本检查：T 38.7℃，P 82次/分，R 20次/分，BP 104/65mmHg。发育正常，营养中等，神志清楚，慢性病容，双睑结膜稍苍白，全身皮肤黏膜无黄染及出血点，全身各浅表淋巴结不大，口唇无发绀，咽无充血，双侧扁桃体无肿大，无脓点及渗出。双肺呼吸音稍粗，未闻及明显干湿性啰音及胸膜摩擦音，心腹查无明显特殊，双下肢无水肿。胸部CT：胸部CT显示肺部多发斑片状、结节样密度增高影，提示继发性肺结核影像学征象。实验检查：白细胞总数 12.78×10^9/L，中性粒细胞百分比

0.80，中性粒细胞绝对值 $10.22 \times 10^9/L$，红细胞总数 $4.24 \times 10^{12}/L$，血红蛋白 $130.0g/L$，血小板总数 $284 \times 10^9/L$，红细胞沉降率（血沉）99mm/h。

问题

（1）患者可初步诊断为何种疾病？说明诊断依据。

（2）为明确诊断，患者需要进一步做哪些检查？

（3）患者的治疗原则是什么？

（黄　健）

书网融合……

重点小结　　　　　题库　　　　微课/视频1　　　微课/视频2

第二十章 厌氧菌

PPT

学习目标

1. 通过本章学习，掌握厌氧菌的概念及细菌学特征、厌氧菌标本采集与送检的要求、厌氧菌培养、分离与常见厌氧菌的鉴定方法；熟悉无芽胞厌氧菌的常见种类及微生物学检查；了解常见厌氧菌的临床意义。

2. 具有临床疑似感染标本中培养致病性厌氧菌的理念和培养、鉴定临床常见厌氧菌的能力。

3. 树立为人民健康服务的科学的人生观和价值观。

第一节 概　述

一、厌氧菌的分类、命名与分布

厌氧菌（anaerobic bacteria）是一群必须在无氧条件下才能生长繁殖的细菌。根据是否形成芽胞，分为产芽胞厌氧菌（spore – forming anaerobe）和无芽胞厌氧菌（nonspore – forming anaerobe）。前者包括以破伤风梭菌（*C. tetani*）、产气荚膜梭菌（*C. perfringens*）、肉毒梭菌（*C. botulinum*）为代表的梭状芽胞杆菌属（*Clostridium*）和以艰难拟梭菌（*C. difficile*）为代表的拟梭菌属（*Clostridioides*）。无芽胞厌氧杆菌则有拟杆菌属（*Bacteroides*）、普雷沃菌属（*Prevotella*）、卟啉单胞菌属（*Porphyromonas*）、梭杆菌属（*Fusobacterium*）、丙酸杆菌属（*Propionibacterium*）、真杆菌属（*Eubacterium*）、乳杆菌属（*Lactobacillus*）、双歧杆菌属（*Bifidobacterium*）、放线菌属（*Actinomyces*）、蛛网菌属（*Arachnia*）、韦荣球菌属（*Veillonella*）等 40 多个属，300 多个种。

厌氧菌分布广泛，除梭状芽胞杆菌能以芽胞的形式在自然界长期存活外，绝大多数厌氧菌存在于正常人体的体表以及与外界相通的腔道，与需氧菌和兼性厌氧菌共同组成人体的正常菌群，并且在种类和数量上占绝对优势（表 20 – 1）。

表 20 – 1 人体各部位厌氧菌数量（CFU）及其与需氧菌之比

	皮肤	眼结膜	唾液	齿龈	胃液	小肠	结肠	尿道	阴道
厌氧菌数量	$10^{3\sim4}/cm$	$10^{3\sim4}/g$	$10^{8\sim9}/ml$	$10^{11\sim12}/g$	$10^{2\sim5}/ml$	$10^{4\sim6}/g$	$10^{11\sim12}/g$	$10^{3\sim5}/ml$	$10^{8\sim9}/ml$
厌氧菌∶非厌氧菌	10∶1	10∶1	(3～10)∶1	1000∶1	1∶1	1∶1	1000∶1	10∶1	(5～10)∶1

二、厌氧菌感染

厌氧菌感染非常普遍，约 60% 的临床感染均有厌氧菌参与。正常情况下厌氧菌对人体无害，但机体防御功能减弱时会引起内源性感染，且多为与需氧菌和兼性厌氧菌共同引起的混合感染。少数芽胞厌氧菌可经皮肤破损处侵入机体，引起外源性感染。

凡有下列情况者应怀疑有厌氧菌感染：①感染局部有气体产生；②发生在黏膜附近的感染；③深

部外伤后感染；④紫外光下脓液发出红色荧光等；⑤感染部位有特殊的分泌物，分泌物恶臭，暗血红色，且常规抗生素治疗无效；⑥分泌物直接涂片革兰染色，发现细菌染色不均、形态奇特呈明显多形态。

三、厌氧菌感染的分离与鉴定 微课/视频1

对疑为感染而常规细菌培养阴性的病例，应当进行厌氧菌的分离培养与鉴定。

（一）标本采集与运送

1. 标本采集 采集符合要求的临床标本，是厌氧菌培养成功的关键，因此采集时应格外注意防止污染且尽量避免接触空气。用于厌氧菌培养的最佳标本是活检组织或用无菌注射器抽吸的分泌物和脓液。不同部位厌氧菌标本的采集方法见表20－2。

表20－2 不同部位厌氧菌标本采集

标本来源	收集方法
封闭性脓肿	无菌注射器抽取
妇女生殖道	阴道后穹隆穿刺抽取
下呼吸道分泌物	支气管刷或环甲膜穿刺术
胸腔积液	胸腔穿刺术
窦道、子宫腔、深部创伤	用特殊采样器采集
组织	无菌外科切取
尿液标本	膀胱穿刺术

2. 标本运送 标本采集后应尽快送检，避免标本干燥，尽量避免接触空气。厌氧菌标本的运送方法如下。

（1）无氧小瓶运送法 目前常用的方法，可用于少量脓液、体液或其他液体标本的运送。用无菌小瓶装入0.5ml含有氧化还原指示剂的牛心脑浸液或牛心脑琼脂培养基，加橡皮塞后用铝盖密封。用真空泵抽出瓶中空气并充以CO_2或N_2。使用时将标本通过橡皮塞注入瓶中即可。

（2）标本充盈运送法 适合大量液体标本的运送。将液体标本装满标本瓶，加盖密封后运送。

（3）组织块运送法 将组织块放于含有少量盐水或培养液的无菌小瓶中，然后将其放于厌氧袋内送检。

（4）厌氧袋运送法 用预还原的厌氧血平板在患者床边接种，然后立即将平板放入厌氧培养袋携回实验室培养。

（5）厌氧拭子运送法 如果只能采集棉拭标本，应当使用专门的棉拭运送管运送。

（二）厌氧菌的初步识别

通过标本的性状及细菌的形态和染色性等检查，有助于厌氧菌的初步识别（表20－3），便于选择合适的选择培养基和培养方法。

表20－3 厌氧菌的初步识别

菌名	革兰染色	形态及其他特征
脆弱拟杆菌	G^{-b}	两端钝圆着色深，中间色浅不均匀如有空泡，长短不一，标本有琥珀酸味
产黑色素普雷沃菌	G^{-b}	球杆菌、可见多形性，长短不一，紫外线照射发砖红色荧光，标本有恶臭
具核梭杆菌	G^{-b}	菌体细长，两头尖，紫色颗粒沿菌体长轴成双排列，标本有丁酸味

续表

菌名	革兰染色	形态及其他特征
坏死梭杆菌	G⁻ᵇ	菌体细长，高度多形性，长短不一，菌体中部膨胀呈圆球形
韦荣球菌	G⁻ᶜ	极小的革兰阴性球菌
消化链球菌	G⁺ᶜ	球形或卵圆形的成双或短链状排列的小球菌，易染成阴性
乳酸杆菌	G⁺ᵇ	细长，无芽胞，有时多形性，标本有乳酸气味
痤疮丙酸杆菌	G⁺ᵇ	菌体微弯呈棒状，一端圆一端尖细，呈X、Y、V形或栅状排列，标本有丙酸气味
放线菌	G⁺ᵇ	分枝呈棒状或X、Y、V形或栅状排列，脓汁中有硫磺颗粒，呈琥珀酸气味
破伤风梭菌	G⁺ᵇ	细长、鼓槌状，芽胞圆形，位于顶端，有鞭毛
产气荚膜梭菌	G⁺ᵇ	粗大杆菌，单个或成双排列，有芽胞（不易看见），有荚膜
艰难拟梭菌	G⁺ᵇ	粗长杆菌，芽胞卵圆形或长方形，位于次极端

注：G⁺ᵇ表示革兰阳性杆菌；G⁺ᶜ表示革兰阳性球菌；G⁻ᵇ表示革兰阴性杆菌；G⁻ᶜ表示革兰阴性球菌。

（三）分离培养

1. 初代培养 临床标本中厌氧菌的初代培养比较困难，除了要提供良好的与感染部位相似的厌氧环境外，还应当使用营养丰富的培养基，并使其处于无氧状态。

（1）培养基的选择 包括非选择培养基和选择培养基（表20-4）。在初代分离厌氧菌的标本时，除必须接种一个非选择性培养基外，还可根据标本来源和直接镜检结果估计可能的厌氧菌种类，有针对性地选用适当的选择性培养基，以提高特定感染部位厌氧菌的阳性检出率，防止漏检。

表20-4 常用厌氧菌培养基

培养基种类	主要用途	说明
非选择性培养基		
厌氧血平板	非选择性厌氧基础培养基，营养丰富，适合多种厌氧菌的分离培养	牛心脑浸液及布氏肉汤基础上，添加0.5%酵母浸出液、5μg/ml氯化血红素、10μg/ml维生素K₁及5%~10%脱纤维血
GAM培养基（Gifu anaerobic medium）	非选择基础培养基，适合多种厌氧菌的分离培养	营养丰富，一般不需添加血和其他营养成分
硫乙醇酸盐（YHIO）培养基	厌氧基础培养基，也可作为厌氧菌药敏试验的基础液	硫乙醇酸钠对某些梭菌及消化球菌有微弱的抑制作用
庖肉培养基	厌氧菌的增菌及菌种保存	加葡萄糖也可用于气-液相色谱分析
选择培养基		
拟杆菌-胆汁-七叶苷琼脂（BBE）	脆弱拟杆菌选择和鉴别培养基，也可用于死亡梭杆菌的分离	胆汁刺激脆弱拟杆菌和死亡梭杆菌的生长，脆弱拟杆菌还能分解七叶苷，在菌落周围形成黑色晕圈，有助于该菌的初步鉴定
卡那万古冻溶血琼脂（KV-LB）	拟杆菌和普雷沃菌的分离培养	可抑制大多数兼性厌氧菌，使产黑色素普雷沃菌早期产生黑色素。7.5μg/ml的万古霉素对卟啉单胞菌有抑制作用，用于该菌的分离应减少万古霉素的浓度至2μg/ml
卵黄平板（EYA）	梭菌属和梭杆菌属细菌卵磷脂酶和脂酶的检测，也用于产气荚膜梭菌的鉴别培养	产气荚膜梭菌分解卵磷脂，使菌落周围出现白色浑浊圈，且这一现象可被特异抗体中和（Nagler反应阳性）
环丝氨酸-头孢西丁-果糖-卵黄琼脂（CCFA）	艰难拟梭菌的分离培养	环丝氨酸和头孢西丁抑制兼性厌氧菌和大部分厌氧菌，果糖和卵黄有利于艰难拟梭菌生长，艰难拟梭菌分解果糖形成黄色菌落

（2）标本接种 初代培养时，标本一般应同时接种普通血平板、厌氧血平板和巧克力平板，分别

置有氧、无氧和含 5% ~ 10% CO_2 环境培养。也可根据涂片染色结果或标本来源增加 1 个至数个选择培养基以提高阳性分离率。同时，每份标本还应接种一支液体培养基，用于增菌和保存标本。

（3）培养方法　经接种的厌氧培养基应立即放入厌氧环境，置 35 ~ 37℃ 条件下培养 48 ~ 72 小时。厌氧培养的方法包括厌氧罐（盒）培养法、厌氧气袋法和厌氧手套箱培养法。

厌氧罐是利用一个密闭的容器，通过物理或化学方法除去罐内的 O_2，造成无氧环境。抽气换气法是将已接种好的平板及钯催化剂放于罐内，用真空泵先抽尽罐内空气，再用 N_2 反复充气与抽气 3 次，最后充入含 80% N_2、10% H_2、10% CO_2 的混合气体；冷触媒法利用化学产气袋产生 H_2 和 CO_2，产生的 H_2 在钯催化剂（触媒）的作用下，与罐内的 O_2 结合生成水，将 O_2 消耗掉，造成无氧环境。

厌氧气袋法是用无毒的塑料薄膜制成的特殊气袋取代厌氧罐。此法简便易行，携带方便。

厌氧手套箱是一个密闭的大型金属箱，通过自动化装置自动抽气、换气，保持箱内的厌氧状态。操作者可以通过培养箱前面附带的橡胶手套在箱内进行操作，使厌氧菌的接种、培养和鉴定等全部工作都在无氧的环境下进行。

（4）结果观察　大多数厌氧菌的初代培养至少应在 48 小时后才开始观察，如疑为放线菌则应延长至 72 ~ 96 小时。

2. 次代培养和厌氧菌的确定　初代厌氧培养有细菌生长时，必须做耐氧试验确定其是否为厌氧菌。从每个平板上挑取 4 ~ 5 个不同性状的菌落，每个菌落分别接种 2 ~ 3 个平板（每个平板分为 4 ~ 6 区，可同时做 4 ~ 6 个菌落的次代培养），分别放有氧、无氧和含 5% ~ 10% CO_2 环境培养 48 小时。只在厌氧环境中生长的细菌即为专性厌氧菌。

（四）鉴定与鉴别

厌氧菌一般依据菌体形态、染色反应、菌落性状以及对某些抗生素的敏感性作出初步鉴定，最终鉴定必须依靠生化反应及终末代谢产物等检测。

1. 形态与染色　形态及染色对厌氧菌的鉴定颇为重要。但厌氧菌的染色性常受到培养基种类和培养时间的影响，如消化链球菌属、真杆菌属和梭菌属的某些细菌，在革兰染色时常由阳性染色成阴性，不易判断。

2. 菌落性状　包括菌落的形状、大小、色素、荧光、是否溶血等对厌氧菌的鉴定有一定参考价值。

3. 抗生素敏感性鉴定试验　一般抑菌环直径 <10mm 可视为耐药。根据对卡那霉素的敏感性，可区分梭杆菌属（敏感）与拟杆菌属（多数耐药）；万古霉素敏感而对多黏菌素耐药，可能为革兰阳性厌氧菌，反之则可能为革兰阴性厌氧菌。

4. 聚茴香脑磺酸钠（SPS）敏感试验　用于快速鉴定厌氧消化链球菌。该菌对 $50\mu g/\mu l$ 的 SPS 特别敏感（抑菌环直径通常为 12 ~ 18mm），而绝大多数其他革兰阳性球菌对 SPS 耐药。

5. 生化试验　包括多种糖类发酵试验、吲哚试验、硝酸盐还原试验、触酶试验、卵磷脂酶试验、脂酶试验、蛋白溶解试验、明胶液化试验及胆汁肉汤生长试验和硫化氢试验等。此外，尚有自动微生物鉴定系统，如 VITEK – ANI、MicroScan – ANI 等。目前用于厌氧菌快速鉴定的胞外酶试验，不需要厌氧培养，只需少量浓菌液，4 小时左右即可观察结果，如 RapIDANAⅡ、Rapidanaerobe 及 API – ZYM 系统等；由于其操作简便快速，可鉴定的厌氧菌种类多，已得到广泛的应用。

6. 气 – 液相色谱技术（gasliquid chromatography，GLC）　厌氧菌在代谢过程中能产生较多的挥发性短链脂肪酸、非挥发性有机酸及醇类等代谢产物，并且其代谢产物的种类和含量因菌种不同而异，故可借助气液相色谱进行分析以达到鉴定厌氧菌的目的。

7. 分子生物学技术　目前已广泛应用于厌氧菌的分类鉴定及临床厌氧菌标本的快速检测。常用方法包括特异性基因探针、PCR 及 16S rDNA 序列测定等。

8. 质谱技术　基于基质辅助激光解吸电离飞行时间质谱（MALDI‑TOF MS）技术，为鉴定厌氧菌提供了一种快速且简单易行的方法。此外，该方法所需耗材少，方法本身的高敏感性对厌氧菌鉴定十分有利。

第二节　梭菌属

一、分类和命名

梭菌属（*Clostridium*），属于梭菌科（*Clostridiaceae*），广泛分布于土壤、人和动物肠道以及腐败物中。多为腐生菌，少数致病菌能产生强烈外毒素，引起人和动物疾病如破伤风、气性坏疽、肉毒中毒和伪膜性肠炎等，其中以破伤风梭菌（*C. tetani*）、产气荚膜梭菌（*C. perfringens*）、肉毒梭菌（*C. botulinum*）最为常见。

梭菌属由专性厌氧的革兰阳性杆菌组成，芽胞呈圆形或卵圆形，位于菌体中央、极端或次极端，使菌体膨大呈梭状。

二、生物学特性

（一）破伤风梭菌

破伤风梭菌是临床常见的厌氧芽胞杆菌，为破伤风的病原菌。培养 48 小时后，尤其在芽胞形成后，易转变成革兰阴性。菌体细长，大小为 $0.5\mu m \times (2 \sim 5)\mu m$，有周鞭毛，无荚膜，芽胞圆形，位于菌体顶端，菌体呈鼓槌状，为本菌典型特征。

本菌专性厌氧，在普通平板上不易生长，在厌氧血平板上扩散生长，不易获得单个菌落；经 35℃ 培养 48 小时后，形成扁平、灰白色、边缘不齐、周边疏松呈羽毛状的菌落，有狭窄的 β 溶血。在疱肉培养基中生长后肉汤轻度浑浊，肉渣部分消化，微变黑，产生少量气体，有腐败恶臭。破伤风梭菌芽胞抵抗力很强，75～80℃ 10 分钟仍保持活力，100℃ 1 小时可完全被破坏，在干燥的土壤和尘埃中能存活数年。

（二）产气荚膜梭菌

产气荚膜梭菌为短粗大杆菌，大小为 $(1 \sim 1.5)\mu m \times (3 \sim 5)\mu m$，两端钝圆；芽胞呈椭圆形，直径小于菌体，位于菌体中央或次极端，但在组织和人工培养基中很少形成芽胞（图 20‑1）；无鞭毛，在机体内可形成明显的荚膜。

本菌不严格厌氧。35℃ 厌氧培养 18～24 小时后，在厌氧血平板上形成圆形、凸起、表面光滑、边缘整齐的菌落，多数菌株有双层溶血环（图 20‑2），内环完全溶血，由 θ 毒素引起，外环不完全溶血，是由 α 毒素所致。在卵黄平板上菌落周围出现乳白色浑浊圈，是由细菌产生的 α 毒素（卵磷脂酶）分解卵黄中的卵磷脂所致，可被特异抗血清所中和，称为 Nagler 反应。本菌在牛乳培养基中，能分解乳糖产酸使酪蛋白凝固，同时产生大量气体将凝固的酪蛋白冲散形成蜂窝状，并将液面上的凡士林等向上推挤，甚至冲开棉塞，气势凶猛，称为"汹涌发酵（stormy fermentation）"现象，为本菌特征之一。

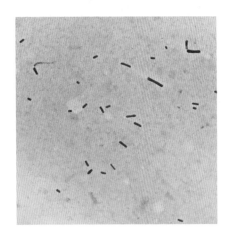

图 20 - 1 坏死组织中的产气荚膜梭菌

（革兰染色，×1000）

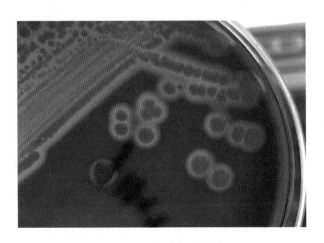

图 20 - 2 产气荚膜梭菌菌落特征

（厌氧血平板，35℃厌氧培养 24 小时）

（三）肉毒梭菌

肉毒梭菌为粗大杆菌，大小为（1~1.2）μm ×（4~6）μm，两端钝圆，单个或成双排列，有时可呈链状；有周鞭毛，无荚膜。芽胞呈卵圆形，位于次极端，细菌呈汤匙状或网球拍状。严格厌氧，营养要求不高，可在普通平板上生长，形成不规则、灰白色、半透明的菌落，在血平板有 β 溶血。能消化肉渣，使之变黑，有腐败恶臭。肉毒梭菌芽胞的抵抗力很强，可耐热 100℃ 1 小时以上。肉毒毒素不耐热，煮沸 1 分钟即可破坏。

三、鉴别与鉴定

临床常见梭菌的主要鉴定特征见表 20 - 5。梭菌的常规鉴定中，芽胞的形态及位置较有价值。有些菌种接种到牛肉浸液培养基，35℃培养 2 天，进行革兰染色，即可以观察到芽胞。有的菌种用此法尚不能产生芽胞。对这类菌可用加热法，将细菌接种牛肉浸液培养基上，先在 70℃ 加温 10 分钟后，再置 35℃培养。若培养基中有细菌生长即证明有芽胞。

依据生化反应鉴定芽胞梭菌，需持续培养 2~7 天。如果细菌生长良好，2 天的结果即可作为鉴定结果。有价值的生化试验如明胶水解、牛乳消化和糖类的分解试验。卵黄琼脂平板在鉴定中有一定的价值，可以观察脂酶和卵磷脂酶两个试验，对某些菌种的鉴别较为重要。

目前临床实验室可使用基质辅助激光解析电离飞行时间质谱（MALDI - TOF MS）对临床常见梭菌进行鉴定，有较高的准确性。

（一）破伤风梭菌的鉴定

破伤风梭菌形态典型，如直接涂片镜检见到典型的革兰阳性鼓槌样细菌，即可报告。庖肉培养基中肉渣部分消化，微变黑，血平板上常呈扩散生长，形成羽毛状或卷发样菌落。不发酵糖类，不还原硝酸盐，但能液化明胶，产生 H_2S，多数菌株吲哚试验阳性。破伤风梭菌与其他梭菌属细菌的鉴别见表 20 - 5。

（二）产气荚膜梭菌的鉴定

厌氧血平板上出现双层溶血，牛乳培养出现"汹涌发酵"现象；发酵葡萄糖、乳糖、麦芽糖和蔗糖，产酸产气；液化明胶，产生 H_2S，卵磷脂酶试验（LEC）和 Nagler 试验阳性；主要代谢产物为乙酸和丁酸；动物保护试验阳性。

（三）肉毒梭菌的鉴定

疱肉培养中消化肉渣且变黑，肉毒毒素测定试验阳性。肉毒梭菌目前有 A～H 和 X 共 9 种血清型。除 G 型外，各型均发酵葡萄糖和麦芽糖，不发酵乳糖；液化明胶，H_2S 阳性，酯酶（LIP）阳性，吲哚阴性。G 型除能液化明胶外，其他生化反应均为阴性。本菌与其他梭菌的鉴别见表 20-5。

表 20-5　临床常见梭菌属细菌的主要鉴定特征

菌种	芽胞	卵黄平板		明胶液化	牛奶消化	吲哚	葡萄糖	麦芽糖	乳糖	蔗糖	水杨苷	甘露醇	主要代谢产物（在 PYG 或 CMC 中）
		LEC	LIP										
破伤风梭菌	RT	-	-	+	+/-	V	-	-	-	-	-	-	A, p, B
产气荚膜梭菌	OS	+	-	+	+	-	+	+	+	+	-	-	A, (p), B
肉毒梭菌													
Ⅰ群	OS	-	+	+	+	-	+	-/W	-	-	-	-	A, (P), ib, B, IV (v), (ic)
Ⅱ群	OS	-	+	+	-	-	+	+/W	-	+/W	-	-	A, B
Ⅲ群	OS	-/+	+	+	+	-/+	+	V	-	-	-	-	A, P, B, (v)
丁酸梭菌	OS	-	-	-	-	-	+	+	+	+	+	-/+	A, B
败毒梭菌	OS	-	-	+	+	-	+	+	-	-	V	-	A, (p), B
诺维梭菌 A	OS	+	+	+	-	-	+	V	-	-	-/+	-	A, P, B
诺维梭菌 B	OS	+	-	+	+/-	-	+	V	-	-	-	-	A, P, B
溶组织梭菌	OS	-	-	+	+	-	-	-	-	-	-	-	A

注：O 为卵圆形；R 为圆形；S 为次端；T 为极端；V 为反应不定；W 为弱反应。

代谢产物：A 为乙酸；B 为丁酸；IB 为异丁酸；C 为己酸；IC 为异己酸；P 为丙酸；V 为戊酸；IV 为异戊酸；L 为乳酸；Pa 为苯乙酸；S 为琥珀酸；大写字母为主要产物，小写字母为次要产物；（ ）为可能产生。

四、抗菌药物敏感性

可使用琼脂稀释法进行常见厌氧菌的药物敏感性试验。破伤风梭菌通常对青霉素、氯霉素、克林霉素、四环素和红霉素敏感，对氨基糖苷类抗生素耐药。产气荚膜梭菌通常对青霉素敏感，对氯霉素、克林霉素和甲硝唑有一定敏感性，对红霉素和四环素耐药。肉毒梭菌通常对氯霉素、克林霉素、红霉素、利福平、青霉素、四环素、头孢菌素和万古霉素敏感，对萘啶酮酸及庆大霉素等耐药。

其他大多数梭菌种对氯霉素、哌拉西林、甲硝唑、亚胺培南、含 β-内酰胺酶抑制剂复合抗菌药物均敏感，但对头孢菌素和四环素不同程度耐药，对氨基糖苷类耐药。

五、临床意义

破伤风梭菌大量存在于人和动物的肠道，由粪便污染土壤，以芽胞的形式广泛存在于外界环境中。当创口被污染时，细菌在局部生长繁殖，释放外毒素，引起机体痉挛性抽搐，称为破伤风。破伤风梭菌的主要致病物质为破伤风痉挛毒素（tetanopasmin）。该毒素是一种神经毒素，对中枢神经尤其是脑干神经和脊髓前角运动神经细胞有高度的亲和力，能与神经节苷脂结合，阻止抑制性神经介质的释放，使肌肉活动的兴奋与抑制失调，引起骨骼肌痉挛性收缩。典型临床症状为咀嚼肌痉挛造成的牙关紧闭呈苦笑面容，以及颈部、躯干及四肢肌肉持续强直性痉挛导致的角弓反张、呼吸困难，最后可因窒息死亡。

产气荚膜梭菌能产生多种外毒素和侵袭性酶类，并有荚膜，具有强大的侵袭力。其中主要的致死毒素有 α、β、ε、ι 4 种，尤以 α 毒素最为重要。α 毒素为卵磷脂酶，能分解人和动物细胞膜上的磷脂和蛋白质复合物，破坏细胞膜，引起溶血、组织坏死和血管内皮损伤，使血管通透性增高，组织水肿。此外，α 毒素还能促使血小板凝聚，导致血栓形成，局部组织缺血，在气性坏疽的形成中起主要作用。该病为一种严重的急性感染，以组织坏死、水肿、胀气、全身中毒为特征，好发于下肢，死亡率 40% ~ 100%。本病常以两种以上细菌参与的混合感染，其中 60% ~80% 为 A 型产气荚膜梭菌引起。

肉毒梭菌可产生毒性极强的肉毒毒素（botulinum toxin，BTX），为已知最剧烈的毒素。该毒素有嗜神经性，经肠道吸收入血后作用于中枢神经系统的脑神经核和外周神经 – 肌肉接头处与自主神经末梢，抑制乙酰胆碱的释放，导致肌肉弛缓性麻痹，重者可因呼吸衰竭死亡。

第三节　拟梭菌属

一、分类和命名

拟梭菌属与梭菌属的基因差异较大。艰难拟梭菌（*Clostridioides difficile*）原称艰难梭菌，由于其与严格意义的梭菌属 rRNA 簇遗传距离较远，后命名为艰难拟梭菌。本菌是一种产芽胞的革兰阳性专性厌氧杆菌，通常存在于土壤、动物和人类肠道中，极度厌氧且分离培养困难。

二、生物学特性

艰难拟梭菌为革兰阳性杆菌。芽胞卵圆形，位于菌体的次极端；无荚膜，有些菌株有周鞭毛，能运动。在厌氧血平板上形成圆形、白色或淡黄色、边缘不齐、表面粗糙、不溶血的菌落。在环丝氨酸 – 头孢西丁 – 果糖 – 琼脂（cycloserine – cefoxitin – fructose – agar，CCFA）或艰难拟梭菌 – 拉氧头孢 – 诺氟沙星（*Clostridium difficile* – moxalactam – norfloxacin，CDMN）平板上，形成较大的表面粗糙、边缘不齐的菌落（图 20 – 3），CCFA 平板的菌落在紫外线照射下可见黄绿色荧光。

三、鉴别与鉴定 ⓔ 微课/视频 2

艰难拟梭菌在 CCFA 平板上呈粗糙黄色菌落；CDMN 上呈灰白色不透明粗糙或光滑菌落。脂酶及卵磷脂酶阴性；不凝固和不消化牛乳；发酵果糖，不发酵乳糖、蔗糖和麦芽糖，不分解蛋白质，不产生吲哚和 H_2S；毒素测定试验阳性。

艰难拟梭菌的毒素测定常用细胞培养法。将粪便标本和培养滤液离心沉淀，取上清液过滤除菌，并稀释成不同倍数加入到细胞培养液中，培养 24 ~ 48 小时后观察细胞病变情况，如单层成纤维细胞肿胀变圆或细胞脱落破裂即为阳性。此外，还可用乳胶凝集试验、间接 ELISA 及 PCR 等方法直接测定毒素。

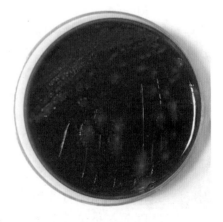

图 20 – 3　艰难拟梭菌的菌落特征
（CDMN 平板，35℃厌氧培养 48 小时）

四、抗菌药物敏感性

艰难拟梭菌通常对万古霉素和甲硝唑敏感，对氨苄西林、头孢菌素、林可霉素、克林霉素、红霉素及氨基糖苷类抗生素耐药。

五、临床意义

艰难拟梭菌是人和动物肠道中的正常菌群，是抗生素相关性腹泻（antibiotic - associated diarrhea，AAD）和伪膜性肠炎（pseudomembranous colitis，PMC）最主要的病原菌之一。艰难拟梭菌可产生毒素A和毒素B。毒素A为肠毒素，能使肠壁出血坏死，液体积蓄，同时具有细胞毒活性；毒素B为细胞毒素，系伪膜性肠炎的致病因子，能使肠上皮细胞的肌动蛋白解聚，破坏细胞骨架，直接损伤肠黏膜细胞。艰难拟梭菌已成为医院感染的重要病原菌之一。

┣ 知识拓展 ┫

艰难拟梭菌高产毒株

艰难拟梭菌主要产生2种毒素，肠毒素（TcdA）和细胞毒素（TcdB），有些菌株可产生第3种毒素，即二元毒素，也称为细胞致死性肿胀毒素（CDTs），该菌株成为高产毒株，核糖体分型为RT027型。艰难拟梭菌高产毒株RT027型引起的复发率、死亡率都远高于普通菌株，在欧洲和北美地区造成了医院感染的暴发流行，引起了世界范围的关注。在国内该型别的报道也逐渐增多，目前北京、广州、香港、台湾、河北等地区均有病例报道。临床实验室工作人员需提高对高产毒艰难拟梭菌的实验室检测水平，通过涂片、培养、核酸检测等综合方法提高对该菌的检出率，有利于艰难拟梭菌的流行病学监测，为防止RT027型艰难拟梭菌的暴发流行提供依据。

第四节　革兰阴性无芽胞厌氧杆菌

一、分类和命名

革兰阴性无芽胞厌氧杆菌（anaerobic nonsporeforming Gram - negative bacili）是临床厌氧菌感染中常见的病原菌，与人类健康相关的主要菌属及菌种见表20-6。

表20-6　人类健康相关的主要革兰阴性无芽胞厌氧杆菌

菌属	菌种
拟杆菌属（*Bacteroides*）	脆弱拟杆菌（*B. fragilis group*）、吉氏拟杆菌（*B. distasonis*）、普通拟杆菌（*B. vulgatus*）、多形拟杆菌（*B. thetaiotaomicron*）、卵圆拟杆菌（*B. ovatus*）
普雷沃菌属（*Prevotella*）	变黑普雷沃菌（*P. nigrescens*）、苍白普雷沃菌（*P. pallens*）、产黑色素普雷沃菌（*P. melaninogenica*）、洛氏普雷沃菌（*P. loescheii*）、人体普雷沃菌（*P. corporis*）、谭氏普雷沃菌（*P. tannerae*）、栖牙普雷沃菌（*P. denticola*）、中间普雷沃菌（*P. intermedia*）
卟啉单胞菌属（*Porphyromonas*）	不解糖卟啉单胞菌（*P. asaccharolytica*）、牙髓卟啉单胞（*P. endodontalis*）、牙龈卟啉单胞菌（*P. gingivalis*）
梭杆菌属（*Fusobacterium*）	具核梭杆菌（*F. nucleatum*）、坏死梭杆菌（*F. necrophorum*）、死亡梭杆菌（*F. mortiferum*）、微生子梭杆菌（*F. gonidiaformans*）、可变梭杆菌（*F. varium*）、溃疡梭杆菌（*F. ulcerans*）、拉氏梭杆菌（*F. russii*）、舟形梭杆菌（*F. naviforme*）

二、生物学特性

（一）拟杆菌属

拟杆菌属（*Bacteroides*）隶属于拟杆菌科。本菌两端钝圆而浓染，中间不易着色或染色较浅，形似空泡（图20-4），无芽胞，无鞭毛，可形成荚膜。专性厌氧，营养要求较高，培养基中需加入氯化血红素和维生素 K_1。在厌氧血平板上形成圆形、微凸、半透明、灰白色、表面光滑、边缘整齐的菌落，多数菌株不溶血（图20-5），20%胆汁可促进生长。在BBE平板上生长旺盛，菌落较大，菌落周围有黑色晕圈。

（二）普雷沃菌属

普雷沃菌属（*Prevotella*）隶属于普雷沃菌科。本菌两端钝圆，中间着色不均呈空泡状，长短不一，具有多形性，无荚膜、无鞭毛、无芽胞（图20-6）。专性厌氧，营养要求高，培养基中需加入氯化血红素和维生素 K1，在厌氧血平板上形成圆形、微凸、半透明的菌落，多数菌株呈β溶血。菌落初为灰白色，逐渐变为浅棕色，5~7天后变为黑色。

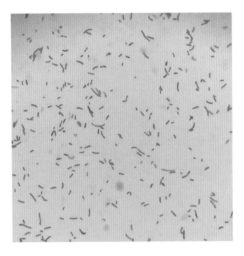

图20-4　脆弱拟杆菌形态
（革兰染色，×1000）

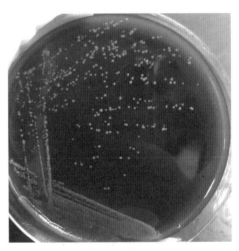

图20-5　脆弱拟杆菌菌落特征
（厌氧血平板，厌氧培养48小时）

（三）卟啉单胞菌属

卟啉单胞菌属（*Porphyromonas*）隶属于卟啉单胞菌科。本菌属呈短杆或球杆状，无芽胞、无鞭毛。专性厌氧，营养要求较高，维生素 K_1 和氯化血红素可促进本菌生长及黑色素的产生。本属细菌在厌氧血平板上培养4~5天可形成光滑、有光泽、凸起的棕色菌落，6~10天后转为黑色菌落。

（四）梭杆菌属

梭杆菌属（*Fusobacterium*）隶属于梭杆菌科。本属细菌菌体细长，常呈多形性。典型的形态为梭形，两端尖细、中间膨大（图20-7），无鞭毛、无芽胞。严格厌氧，在厌氧血平板上形成圆形、凸起、灰白色、光滑、透明或半透明菌落。典型菌株呈不规则圆形、面包屑样，用透视光观察菌落常显示珍珠样光斑点。

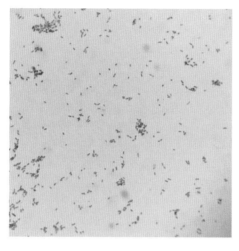

图 20 - 6 中间普雷沃菌形态
（革兰染色，×1000）

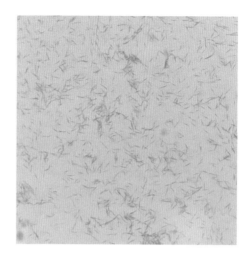

图 20 - 7 具核梭杆菌形态
（革兰染色，×1000）

三、鉴别与鉴定

根据不同感染部位采集标本后，直接涂片做革兰染色镜检，培养后观察其菌落特征、生化试验及终末代谢产物测定进行鉴定。常规鉴定可先用几个简便试验作初步分群（表 20 - 7）后，再按各菌群的区别方法鉴别。

表 20 - 7　拟杆菌属和梭杆菌属及相关属的初步分群

群或种	卡那霉素 1000μg/片	万古霉素 5μg/片	黏菌素 10g/片	20%胆汁生长	触酶	吲哚	酯酶	硝酸盐还原
脆弱拟杆菌群	R	R	R	+	V	V	V	ND
其他拟杆菌	R	R	V	$-^+$	$-^+$	V	V	ND
梭杆菌属	S	R	S	V	-	V	V	ND
具核梭杆菌	S	R	S	-	-	+	-	-
坏死梭杆菌	S	R	S	-	-	+	$+^-$	-
变形/死亡梭杆菌	S	R	S	+	-	V	-	ND
产色素普雷沃菌属	R^S	R	V	-	-	V	V	ND
中间、变黑、苍白普雷沃菌	R^S	R	S	-	-	+	$+^-$	ND
劳艾奇普雷沃菌	R	R	V	-	-	-	V	ND
其他普雷沃菌	R	R	V	-	$-^+$	$-^+$	$-^+$	ND
卟啉单胞菌	R	S	R	-	-	$+^-$	$-^+$	ND

注：S 表示敏感；R 表示耐药；V 表示不定；+ 表示阳性反应；- 表示阴性反应；$-^+$ 表示大部分阴性、部分阳性；$+^-$ 表示大部分阳性、部分阴性；R^S 表示大部分耐药、部分敏感；ND 表示无资料。

（一）脆弱拟杆菌群细菌鉴定

脆弱拟杆菌群细菌的主要鉴定特征见表 20 - 8。发酵葡萄糖、麦芽糖和蔗糖，水解七叶苷，不还原硝酸盐，脲酶阴性。主要代谢产物为乙酸和琥珀酸。

表 20 – 8　临床常见拟杆菌的主要鉴定特征

菌种	20%胆汁生长	吲哚	触酶	七叶苷水解	α-岩藻糖苷酶	阿拉伯糖	纤维二糖	鼠李糖	水杨苷	蔗糖	麦芽糖	海藻糖	木聚糖	在PYG培养基中产生的脂肪酸
脆弱拟杆菌	+	-	+	+	+	-	+⁻	-	-	+	+	-	-	A, p, S, pa, (IB, IV, l)
吉氏拟杆菌	+	-	+⁻	+	-	-⁺	+	V	+	+	+	+	-	A, p, S, (pa, IB, IV, l)
普通拟杆菌	+	-	-⁺	-⁺	+	+	-	+	+	+	-	-⁺		A, p, s
卵形拟杆菌	+	-	-	-	+	-⁺	+	+	+	+	+	+	+	A, p, S, pa, (IB, IV, l)
多形拟杆菌	+	-	-	-	+	+	+⁻	+	+	-⁺	+	+	+	A, p, S, pa, (IB, IV, l)
单形拟杆菌	W⁺	+	-⁺	+	+⁻	+	+	-⁺	+⁻	+	+	-ᵂ	V	a, p, l, S, (IB, IV)
埃氏拟杆菌	+	-	-	+	-⁺	+⁻	-	-	-	+	+	-	+	A, p, S, (IB, IV, l)
粪拟杆菌	+	-	-⁺	+	-	-	+⁻	-	-	+	+	-		A, p, S, (IV)
屎拟杆菌	+	-	-⁺	+	-	-⁺	V	+	+	+	+	-		A, p, S, (IB, IV)
粪便拟杆菌	+	+	-	+⁻	V	-⁺	-⁺	+	-⁺	+	+	-	V	A, p, S, (IB, IV)

注：符号同表 20 – 5、表 20 – 7。

（二）临床常见普雷沃菌鉴定

普雷沃菌属细菌鉴定的主要特征见表 20 – 9。多数菌种发酵葡萄糖、乳糖和蔗糖，不分解七叶苷，不产生吲哚，触酶和酯酶多数阴性。在 PYG 培养基中主要代谢产物为乙酸和琥珀酸。

表 20 – 9　临床常见普雷沃菌的主要鉴定特征

菌种	产黑色素	吲哚	葡萄糖	纤维二糖	乳糖	蔗糖	七叶苷水解	在PYG培养基中产生的脂肪酸
产黑色素普雷沃菌	+	-	+	-⁺	+	+	-⁺	A, S, (IB, IV, l)
人体普雷沃菌	+	-	+	-	-	-	-	A, IB, IV, S, (b)
栖牙普雷沃菌	+	-	+	-⁺	+	+	+⁻	A, S, (IB, IV, l)
中间普雷沃菌	+	+	+	-	-	+⁻	-	A, IV, S, (p, IB)
洛氏普雷沃菌	+	-	+	+	+	+	+⁻	a, S, (l)
变黑普雷沃菌	+	-	+	-	-	-	-	A, IV, S, (p, IB)
谭氏普雷沃菌	+	-	+	-	+	+	V	A, IV, S, (IB)
苍白普雷沃菌	+	+	+	-	-	+	-	A, S, (p, IB)
两路普雷沃菌	-	-	+	-	+	-	-	A, IV, S, (IB)
解糖胨普雷沃菌	-	-	+	-	-	-	-	A, S, (p, IB, IV)
颊普雷沃菌	-	-	+	+	+	+	+	A, S, (p, IB, IV, l)

注：符号同表 20 – 5。

（三）卟啉单胞菌属鉴定

临床常见卟啉单胞菌的主要鉴定特征见表 20 – 10。在厌氧血平板上，形成棕色至黑色的菌落。出现黑色前，紫外线照射可产生红色荧光，应注意与产黑色素普雷沃菌鉴别。

表 20 – 10　临床常见卟啉单胞菌的主要鉴定特征

菌种	产黑色素	吲哚	触酶	葡萄糖	α–岩藻糖苷酶	类胰蛋白酶	七叶苷水解	在 PYG 培养中产生的脂肪酸
不解糖卟啉单胞菌	+	+	–	–	+	–	–	A, P, IB, B, IV, s
牙髓卟啉单胞菌	+	+	–	–	–	–	–	A, P, IB, B, IV, s
牙龈卟啉单胞菌	+	+	–	–	–	+	–	A, P, IB, B, IV, s, pa

注：符号同表 20 – 5。

（四）梭杆菌属鉴定

临床常见梭杆菌的主要鉴定特征见表 20 – 11。大部分菌种对胆汁敏感，在 20% 胆汁中不生长。多数不发酵糖类，不分解七叶苷，不还原硝酸盐，吲哚试验阳性，酯酶试验阴性，少数菌株对葡萄糖、果糖可出现弱发酵反应。

表 20 – 11　临床常见梭杆菌的主要鉴定特征

菌种	20%胆汁生长	吲哚	酯酶	葡萄糖	果糖	甘露醇	七叶苷水解	从乳酸盐产丙酸盐	从苏氨酸产丙酸盐	在 PYG 培养基中产生的脂肪酸
具核梭杆菌	–	+	–	–/W	–/W	–	–	–	+	a, B, p (F, L, s)
坏死梭杆菌	–/+	+	+/–	–/W	–/W	–	–	+	+	a, B, p (l, s)
死亡梭杆菌	+	–	–	+/W	+/W	+/W	+	–	+	a, B, p (v, l, s)
微生子梭杆	–	+	–	–	–	–	–	–	+	A, B, p (f, l, s)
可变梭杆菌	+	+/–	–	W/+	W/+	+/W	–	–	+	a, B, L, p (s)
舟形梭杆菌	–	+	–	W/–	–	–	–	–	–	a, B, L (f, p, s)
拉氏梭杆菌	–	–	–	–	–	–	–	–	–	a, B, L (f)
溃疡梭杆菌	+	–	–	–	–	–	+/–	–	+	a, p, B, l (s)

注：符号同表 20 – 5。

四、抗菌药物敏感性

拟杆菌属对大多数 β – 内酰胺/β – 内酰胺酶抑制剂的复合制剂、亚胺培南、甲硝唑和氯霉素高度敏感，大多数菌株对青霉素和氨基糖苷类抗生素耐药。拟杆菌属对卡那霉素、万古霉素和黏菌素均耐药。普雷沃菌属多数菌株对甲硝唑、哌拉西林、替卡西林、亚胺培南、氯霉素、利福平、新霉素和大多数头孢菌素敏感，有 30% ~50% 的菌株产生 β – 内酰胺酶。卟啉单胞菌属对头孢菌素、氯霉素、克林霉素、青霉素 G、阿莫西林、哌拉西林和羧苄西林均敏感。梭杆菌属细菌对青霉素、利福平、多黏菌素 E、卡那霉素与氯霉素敏感，对万古霉素耐药。

五、临床意义

拟杆菌属细菌是人类肠道及女性生殖道的正常菌群，常在多部位引起机会性感染，以脆弱拟杆菌最多见。部分菌株可产生一种锌依赖金属蛋白酶或肠毒素，导致肠黏膜细胞产生不同的病理变化。

普雷沃菌属主要寄生于人类口腔及女性生殖道等部位，是引起这些部位内源性感染的常见菌之一，尤其多见于头、颈部及胸腔感染，以混合感染多见。

卟啉单胞菌属主要分布于人类口腔、泌尿生殖道和肠道，在正常人的检出率低，主要引起人类牙周炎、牙髓炎、根尖周炎等口腔感染，也可引起肺胸膜炎、阑尾炎和细菌性阴道炎等。梭杆菌属是人类口腔、上呼吸道、胃肠道和泌尿生殖道的正常菌群。具核梭杆菌等可引起各种软组织机会性感染，是口腔感染、肺脓肿及胸腔等感染的常见病原菌。坏死梭杆菌毒性强，可在儿童或年轻人中引起严重感染，是年轻人扁桃体周围脓肿中最常分离到的厌氧菌。

第五节　革兰阳性无芽胞厌氧杆菌

一、分类和命名

革兰阳性无芽胞厌氧杆菌（anaerobic nonsporeforming Gram – positive bacilli）种类很多，与人类健康有关的主要有皮肤杆菌属、真杆菌属、放线菌属、乳杆菌属和双歧杆菌属5个菌属。从人类标本中分离出来的已确认的菌属菌种见表20 – 12。

表20 – 12　革兰阳性无芽胞厌氧杆菌菌属菌种表

菌属	菌种
皮肤杆菌属（Cutibacterium）	原皮肤来源的丙酸杆菌属细菌分类上发生了变化，形成了皮肤杆菌属，常见的有痤疮皮肤杆菌（C. acnes）、贪婪皮肤杆菌（C. avidum）和颗粒皮肤杆菌（C. granulosum）
真杆菌属（Eubacterium）	过去被认为是革兰阳性无芽胞厌氧杆菌的储菌库，但随着基因测序技术的发展，许多真杆菌属细菌被重新归为其他菌属。严格意义上的真杆菌属目前仅包括黏液真杆菌（E. limosum）、卡兰真杆菌（E. callanderi）和巴克真杆菌（E. barkeri）
放线菌属（Actinomyces）	25个种，衣氏放线菌（A. israelii）、戈氏放线菌（A. gerencseriae）和格雷文尼放线菌（A. graevenitzii）与经典放线菌病最相关。临床感染最常分离的放线菌是苏黎世放线菌（A. turicensis）、雷丁放线菌（A. radingae）和纽氏放线菌（A. neuii）
乳杆菌属（Lactobacillus）	已确定的菌种有220多个，常从侵袭性感染中分离出的是鼠李糖乳杆菌（L. rhamnosus）、干酪乳杆菌（L. casei）、发酵乳杆菌（L. fermentum）、植物乳杆菌（L. plantarum）和嗜酸乳杆菌（L. acidophilus）等
双歧杆菌属（Bifidobacterium）	目前有超过50种双歧杆菌。与人类健康有关的主要有齿双歧杆菌（B. dentium）、短双歧杆菌（B. breve）和长双歧杆菌（B. longum）

二、生物学特性

本类细菌多为专性厌氧，无芽胞、无荚膜、除乳杆菌属少数菌种外均无鞭毛。此外，这类细菌中的部分成员尽管拥有革兰阳性菌的细胞壁，但染色时呈革兰阴性。

（一）皮肤杆菌属

皮肤杆菌属代表菌种为痤疮皮肤杆菌。厌氧或微需氧，大部分菌株在严格厌氧条件下生长较快，部分菌种数次转种后，可变为兼性厌氧菌。在30~37℃，pH为7.0时生长最快。在血平板上培养48小时，菌落直径0.5~1.5mm，圆形、凸起、有光泽、不透明、白色或随培养时间和菌种不同呈灰黄、黄褐、粉红、红色或橙色，不溶血。

（二）真杆菌属

真杆菌属（Eubacterium）隶属于真杆菌科，模式菌种为黏液真杆菌。专性厌氧，在厌氧血平板上经37℃、48小时培养形成直径为0.5~2mm的圆形、扁平或凸起、半透明或不透明、不溶血的小菌落。

（三）乳杆菌属

乳杆菌属（*Lactobacillus*）隶属于乳杆菌科。代表菌种为嗜酸乳杆菌。成双、短链或栅栏状排列，有些菌种呈多形性。本菌可为专性厌氧、兼性厌氧或微需氧。最适 pH 为 5.5~6.2，在 pH 5.0 或更低的环境中也能生长。在厌氧血平板上形成圆形、凸起、表面粗糙，边缘不整齐的小菌落。一般呈灰白色、乳褐色、黄褐色、橙色、铁锈红色或砖红色。

（四）双歧杆菌属

双歧杆菌属（*Bifidobacterium*）隶属于双歧杆菌科，代表菌种为双歧双歧杆菌。高度多形性，排列成单、双、短链、Y 和 V 形，有时菌体弯曲，一端或两端膨大，菌体着色不均（图 20-8）。专性厌氧菌，不同菌种对氧的敏感性不同，极少数菌种在 10% CO_2 环境中能够生长。最适 pH 为 6.5~7.0，pH低于 4.5 或高于 8.5 不生长。在厌氧血平板上形成圆形、光滑、不透明、不溶血、呈乳白色或灰褐色的中小菌落（图 20-9）。

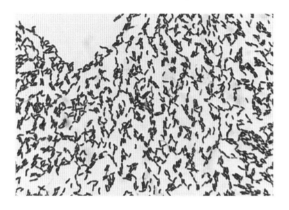

图 20-8 双歧双歧杆菌
（革兰染色，×1000）

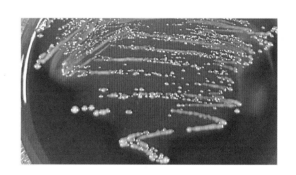

图 20-9 双歧双歧杆菌菌落
（厌氧血平板，35℃厌氧培养 48 小时）

（五）放线菌属

放线菌属（*Actinomyces*）隶属于放线菌科，代表菌种为牛放线菌。直或略弯曲的杆菌，分枝的丝状体是本属细菌的重要特征，菌丝断裂形成不等长的杆状。脓汁标本中菌丝缠绕成团，形成硫磺颗粒。本菌兼性厌氧或微需氧，多数菌种嗜厌氧环境，CO_2能促进其生长。生长缓慢，需要有机氮。最适温度为 35~37℃。

在厌氧血平板上培养 3~4 天后，形成中等大小、粗糙或光滑两种菌落。光滑型菌落为圆形、白色、不透明、有光泽；粗糙型菌落如脑回状，有臼齿形成（图 20-10），或呈面包屑样，菌落粘连紧，不易挑起，或易碎。

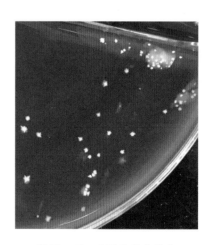

图 20-10 衣氏放线菌菌落
（厌氧血平板，37℃厌氧培养 5 天）

三、鉴别与鉴定

常见革兰阳性无芽胞厌氧杆菌的主要鉴定特征见表 20 – 13。

表 20 – 13 主要革兰阳性无芽胞厌氧杆菌的鉴别

鉴别特征	皮肤杆菌属	放线菌属	乳杆菌属	双歧杆菌属	真杆菌属
严格厌氧性	V	V	V	+	+
动力	–	–	–	–	V
触酶	V	– / +	–	–	–
主要代谢产物	丙酸	琥珀酸	乳酸	乙酸 + 乳酸（3 : 2）	丁酸
吲哚	V	–	–	–	–
硝酸盐还原	V	V	–	–	V

注：符号同表 20 – 5。

（一）皮肤杆菌属

皮肤杆菌属发酵葡萄糖产生丙酸，通常触酶试验阳性。临床常见皮肤杆菌属的主要鉴定特征见表 20 – 14。

表 20 – 14 临床常见皮肤杆菌属的主要鉴定特征

菌种	乳糖	麦芽糖	蔗糖	七叶苷水解	明胶液化	硝酸盐还原	吲哚	触酶	在 PYG 培养基中产生的脂肪酸
痤疮皮肤杆菌	–	–	–	+	+	+/–	+	A，P，（IV）
贪婪皮肤杆菌	+/–	+	+	+	+	–	–	+	
颗粒皮肤杆菌	–	+/–	+	–	–	–	–	+	A，P，（IV）

注：符号同表 20 – 5。

（二）真杆菌属

真杆菌属的多数菌种生化反应活跃，发酵糖类，主要产生丁酸，少数菌种如迟钝真杆菌，不发酵任何糖类。多数菌种触酶试验阴性，吲哚试验通常阴性，大多数不还原硝酸盐。革兰阳性杆菌中只有本属细菌产生丁酸，有鉴别意义。

（三）乳杆菌属

乳杆菌属的鉴定主要依据形态、菌落形态（菌落小，表面粗糙，边缘不整齐）及生化反应（发酵多种糖类，主要产生乳酸，不分解蛋白质，不还原硝酸盐，触酶、明胶液化及吲哚试验等均呈阴性）。

（四）双歧杆菌属

双歧杆菌属分解葡萄糖和乳糖，主要代谢产物为乙酸和乳酸，且乙酸和乳酸的摩尔浓度比为 3 : 2。常见双歧杆菌属的主要鉴定特征见表 20 – 15。

表 20 – 15 常见双歧杆菌属的主要鉴定特征

菌种	阿拉伯糖	纤维二糖	糖原发酵	松三糖	蔗糖
齿双歧杆菌	+	+	+	+	+
双歧双歧杆菌	–	–	–	–	–
婴儿双歧杆菌	–	– / +	–	–	+
球双歧杆菌	+	V	+	–	+
短双歧杆菌	–	+	+	V	+

续表

菌种	阿拉伯糖	纤维二糖	糖原发酵	松三糖	蔗糖
长双歧杆菌	+	-/+	-	+/W	+
链状双歧杆菌	V	+	V	-	+
青春双歧杆菌	V	+	+	-	+

注：符号同表 20 - 5。

（五）放线菌属

放线菌属发酵碳水化合物产酸不产气，发酵葡萄糖的终末代谢产物包括甲酸、乙酸、乳酸和琥珀酸而无丙酸，不分解尿素。临床常见放线菌属的主要鉴定特征见表 20 - 16。

表 20 - 16　临床常见放线菌属的主要鉴定特征

菌种	形成硫磺颗粒	蛛网形微菌落	葡萄糖	甘露醇	木糖	七叶苷水解	明胶液化	吲哚	触酶
衣氏放线菌	+	+	+	+/-	+	+	-	-	-
内氏放线菌	-	-	+	-	V	+	-	-	-
黏性放线菌	-	-	+	-	-	V	-	-	+
化脓放线菌	-	-	+	-	+	-	+	-	-
麦氏放线菌	-	-	+	-	+	-	-	-	-

注：符号同表 20 - 5。

四、抗菌药物敏感性

本类细菌对常用抗生素敏感，如青霉素、克林霉素、红霉素、林可霉素等。双歧杆菌属对卡那霉素、新霉素和萘啶酸耐药。对于皮肤杆菌属临床上青霉素或红霉素为首选药物。放线菌属对甲氧苄啶、磺胺甲基异噁唑高度敏感。

五、临床意义

本类细菌常存在于正常人体的体表以及与外界相通的腔道，与需氧菌共同组成人体的正常菌群，但当机体的防御功能减弱时，能引起内源性感染。

皮肤杆菌属中的痤疮皮肤杆菌是皮肤的优势菌种，存在于人体的毛囊皮脂腺与汗腺中，与皮肤的慢性感染如痤疮和酒糟鼻等有关。

真杆菌属是人类口腔和肠道正常菌群。少数菌种如迟钝真杆菌、黏液真杆菌和不解乳真杆菌等常与其他厌氧菌或兼性厌氧菌混合感染。

乳杆菌属是人和动物消化道、女性生殖道的主要正常菌群，是维持宿主微生态平衡的重要菌群之一，尤其在维持阴道的自洁作用方面起主导作用。本属细菌中仅极少数有致病性。

双歧杆菌属是人和动物肠道中重要的正常菌群，对维持人体中微生态的平衡具有重要作用。它能合成多种人体所必需的维生素，拮抗多种肠道病原微生物。

放线菌属是人和动物黏膜表面，特别是口腔的正常菌群。当机体抵抗力减弱、口腔卫生不良、拔牙或外伤时可引起内源性感染。

第六节　厌氧性球菌

一、分类与命名

厌氧性球菌（anaerobic cocci）是临床厌氧菌感染的重要病原菌，约占临床厌氧菌分离株的1/4，尤以消化链球菌属（*Peptostreptococcus*）、消化球菌属（*Peptococcus*）及韦荣球菌属（*Veillonella*）最常见。

消化链球菌属隶属于消化链球菌科，包含18个种。目前只有厌氧消化链球菌（*Peptostreptococcus anaerobius*）和口腔消化链球菌（*Peptostreptococcus stomatis*）可从人类标本中分离。DNA（G＋C）mol%含量为27～37。

消化球菌属隶属于消化球菌科，包含8个种，代表性菌株为黑色消化球菌（*Peptococcus niger*）。DNA（G＋C）mol%含量为50～51。

韦荣球菌属隶属于韦荣球菌科，包含9个种。人体标本以小韦荣球菌（*Veillonella parvula*）和产碱韦荣球菌（*Veillonella alcalescens*）最常见。DNA（G＋C）mol%含量为40～44。

二、生物学特性

（一）消化链球菌属

革兰阳性球菌。菌体呈球形或卵圆形，直径0.3～1μm，成双或短链状排列。无芽胞，无荚膜。专性厌氧。营养要求较高，吐温80可促进其生长。厌氧血平板上培养形成灰白色、凸起、不透明、边缘整齐的菌落，一般不溶血。培养物具有恶臭味。

（二）消化球菌属

革兰阳性球菌。菌体圆形，直径0.1～1.3μm，成堆或不规则排列。营养要求高，生长缓慢。厌氧血平板上培养2～4天形成圆形、凸起、光滑、边缘整齐、有光泽、不溶血的黑色小菌落，暴露空气后颜色变浅，传代数次后黑色消失，通过庖肉培养后又可产生黑色素。肉汤培养呈白色或灰白沉淀而不浑浊。

（三）韦荣球菌属

革兰阴性球菌。菌体极小，直径0.3～0.5μm，成对或短链状排列，有时呈不规则聚集。无鞭毛，无芽胞。营养要求高，培养48小时后形成直径1～2mm、圆形、凸起、不溶血、灰白色至灰绿色浑浊菌落。紫外灯照射下菌落呈红色荧光，暴露于空气后荧光逐渐消失。在硫乙醇酸盐肉汤中浑浊生长，产生小气泡。

三、鉴别与鉴定

利用抗生素纸片（万古霉素5μg，卡那霉素1000μg，多黏菌素10μg）可以区分革兰阴性厌氧球菌和革兰阳性厌氧球菌。

（一）消化链球菌属

很少利用碳水化合物，触酶通常阴性，对聚茴香脑磺酸钠（SPS）特别敏感，于5%SPS滤纸片周围可出现直径大于 12mm 的抑菌环，可用于该菌的快速鉴定。

（二）消化球菌属

不发酵糖，触酶阳性。根据菌体形态、菌落特点、生化反应以及代谢产物的气－液相色谱分析等进行鉴定。常见革兰阳性厌氧球菌的主要鉴定特征见表 20 - 17。

表 20 - 17　常见革兰阳性厌氧球菌的鉴定特征

菌种	凝固酶	吲哚	触酶	硝酸盐	脲酶	纤维二糖	葡萄糖	乳糖	麦芽糖	蔗糖	在 PYG 培养基中产生的脂肪酸
厌氧消化链球菌	-	-	-	-	-	-	W/ -	-	-	-	A, IC, ib, b, IV
大消化链球菌	-	-	+⁻	-	-	-	-	-	-	-	A (l, s)
微小消化链球菌	-	-	-	-	-	-	-	-	-	-	A (l, s)
吲哚消化链球菌	+	+	-	+	+	-	-	-	-	-	A, B (l, p, s)
不解糖消化链球菌	-	+	V	-	-	-	-	-	-	-	A, B, p (l, s)
普氏消化链球菌	-	-	V	-	-	-	-	-	-	-	A, B (l, p, s)
四联消化链球菌	-	-	V	-	+	-	-	-	+	+	B, L (a, p)
产生消化链球菌	-	-	-	-	V	+	+	+	+	+	A (l, s)
黑色消化链球菌	-	-	-⁺	-	-	-	-	-	-	-	B, C, IV, a

注：符号同表 20 - 5。

（三）韦荣球菌属

不分解糖类，氧化酶阴性，硝酸盐还原试验阳性，触酶试验一般阴性，但某些菌种能产生不典型触酶。常见革兰阴性厌氧球菌的主要鉴定特征见表 20 - 18。

表 20 - 18　常见革兰阴性厌氧球菌的鉴别

菌种	硝酸盐	触酶	吲哚	葡萄糖	乳糖	果糖	麦芽糖	蔗糖	在 PYG 培养基中产生的脂肪酸
小韦荣球菌	+	-	-	-	-	-	-	-	A, p
产碱韦荣球菌	+	+	-	-	-	-	-	-	A, p
发酵氨基酸球菌	-	-	-	-	-	-	-	-	A, B
埃氏巨球菌	-	-	-	+	-	+	+	-	A, ib, b, IV, v, C

注：符号同表 20 - 5。

四、抗菌药物敏感性

消化链球菌属对除替卡西林、头孢噻肟以外的 β - 内酰胺类抗生素敏感，厌氧消化链球菌对阿莫西林、阿莫西林/克拉维酸、头孢西丁、阿奇霉素和莫西沙星多呈耐药。消化球菌属对青霉素、红霉素、氯霉素、林可霉素、四环素及甲硝唑敏感。韦荣球菌属对四环素、红霉素、庆大霉素和卡那霉素耐药，对青霉素 G、头孢菌素和克林霉素敏感。

五、临床意义

消化链球菌属是人和动物口腔、上呼吸道、肠道和女性生殖道的正常菌群，引起的感染以混合感染常见。厌氧消化链球菌常与金黄色葡萄球菌、溶血性链球菌协同引起严重的创伤感染，亦可由原发病灶口腔、牙周和泌尿道感染引起细菌性心内膜炎。

消化球菌属是人体表及与外界相通的腔道中的正常菌群，常与其他细菌引起组织和器官的混合感染。

韦荣球菌属是人和啮齿类动物口腔、肠道、呼吸道和女性生殖道的正常菌群，可引起内源性感染。小韦荣球菌较常见于上呼吸道感染，产碱韦荣球菌多见于肠道感染。

答案解析

？ 思考题

案例 患者，女，52 岁。5 天前骑车摔倒，腿部大面积组织撕裂伤。在当地医院给予清创缝合、肌注破伤风抗毒素治疗。一天前患处组织肿胀，剧烈疼痛，触摸有捻发/握雪感，患处有少量红色液体渗出。患者病情重，急诊局麻下行左小腿骨筋膜室综合征切开减张术，局部皮肤有捻发音，小腿内肌肉组织坏死，伤口大量渗液并冒有气体。取术中坏死组织送检微生物涂片，革兰染色可见大量粗短革兰阳性杆菌，未见芽胞。

问题

（1）该患者感染的可能是什么细菌？

（2）该病原菌产生的毒素主要有哪些？

（3）对该病原菌进行鉴定的主要试验有哪些？

（赵建宏）

书网融合……

重点小结

题库

微课/视频 1

微课/视频 2

第二十一章　螺旋体和支原体

✎ 学习目标

1. 通过本章学习，掌握螺旋体和支原体的分类和命名、生物学特性、鉴定及鉴别要点和方法；熟悉螺旋体和支原体的致病性和抗菌药物敏感性。

2. 掌握螺旋体和支原体的相关检验技术，具备临床疑似感染标本中检验诊断的思维能力、检验结果初步分析判断的能力。

3. 树立终身学习的意识，强化服务人民健康的职业责任。

　　螺旋体（spirochete）是一类细长、柔软、弯曲呈螺旋状，利用细胞壁和细胞膜间的轴丝运动活泼的原核细胞型微生物。支原体（mycoplasma）是一群无细胞壁、能在人工培养基中生长繁殖的最小的原核细胞型微生物。支原体最早从牛胸膜炎病灶的胸腔积液滤液中分离出，当时称为胸膜肺炎微生物，随后从人体、家畜和禽类标本中先后发现此类微生物，由于它们能形成有分枝的长丝，1967年正式命名称之为支原体。

第一节　螺旋体

　　螺旋体（spirochete）是一类细长、运动活泼、呈螺旋状的原核细胞型生物，有细胞壁、拟核，以二分裂方式繁殖。在自然界及动物体内广泛存在，且种类繁多，根据螺旋的数目、大小、规则程度及两螺旋间的距离，可将螺旋体目分为螺旋体科、蛇形螺旋体科和钩端螺旋体科3个科13个属。其中与人类疾病有关为钩端螺旋体属（*Leptospira*）、密螺旋体属（*Treponema*）、疏螺旋体属（*Borrelia*）。 ℮ 微课/视频1

一、钩端螺旋体属

（一）分类和命名

　　钩端螺旋体属（*Leptospira*），隶属于螺旋体目（*Spirochaetales*）钩端螺旋体科（*Leptospiraceae*），简称钩体，因其菌体一端或两端弯曲呈钩状而命名。钩端螺旋体属有17个种，常见为问号钩端螺旋体（*L. interrogans*）、双曲钩端螺旋体（*L. biflexa*）等。前者为致病性钩端螺旋体，常引起人类或动物致病；后者为腐生性钩端螺旋体。钩端螺旋体病是全球性分布的人畜共患病，是中国重点防治的13种传染病之一。

（二）生物学特性

　　1. 形态与染色　菌体细长，一般长为 6～20μm、宽为 0.1～0.2μm。一端或两端弯曲成半圆形，呈钩状，能沿长轴旋转或扭转伸屈。其基本结构由外至内分别为外膜、内鞭毛（endoflagellum）、细胞壁肽聚糖及细胞膜包绕的柱形原生质体（cytoplasmic cylinder）。内鞭毛由6种不同蛋白聚合而成，分别由菌体两端各伸出一根内鞭毛，位于外膜与肽聚糖层之间，紧缠于柱形原生质体表面，使钩体呈现出特征性的沿菌体长轴旋转运动。钩体为革兰阴性，但一般染色法不易着色，需在暗视野显微镜或Fontana镀银染色法下观察（图21-1）。暗视野显微镜下可见钩体似一串发亮的微细珠粒，运动活泼，因折光性强而成白色。Fontana镀银染色法可将菌体染成棕褐色。

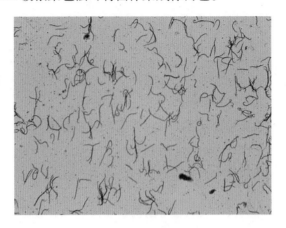

图 21-1 钩端螺旋体（Fontana 镀银染色，×1000）

2. 培养特性 需氧或微需氧，营养要求较高，最适 pH 为 7.2~7.6，最适生长温度为 28~30℃。钩端螺旋体常用含 10% 兔血清的柯索夫（Korthof）培养基，培养基中富含维生素 B_2 和维生素 B_{12}、长链脂肪酸和氨基酸盐等成分。钩端螺旋体在人工培养基生长缓慢，28℃孵育 1~2 周后，液体培养基呈半透明云雾状生长，在 10g/L 琼脂适宜的固体培养基上，28℃孵育 1~3 周后可形成透明、不规则、直径约 2mm 的扁平菌落。

3. 抗原构造和分类 钩端螺旋体主要有属特异性蛋白抗原、群特异性抗原和型特异性抗原。属特异性蛋白抗原可能为糖蛋白或脂蛋白，群特异性抗原为脂多糖复合物，型特异性抗原为菌体表面的多糖和蛋白复合物。通常应用显微镜凝集试验（microscopic agglutination test，MAT）和凝集吸收试验（agglutination absorption，AAT）将其进行血清群及血清型分类。目前全世界已发现的致病性螺旋体有 20 多个血清群、200 多个血清型。迄今，我国至少存在有致病性钩端螺旋体 19 个血清群、75 个血清型，是发现血清型最多的国家。

4. 抵抗力 钩端螺旋体抵抗力弱，耐冷不耐热和干燥，加温 56℃ 10 分钟或 60℃ 1 分钟即可杀死，对常用消毒剂如 0.5% 来苏、0.1% 苯酚、1% 漂白粉等敏感，处理 10~30 分钟即被灭活，但其在水或湿土中可存活数周甚至数月。

（三）微生物学检验

临床标本采集一般包括血液、尿液及脑脊液用于钩端螺旋体的病原学检查。发病早期（7~10 天）血液的阳性率高，2 周后取尿液，有脑膜刺激征表现者取脑脊液。血清学诊断则最好在发病 1 周及 3~4 周采集双份血清监测抗体滴度的动态变化进行检测。

1. 显微镜检查或直接免疫荧光法检查 常用暗视野显微镜检查、Fontana 镀银染色法或直接免疫荧光法检查。镜下见细密而规则、一端或两端弯曲使菌体呈问号状或 C、S 形；或暗视野显微镜下可见钩端螺旋体像一串发亮的微细珠粒即为阳性。与暗视野显微镜检查相比，荧光标记抗体快速检查钩端螺旋体的敏感性高、特异性强。

2. 分离培养 将患者标本接种至 Korthof 或埃林豪森-麦卡洛-约翰逊-哈里斯（Ellinghausen - McCullough - Johnson - Harris，EMJH）培养基中，28℃培养两周，以暗视野显微镜检查有无钩端螺旋体生长。若有钩体，则用诊断血清鉴定其血清群和血清型。若无钩体，则连续观察 30 天以上，仍无生长者可判断为阴性。

3. **血清学检测** 目前常用显微镜凝集试验（MAT）检测血清中的钩端螺旋体抗体，若待检血清中有某型抗体存在，则在同型抗原孔中可见钩端螺旋体凝集成团，形如小蜘蛛。单份血清标本凝集效价1∶400 以上或双份血清增高4 倍以上具有诊断意义。间接凝集试验、乳胶凝集试验、凝集溶解试验、补体结合试验、间接免疫荧光试验和ELISA 等血清学方法亦可用于诊断。

4. **分子生物学检测** 用PCR 技术、同位素或生物标记的DNA 探针技术检测。限制性内切酶指纹谱亦可用于钩端螺旋体的菌株鉴定、分型以及抗原变异研究。

（四）抗菌药物敏感性

钩端螺旋体对许多抗菌药物敏感，包括β - 内酰胺类、大环内酯类、四环素类、氟喹诺酮类和链霉素。青霉素和多西环素对钩端螺旋体有效，常作为首选抗菌药物。

（五）临床意义

钩端螺旋体病，简称钩体病，是在世界各地都广泛流行的一种人畜共患病。我国绝大多数地区都有不同程度的流行，尤以南方各省最为严重，对人体危害较大，是我国重点防治的传染病之一。鼠类和猪为主要储存宿主。动物大多呈隐性感染，不发病。但在肾脏中长期存在，持续随尿排出体外污染水源和土壤。钩端螺旋体具有较强的侵袭力及多种较强的毒素和酶类（如溶血毒素、细菌毒性因子、内毒素样物质），感染者通常因直接或间接接触受感染动物的尿液而感染。

钩端螺旋体能穿透完整的黏膜或经皮肤破损处进入体内，随后即在局部迅速繁殖，并经淋巴系统或直接进入血液循环引起菌血症。典型钩端螺旋体病的病程分为4 期，即潜伏期、败血症期、器官损伤期和恢复期，主要引起心、肝、肾和肾上腺等多器官损伤。由于钩体的菌型、毒力、数量不同以及机体免疫力强弱不同，病程发展和症状轻重差异很大，临床上常见流感伤寒型、黄疸出血型、肺出血型。此外，尚有脑膜脑炎型、肾功能衰竭型、胃肠炎型等。

二、密螺旋体属

（一）分类与命名

密螺旋体属（*Treponema*）对人体致病的主要为苍白密螺旋体（*T. pallidum*）和品他密螺旋体（*T. carateum*）。苍白密螺旋体又分为苍白亚种（subsp. *Pallidum*）、地方亚种（subsp. *endemicum*）和雅司亚种（subsp. *pertenue*），分别引起人类梅毒、地方性梅毒和雅司病等。

苍白螺旋体苍白亚种俗称梅毒螺旋体，是人类梅毒的病原体。梅毒是对人类危害较为严重的性传播疾病。

（二）生物学特性

1. **形态与染色** 梅毒螺旋体菌体细长，长6～15μm，宽0.1～0.2μm，两端尖直，有8～14个细密而规则的螺旋，不易着色，可用暗视野显微镜或Fontana 镀银染色法观察（图21－2），也可用荧光染色法检查。组织切片可用 Warthin Starry染色法检查。电镜下可见梅毒螺旋体细胞壁外有包膜，细胞膜内含细胞质和核质的螺旋体原生质圆柱体，圆柱体上紧绕着3～4 根周浆鞭毛，

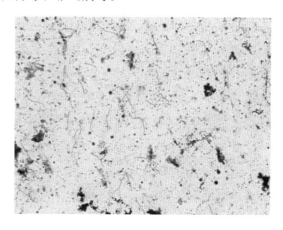

图21－2 梅毒螺旋体
（Fontana 镀银染色，×1000）

也称轴丝或内鞭毛，与运动有关，可做移行、屈伸、滚动等方式运动，具有诊断意义。新鲜标本不用染色，在暗视野显微镜下，可观察其形态和活泼的运动方式。

2. 培养特性 梅毒螺旋体培养困难，至今尚不能在体外培养基上生长。Nichols 有毒株对人和家兔有致病性，接种家兔睾丸或眼前房能保持毒力且缓慢繁殖，常用于传代保种。

3. 抗原构造和分类 梅毒螺旋体主要有两种抗原：一种是密螺旋体抗原即梅毒表面的特异性抗原，能刺激机体产生特异的凝集抗体、制动抗体或溶解抗体，但与引起雅司病、地方性梅毒及品他病等疾病的其他密螺旋体存在共同抗原，有交叉反应；另一种是非密螺旋体抗原即磷脂类抗原，能刺激机体产生反应素，可与正常牛心肌的心脂质、胆固醇和卵磷脂混合物发生交叉反应。

4. 抵抗力 梅毒螺旋体对外界环境抵抗力很弱，对干燥、热、冷尤为敏感。在体外干燥环境下 1~2 小时即死亡，加热 50℃ 5 分钟死亡，在血液中 4℃ 72 小时全部死亡。对化学消毒剂敏感，10~20g/L 苯酚中数分钟死亡，肥皂水能立即将其杀死，对青霉素、四环素、红霉素及庆大霉素敏感。

（三）微生物学检验 微课/视频2

由于梅毒螺旋体不能体外培养，故梅毒诊断主要依赖于临床标本中病原体的直接检查和血清学诊断。检查方法的选择主要取决于临床表现和标本类型。

1. 湿性渗出液中梅毒螺旋体的直接检查 通过直接荧光染色、直接荧光抗体试验或 PCR 可直接检测湿性渗出液中的梅毒螺旋体。在暗视野显微镜下如见到运动活泼，沿其长轴滚动、屈伸、旋转、前后移行等的螺旋体即可鉴定。

2. 抗体检测 梅毒螺旋体感染后会产生两种不同类型的抗体反应，通常分为"非密螺旋体"非特异性抗体和"密螺旋体"特异性抗体。

（1）**梅毒非特异性抗体试验** 是用正常牛心肌的心脂质（cardiolipin）作为抗原检测患者血清中的反应素。常用检验方法主要有性病研究实验室试验（venereal disease research laboratory，VDRL）、不加热血清反应素试验（USR）和快速血浆反应素试验（RPR）等。本试验特异性较低，易出现假阳性，早期梅毒患者经治疗后，反应素可呈阴性，早期未经治疗至晚期，部分患者反应素亦可减少或消失。因此该试验仅可作为筛选和定量试验，用于观察疗效、复发及再感染。

（2）**梅毒特异性抗体试验** 是用梅毒螺旋体抗原检测患者血清中的特异性抗体，灵敏度高、特异性强。主要包括荧光密螺旋体抗体吸收试验（fluorescent treponemal antibody absorption，FTA-ABS）、梅毒螺旋体血凝试验（treponemal pallidum hemagglutination assay，TPHA）和梅毒螺旋体明胶凝集试验（treponemal pallidum particle assay，TPPA）。TPPA 为诊断梅毒的确证试验，却不能用于抗梅毒治疗的疗效观察。FTA-ABS 是所有梅毒螺旋体血清试验中最敏感的，可用于梅毒早期感染的诊断，但操作困难；TPPA 和 TPHA 比 FTA-ABS 易操作而且稳定性好。梅毒螺旋体感染后机体最早产生的抗体是 IgM 抗体。由于 IgM 抗体分子量较大不能通过血脑屏障和胎盘屏障，因此可用于诊断活动性神经梅毒和先天性梅毒。检测血清 IgM 抗体的试验有 FTA-ABS 试验、IgM 固相层血球吸附试验（SPHA）、IgM 捕获 ELISA 和免疫印迹。

（四）抗菌药物敏感性

梅毒螺旋体对青霉素 G、头孢曲松、四环素、多西环素、红霉素、阿奇霉素和喹诺酮类敏感。青霉素 G 是梅毒治疗首选药物。治疗取决于疾病阶段及患者类别。

（五）临床意义

苍白密螺旋体梅毒亚种是梅毒的病原菌，分为获得性和先天性两种，前者主要通过性接触传播，后者主要通过胎盘或血液垂直传播。

获得性梅毒临床上可分为三期，表现为发作、潜伏和再发作交替的现象。

Ⅰ期（初期）梅毒　经皮肤黏膜感染 3 周后，局部可出现无痛性硬下疳，多见于外生殖器。其溃疡渗出液中含有大量梅毒螺旋体，感染性极强，也适于涂片镜检。一般 4～8 周后，硬下疳可自愈。

Ⅱ期（中期）梅毒　全身皮肤及黏膜出现梅毒疹，可出现全身淋巴结肿大，亦可累及骨、关节、眼及中枢神经系统，其梅毒疹和淋巴结中含有大量梅毒螺旋体。Ⅰ、Ⅱ期梅毒称为早期梅毒，传染性强，组织破坏性较小，部分患者未经治疗，3 周～3 个月后亦可消退，但多数患者发展成Ⅲ期梅毒。

Ⅲ期（晚期）梅毒　多发生于感染 2 年后，亦可见潜伏 10～15 年的患者。此期病变波及全身组织和器官，常累及皮肤、肝、脾和骨骼。呈现出慢性肉芽肿，局部组织因动脉内膜炎引起缺血而坏死。此期病损部位螺旋体少、传染性小，但破坏性大、病程长，疾病损害呈进展和消退交替出现，可危及生命。

先天性梅毒可引起胎儿的全身性感染，导致流产和死胎。若能出生，也会出现锯齿形牙、鞍鼻和神经性耳聋等。

三、疏螺旋体属

（一）分类与命名

疏螺旋体属（*Borrelia*）又称包柔螺旋体属，对人类致病的主要有 5 个种：回归热疏螺旋体（*B. recurrentis*）、杜通疏螺旋体（*B. duttonii*）、伯氏疏螺旋体（*B. burgdorferi*）、伽氏疏螺旋体（*B. garinii*）和阿弗西尼疏螺旋体（*B. afcelii*）。其中以伯氏疏螺旋体和回归热螺旋体最常见，分别引起莱姆病和流行性回归热。

（二）生物学特性

1. 形态与染色　回归热疏螺旋体长 10～30μm，宽约 0.3μm。有 3～10 个稀疏不规则的螺旋，运动活泼。与其他细菌不同的是疏螺旋体的鞭毛为内鞭毛，病原体易着色，革兰染色阴性，吉姆萨染色呈紫红色。

伯氏疏螺旋体长 10～40μm，宽 0.1～0.3μm。是螺旋体属中最细长的，有 3～10 个稀疏不规则的螺旋，革兰染色阴性，但不易着色，吉姆萨染色呈紫红色。

2. 培养特性　伯氏疏螺旋体微需氧，5%～10% CO_2 可生长。营养要求高，培养基需含有长链饱和与不饱和脂肪酸、葡萄糖、N - 乙酰葡糖胺、氨基酸和牛血清蛋白等。标本接种改良的 Kelly（Barbour Stoenner - Kelly，BSK）培养基适宜生长温度为 35℃，生长缓慢，故通常培养 2～3 周，甚至需要 12 周之久。

3. 抗原构造和分类　伯氏疏螺旋体有多种主要表面蛋白抗原，包括外表蛋白 OspA～F 及外膜脂蛋白。外表蛋白 A（outer superficial protein，OspA）和外表蛋白 B 为其主要表面抗原，有种特异性，抗体起免疫保护作用。41kDa 鞭毛蛋白是优势抗原，可诱导特异性体液和细胞免疫。

4. 抵抗力　抵抗力弱，60℃加热 1～3 分钟即可死亡，0.2% 甲酚皂或 1% 苯酚溶液处理 5～10 分钟即可被灭活。

（三）微生物学检验

1. 回归热螺旋体　采集患者急性发热期血液直接涂片，经吉姆萨（Giemsa）或瑞氏染色后镜检。

2. 伯氏疏螺旋体　一般采用 ELISA 或 IFA 检测患者血清中的抗体，亦可通过 PCR 方法用于辅助诊断莱姆病。

（四）抗菌药物敏感性

伯氏疏螺旋体对大环内酯类、四环素类、半合成青霉素类和广谱及超广谱头孢菌素类敏感；对青霉素 G 和氯霉素中度敏感；对甲氧苄啶、磺胺甲噁唑、利福平、氨基糖苷类和喹诺酮类耐药。

（五）临床意义

回归热是一种由节肢动物传播的，有周期性反复发作的急性传染病。引起该病的疏螺旋体有两种：回归热螺旋体，以虱为传播媒介，引起流行性回归热；赫姆疏螺旋体，以蜱为传播媒介，引起地方性回归热，该病在我国目前已比较少见。

莱姆病是一种由伯氏螺旋体感染引起的自然疫源性疾病。硬蜱是主要传播媒介，野生或驯养的哺乳动物为储存宿主。其储存于硬蜱的中肠，当硬蜱叮咬宿主时，可通过携带病原体的肠内容物反流、唾液或粪便而传播。早期临床表现为在叮咬部位可出现一个或数个特征性的移行性红斑并伴有乏力、头痛、发热、肌肉关节痛等症状。晚期主要表现为慢性关节炎、慢性神经系统或皮肤异常。

第二节　支原体

支原体是一类缺乏细胞壁、呈高度多形性、可通过滤菌器、能在人工培养基中生长繁殖的最小原核细胞型微生物。2021 年的细菌分类中，支原体归属支原体门（*Mycoplasmatota*）。其中柔膜体纲（*Mollicutes*）、支原体目（*Mycoplasmatales*）、支原体科（*Mycoplasmataceae*）下的支原体属（*Mycoplasma*），以及支原体门下的拟支原体目（*Mycoplasmoidales*）、拟支原体科（*Mycoplasmoidaceae*）的脲原体属（*Ureaplasma*）与医学有关。

一、支原体属 🄔 微课/视频 3

（一）分类与命名

支原体属中对人体致病的主要有肺炎支原体（*M. pneumoniae*）、人型支原体（*M. hominis*）、穿通支原体（*M. penetraus*）和生殖支原体（*M. genitalium*）。

（二）生物学特性

1. 形态与染色　支原体无细胞壁，只有细胞膜，呈高度多形性，常见形态为球形，亦可呈球杆状或丝状。大小约为 $0.2 \sim 0.3\mu m$，革兰染色阴性，但不易着色，常用 Giemsa 染色，肺炎支原体呈淡紫色。

2. 培养特性　支原体的营养要求高于一般细菌，对低渗透压敏感。除基础营养物质外，培养基还需加入 $10\% \sim 20\%$ 马或小牛血清、新鲜的酵母浸液、青霉素 G 及 pH 指示剂。支原体生长的最适 pH 为 $7.8 \sim 8.0$。大多数支原体在 $37^{\circ}\mathrm{C}$、含 $5\% \sim 10\% CO_2$ 微氧环境或 $95\% N_2$、$5\% CO_2$ 的厌氧环境下培养生长良好。

支原体繁殖方式多样，除二分裂繁殖外，还有分节、断裂、出芽或分枝等方式。人型支原体培养需 $2 \sim 4$ 天，肺炎支原体培养需 21 天或更长时间。支原体在固体培养基上可形成典型的"荷包蛋样"的菌落，其菌落呈圆形，直径 $10 \sim 16\mu m$，用低倍显微镜观察，核心部分较厚，周边为一层薄的透明颗粒区（图 21 - 3）。

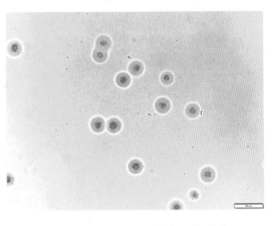

图 21 - 3　支原体的"荷包蛋"菌落
（含血清琼脂培养基，$37^{\circ}\mathrm{C}$ 培养 48 小时）

3. 抗原构造和分类　支原体细胞膜上的抗原结构由蛋白质和糖脂组成。因其特有的抗原结构，可用于鉴定不同支原体。如用补体结合试验检测糖脂类抗原，用 ELISA 试验检测蛋白质类抗原。支原体的血清抗体可用于生长抑制试验（growth inhibition test，GIT）和代谢抑制试验（metabolic inhibition test，MIT）鉴定支原体，特异性及敏感性高。

4. 抵抗力　抵抗力比细菌弱，对化学消毒剂敏感，但对结晶紫、醋酸铊、亚碲酸钾有抵抗力。对脂溶剂、去垢剂和苯酚、甲醛等常用消毒剂敏感，4℃放置不超过 3 天，56℃很快被灭活，对热、干燥非常敏感，冻干能长期保存。

（三）微生物学检验

1. 直接显微镜检查　支原体革兰染色不易着色。电子显微镜观察无细胞壁，易与细菌鉴别。体液标本离心后荧光染色有助于支原体观察，但无特异性。微生物检验方法主要靠分离培养与血清学检查。

2. 支原体分离培养与鉴定　常用的培养基是以牛心消化液为基础，另加 20% 小牛血清及新鲜酵母浸液制成的液体或固体培养基。液体培养基置于 37℃ 孵育。固体培养基置于 5% ~ 10% CO_2 环境或 95% N_2 和 5% CO_2 环境中培养。用 Diene 染色支原体菌落中心为翠蓝色，边缘浅蓝色，且不易褪色，其他细菌菌落不着色。

细菌 L 型也有多形性，且对低渗敏感，可形成油煎蛋样菌落易与支原体相混淆。但细菌 L 型在无抗生素等诱导因素作用下，细胞壁可恢复，以此可鉴别支原体与细菌 L 型。

3. 血清学试验　ELISA 法比补体结合试验和免疫荧光法的敏感性和特异性更高。检测 IgM 抗体有一定的诊断价值。不推荐采用冷凝集试验诊断肺炎支原体感染。

4. PCR 检测　实时荧光定量 PCR 法可用于支原体属检测，快速便捷，敏感性高。

（四）抗菌药物敏感性

支原体属无细胞壁，对作用于细胞壁的抗菌药物天然耐药，如 β - 内酰胺类抗菌药物。对磺胺类、甲氧苄啶和利福平耐药。对作用于核蛋白体，抑制或影响菌体蛋白合成的抗菌药物，如大环内酯类、四环素类、氟喹诺酮类抗菌药物等的敏感性因菌种而异。

（五）临床意义

肺炎支原体主要通过呼吸道传播，秋冬季较为多见，青少年易感，引起间质性肺炎和急性支气管炎，临床表现为咳嗽、发热、头痛、咽喉疼痛和肌肉酸痛等。约 1/3 感染者会发展为肺炎，潜伏期通常为 2 ~ 3 周。肺炎支原体感染引起的肺外并发症包括脑膜脑炎、上行性麻痹、横贯性脊髓炎、溶血性贫血、关节炎等。人型支原体可引起泌尿生殖道感染；菌血症则发生于肾移植、创伤和泌尿生殖系统手术后。

二、脲原体属 📱 微课/视频 4

（一）分类与命名

脲原体属（*Ureaplasma*）常见的有解脲脲原体（*U. urealyticum*，也称溶脲脲原体）和差异脲原体（*U. diversum*）。

（二）生物学特性

1. 形态与染色　解脲脲原体呈高度多形性，常见形态为球形、杆形及长丝形。革兰染色阴性但不易着色，吉姆萨染色呈紫蓝色。

2. 培养特性　体外培养营养要求很高，需要供给胆固醇和酵母。解脲脲原体最适 pH 为 6.0 ~ 6.5。

常用的基础培养基为牛心消化液，在液体选择培养基中37℃培养18～24小时，因分解尿素使培养基变成红色；在固体培养基上37℃培养2～3天，形成细小（仅10～40μm，故原称"T"株）、周边较窄的"油煎蛋"样菌落。

3. 抗原构造和分类 解脲脲原体除脂多糖抗原和蛋白质抗原外，还有脲酶抗原，后者是种特异抗原，可与其他支原体区别。解脲脲原体有16个血清型。

4. 抵抗力 对渗透作用特别敏感，易被脂溶剂、清洁剂、酒精、特异抗体和补体溶解。对热抵抗力差。

（三）微生物学检验

1. 脲原体分离培养与鉴定 将标本接种于含尿素、精氨酸和酚红指示剂的液体培养基中（pH 6.3），35℃培养24～48小时因解脲脲原体会分解尿素产氨使培养基pH上升至7.6～8.6，液体培养基颜色由橙黄色转变成红色，则可判定有解脲脲原体生长。解脲脲原体在液体培养基中不出现菌膜、浑浊及沉淀生长现象。如出现以上现象，则表明有杂菌污染，不能报告解脲脲原体阳性。

一般可根据能否利用葡萄糖、水解精氨酸和尿素来进行支原体和脲原体的鉴定和鉴别，见表21-1。

表21-1 支原体和脲原体鉴定

菌种	葡萄糖	精氨酸	尿素
肺炎支原体	+	-	-
人型支原体	-	+	-
生殖支原体	+	-	-
穿透支原体	+	+	-
解脲脲原体	-	-	+

2. PCR检测 实时荧光定量PCR法可用于解脲脲原体DNA检测，恒温扩增技术用于解脲脲原体RNA检测。

（四）抗菌药物敏感性

常用大环内酯类、四环素类、林可霉素类及喹诺酮类等抗菌药物。对作用于细胞壁的抗菌药物不敏感。

（五）临床意义

解脲脲原体是人类泌尿生殖道最常见的寄生菌之一，为条件致病菌，其致病机制可能与其侵袭性酶和毒性产物有关。解脲脲原体所引起的疾病最常见的是非淋菌性尿道炎，还可致子宫内膜炎、绒毛膜羊膜炎、自然流产、围产期疾病及死亡，也可引起肾盂肾炎、阴道炎和盆腔炎等。

▶ 知识拓展 ◀

我国率先完成钩端螺旋体基因组测序

2003年4月，以中国科学家为主、有法国与美国科学家参与的研究团队，经过3年努力，成功完成了问号钩端螺旋体的全基因组测序及注释。这一重大成果为深入探究钩端螺旋体病的病理机制以及螺旋体的分子生理特性提供了全新的研究基础，彰显了中国在基因组学、微生物学和传染病研究领域取得的显著进展。研究揭示，问号钩端螺旋体的rRNA和tRNA编码基因数量异常稀少，这或许是其生长速度缓慢的关键因素之一。全面的基因注释不仅证实了先前对该菌代谢生理及相关基因的认识，还发现了一些独特的代谢途径，这些途径具有明显的钩端螺旋体特征。此外，研究还识别出一批与病菌侵袭、黏附、运动、趋化和毒性等致病过程可能相关的基因。特别是发现了若干潜在的、与破坏上皮细胞、干扰凝血平衡系统有关的基因，为理解钩端螺旋体病典型的小血管上皮细胞损伤、黄疸出血型感染以及突发性肺大出血等严重病理现象提供了新的视角。

？思考题

答案解析

案例 患者，男，12 岁，入夏以来经常在水塘游泳，13 天前无明显诱因出现发热，体温 39℃ 左右，同时伴剧烈头痛，无咳嗽、流涕和抽搐。7 天前出现恶心、每天呕吐 10 余次，非喷射样。全腹痛，结膜红，颜面出现少许红色皮疹。患儿发病以来精神差，乏力，大便 2～3 次/天，稀便，小便正常。

查体：体温 38.4℃，呼吸 30 次/分钟，脉搏 96 次/分钟，血压 13/8kPa，神清，精神差，表情痛苦，急性病容。颈、腋窝、腹股沟可扪及成串淋巴结大，最大 2cm×3cm，质软，无压痛。结膜充血，巩膜无黄染，颈强，布氏征、克氏征阳性。心肺未见异常。腹肌进展，全腹压痛，反跳痛，肝大右肋下 4cm，剑突下 6cm；脾大左肋下 1cm，质中。

辅助检查：血常规 WBC $18.1×10^9$/L，中性杆状核 0.14，中心分叶核 0.5，淋巴细胞 0.21，异形淋巴细胞 0.05，单核细胞 0.1。CRP 78mg/L。脑脊液无色透明，蛋白质 1017.5mg/L，细胞总数 $135×10^6$/L，WBC $120×10^6$/L，多核细胞 0.85，单核细胞 0.15，未找到细菌，葡萄糖及氯含量正常。腹部 B 超提示肝脾及肠系膜淋巴结大。

问题

（1）结合临床症状，考虑什么诊断？

（2）如何选择进一步实验室检查？

（3）此病原体的传播途径及防治措施有哪些？

（刘双全）

书网融合……

重点小结　　题库　　微课/视频1　　微课/视频2　　微课/视频3　　微课/视频4

第二十二章 衣原体和立克次体

PPT

学习目标

1. 通过本章学习，掌握衣原体和立克次体的生物学特性及鉴定要点和方法；熟悉衣原体和立克次体抗菌药物敏感性；了解衣原体和立克次体检测的临床意义。

2. 具有对衣原体和立克次体常见临床检验技术的掌握能力。

3. 养成深度思考、开拓创新的学习习惯。

衣原体（chlamydia）是一类严格真核细胞内寄生、有独特发育周期、能通过细菌滤器的原核细胞型微生物。其体积略大于病毒，可在光学显微镜下观察到，我国学者汤飞凡于 1955 年采用鸡胚卵黄囊接种并加链霉素抑菌技术，在世界上首次分离培养出沙眼衣原体，是世界上发现重要病原体的第一个中国人，开创了沙眼衣原体的实验研究工作，沙眼衣原体不是病毒，其与革兰阴性菌有密切关系，现归属于广义的细菌范畴。

立克次体（rickettsia）是一类与节肢动物关系密切的严格细胞内寄生细菌。为纪念在 1909 年研究斑疹伤寒时不幸献身的美国病理学家 Howard Ricketts 而命名。 📱 微课/视频 1

第一节　衣原体

一、分类和命名

衣原体按照细菌分类学，界、门、纲、目、科、属、种进行具体划分。衣原体门包括一个衣原体纲（*Chlamydia*），一个衣原体目（*Chlamydiales*），衣原体目下设 8 个科、11 个属。其中与人或动物衣原体病相关的衣原体主要归类到衣原体科（*Chlamydiaceae*），该科有一个衣原体属（*Chlamydia*），包含 13 个衣原体种：沙眼衣原体（*C. trachomatis*）、鼠衣原体（*C. muridarum*）、猪衣原体（*C. suis*）、肺炎衣原体（*C. pneumoniae*）、鹦鹉热衣原体（*C. psittaci*）、流产衣原体（*C. abortus*）、家畜衣原体（*C. pecorum*）、猫衣原体（*C. felis*）、鸟衣原体（*C. avium*）、家禽衣原体（*C. gallinacea*）、变温衣原体（*C. poikilotherma*）、鳄鱼衣原体（*C. crocodili*）和布氏衣原体（*C. buteonis*）。其中沙眼衣原体拥有 3 个生物变种，即沙眼生物变种（biovar trachoma）、性病淋巴肉芽肿生物变种（lymphogranuloma venereum）和鼠生物变种（biovar mouse）。沙眼生物变种有 A～K 共 14 个血清型（包括 Ba、Da、Ia）。性病淋巴肉芽肿变种有 4 个血清型，即 L1、L2、L2a 和 L3。具有代表性的类型为沙眼衣原体。

二、生物学特性

衣原体具有如下共同特性：①有 DNA 和 RNA 两种类型核酸；②具有 LPS 和蛋白质所组成的细胞壁；③通过独特的生活周期，二分裂方式繁殖；④有核糖体；⑤有较为简单的酶系统，能够进行一定的代谢活动；⑥对许多广谱抗菌药物敏感。

衣原体在宿主细胞内生长繁殖，有独特的生活周期，以两种发育类型存在：①原体（elementary

body，EB）是衣原体细胞外存在形式，圆形（直径 $0.25 \sim 0.35\mu m$），中央有一致密的拟核，有较致密而坚韧的细胞壁，是发育成熟的衣原体，Giemsa 染色呈紫色，新陈代谢缓慢，具有高度的感染性；②网状体（reticulate body，RB）或称始体（initial body，IB），圆形（直径为 $0.5 \sim 1.0\mu m$）或不规则形，中央成纤细的网状结构，无致密拟核，Giemsa 染色呈蓝色。始体为宿主细胞内的繁殖体，代谢活泼，不能在细胞外存活，无感染性。

原体与易感宿主细胞表面的特异受体吸附后，通过吞噬作用进入细胞内，形成细胞膜包裹的吞噬小泡或吞噬体，称为包涵体（inclusion body）。原体在包涵体内细胞壁变软，增大形成网状体，RNA 增多。感染 $6 \sim 8$ 小时后，网状体二分裂增殖，在细胞膜包裹的空泡内聚集、增多。感染 $18 \sim 24$ 小时后，网状体浓缩形成具有坚韧细胞壁的原体，最后细胞破裂释放原体，再感染其他细胞，开始新的发育周期。每个发育周期需 $48 \sim 72$ 小时。

三、衣原体检验 📱 微课/视频 2

衣原体感染的实验室检查方法主要有分离培养和非培养法两大类。

1. 分离培养与鉴定 衣原体为严格细胞内寄生，不能在人工培养基上生长，分离培养方法包括鸡胚培养、细胞培养和动物接种。目前最常用的方法是细胞培养法，是衣原体感染诊断的金标准。常用细胞株为 HeLa－229 和 Mccoy，一般培养 $48 \sim 72$ 小时后经 Giemsa 或碘染色可在细胞内查到包涵体及原体和始体颗粒；也可用单克隆抗体做直接或间接法荧光观察，并计算包涵体数目。衣原体亦可用鸡胚培养，培养后如卵黄囊膜涂片发现衣原体、连续传代鸡胚死亡，并经血清学鉴定为阳性者，即为阳性分离结果。

细胞培养法由于操作繁琐、费用高、培养时间长，且易受标本采集、运送和保存以及实验室技术的影响，临床实验室可根据具体条件和实际需要，开展快速的非培养方法，以协助临床诊断。

2. 非培养方法

（1）Giemsa 染色 染色后直接检查沙眼衣原体在上皮细胞胞浆内的包涵体，包涵体通常呈深紫色，在眼结膜、尿道及子宫颈上皮细胞内发现典型包涵体更具有参考意义。

（2）抗原检测

1）直接免疫荧光染色（DFA）法 将荧光标记的沙眼衣原体的单克隆抗体与标本中的沙眼衣原体结合后，荧光显微镜检查能见到发荧光的原体。该方法的敏感性在高危人群中效果较好，在新近感染及治疗监测中敏感性明显下降。同时该方法存在判定结果带有主观性，容易受荧光淬灭的影响，不适用于大规模样本检测等缺点。

2）酶免疫检测 一些试剂应用酶标记的单克隆或多克隆抗体检测衣原体的脂多糖（LPS），此种方法目前仅限于对沙眼衣原体的检测。

3）快速免疫检测 是目前检测肺炎衣原体、鹦鹉热衣原体感染的主要实验室方法，采用胶体金免疫层析法快速定性检测衣原体抗原。也可检测女性子宫颈拭子、男性尿道拭子或尿液标本辅助诊断衣原体感染。

（3）核酸检测

1）基因扩增技术 主要通过扩增沙眼衣原体的 7.5kb 隐蔽性质粒 DNA、染色体 DNA 或 23S rRNA、16S rRNA 等靶基因来检测病原体，该方法较培养法和免疫学检测方法敏感，但需要注意结果假阳性的问题。

2）核酸杂交技术 应用特异性探针与模板中的特定序列进行杂交，进而增加了检测的敏感性，推荐用于宫颈拭子和尿道拭子标本检测生殖道沙眼衣原体感染。此检测方法目前检测费用高、步骤繁琐，且敏感性和特异性较低。随着 PCR 技术的发展，该技术应用越来越少。

四、抗菌药物敏感性

由于衣原体为严格的细胞内寄生，对作用于细胞壁的抗菌药物均耐药，如 β - 内酰胺类抗菌药物；对作用于核糖体蛋白、抑制或影响菌体蛋白合成的抗菌药物敏感，如大环内酯类、四环素类、氟喹诺酮类抗菌药物等。

五、临床意义

根据沙眼衣原体主要外膜蛋白的抗原反应性不同，沙眼衣原体目前分为至少 19 个血清型，可导致沙眼、生殖道感染和性病淋巴肉芽肿等。沙眼生物变种的血清型 A、B、Ba 和 C 从临床沙眼患者分离得到；血清型 D ~ K 与生殖道感染有关，主要引起男性非淋菌性尿道炎和女性非淋菌性宫颈炎，大多数感染表现为无症状性，但亦可引起上行性感染，如男性附睾炎、女性子宫内膜炎、输卵管炎、盆腔炎等，输卵管炎可导致严重的并发症，如宫外孕和不孕症，也可由母亲垂直传播给新生儿，引起眼结膜炎和新生儿肺炎；性病淋巴肉芽肿生物变种的血清型 L1、L2、L2a 和 L3 引起性病淋巴肉芽肿。

鹦鹉热衣原体主要是动物感染，一般存在于动物肠道，由粪便排出污染环境，人偶尔接触被感染的动物可引起呼吸道疾病。

肺炎衣原体只有一个血清型，即 TWAR 株衣原体。肺炎衣原体寄生于人类的呼吸道，人与人之间经飞沫或呼吸道分泌物传播，在密切接触的家庭或人群密集的公共场所更易传播，可引起呼吸道感染，如鼻窦炎、咽炎、支气管炎和肺炎等，临床症状无特异性，难以与支原体肺炎和病毒性肺炎区分。初次感染主要发生在学龄儿童，而再次感染可见于成人。还可引起结膜炎、心包炎、心肌炎和心内膜炎、甲状腺炎、格林巴利综合征等肺外疾病。近年发现 TWAR 衣原体感染与冠状动脉硬化及心脏病的发生有关。

第二节 立克次体

医学上重要的有立克次体属（*Rickettsia*）、东方体属（*Orientia*）、埃里希体属（*Ehrlichia*）等，可引起斑疹伤寒、恙虫病、人粒细胞无形体病等传染病。

柯克斯体、巴尔通体以前被归入立克次体，根据 16S rRNA 基因序列遗传进化分析，在分类上现已不属于立克次体。

本节主要介绍立克次体属和东方体属中的常见菌种。

一、立克次体属

（一）分类与命名

立克次体属（*Rickettsia*）隶属立克次体科（*Rickettsiaceae*）。立克次体属包括斑疹伤寒群和斑点热群，斑疹伤寒群主要有普氏立克次体（*R. prowazekii*）、伤寒立克次体（*R. typhi*）（或莫氏立克次体），斑点热群主要包括立克次氏体（*R. rickettsii*）、西伯利亚立克次体（*R. sibirica*）、澳大利亚立克次体（*R. australis*）、康氏立克次体（*R. conorii*）及小株立克次体（*R. akari*），模式菌种为普氏立克次体。

（二）生物学特性

立克次体的共同特点是：①大小介于细菌与病毒之间，光镜下呈多形性，主要为微小的杆状或球杆状，革兰染色阴性；②除少数外，均为专性活细胞内寄生；③菌体内同时含有 DNA 和 RNA 两类核酸物质；④以二分裂方式进行繁殖，立克次体在电子显微镜下可见细胞壁和细胞膜，细胞壁结构包含双层磷脂组成的外膜、肽聚糖以及由蛋白质、脂类和多糖组成的其他层次，不含磷壁酸，与革兰阴性菌的细胞壁相似，胞质内有核糖体和核质，无核膜与核仁，常用的染色方法有 Giemsa、Macchiavello 和 Gimenez 染色。

伤寒立克次体比细菌小，呈多形性，有球形、球杆状、长杆状或长丝状，在感染细胞内大多聚集成团分布在胞浆内；加拿大立克次体尚可在核内存在，在蜱组织中常呈彗星样、着色浅的短杆菌，Gimenez 染色后立克次体呈红色，背景为绿色。

立克次体必须寄生在活细胞体内，不能在无细胞的培养基上生长，不能独立地进行新陈代谢，必须借助宿主细胞的中间代谢物质转成其本身所需要的物质和能量。立克次体属可采用鸡胚、成纤维细胞、L929 细胞和 Vero 细胞进行分离培养与动物接种。鸡胚对病原体高度敏感，通常采用发育 5 ~ 9 日龄鸡胚作卵黄囊接种，于 32 ~ 35℃孵育 4 ~ 13 天内鸡胚死亡，鸡胚死亡时间与接种剂量大小呈直接相关。豚鼠常用作立克次体的初代分离，选择雄性豚鼠作腹腔接种，经一定潜伏期呈典型的热型曲线（40℃或以上），可维持数日。

在立克次体的细胞壁上有群特异性抗原（脂多糖蛋白的复合物），用凝集反应和补体结合反应可以测定。某些立克次体还具有耐热耐碱的多糖类抗原（又称为 X 抗原），与部分变形杆菌菌株（OX_2、OX_{19}、OX_K）有共同抗原，可发生交叉反应。因此可利用这些变形杆菌代替有关立克次体作凝集反应，以检查人或动物血清中的相应抗体，称为外 – 斐反应（Weil – Felix reaction）。

二、东方体属与埃里希体属

（一）分类与命名

东方体属隶属立克次体科，只有恙虫病东方体（O. tsutsugamushi）1 个种。埃里希体属（Ehrlichia）隶属埃里希体科（Ehrlichiaceae），包括犬埃里希体（E. canis）、查菲埃里希体（E. chaffeensis）、伊氏埃里希体（E. ewingii）、鼠埃里希体（E. muris）及反刍埃里希体（E. ruminantium）等。

（二）生物学特性

具有立克次体的共同特点，形态特征：①恙虫病东方体具有多形性，但以球杆状或短杆状为常见；革兰染色阴性，Giemsa 染色呈紫红色，Macchiavello 染色呈蓝色（其他立克次体呈红色），Gimenez 染色呈暗红色（其他立克次体呈鲜红色），背景为绿色；②埃里希体为革兰阴性小球菌，呈多形性，Romowsky染色呈蓝色和紫色。

恙虫病东方体是专性细胞内寄生的微生物，在敏感动物体内、鸡胚卵黄囊内，以及组织培养的细胞内均能生长繁殖。小鼠对恙虫病东方体最敏感。恙虫病东方体培养常用的细胞有 Vero 细胞、L929 细胞。查菲埃里希体可用犬巨噬细胞（DH82），腺热埃里希体用小鼠的巨噬细胞系（P388D1），嗜吞噬细胞埃里希体则用人的粒细胞白血病细胞系（HL－60）作其体外培养的宿主细胞。

三、立克次体检验

由于立克次体具有高度传染性，故其分离培养需要在 BSL－3 级实验室进行。

立克次体感染的实验室检查方法主要有分离培养和非培养法两大类。

1. 分离培养与鉴定　立克次体病的发热期存在立克次体血症，血液为最常用的分离标本，故应尽早采集血液标本，最好在使用抗菌药物前，以肝素抗凝管采血，立即在患者床旁接种动物或细胞；如不能立即接种，应快速冻存并置于 −70℃保存；活检或尸检材料可采集肺、肝、脾、淋巴结、心瓣膜赘生物等标本。进行细胞分离培养或动物接种或作鸡胚卵黄囊接种后，生长繁殖的立克次体可通过观察菌体在细胞内的位置区分立克次体属与东方体属、无形体属、埃里希体属和柯克斯体属，立克次体属菌株通常在细胞质或细胞核内生长繁殖，恙虫病东方体在细胞质内特别在细胞核旁高度密集但不侵入细胞核，其他 3 个属菌体常于细胞质的空泡内生长繁殖。

所有细胞培养分离的立克次体可采用群、种、株特异性单克隆抗体的间接免疫荧光进行鉴定，具有较高的特异性。亦可采用 PCR 方法进行鉴定，对于立克次体属中所有致病性菌种，17kDa 脂蛋白基因是其共同的靶基因，DNA 片段长度为 231bp。此外，枸橼酸合成酶、16S rRNA、OmpA、OmpB 编码基因也是常用的靶基因。

2. 非培养方法　主要有标本的直接涂片染色镜检、免疫荧光检测、PCR、核酸探针检测及血清学试验等。大多数临床实验室仍依赖血清学方法进行立克次体感染的诊断。外 – 斐反应是立克次体感染诊断使用最广泛的血清学试验，以变形杆菌某些菌株代替有关立克次体作凝集反应检查人或动物血清中的相应抗体，但其敏感性和特异性均不高（表 22 – 1）。

表 22 – 1　外斐反应检测立克次体与变形杆菌菌株抗原交叉反应结果

菌种	变形杆菌抗原		
	OX$_2$	OX$_{19}$	OX$_K$
普氏立克次体	＋＋＋＋	＋	－
伤寒立克次体	＋＋＋＋	＋	－
立氏立克次体	＋＋＋＋或＋	＋或＋＋＋＋	－
恙虫病东方体	－	－	＋＋＋＋
腺热埃里希体	－	－	＋＋

外 – 斐反应有试管法和玻片法两种，前者操作类似肥达反应，每份血清通常同时用变形杆菌 OX$_2$、OX$_{19}$、OX$_K$ 三种抗原；后者将血清与浓缩抗原（经亚甲蓝染色更好）在玻片上作凝集试验。立克次体病患者 OX 凝集素可在病程的 5～6 天产生，但通常为 2 周左右出现阳性，在退热前后达最高效价，以后很快下降。病程中双份或多份血清试验，若效价有 4 倍增长，有诊断意义。如采用 PCR 进行检测，应以 EDTA 或枸橼酸钠抗凝管采血，若不能尽快处理，应置于 −20℃或 −20℃以下保存。对于血清学诊断，应在病程早期采集第一份血液标本，1～2 周后采集第二份血液标本，若抗体效价无 4 倍以上增加，则需 3～4 周后采集第三份血液标本，血清可在 4℃保存数日，如需长期保存，应置于 −20℃及以下保存。

四、抗菌药物敏感性

多西环素及其他四环素类可作为立克次体病的首选。根据菌种不同，氟喹诺酮类和氯霉素可作为替代治疗。

五、临床意义

普氏立克次体是流行性斑疹伤寒的病原体，常以人虱为媒介在人群中进行传播，往往引起大流行，使患者发生立克次体血症，引起高热、剧烈头痛和全身斑丘疹，故所致疾病称斑疹伤寒。人感染普氏立克次体后，经 2 周左右的潜伏期，骤然发病，主要症状为高热、头痛、皮疹，有的伴有神经系统、心血管系统等症状和其他实质器官的损害。莫氏立克次体以蚤为媒介，引发地方性的鼠型斑疹伤寒。

知识拓展

外 – 斐反应

机体感染立克次体后，血清中逐渐产生相应抗体。斑疹伤寒等立克次体的脂多糖与变形杆菌某些菌株的 O 抗原（如 OX_{19}、OX_K 和 OX_2）有共同的抗原成分。由于变形杆菌易于制备，其凝集反应结果又便于观察，因此临床检验中常用这类变形杆菌代替相应的立克次体抗原进行非特异性凝集反应，这种交叉凝集反应叫外 – 斐反应（Weil – Felix reaction，WFR）。外 – 斐反应可用于立克次体病的辅助诊断。该抗体在发病后 5~12 天出现，至数月后基本消失，一般凝集价在 1∶160 以上或病程中效价明显上升有诊断意义。我国常见的立克次体病主要为斑疹伤寒和恙虫病，其中流行性斑疹伤寒 OX_{19} 阳性率 100%，主要表现为 OX_{19} 凝集价升高。地方性斑疹伤寒 OX_{19} 部分可在 1∶200~1∶800。恙虫病主要表现为 OX_K 凝集价升高。另外，外 – 斐反应可在变形杆菌尿路感染、伤寒、回归热、钩端螺旋体病以及各种病因引起的严重肝病患者和孕妇出现假阳性反应。

? 思考题

答案解析

案例　患者，女，40 天。

主诉：咳嗽、吐沫 20 天。

现病史：患儿出生后不久开始咳嗽，干咳为主，无发热，无吐奶、呛奶，无明显气促。曾在外院住院，输注头孢菌素类抗菌药物治疗无好转，咳嗽较前加重，有痰。患儿入院后无明显气促和呼吸困难，双肺闻及中细湿啰音，心腹查体无特殊。查胸部 CT，可见两肺充气不均，多发片状、条絮状高密度影，以外周胸膜下分布为主。支气管镜检发现气管内大量黄白色分泌物。血常规 WBC $17.1 \times 10^9/L$，N 50%，L 29%，EOS 8.5%，Hb 101g/L，PLT $444 \times 10^9/L$，超敏 CRP 0.92mg/L。体液免疫、细胞免疫分析、呼吸爆发试验未见异常。咽拭子 13 项呼吸道病原核酸检测显示衣原体阳性。支气管肺泡灌洗液细菌培养阴性；沙眼衣原体 DNA 定量 PCR 检查阴性；高通量沙眼衣原体阳性，未检出其他病原。最终用"金标准"一代测序进行验证确认是沙眼衣原体。

诊断为沙眼衣原体肺炎，明确诊断后给予红霉素静滴抗感染治疗，患儿咳嗽明显缓解，治疗 6 天后复查胸片，肺部病灶明显吸收。

问题

（1）简述衣原体的分类。

（2）简述衣原体常用的实验室检测方法。

（3）为何该病例最终要用病原体测序方法确认是否为沙眼衣原体感染？

（马秀敏）

书网融合……

重点小结

题库

微课/视频 1

微课/视频 2

第二十三章 真 菌

1. 通过本章学习，掌握引起人类真菌感染的常见真菌菌种及其生物学特性；熟悉常见真菌菌种鉴别鉴定方法；了解引起浅部感染与深部感染常见真菌菌种与临床意义。

2. 掌握真菌实验室检测的基本技能。

3. 树立终身学习理念，培养严谨求实的科学态度、创新意识和批评性思维。

真菌分布广泛，种类繁多。由真菌引起的疾病称真菌病，可累及机体各个系统。根据侵犯人体部位的不同，临床上将致病真菌分为浅部感染真菌和深部感染真菌。本章主要介绍浅部感染真菌与深部感染真菌分类、生物学特性、鉴别与鉴定，以及临床意义。

第一节 浅部感染真菌

浅部感染真菌主要侵犯机体皮肤、毛发和指（趾）甲，寄生或腐生于表皮、毛发和甲板的角质组织中，引起浅部真菌病。临床上常见的浅部感染真菌为皮肤癣菌，包括毛癣菌属、表皮癣菌属和小孢子癣菌属，均属子囊菌门，散囊菌纲，爪甲团囊菌目，节皮菌科。所引起的感染又称癣，一种皮肤癣菌可引发多种癣病，同一种癣病也可由多种皮肤癣菌引发。

一、毛癣菌属

毛癣菌属（*Trichophyton*）有 200 余种。临床常见的有红色毛癣菌（*T. rubrum*）、须癣毛癣菌（*T. mentagrophytes*，又称石膏样毛癣菌）、许兰毛癣菌（*T. schoenleinii*，又称黄癣菌）、紫色毛癣菌（*T. violaceum*）、阿耶罗毛癣菌（*T. ajelloi*）、趾间毛癣菌（*T. interdigitale*）、断发毛癣菌（*T. tonsurans*）和大疱毛癣菌（*T. bullosum*）等。

（一）生物学形态

棒状或腊肠状大分生孢子，壁薄、光滑，有 3～10 个分隔，大分生孢子不常见；小分生孢子侧生，棒状或梨形，无柄或有短柄，可见球拍状、结节状菌丝。在沙氏葡萄糖琼脂（SDA）培养基上培养，毛癣菌属菌落生长速度慢到中等；质地光滑到毛状；表面呈白色、黄色、米黄色或红紫色，背面呈苍白色、黄色、褐色或红褐色（图 23-1）。

（二）鉴别与鉴定

毛癣菌属常用表型鉴定，即生长速度、菌落形态、镜下形态与尿素试验。必要时 DNA 测序鉴定。

1. 红色毛癣菌 生长缓慢，菌落质地毛状，有时粉

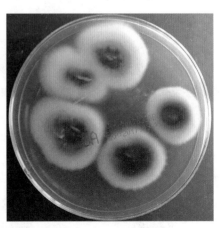

图 23-1 红色毛癣菌菌落
（SDA 培养基，26℃ 培养 14 天）

状；表面白色至淡红色，背面酒红色，偶呈黄色、褐色甚至无色；大分生孢子铅笔样，少见；小分生孢子泪滴状；沿菌丝孤立或有时集簇。尿素试验阴性。

2. 须癣毛癣菌 生长快速，菌落质地毛状到粉状；表面白色至乳油色；背面呈黄色、褐色或红褐色；大分生孢子不常见，聚集成簇，壁薄，光滑；小分生孢子大量，圆形到梨形，簇状分布；有螺旋菌丝。尿素试验阳性。

3. 断发毛癣菌 生长缓慢，菌落质地可变，像小山羊皮，有时粉状到丝绒状；表面呈白色、黄色或褐色；背面呈黄色、暗褐色或红褐色；侧生小分生孢子，量多，形状（梨形、棒形或球形）大小不同。日久菌丝肥大较多，并形成厚壁孢子，偶见大分生孢子及球拍菌丝。尿素试验阳性。

（三）临床意义

毛癣菌属易侵犯人体皮肤、指（趾）甲、毛发的角蛋白组织并生长繁殖，能产生数种角质溶解酶致病，可引起头癣、体癣、股癣、叠瓦癣、手癣、足癣及甲癣等。皮肤癣菌通过接触传染，癣好发于夏秋季节，入冬后癣菌生长繁殖减慢，临床症状随之减轻，但待春天气温升高后，生长繁殖又趋于活跃，临床症状随之明显。预后判断需在停药后 3 周观察，综合临床无复发和实验室检测阴性可确定痊愈，但痊愈后仍可再次感染皮肤癣菌。

二、表皮癣菌属

表皮癣菌属（*Epidermophyton*）包括絮状表皮癣菌（*E. floccosum*）和斯托克表皮癣菌（*E. stockdaleae*）。本菌属只有絮状表皮癣菌对人致病。

（一）生物学形态

显微镜下絮状表皮癣菌大分生孢子丰富，棒形，顶端钝圆，壁薄、光滑，孤立或成群，形成在菌丝侧壁或顶端，2～3 个一组。无小分生孢子，在成熟菌落中形成大量厚壁孢子。在 SDA 培养基上培养，表皮癣菌属菌落生长缓慢；质地由膜状变成毡状到粉状；表面旱黄色到土黄色，背面呈羚羊皮色到褐色，中心有不规则皱襞或脑回状沟（图 23-2）。

（二）鉴别与鉴定

絮状表皮癣菌常用表型鉴定或 DNA 测序鉴定。

1. 培养早期 絮状表皮癣菌与许兰毛癣菌相似，但絮状表皮癣菌有大分生孢子，许兰毛癣菌无分生孢子，且主要侵犯头发。

2. 培养后期 絮状表皮癣菌与须癣毛癣菌及大小孢子菌相似，但絮状表皮癣菌无小分生孢子，大分生孢子呈棒形，须癣毛癣菌有大量球形小分生孢子，犬小孢子菌可见纺锤状大分生孢子。

（三）临床意义

絮状表皮癣菌是一种常见的皮肤癣菌，可引起皮肤感染，如股癣、足癣、体癣、手癣和甲癣；可通过接触传染，尤其通过共用洗浴和健身设备传染。絮状表皮癣菌引起的股癣常两侧对称，边缘凸起，有丘疹和散在水疱，中央覆盖着鳞屑；引起的足癣常为水疱鳞屑型。对免疫力低下的患者，絮状表皮癣菌还可引起侵袭性感染。

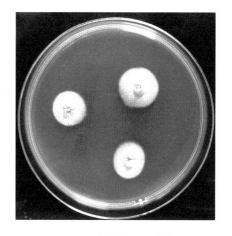

图 23-2 絮状表皮癣菌菌落
（SDA 培养基，26℃培养 14 天）

三、小孢子菌属

小孢子菌属（*Microsporum*）有70多个种，在我国以铁锈色小孢子菌（*M. ferrugineum*）、犬小孢子菌（*M. canis*）、石膏样小孢子菌（*M. gypseum*）等多见。

（一）培养特性

显微镜下小孢子菌属大分生孢子呈梭形，壁薄或厚，有棘状突起，孤立，含2~25个细胞。小分生孢子单细胞，卵圆形或棒形，孤立。在SDA培养基上小孢子菌属菌落生长速度由慢到快；质地光滑毛状或羊毛状；表面颜色呈白色、米黄色、黄棕色、黄色或锈色，背面呈苍白色、黄色、红色、褐色或红褐色（图23-3）。

（二）鉴别与鉴定

1. 铁锈色小孢子菌与犬小孢子菌 前者菌落生长缓慢，产铁锈色色素，不产生分生孢子；后者大分生孢子量多，梭形或纺锤形，许兰毛癣菌厚壁粗糙，有棘状突起，顶端肥大。

2. 铁锈色小孢子菌与许兰毛癣菌 两者均不产生分生孢子，但后者有鹿角状菌丝带钉头特征。

（三）临床意义

小孢子菌属可感染皮肤和毛发，很少感染指甲。铁锈色小孢子菌可引起头白癣，多见于儿童，成人少见，是一些地方流行区少年儿童中头癣的常见原因，也可引起体癣，多见于颜面部、颈部及上肢，可单独或与白癣同时存在。

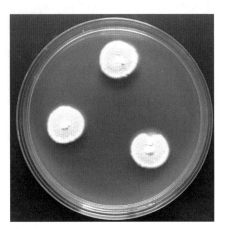

图23-3　石膏样小孢子菌菌落
（SDA培养基，28℃培养7天）

石膏样小孢子菌可引起人类头皮和光滑皮肤的感染，许多动物易感染或携带本菌。

第二节　引起皮肤和软组织感染的其他浅部感染真菌

在浅部真菌病中，致病真菌寄生在表皮的角质层或头发的囊上部位，很少引起宿主组织损伤和细胞反应。但仍然存在部分浅部真菌能够引起皮肤与软组织感染，如糠秕马拉色菌（*Malassezia furfur*）、暗色真菌（dematiaceous fungi）。

一、糠秕马拉色菌

糠秕马拉色菌（*M. furfur*）属担子菌门、外担菌纲、马拉色菌科、马拉色菌属，主要寄居于人类皮肤和毛干的最表层，因不接触组织细胞，很少引起宿主组织细胞的炎症反应。

（一）生物学特性

糠秕马拉色菌具有嗜脂特点，培养时通常在SDA培养基中加入植物油（如橄榄油、芝麻油、菜油等），菌落生长较慢，37℃培养3~4天开始生长，20天左右形成乳白色、扁平、直径约10mm的酵母型菌落（图23-4）。镜检可见孢子和菌丝，孢子为圆形或卵圆形，厚壁，有时出芽常成簇分布，菌丝粗短，呈腊肠样。

（二）鉴别与鉴定

糠秕马拉色菌与马拉色菌属内不同菌种（球形马拉色菌、厚皮马拉色菌等）鉴别依据生物学特性；常用表型、飞行时间质谱及 DNA 测序鉴定菌种。

（三）临床意义

糠秕马拉色菌主要寄居在人体皮肤和毛干的最表层，在健康人正常皮肤上可分离出，为条件致病菌，是一种嗜脂性酵母样菌。它侵犯颈、胸、腹、背等部位皮肤角质层，引起一种慢性、无症状或轻微症状的浅部真菌病，即汗斑，原名花斑癣。近年认为糠秕马拉色菌还可能与脂溢性皮炎有关，其导致的感染取决于两方面因素：内在因素是油性皮肤、多汗、遗传、免疫缺陷等，外在因素有相对高温和高湿度或应用肾上腺皮质激素等药物。

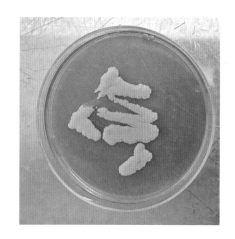

图 23-4　糠秕马拉色菌菌落
（Dixon 培养基，28℃培养 14 天）

二、暗色真菌

暗色真菌是指一组菌丝和（或）孢子的壁具有黑色素样颜色的真菌，菌落呈黑色或褐色，细胞多呈淡褐色至深褐色。暗色真菌常见的致病菌包括枝孢瓶霉属（*Cladophialophora*）的卡氏枝孢瓶霉（*C. carrionii*）；着色霉属（*Fonsecaea*）的裴氏着色霉（*F. pedrosoi*）等。

（一）生物学特性

在 SDA 培养基上，25~30℃培养 4 周，大多数暗色真菌在 1~2 周内均可形成绒毛样菌落（个别菌种初代培养呈酵母样），呈灰色、暗绿色、暗棕色或黑色（图 23-5）。在马铃薯葡萄糖琼脂（PDA）培养基或玉米粉琼脂（CMA）培养基上生长良好，产孢丰富。根据其产孢结构特点可对其进行鉴定。致病性暗色真菌菌落、显微镜下特征、生理生化各不相同。

（二）鉴别与鉴定

1. 标本直接显微镜检查　暗色真菌主要引起暗色芽生菌病和暗色丝孢霉病。暗色芽生菌病标本 10% KOH 制片直接镜检可见单个或成对成簇的棕色厚壁多分隔的硬壳小体，直径为 4~12μm。硬壳小体对诊断暗色芽生菌病有重要意义。暗色丝孢霉病标本 10% KOH 制片直接镜检可见暗色规则或串珠状菌丝、发芽或不发芽的酵母细胞。

2. 其他鉴定方法　暗色真菌的鉴定主要包括形态学鉴定（基于孢子发生方式）、生理生化鉴定（温度、碳源和氮源同化）、血清学鉴定、分子生物学鉴定。形态学鉴定依然是暗色真菌鉴定的重要手段，应用 PDA 培养基或 CMA 培养基进行培养是观察分生孢子发生方式的理想手段。

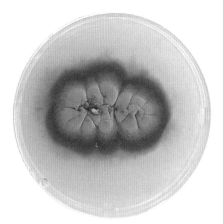

图 23-5　卡氏枝孢瓶霉菌落
（SDA 培养基，28℃培养 7 天）

（三）临床意义

暗色真菌常在患者外伤后感染，潜伏期一般为半个月至一个月，少数可达数月或一年以上，多发生于四肢暴露部位，皮损开始为小丘疹，如疣刺状或脓疱、红斑、丘疹，表面干燥或湿润，有鳞屑或鳞痂，损害向周围扩展，逐渐形成斑块及结节，表面呈疣状增殖。发生继发感染后，病损可化脓、破溃、渗液、结痂。皮损反复发生、结疤、感染，且长期不愈，可引起象皮肿，甚至致畸、致残或发生癌变，免疫功能低下时可侵犯中枢神经系统或经血流扩散，病理变化主要为角化过度及角化不全。

三、孢子丝菌

孢子丝菌属属子囊菌门、粪壳菌纲、长喙壳菌目、长喙壳菌科，属双相型真菌。孢子丝菌属的模式菌种是申克孢子丝菌（*Sporothrix schenckii*）。

（一）生物学特性

在 SDA 上，孢子丝菌 26℃培养 7 天，长成丝状菌落（图 23 - 6），35℃下培养 7 天，形成类酵母样菌落，呈浅橘色到灰橘色（图 23 - 7）；在 CMA 培养基和燕麦琼脂（OA）培养基上呈褐色到黑褐色。在 CMA 培养基上产孢最好，推荐使用 CMA 培养基观察显微镜下的特征。孢子丝菌可产生两种类型的分生孢子，一种为在分生孢子梗上形成分生孢子簇，在齿状的产孢细胞上合轴产生透明或稍微着色的分生孢子，倒卵形或梨形；另一种类型的分生孢子称之为固着分生孢子，厚壁、黑褐色，通常在菌丝侧短的小齿上单独产生，不同菌种固着分生孢子形状则不同，*S. brasiliensis* 和 *S. globosa* 显示球形和亚球形，多数申克孢子丝菌显示三角形或楔形，少数呈现倒卵形、椭圆形或不规则形。

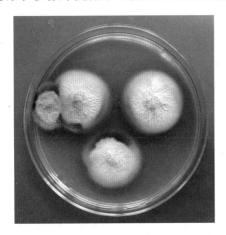
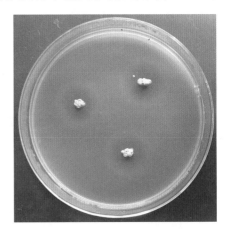

图 23 - 6　申克孢子丝菌菌落　　　　　　　　　　图 23 - 7　申克孢子丝菌菌落
（SDA 培养基，26℃培养 7 天）　　　　　　　　（SDA 培养基，35℃培养 7 天）

（二）鉴别与鉴定

1. 标本染色显微镜检查　标本革兰或过碘酸 - 希夫试剂法（PAS）染色制片在油镜下直接镜检可见到革兰阳性的长圆形雪茄烟样或梭形小体，一般大小为 4 ~ 6μm，有时为 4 ~ 8μm。

2. 形态学与生理学特点鉴定　申克孢子丝菌复合体包含的不同菌种可以通过形态学及生理学特点结合分子生物学分型手段进行鉴定。不同菌种形态学及生理学特点见表 23 - 1。

（三）临床意义

孢子丝菌病是 1898 年由 Shenck 首先在美国发现，并分离出孢子丝菌，本病主要是由申克孢子丝菌引起的皮肤、皮下组织及其附近的淋巴系统的慢性感染，少数患者因呼吸道吸入感染。申克孢子丝菌经微小创口侵入皮肤，1 ~ 4 周潜伏期后，创口局部出现炎症性小结节，逐渐增大，形成炎症性斑块或增生性糜烂。也可沿淋巴管分布，引起亚急性和慢性肉芽肿，使淋巴管形成几个或十几个，甚至几十个串珠状的链状硬结，称之为孢子丝菌性下疳。经呼吸道吸入可引起气管、肺孢子丝菌病，并可沿

表 23 – 1　申克孢子丝菌复合体不同菌种形态学及生理学特点

菌种	固着色沉分生孢子	在 PDA 上 30℃培养21 天菌落直径超过 50mm	在 37℃生长情况	同化试验结果	
				蔗糖	棉子糖
S. albicans	无	有	能	+	–
S. brasiliensis	有	无	能	–	–
S. globosa	有	无	不能	+	–
S. mexicana	有	有	能	+	+
S. schenckii	有	无	能	+	+

血流播散至其他器官如骨、眼等。孢子丝菌病临床分为 4 型：淋巴管型、固定型、皮肤播散型和皮肤外型。其中，淋巴管型最多见，固定型次之，播散型少见。本病在任何年龄均可发生，并在全国各地散在发生，偶有地方流行性暴发。

第三节　深部感染真菌

深部感染真菌是指能够侵袭表皮以外的深部组织和内脏的病原真菌和（或）条件致病菌，全球每年真菌感染患者超过 3 亿，因侵袭性真菌病（invasive fungal disease，IFD）死亡的患者超过 150 万。根据其生物学性状分为酵母型、酵母样型、丝状菌型和双相型四大类型，主要包括念珠菌属、隐球菌属、曲霉属、毛霉属、双相型真菌（马尔尼菲篮状菌、组织胞浆菌）和镰刀菌属等。

一、念珠菌属 🅔 微课/视频 1

念珠菌属（*Candida*）属于德巴利酵母科（*Debaryomycetaceae*），为条件致病菌。可引起人类感染的念珠菌属菌种有白念珠菌（*C. albicans*）、光滑念珠菌（*C. glabrata*）、季也蒙念珠菌（*C. guilliermondi*）、克柔念珠菌（*C. krusei*）、葡萄牙念珠菌（*C. lusitaniae*）、近平滑念珠菌（*C. parapsilosis*）和热带念珠菌（*C. tropicalis*）等。近年来发现致病耳念珠菌（*C. auris*）与希木龙念珠菌（*C. haemulonii*）。

（一）生物学特性

在 SDA（含氯霉素和庆大霉素）培养基，25 ~ 30℃培养 1 ~ 2 天开始生长，菌落为奶油色、隆起、柔软、光滑。开始颜色呈乳白色或略呈黄褐色，日久颜色略加深，菌落表面发干发硬，表面可有皱褶或毛发状突起（图 23 – 8）。显微镜下细胞呈球形、椭圆形、卵形、柱形或长形，罕见尖顶形、三角形、梭形或瓶形。有些酵母菌在进行芽殖时，形成假菌丝。有些酵母菌还可形成具分隔的真菌丝。

利用念珠菌显色培养基，经过 37℃培养 1 ~ 2 天，有 4 种念珠菌可以得到鉴定，翠绿色菌落为白念珠菌（图 23 – 9），铁蓝色菌落为热带念珠菌，淡粉红色菌落为克柔念珠菌，紫色菌落为光滑念珠菌。

显微镜下芽生孢子呈球形或椭圆形，可见假菌丝，有时呈链状，可分枝。

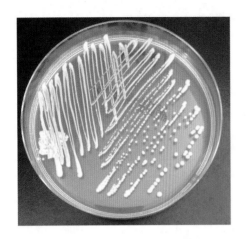

图 23 - 8　白念珠菌菌落
（SDA 培养基，35℃ 培养 48 小时）

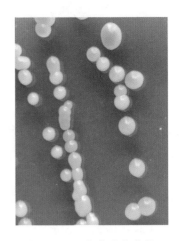

图 23 - 9　白念珠菌菌落
（CHROMagar 念珠菌显色培养基，35℃ 培养 48 小时）

（二）鉴别与鉴定

1. 显色培养基培养　一般分离菌株先用显色培养基根据菌落颜色鉴定白念珠菌、热带念珠菌、光滑念珠菌和克柔念珠菌。

2. 形态学与生理生化特征鉴定　念珠菌属菌种主要从形态学特征和生理生化特征两大方面来鉴定（表 23 - 2）。

3. 编码生化鉴定系统鉴定　不能用显色培养基鉴定的菌株可用 SDA 培养基分离纯化，再用编码生化鉴定系统进一步鉴定，还可以通过分子生物学方法鉴定少见菌种。肽核酸 - 荧光原位杂交（PNA - FISH）可以从血培养阳性的标本中直接鉴定白念珠菌、光滑念珠菌和热带念珠菌等。此外，实时荧光定量 PCR 也已实现从呼吸道样本、血液和上颌窦组织中直接鉴定念珠菌属的部分菌种。其他基于核酸的菌种鉴定方法（如 16S rDNA 测序）和基于蛋白的鉴定方法（MALDI - TOF MS），一般可以准确鉴定菌种。

（三）临床意义

1. 白念珠菌　广泛分布于自然界，通常存在于人的体表、口腔、上呼吸道、胃肠道和阴道黏膜上。当机体发生正常菌群失调或抵抗力降低时，白念珠菌可侵犯人体多个部位，引起各种念珠菌病：女性的念珠菌性阴道炎、外阴炎；男性的念珠菌龟头炎、包皮炎；体质虚弱婴儿的鹅口疮；念珠菌性肠炎、肺炎、膀胱炎、肾盂肾炎和心内膜炎等；也可引起中枢神经系统的白念珠菌病，如脑膜炎、脑脓肿等。

2. 热带念珠菌　广泛分布于自然界，在人体体表和外界相通的腔道中也存在，是先天性免疫缺陷患者的条件致病菌，新生儿感染及术后散播性感染也偶见报道。热带念珠菌可引起皮肤、黏膜和内脏念珠菌病。

3. 克柔念珠菌　可引起致死性系统性念珠菌病，特别是在先天性免疫缺陷患者和接受大量抗菌药物治疗的患者。该菌对氟康唑天然耐药。

4. 光滑念珠菌　为人体的一种腐生菌，可导致泌尿生殖道感染，也是新生儿的条件致病菌。该菌对氟康唑常不敏感。

表 23 - 2 来自临床标本常见念珠菌菌种的培养及生化特性

菌种名称	菌落形态	37℃生长	肉汤中产膜	真、假菌丝	厚膜孢子	芽管	糖同化试验 葡萄糖	麦芽糖	蔗糖	乳糖	半乳糖	蜜二糖	纤维二糖	肌糖	木糖	棉子糖	海藻糖	半乳糖醇	糖酵解试验 葡萄糖	麦芽糖	蔗糖	乳糖	半乳糖	海藻糖	尿酶试验
白念珠菌	奶油色、光滑	+	+	+	+b	+	+	+	+*	-	+	-	-	-	+	-	+	-	F	F	-	-	F	F	-
链形念珠菌		+*	-	+	+	-	+	+	-	-	+	-	-	-	+	-	+	-	F*	F	-	-	F	F	-
都柏林念珠菌		+	+	+	+b	+	+	+	+	-	+	-	-	-	+*	-	+	-	F	F	-	-	F	F	-
法氏念珠菌	灰白色、光滑	+	-	-	-	-	+	+	+	+*	+	+	+	-	+	+	+	+*	W	-	W	-	-	W	-
光滑念珠菌	灰白色、光滑	+	-	-	-	-	+	+	-	-	-	-	-	-	-	+	+	-	F	-	-	-	-	F	-
季也蒙念珠菌	白色至奶油样	+	-	+	-	-	+	+	+	-	+	+	+	-	+	+	+	+	F	-	F	-	F*	F	-
乳酒念珠菌		+	-	+	-	-	+	-	+	-	+	+*	+*	-	+*	+	-*	-	F	-	F	F*	-	-	-
克柔念珠菌	奶油样至黄色、干燥	+	+	+	-	-	+	-	-	-	-	-	-	-	-	-	-	-	F	-	-	-	-	-	+*
郎比干念珠菌		+*	-	+	-	-	+	-	-	-	-	-	-	-	+	-	-	-	F	-	-	-	-	-	-
解脂念珠菌		+	-	+	-	-	+	-	-	-	+	-	-	-	+	-	+	-	-	-	-	-	-	-	+*
葡萄牙念珠菌		+	-	+	-	-	+	+	+	-	+	+	+	-	+	-	+	-	F	-	F	-	F	F	-
近平滑念珠菌	奶油样至淡黄色、柔软、光滑或有褶皱	+	-	+	-	-	+	+	+	-	+	-	-	-	+	+	+	-	F	-	-	-	-	-	-
皮托念珠菌		+	-	+	-	-	+	+	+	-	+	-	-	-	-	-	-	-	-	-	F	-	-	-	-
褶皱念珠菌		+	-	+	-	-	+	+	-	-	+	-	-	-	+*	-	-	-	-	-	-	-	-	-	-
热带念珠菌	奶油样、灰白色、柔软、光滑、边缘或有褶皱	+	+	+	+	-	+	+	+	-	+	+	+	-	+	-	+	-	F	F	F	-	F*	F*	-
涎沫念珠菌		-	+	-	-	-	+	-	-	-	-	-*	-	-	+	-	-	-	-	-	-	-	-	-	-

注：+ 表示较阴性对照生长更快；- 表示阴性；* 表示有的菌株可能结果相反；R 表示少见；F 表示糖被酵解；W 表示反应弱；b 表示念珠菌典型地产生单个顶端厚膜孢子，而都柏林念珠菌则成对、三个或成簇的顶端厚膜孢子。

二、隐球菌属

隐球菌属（*Cryptococcus*）属于隐球菌科（*Cryptococcaceae*），目前已发现200余种，包括新型隐球菌（*C. neoformans*）、格特隐球菌（*C. gattii*）、浅白隐球菌（*C. albidus*）、*C. ater*、*C. curvatus*、*C. humicola*、*C. laurentii* 和 *C. uniguttulatus* 等。最常见的致病菌为新型隐球菌和格特隐球菌。

（一）生物学特性

在SDA培养基（可加氯霉素，不可加放线菌酮，因后者抑制本菌生长）27℃±1℃培养，菌落初为白色、奶油样、光滑，逐渐变为黏液样，随着时间而逐渐变暗，伴有奶油、棕黄、粉红或黄色菌落（图23-10）。显微镜下可见球形或椭圆形酵母样细胞或芽生孢子，假菌丝缺乏或退化。大部分菌株可见有荚膜的细胞，荚膜形成的程度取决于培养基。隐球菌属所有菌种能水解尿素，在左旋多巴-枸橼酸铁和咖啡酸培养基上，菌落呈棕黑色；不发酵糖，可同化多种碳水化合物。

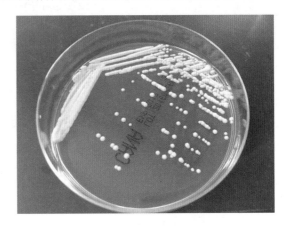

图23-10　新型隐球菌菌落
（SDA培养基，28℃培养5天）

（二）鉴别与鉴定

1. 标本直接显微镜检查　KOH制片直接镜检可见圆形或卵圆形芽生孢子，内有一个较大的反光颗粒和一些小颗粒。墨汁制片直接镜检可见圆形或椭圆形的双层厚壁孢子，外有一层宽阔荚膜，边缘完整清楚，菌体内可见单个出芽。

2. 菌落特征及其他鉴定要点　隐球菌属常见菌种鉴定要点见表23-3。

表23-3　隐球菌属常见菌种鉴定要点

	新型隐球菌	格特隐球菌	浅白隐球菌	*C. laurentii*
菌落特征（SDA）	奶油色、黏液状、光滑、酵母样菌落，刀豆氨酸-甘氨酸-溴百里酚（CGB）培养不变色	奶油色、黏液状、光滑、酵母样菌落，比新型隐球菌更黏液样，CGB培养变蓝色	奶油色、黏液状、光滑、酵母样菌落	奶油色，随时间变为淡黄色，光滑、黏液状，CGB培养变蓝色
芽生酵母样细胞形态及大小	球形到卵形，大小为（3.0~7.0）μm×（3.3~7.9）μm	球形到卵形，大小为（3.0~7.0）μm×（3.3~7.9）μm	球形到卵形，大小为（3.5~8.8）μm×（5.5~10.2）μm	球形和椭圆形，大小为（2.5~5.5）μm×（3.0~7.0）μm
墨汁制片	明显、宽阔、胶状荚膜	明显、宽阔、胶状荚膜	明显的荚膜	明显的、窄的荚膜
37℃生长	生长	生长	可变	可变
同化反应		不同化乳糖和蜜二糖		可同化乳糖和蜜二糖

（三）临床意义

隐球菌属一般为外源性感染，经呼吸道侵入人体，由肺经血液播散时可侵犯所有脏器组织，主要侵犯肺脏、脑及脑膜，也可侵犯皮肤、骨和关节。新型隐球菌病好发于细胞免疫功能低下者，如AIDS、恶性肿瘤、糖尿病、器官移植及大剂量使用糖皮质激素者。近20年来，隐球菌的发病率越来越高，在国外已成为 AIDS 病最常见的并发症之一。

三、曲霉属

曲霉属（*Aspergillus*）属于曲霉科（*Aspergillaceae*），目前已发现数百余种，常见的致病性曲霉包括烟曲霉（*A. fumigatus*）、黄曲霉（*A. flavus*）、黑曲霉（*A. niger*）、构巢曲霉（*A. nidulans*）、阿姆斯特丹曲霉（*A. amstelodami*）、亮白曲霉（*A. candidus*）、肉色曲霉（*A. carneus*）、局限曲霉（*A. restrictus*）、土曲霉（*A. terreus*）、米曲霉（*A. oryzae*）、焦曲霉（*A. ustus*）等。

（一）生物学特性

一般 SDA 培养基培养温度为 27℃±1℃，耐高温的菌种可耐受 37℃或 45℃；培养时间 7～14 天，部分可延长，肉眼观察曲霉属的菌落为绒毛、棉絮样或粉状，表面可为墨绿、黄、黑、翠绿等颜色（图 23-11、图 23-12）。显微镜下可见透明、分枝、分隔菌丝。分生孢子由瓶梗上产生，可以形成分生孢子链。分生孢子为单孢，具有不同的形状、大小、颜色，表面可以光滑或粗糙。分生孢子头是曲霉属具有特征性的结构之一，由顶囊、产孢细胞和分生孢子链组成，可以是球形、放射形、圆柱形或棒形，且具有不同的颜色。部分曲霉可以产生有性生殖器官，即闭囊壳。

半乳甘露聚糖（galactomannan，GM）是曲霉细胞壁的成分，GM 检测可在临床症状和影像学尚未出现前数天表达阳性，对高危患者连续动态监测（每周 2 次）具有早期诊断价值。曲霉细胞壁也含 1,3-β-D-葡聚糖（β-1,3-D-glucan，BG），因此侵袭性曲霉病患者 G 试验可阳性。另外，质谱技术以及分子生物学检测如聚合酶链反应和宏基因组二代测序等在临床曲霉鉴定中也较为常见。

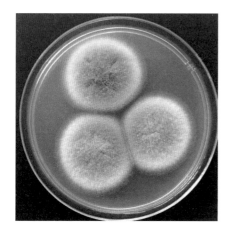

图 23-11　烟曲霉菌落
（SDA 培养基，28℃培养 48 小时）

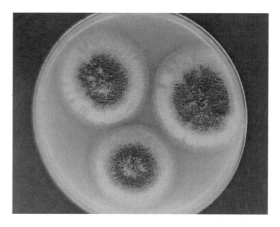

图 23-12　黄曲霉菌落
（SDA 培养基，28℃培养 2 周）

（二）鉴别与鉴定

鉴别鉴定菌种常用形态学结合飞行时间质谱或 DNA 测序。

1. 标本直接显微镜检查　KOH 制片直接镜检可见透明、分隔、45°分枝的菌丝，直径为 3～6μm。若标本来自空气流通、供养充足的脓腔或空洞中，有时可见到典型的分生孢子头。

2. 形态学特征鉴定　曲霉属的鉴定主要还是依赖形态学特征，通常以菌落形态和分生孢子头的颜色进行群的划分，然后以分生孢子的形态、颜色，产孢结构的数目，顶囊的形态，分生孢子的颜色和特征以及有性孢子的形态进行菌种的鉴定（表 23-4）。

表 23 – 4　曲霉属常见菌种鉴定要点

菌种	分生孢子梗	瓶梗	顶囊	菌核	闭囊壳	壳细胞	粉孢子	菌落颜色（正面）	菌落颜色（背面）
黄曲霉	400～800μm，无色、粗糙	单层或双层，布满顶囊	圆形或近圆形	+有些菌株，褐色	–	–	–	黄绿色	无色或淡黄
烟曲霉	300μm，光滑、无色或绿色	单层，在顶囊上半部分	烧瓶形	–	–	–	–	青绿色到灰色	白色到黄褐色
构巢曲霉	7～150μm，光滑、褐色	双层、短	半球形或烧瓶形	–	+红色	+	–	绿色，浅黄色到黄色	紫红色到橄榄色
黑曲霉	400～3000μm，长、光滑、无色	双层，密生于整个顶囊表面	圆形	–	–	–	–	黑色	白色到黄色
土曲霉	100～200μm，光滑、无色	双层，顶囊的上1/2～1/3处	圆形	–	–	–	+孤立、圆形，直接从菌丝产生	肉桂色到棕色	白色到褐色
杂色曲霉	200～400μm，光滑，无色	双层，于顶囊4/5处	圆形	–	–	+有些菌株		开始白色，逐渐变黄色、黄褐色、淡绿色或粉红色	V 白到黄色或紫红色
A. ustus	75～400μm，光滑、褐色	双层，于顶囊2/3处	球形或半球形	–	–	+不规则形状	–	暗灰绿色	黄色、暗红色或紫色
A. lentulus	250～300μm，光滑	单层，顶囊上半部分	棒状	–	–	–	–	絮状，通常白色，散布青绿色	黄色，无色素

（三）临床意义

曲霉是条件致病菌，到目前为止有几十种可导致人类疾病，其中最常见的是烟曲霉、黄曲霉和黑曲霉。在人体免疫功能降低时致病，如长期使用广谱抗菌药物、免疫抑制剂、肾上腺皮质激素，放疗，化疗，各种恶性肿瘤、糖尿病，尤其是 AIDS 可诱发曲霉病。曲霉可侵犯机体许多部位，呼吸系统、全身性曲霉病发病率有增高的趋势。呼吸系统曲霉病主要有 3 种：过敏型、曲霉球型（又称继发性非侵袭性肺曲霉病）和肺炎型。全身性曲霉病原发病灶主要是肺，多发生败血症，并随血流播散至全身，多发生在重症疾病的晚期，危及患者生命。曲霉除直接感染反应引起曲霉病外，还可产生毒素引起机体食物中毒。此外，现已有动物实验证明曲霉的毒素如黄曲霉毒素、杂色曲霉毒素有致癌作用，黄曲霉毒素可能与人类原发性肝癌发生有关。

四、毛霉目真菌

毛霉目真菌广泛存在于自然界中，其中引起人类毛霉病的常见病原菌有毛霉属（Mucor）、根霉属（Rhizopus）、根毛霉属（Rhizomucor）、横梗霉属（Lichtheimia）、鳞质霉属（Apophysomyces）、瓶霉属（Saksenaea）、小克银汉霉属（Cunninghamella）、共头状菌属（Syncephalastrum）及科克霉属（Cokeromyces）等。

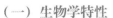

（一）生物学特性

毛霉目真菌能进行有性繁殖产生接合孢子，也可进行无性繁殖产生孢子囊孢子。其菌丝较宽，常无分隔，有的菌丝在培养基表面横向生长，称为匍匐菌丝，其产生的假根伸入培养基内，孢子囊梗直接由菌丝长出，顶端形成孢子囊，内生孢子囊孢子。孢子囊内有球形或近球形的囊轴，囊轴基部与孢囊梗相连处成囊托。

毛霉目真菌在 SDA 培养基上生长迅速，菌落表面棉絮状或羊毛状，初为白色逐渐变为灰黑色、灰褐色或其他颜色，顶端有黑色小点，取菌丝进行乳酸酚棉蓝染色后镜检可观察到菌丝、孢囊梗、孢子囊、孢子等。

（二）鉴别与鉴定

毛霉目真菌常根据菌落形态、最高生长温度、显微镜下观察有无囊托、假根、匍匐菌丝，以及孢子囊、孢囊孢子的形态等进行鉴定。常需要分子生物学进一步鉴定至种的水平。其表型鉴定依据：①菌落形态、色泽；②有无假根和匍匐菌丝；③分生孢子梗着生位置及分枝状态；④孢子囊形态；⑤有无囊轴、囊托及其形状；⑥有无接合孢子及其特点。

（三）临床意义

毛霉目真菌广泛分布于土壤、粪和其他腐败有机物上，少数为寄生菌，可引起人和动物感染，即毛霉病。毛霉病是一种发病急、进展快、病死率极高的系统性条件致病性真菌感染。免疫功能低下者易感染，尤其是慢性消耗性疾病如糖尿病、白血病、长期化疗、皮质类固醇激素的患者最易感染。临床上常见的是眼眶及中枢神经系统的毛霉病，该病起初多发于鼻黏膜或鼻窦，继而扩展至眼眶软组织、面腭及脑，也可全身性播散，预后较差。此外还可发生于肺部、胃肠道、皮肤等处。由于毛霉病发病急、进展快，疾病的诊断常在病死后尸检才明确。

五、耶氏肺孢子菌

肺孢子菌属（*Pneumocystis*）包括卡氏肺孢子菌（*P. carinii*）、犬肺孢子菌（*P. canis*）、耶氏肺孢子菌（*P. jirovecii*）、鼠型肺孢子菌（*P. murina*）、奥氏肺孢子菌（*P. oryctolagi*）和韦氏肺孢子菌（*P. wakefieldiae*）。肺孢子菌属 rRNA 基因序列接近于真菌，孢囊壁中含几丁质和葡聚糖，但其不能在真菌培养基中生长。抗寄生虫药如喷他脒对其有效，两性霉素 B 对其无效，临床上使用抑制葡聚糖合成的棘白菌素类抗真菌药物以及甲氧苄啶－磺胺甲噁唑治疗耶氏肺孢子菌肺炎（*P. jirovecii* pneumonia，PJP）。

（一）生物学特性

耶氏肺孢子菌成熟孢囊为椭圆形、圆形或杯形厚壁孢囊，直径为 6~8μm，内含 8 个囊内小体。孢囊崩解后释放出单倍体的囊内小体（子孢子），子孢子发育成滋养体，单倍体的滋养体为薄壁单细胞，直径为 2~6μm，二分裂方式繁殖（无性繁殖），部分滋养体（单倍体配子）以接合方式形成双倍体（有性繁殖），后者在子孢子囊中经有丝分裂和减数分裂形成囊前体，进一步发育成内含 4~8 个单倍体子孢子的成熟孢囊，减数分裂时可发生同源重组，丰富子代耶氏肺孢子菌的表型多样性。

（二）鉴别与鉴定

1. 标本六胺银染色显微镜检查 六胺银（gomori methenamine silver，GMS）染色及吉姆萨染色制片可以检测到耶氏肺孢子菌滋养体和孢囊（图 23-13）。GMS 染色最易见到耶氏肺孢子菌的孢囊体，呈圆形，大小约 5μm，内含滋养体，呈皱纹、新月形或杯形细胞，直径为 1.2~2μm。

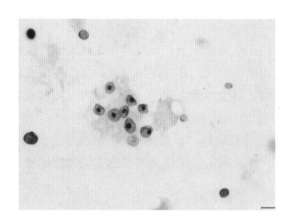

图 23 – 13　耶氏肺孢子菌镜下形态（六胺银染色，×1000）

2. 标本亚甲胺蓝染色显微镜检查　GMS 染色和亚甲胺蓝染色等多作为一种确认耶氏肺孢子菌孢囊的方法，亚甲胺蓝染色可见孢囊的囊壁呈深褐色或黑色，囊壁可见特征性括弧样结构，囊内小体不着色。

3. 标本荧光抗体染色显微镜检查　使用荧光抗体染色技术可以高效检测耶氏肺孢子菌，用荧光素进行染色，在荧光显微镜下观察，孢囊壁呈明亮蓝绿色光环，囊壁上括弧样结构同样清晰可辨。

4. 酶标记单克隆抗体免疫组化染色法　可检测痰液、支气管肺泡灌洗液、肺活检组织中的耶氏肺孢子菌滋养体或孢囊。

（三）临床意义

耶氏肺孢子菌广泛分布于自然界，如土壤和水等，可寄生于多种动物，也可寄生于健康人体。耶氏肺孢子菌病的传播途径主要是空气传播，在健康人体内，多为无症状的隐性感染。当宿主免疫力下降，如长期使用免疫抑制剂、器官移植、肿瘤、艾滋病等，潜伏的耶氏肺孢子菌在患者肺内大量繁殖扩散，使肺泡上皮细胞受损，导致间质性浆细胞肺炎，又称耶氏肺孢子菌性肺炎。耶氏肺孢子菌病是 AIDS 最常见、最严重的机会感染性疾病，病死率达 70% ~ 100%。

六、马尔尼菲篮状菌

马尔尼菲篮状菌（*Talaromyces marneffei*）属于篮状菌属，是篮状菌属中唯一的温度依赖性双相型真菌。

（一）生物学特性　🄴 微课/视频 2

在 SDA 培养基上，25℃培养呈菌丝相（图 23 – 14）。3 ~ 4 天开始生长，一种菌落为淡灰色至红色膜样，周围基质出现红色环，2 周后成熟菌落呈玫瑰红色蜡样，有脑回样皱纹及放射状沟纹，产生白色或灰褐色绒样气生菌丝，背面红色；另一种菌落为白色、淡黄色绒样菌落，产生红色色素渗入基质中，2 周后成熟菌落呈黄间白色或黄间红色，或黄绿色绒样，周围基质及背面红色。镜下可见透明、分隔菌丝，分生孢子梗光滑而无顶囊。帚状枝双轮生，散在，稍不对称，有 2 ~ 7 个散开、不平行的梗基，其上有 2 ~ 6 个瓶梗，顶端狭窄，可见单瓶梗，其顶端有单链分生孢子，散乱。分生孢子初为椭圆形，后呈圆形，光滑，可见孢间联体。

在 SDA 培养基上，37℃培养为酵母相，无色素产生（图 23 – 15）。镜下可见表面光滑、圆形、椭圆形、长形酵母细胞，裂殖而非芽生，也可见短菌丝。

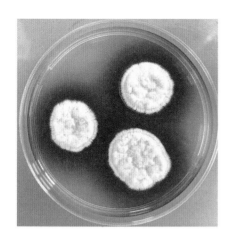

图 23 - 14　马尔尼菲篮状菌菌落
（SDA 培养基，25℃培养 9 天）

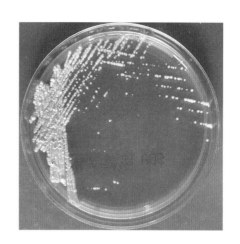

图 23 - 15　马尔尼菲篮状菌菌落
（SDA 培养基，37℃培养 5 天）

（二）鉴别与鉴定

1. 标本染色显微镜检查　吉姆萨或瑞氏染色制片直接镜检，在细胞内菌体相互聚集或呈桑葚状或葡萄状外观，孢子呈椭圆形、卵圆形，其大小形状一致，直径约 2μm。而游离于组织细胞外的菌则具多形性，大小形态差异大，孢子直径为 1~8μm 不等，其中最特殊而具诊断意义的为长形、粗细均匀、两头钝圆的腊肠状孢子，内有横隔。

2. 培养生物学性状鉴定　马尔尼菲篮状菌为双相型真菌，菌丝相菌落可产生红色色素并扩散到整个培养基。菌丝相可见帚状枝，双轮生，散在、稍不对称、不平行梗基、单瓶梗，其顶端有单链分生孢子，散乱。

（三）临床意义

马尔尼菲篮状菌可引起马尔尼菲篮状菌病，造成广泛性播散性感染，最初通过吸入而致肺部感染，随后进入血流引起菌血症，并随血流播散引起其他部位感染。通常侵犯淋巴系统、肝脏、脾脏和骨骼。在疾病过程中临床表现为脸部、躯干和四肢出现粉刺样皮肤丘疹。最初多见于结核病、血液病、霍奇金淋巴瘤患者。近十年来，随着 AIDS 患者的增多，播散性马尔尼菲篮状菌病发病率逐渐升高。

七、组织胞浆菌属

组织胞浆菌属（*Histoplasma*）属子囊菌门、散囊菌纲、散囊菌目、阿耶罗菌科，属双相型真菌。临床有 3 个变种可引起荚膜组织胞浆病，即荚膜组织胞浆菌荚膜变种（*H. capsulatum* var. *capsulatum*）、荚膜组织胞浆菌杜波变种（*H. capsulatum* var. *duboisii*）和荚膜组织胞浆菌马皮疽变种（*H. capsulatum* var. *farciminosum*），分别发现于美洲、非洲和中东地区，其他流行区包括非洲、澳大利亚和东亚部分地区，在我国南方地区有散在发病。荚膜组织胞浆菌系土壤腐生菌，含鸟和蝙蝠粪的土壤是其重要载体，美国报道多次组织胞浆菌病暴发流行在蝙蝠栖息的地方，如洞穴，尤其热带地区。

（一）生物学特性

在 SDA 培养基上，25℃培养呈菌丝相（图 23 - 16），生长缓慢；初为白色棉花样的气生菌丝，渐变为棕色，菌落中央可产生

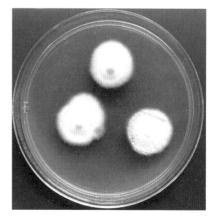

图 23 - 16　组织胞浆菌菌落
（SDA 培养基，25℃培养 21 天）

细微粉末；背景呈黄色或橙色。显微镜下可见在菌丝侧壁或分生孢子梗上有少数直径为 $2 \sim 3\mu m$ 的圆形或梨形小分生孢子；大分生孢子呈齿轮状，直径为 $8 \sim 14\mu m$，圆形、壁厚、表面有指状突起，齿轮状大分生孢子是最具有诊断意义的特征性结构。两个变种菌丝相不易区分。

在脑心浸液（BHI）培养基上，37℃培养产生粉红色或黄褐色的酵母样菌落。荚膜变种酵母相可见卵圆形、有荚膜的芽生孢子，单芽、芽颈较细；染色后很像洋葱的横切面，分层明显。杜波变种的酵母细胞较大，直径为 $10 \sim 13\mu m$，壁厚、圆形、芽生孢子，无荚膜，内有一脂肪颗粒。

（二）鉴别与鉴定

组织胞浆菌属的鉴定要点见表 23-5。

表 23-5　荚膜组织胞浆菌的鉴定要点

菌种	菌丝相	酵母相	分解酵素	液化明胶
荚膜变种	两个变种无法区分 大分生孢子呈齿轮状，圆形、壁厚、表面有指状突起，齿轮状大分生孢子是最具有诊断意义的特征性结构	两个变种可区分 圆形或卵圆形孢子，外被荚膜，直径为 $2 \sim 4\mu m$	能	不能
杜波变种		卵圆形、双轮廓的厚壁孢子，直径为 $12 \sim 15\mu m$	不能	能

（三）临床意义

组织胞浆菌传染性极大，其主要侵犯单核-吞噬细胞系统，有时也可由血流播散而侵犯全身各脏器。荚膜组织胞浆菌引起 3 种不同临床表现的组织胞浆菌病。①急性原发型：被感染者可无临床症状或出现流感样症状，胸痛、气短、声嘶等。$1 \sim 2$ 周后症状消失。影像学检查，肺部可出现弥漫性或散发病灶，也可不出现。如果出现这些病灶，最终均发展成钙化而愈。急性原发型的突出特征是患者皮肤试验阳性。②慢性空洞型：可引起较大的肺损害，但症状轻微或无症状，故常被误诊为肺结核。③严重播散型：极少数患者可进展到此型，全身的器官均可受到损伤，尤其是单核-吞噬细胞系统，预后严重。绝大多数病情具有自限性，愈合方式有钙化和纤维化。

八、镰刀菌属

镰刀菌属（Fusarium）属子囊菌门、粪壳菌纲、肉座菌目、丛赤壳科，有近 1000 个种，常见致病菌有水生镰刀菌（F. aquaeductuum）、厚孢镰刀菌（F. chlamydosporum）、茄病镰刀菌（F. solani）、层生镰刀菌（F. proliferatum）、尖孢镰刀菌（F. oxysporum）、胶孢镰刀菌（F. subglutinans）、木贼镰刀菌（F. equiseti）、串珠镰刀菌（F. moniliforme）、禾谷镰刀菌（F. graminearum）、单隔镰刀菌（F. dimerum）及半裸镰刀菌（F. semitectum）等；按照类群分 6 个复合体：茄病镰刀菌复合体（F. solani species complex，FSSC）、尖孢镰刀菌复合体（F. oxysporum species complex，FOSC）、藤仓镰刀菌复合体（F. fujikuroi species complex，FFSC）、厚孢镰刀菌复合体（F. chlamydosporum species complex，FCSC）、单隔镰刀菌复合体（F. dimerum species complex，FDSC）和肉色镰刀菌-木贼镰刀菌复合体（F. incarnatum - F. equiseti species complex，FIESC）等。

（一）生物学特性

用于镰刀菌属鉴定的培养基有燕麦琼脂（oatmeal agar，OA）培养基、PDA、石竹叶琼脂（camation leafagar，CLA）培养基、合成琼脂（synthetic agar，SNA）培养基、KCl 培养基和土壤培养基。CLA 和 SNA 可刺激产孢；PDA 和 OA 可用以观察菌落形态和色泽；KCl 培养基可观察分生孢子的形成；

土壤培养基有利于快速形成厚壁孢子。

在 SDA 培养基上，27℃ ±1℃生长迅速，37℃生长缓慢（图23 – 17）。菌落为白色绒毛或棉絮样或粉状，表面可为粉红、橙红、黄、紫等颜色，培养基背面可着同样颜色。显微镜下可见透明、分枝、分隔菌丝。大分生孢子（生于气生菌丝上或典型地生于分生孢子座或黏孢团上）具分隔，纺锤状、镰刀状或直线状，或多呈不同程度地弯曲；顶细胞或短而钝或缢缩成喙状至乳头状，或逐渐尖细呈锥状至针状，或急变窄细并伸长成线状至鞭状；基细胞一般呈足状或踵状，少数楔状、乳头状或梗状。小分生孢子（多生于气生菌丝上）多数无隔，少数 1 隔或 2 ~ 3 隔，为卵形、椭圆形、棒状、球形、梨形至柠檬形，个别为纺锤形；多数在产孢细胞顶端聚成假头状或连成串珠状，少数散生。在菌丝上产生厚壁孢子，生于菌丝中间的称为间生厚壁孢子，生于菌丝顶端的称为顶生厚壁孢子。镰刀菌属常见菌种的生物学特性见表23 –6。

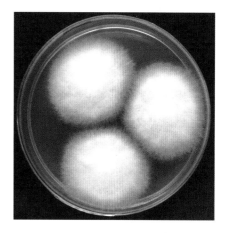

图 23 – 17　茄病镰刀菌菌落
（SDA 培养基，26℃培养 7 天）

表 23 – 6　镰刀菌属常见菌种的生物学特性

复合体	菌种	菌落特征	显微镜下特征		
			大分生孢子[a]	小分生孢子	厚壁孢子[b]
FSSC	茄病镰刀菌复合体	多数为奶油色，偶尔呈天蓝色、淡红色或淡紫色；生长迅速	有分隔，大量，壁厚，背部与腹部平行	数量多，多数为 0 ~ 1 隔，呈假头状着生，卵圆形至肾性	有，间生，单个或成对出现
FOSC	尖孢镰刀菌复合体	菌落正面白色、淡紫色，背面淡紫色；絮状，生长迅速	有分隔，镰刀形，壁薄，细长	多无分隔，假头状着生，卵圆形至肾性	大量，顶生或间生，单个或成对出现
FFSC	藤仓镰刀菌复合体	正面白色至淡紫色，背面淡紫色；絮状，生长迅速	多分隔，披针形	卵圆形至肾性，呈假头状或串状着生	无
FCSC	厚孢镰刀菌复合体	白色至粉红色至卡红色，中间棕色并产生厚壁孢子；絮状，生长迅速	丰富，镰刀状或纺锤状，轻度弯曲或直	稀少，多为纺锤形或长卵形	大量，灰褐色，粗糙，呈串状或簇状
FDSC	单隔镰刀菌复合体	黏腻的酵母样菌落；气生菌丝稀疏或缺如；橙红色至淡橙色，反面相同或淡黄色；生长缓慢	大量，0 ~ 1 分隔，位于中央；形状稍弯	椭圆形至卵圆形或弯曲状；多个同时出现	多是间生，偶有端生
FI – ESC	肉色镰刀菌 – 木贼镰刀菌复合体	浅黄至淡棕色，反面橙红色；絮状；生长迅速	大量，相对纤细，纺锤形，直或轻微弯曲	无分隔，稀疏或缺如	稀疏，单个或串状

注：[a] 大分生孢子鉴定使用的是 CLA 培养基，在 PDA 上生长的大分生孢子会相对小一点；[b] 真菌的无性孢子，由断裂的方式产生，壁厚，寿命长，能抵御不良外界环境，待条件适宜时可以萌发产生菌丝。

（二）鉴别与鉴定

大小分生孢子、厚壁孢子的特征为重要的属内表型鉴别鉴定要点，可采用飞行时间质谱或 DNA 测序鉴定菌种。

1. 标本直接显微镜检查　标本使用 10% KOH 制片直接镜检，可见透明、分枝、分隔、呈锐角分枝的菌丝，与曲霉属的菌丝难以区分。

2. 其他鉴定方法 传统的形态学方法是镰刀菌分类鉴定的基础，非传统的方法，如血清学、免疫组化、分子生物学等，对传统方法起到了补充完善的作用。

（三）临床意义

镰刀菌生态适应性强，广泛分布于自然界，兼寄生或腐生生活。自1963年首次报告镰刀菌致病以来，其在特定人群中的发病率和病死率仅次于白念珠菌和曲霉感染。镰刀菌可引起眼内炎、角膜炎、溃疡、甲真菌病、皮肤感染、关节炎、肺部感染、心内膜炎、脑脓肿和真菌血症等。

知识拓展

侵袭性霉菌感染

全球每年真菌感染患者超过3亿，因侵袭性真菌病（invasive fungal disease，IFD）死亡的患者超过150万，而我国每年有超过500万人受到IFD的威胁，其中侵袭性霉菌是重要病原菌之一。病原微生物的实验室检测在诊断标准中极为重要。IFD相关实验室检测，除传统的涂片镜检和培养外，血清学检测如真菌$1,3-\beta-D$葡聚糖试验（G试验）、半乳甘露聚糖（GM）试验和曲霉IgG抗体测定等，质谱技术以及分子生物学检测如聚合酶链反应（polymerase chain reaction，PCR）和宏基因组二代测序（metagenomics next-generation sequencing，mNGS）技术等在临床中的应用价值逐渐得到肯定。特别是针对霉菌的实验室检测，不管是临床医生对于检测项目的认知，还是霉菌实验室的检出能力均需进一步提高。

IFD在我国的发病率呈上升趋势，尤其毛霉感染的发病率在近年增加明显，临床上对此也给予了较多关注。对于IFD的治疗，尽管临床有多个可选方案，包括唑类、棘白菌素类和多烯类药物，但仍然存在泊沙康唑预防突破以及伏立康唑耐药和不耐受等情况，此种情况下的用药选择是临床难点之一。对其诊治，早期诊断、个体化治疗策略至关重要。未来，在IFD新型药物研发、耐药机制探索等方面期待有更多新的突破。

？ 思考题

答案解析

案例 患者，男，68岁。因发热5天、畏寒，寒战，乏力，伴头痛就诊。查体：体温最高40.5℃，胸部CT示肺炎，意识清晰，精神欠佳，双肺呼吸音粗，未闻及干湿性啰音，未闻及胸膜摩擦音。心律规整，各瓣膜听诊区未闻及病理性杂音。未闻及心包摩擦音。腹部柔软，无压痛及反跳痛，双下肢无水肿。血常规：白细胞计数（WBC）17.66×10^9/L，中性粒细胞84.30%，高敏C反应蛋白（hs-CRP）>200mg/L，降钙素原（PCT）0.32μg/L；曲霉IgG>500；肺泡灌洗液培养：真菌培养及鉴定结果为曲霉属。

初步判断与处理：临床医师分析患者症状和实验室结果后，可作出曲霉肺部感染的临床诊断，并予以患者抗真菌治疗，继续观察患者病情变化。

问题

（1）本案例中如何进行曲霉肺部感染诊断？

（2）什么是真菌？临床常见致病真菌如何分类？

（3）真菌感染的病原诊断中，还有什么检测方法？

（江玉凤）

书网融合……

重点小结　　　　　题库　　　　　微课/视频 1　　　　微课/视频 2

第二十四章　包膜 DNA 病毒

PPT

包膜 DNA 病毒是一群核酸为 DNA、核衣壳外有包膜包裹的病毒。该群种类繁多，临床常见的主要有正疱疹病毒科、嗜肝 DNA 病毒科、痘病毒科等。此类病毒可通过一定的传播途径引起相应的疾病，可通过病毒检验获得病原学实验诊断。

第一节　正疱疹病毒科

一、分类和命名

2022 年，ICTV 将原疱疹病毒科（*Herpesviridae*）重命名为正疱疹病毒科（*Orthoherpesviridae*），与同种异体疱疹病毒科（*Alloherpesviridae*）和软化疱疹病毒科（*Malacoherpesviridae*）同属于疱疹病毒目（*Herpesvirales*）。目前，正疱疹病毒科包括 α 疱疹病毒亚科（*Alphaherpesvirinae*）5 个属、β 疱疹病毒亚科（*Betaherpesvirinae*）5 个属和 γ 疱疹病毒（*Gammaherpesvirinae*）亚科7 个属共 118 种病毒。导致人类疾病的疱疹病毒称为人疱疹病毒（*Human herpesvirus*），已发现 8 种，分别是 α 疱疹病毒亚科单纯疱疹病毒属（*Simplexvirus*）的 *Simplexvirus humanalpha1*（曾称人疱疹病毒 1 型，human herpes virus 1，HHV－1）、*Simplexvirus humanalpha2*（人疱疹病毒 2 型，human herpes virus 2，HHV－2）；水痘疱疹病毒属（*Varicellovirus*）的 *Varicellovirus humanalpha3*（曾称人疱疹病毒 3 型，human herpes virus 3，HHV－3）；β 疱疹病毒亚科巨细胞病毒属（*Cytomegalovirus*）的 *Cytomegalovirus humanbeta5*（曾称人疱疹病毒 5 型 human herpes virus 5，HHV－5）、玫瑰疱疹病毒属（*Roseolovirus*）的 *Roseolovirus humanbeta6*（曾称人疱疹病毒 6 型，human herpes virus 6，HHV－6）、与 *Roseolovirus humanbeta7*（曾称人疱疹病毒 7 型，human herpes virus 7，HHV－7）；γ 疱疹病毒亚科淋巴滤泡病毒属的 *Lymphocryptovirus humangamma4*（曾称人疱疹病毒 4 型，human herpes virus 4，HHV－4）、细长病毒属（*Rhadinovirus*）的 *Rhadinovirus humangamma8*（曾称人疱疹病毒 8 型，human herpes virus 8，HHV－8），见表 24－1。

表 24－1　人疱疹病毒的分类

ICTV 命名	常用名	亚科	靶向细胞	主要潜伏部位	所致疾病
人疱疹病毒 1 型（HHV－1）	单纯疱疹病毒 1 型（HSV－1）	α	黏液表皮细胞	三叉神经节	口咽炎，唇、眼、脑感染

续表

ICTV 命名	常用名	亚科	靶向细胞	主要潜伏部位	所致疾病
人疱疹病毒 2 型（HHV‐2）	单纯疱疹病毒 2 型（HSV‐2）	α	黏液表皮细胞	骶神经节	生殖器疱疹
人疱疹病毒 3 型（HHV‐3）	水痘‐带状疱疹病毒（VZV）	α	黏液表皮细胞	神经节	水痘、带状疱疹
人疱疹病毒 4 型（HHV‐4）	EB 病毒（EBV）	γ	B 细胞和上皮细胞	B 细胞	传染性单核细胞增多症、淋巴瘤、鼻咽癌
人疱疹病毒 5 型（HHV‐5）	人巨细胞病毒（HCMV）	β	单核细胞、淋巴细胞和上皮细胞	单核细胞和淋巴细胞	单核细胞增多症，眼、肾、脑和先天性感染
人疱疹病毒 6 型（HHV‐6）	人疱疹病毒 6 型（HHV‐6）	β	T 细胞	淋巴细胞	幼儿急疹
人疱疹病毒 7 型（HHV‐7）	人疱疹病毒 7 型（HHV‐7）	β	T 细胞	淋巴细胞	偏瘫、癫痫等神经系统疾病
人疱疹病毒 8 型（HHV‐8）	卡波西肉瘤相关性疱疹病毒（KSHV）	γ	淋巴细胞	B 细胞	卡波西肉瘤，原发性渗出性淋巴瘤

二、人疱疹病毒 1 型与 2 型

人疱疹病毒 1 型与 2 型常称单纯疱疹病毒 1 型与 2 型（herpes simplex virus 1/2，HSV‐1/2），是依据抗原性差异区分的两种病毒血清型，该病毒是一种嗜神经的双链 DNA 病毒，是最早发现的人疱疹病毒，人类是其唯一宿主。

（一）生物学特性

HHV‐1/2 病毒颗粒直径为 120～300nm，呈球形，从外到内由包膜、被膜、衣壳和核心四部分组成。包膜由来自感染细胞核膜的脂质分子层组成；其间的糖蛋白由病毒编码，具有促进病毒吸附、穿入和免疫逃逸等作用。被膜层为致密结构，富含蛋白质。衣壳由 162 个壳粒组成对称的 20 面体（图24‐1、图24‐2）。核心为致密结构，包含病毒基因组 DNA。HHV‐1/2 基因组是线性双链 DNA，HHV‐1、HHV‐2 分别为 152kb、155kb。基因组含有至少 94 个开放阅读框，编码至少 70 种蛋白质。HHV‐1/2 基因组比较复杂，由长片段 L 和短片段 S 组成，L 包含单一长片段 UL 及其两端的对称长重复序列 TRL 和 IRL，S 包含单一短片段 US 及其两端的对称短重复序列 TRS 和 IRS（图 24‐3）。目前已命名 11 种特异性抗原糖蛋白，其中存在型特异性抗原糖蛋白 gG，能区别 HHV‐1 和 HHV‐2。由于包膜富含脂质，故 70% 乙醇、漂白剂、酚类消毒剂等均能使 HHV‐1/2 灭活。此外，在 pH 值小于 5 或大于 10、温度大于 56℃ 环境中 30 分钟能使 HHV‐1/2 失去感染性。

（二）病毒检验

1. 形态学检查 损伤部位采集的细胞或组织经固定、染色后镜检，有时可见细胞特征性改变，如细胞增大或退化、有合胞体形成、细胞质呈"毛玻璃"样、核内出现包涵体、出现多核巨细胞等。这些细胞改变有助于诊断 HHV‐1/2 感染，但敏感性和特异性较低，需要与 HHV‐1/2 病毒特异性抗原检测方法联合使用。

2. 抗原检测 常用直接荧光抗体法或间接荧光抗体法检测 HHV‐1/2 抗原。直接荧光抗体法检测敏感性较低，采用水疱性病变组织标本检测的敏感性高于愈合性组织标本。

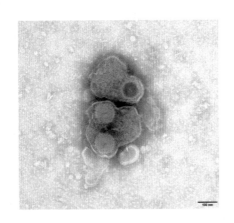

图 24 - 1　HHV - 1 电镜图

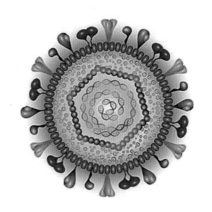

图 24 - 2　HHV - 1/2 结构模式图

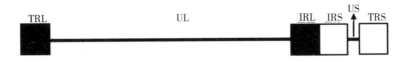

图 24 - 3　HHV - 1/2 的基因组结构模式图

3. 核酸检测　HHV - 1/2 的核酸检测方法主要有原位探针杂交法和 PCR 法。探针杂交法的敏感性有限，PCR 法是敏感性最高的直接检测技术。根据引物和检测程序，可以通过扩增这两种病毒的共有序列同时检测 HHV - 1 和 HHV - 2；通过特异性引物或探针、溶解曲线分析、限制性内切酶分析或 PCR 产物直接测序等方法可区分检测 HHV - 1 和 HHV - 2。

4. 分离培养与鉴定　分离培养用于诊断黏膜、生殖道和眼部的 HHV - 1/2 感染。HHV - 1/2 敏感性细胞主要有人二倍体成纤维细胞系如 MRC - 5 和 W1 - 38、人表皮样癌细胞系如 Hep - 2 和 A549 以及水貂肺细胞等，其中水貂肺细胞对 HHV - 1/2 的敏感性较高。将标本接种细胞后，95% HHV - 1/2 感染细胞 5 天内出现细胞病变效应（cytopathic effect，CPE），5% HHV - 1/2 需要 5 ~ 14 天才会出现 CPE。

其他病毒或毒力因子可能引起与 HHV - 1/2 相似的 CPE，需要采用抗原检测法或核酸检测法对 CPE 阳性培养物进行病毒鉴定。

5. 抗体检测　主要检测抗 HHV - 1/2 IgG 和 IgM 两种抗体。HHV - 1 和 HHV - 2 的病毒结构蛋白几乎都有很强的抗原交叉反应性，仅 1 型单纯疱疹病毒糖蛋白 G（gG1）和 2 型单纯疱疹病毒糖蛋白 G（gG2）的氨基酸同源性较低，约为 38%，且两者的单克隆抗体无交叉反应性，故 gG 作为理想的抗原应用于 HHV - 1/2 型特异性血清学检测。目前仅有 gG1 和 gG2 的特异性 IgG 检测能区分 HHV - 1 和 HHV - 2 感染，尚无 HHV - 1 和 HHV - 2 型特异性 IgM 抗体检测，IgM 抗体检测法用于检测 HHV - 1/2 原发感染的血清学转变。血清学检测包括免疫印迹法和 ELISA 法。

（三）临床意义

HHV - 1/2 感染较为普遍。HHV - 1 通过唾液传播，包括亲吻、共用餐具等，原发性感染主要发生于 5 岁以内，有 70% ~ 90% 成人曾感染 HHV - 1。HHV - 2 通过性传播，感染危害性女性大于男性，多性伴侣者 HHV - 2 抗体阳性率较高。HHV - 1 和 HHV - 2 均可经分娩由母亲感染新生儿。HHV - 1/2 初次经破损的皮肤或黏膜引起原发感染时，多呈隐性感染，部分长期潜伏于三叉神经节、骶神经节等感觉神经节。当感染者免疫力低下或经物理性、化学性刺激时，HHV - 1/2 可被激活，病毒复制，沿传出神经在其分布的皮肤、黏膜引起复发性感染。除脑膜炎外，多为局部症状。HHV - 1 感染主要表现为口腔黏膜、唇周疱疹，咽喉痛，发热，口鼻麻木感或灼烧感，颈部淋巴结肿大等。HHV-2 感染主要表现为生殖器疱疹，男性出现阴茎或者大腿内侧水疱、溃疡，女性表现为外阴、阴道或子宫颈水泡、溃疡，有时伴异常分泌物。

三、人疱疹病毒 3 型

人疱疹病毒 3 型（human herpes virus 3，HHV-3）常称水痘-带状疱疹病毒（varicella-zoster virus，VZV），属于 α 疱疹病毒亚科水痘疱疹病毒属（*Varicellovirus*），是一种能引起水痘和带状疱疹的病原体。HHV-3 只感染人，而且人对 HHV-3 普遍易感，水痘为 HHV-3 原发感染时的临床表现，而后病毒可在神经节中长期潜伏，当受到某些因素刺激时，潜伏的 HHV-3 被激活，引起带状疱疹。

（一）生物学特性

HHV-3 是中等大小的包膜球形病毒，直径为 180~200nm，具有疱疹病毒典型的正 20 面体球形结构。双链 DNA 分子长约 125kb，是人疱疹病毒中基因组碱基数最少的病毒，基因组编码至少 70 个病毒基因。HHV-3 基因组由长片段 L 和短片段 S 连接而成，长片段 L 中间是 UL，两端是对称长重复序列 TRL 和 IRL，短片段 S 中间是 US，两端是对称短重复序列 TRS 和 IRS（图 24-4）。TRL、IRL、TRS、和 IRS 均远比对应的 HHV-1/2 中的重复序列短。HHV-3 DNA 上的 70 个基因均匀地分布在两条链上，按即刻早期基因 IE、早期基因 E 和晚期基因 L 的次序表达。潜伏期时，病毒只表达个别即刻早期基因 IE 和早期基因 E，晚期基因 L 不表达，处于低水平复制，并受机体免疫系统控制。HHV-3 基因组较稳定，多样性较低，变异率比其他人疱疹病毒低 5~50 倍。

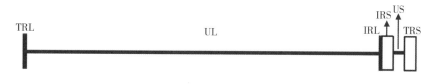

图 24-4　HHV-3 的基因组结构模式图

（二）病毒检验

1. 形态学检查　最原始且最简单易行的是 Tzanck 试验，方法是取水疱基底部含有细胞的标本涂片，用瑞特-吉姆萨（Wright-Giemsa）染色。镜检可见多核巨细胞、多个嗜酸性核内包涵体。HHV-1/2、HHV-3 感染均可以观察到此形态的病变细胞。

2. 抗原检测　HHV-3 抗原检测是 HHV-3 感染者的首选实验诊断方法。采用无菌皮肤刮勺用力刮取疱疹基底部含细胞的标本，采用直接荧光抗体法或间接荧光抗体法检测 HHV-3 抗原。

3. 核酸检测　PCR 技术是诊断 HHV-3 感染的重要方法。由于皮肤损伤部位标本易采集，且疱疹液 HHV-3 浓度高，PCR 检测阳性率高，成为 HHV-3 诊断及基因分型的理想标本。HHV-3 相关面瘫等患者皮肤表面无明显疱疹，可采集结痂或皮肤刮取物进行 PCR 检测。血清、血浆、全血、PBMC、CSF 标本均可用于 PCR 检测。PCR 技术可快速鉴别 HHV-3 与其他病毒，特别是 HHV-1 和 HHV-2 引起的疱疹。荧光定量 PCR 方法因其高敏感性，更适合 CSF 标本的检测。

4. 分离培养与鉴定　病毒分离培养用于 HHV-3 诊断，HHV-3 毒株基因分型、获取血清学试验所需的 HHV-3 感染性细胞以及 HHV-3 耐药性分析等。一般采用人包皮成纤维细胞，其他敏感性细胞包括二倍体人细胞系，如胎儿肾细胞、胎儿肺细胞、A549 细胞和人黑色素瘤细胞，以及原代猴肾细胞等非人细胞系。市售 CV-1 和 MRC-5 混合细胞可用于包括 HHV-3 的疱疹病毒分离培养。接种后 4~14 天出现 CPE，表现为局灶性细胞变圆和肿胀。

采用 PCR 方法或 HHV-3 特异性抗体染色法对 CPE 培养物进行鉴定。遗传学鉴定主要用于临床研究，如鉴别野生型和疫苗所致 HHV-3 感染，分析疫苗接种后出疹病因、疫苗与带状疱疹相关性，评估疫苗株传染性等。

5. 抗体检测 HHV-3 只有 1 个血清型。HHV-3 抗体水平是临床诊断、鉴别诊断 HHV-3 感染的重要依据。抗 HHV-3 IgM 可用于诊断 HHV-3 原发感染，抗 HHV-3 IgG 用于检测机体对 HHV-3 的免疫力。WHO 建立了抗 HHV-3 IgG 国际标准参考血清。

（三）临床意义

HHV-3 全球流行且具有高传染性，可通过接触感染者皮肤水疱液或黏膜分泌物传播，与其他人疱疹病毒不同的是，HHV-3 还可通过吸入感染者咳嗽或打喷嚏产生的气溶胶传播。HHV-3 的原发感染引起水痘，以全身性疱疹发热为特征，主要见于儿童。原发感染后，HHV-3 可经逆向轴突和血源播散至感觉神经节，潜伏于三叉神经节和脊髓后根神经节，受宿主特异性 T 细胞免疫系统调控。当免疫抑制或老年等因素导致该调控能力减弱时，HHV-3 活化引起继发感染。继发感染有时无明显临床症状，当 HHV-3 沿神经轴突传播至皮肤细胞并开始增殖时，引起周围神经炎和相应皮肤炎症，临床表现为在神经支配的皮肤区域出现带状疱疹，常伴有持续数月的剧烈的神经性疼痛，有时感染眼部出现眼部带状疱疹。免疫功能受抑制的宿主可能出现面瘫和病毒性脑炎、脑膜炎等表现。

四、人疱疹病毒 5 型

人疱疹病毒 5 型（human herpes virus 5，HHV-5）常称人巨细胞病毒（human cytomegalo virus，HCMV），属 β 疱疹病毒亚科巨细胞病毒属（Cytomegalovirus），是一种可引起感染细胞肿大并出现巨大核内包涵体的病原体，自然界普遍存在，具有严格种属特异性，包括人、马、牛、猪、猫和鼠等。

（一）生物学特性

HHV-5 病毒颗粒直径为 120~200nm，有典型的疱疹病毒结构。最外层为病毒的脂质双层包膜，现已知包膜含有至少 10 种病毒糖蛋白。包膜内为被膜，含有至少 14 种病毒蛋白。被膜内为核衣壳，由病毒壳体和包裹在内的病毒基因组组成。病毒壳体呈 20 面体对称，由 162 个壳粒亚单位组成。最里面的基因组为线性双链 DNA，长 220~240kb，由长片段 L 和短片段 S 连接而成，含约 200 个开放阅读框，分为即刻早期基因 IE、早期基因 E 和晚期基因 L。晚期基因 UL83 编码的磷蛋白 65（phosphoprotein65，pp65）是病毒被膜内的最主要成分，具有丝氨酸/苏氨酸蛋白激酶活性且高度保守。pp65 表达与病毒复制呈明显的相关性，且在潜伏感染时表达量极低，临床用于 HHV-5 活动性感染的指标。HHV-5 对外界抵抗力差，56℃ 30 分钟、紫外线 5 分钟、脂溶性溶剂、强酸和反复冻融均能被灭活。

（二）病毒检验

1. 形态学检查 病理组织标本经瑞特 - 吉姆萨、苏木精 - 伊红（hematoxylin - eosin）或帕帕尼科拉乌（Papanicolaou）等染色后，显微镜观察可见细胞及核巨大化，核内出现嗜碱性包涵体，细胞质偶见嗜酸性包涵体。含包涵体的核被清晰亮圈环绕，形似猫头鹰眼睛。这些特征性细胞形态学改变提示 HHV-5 感染，与活动性感染相关。然而，并非所有 HHV-5 感染细胞均发生形态学改变，此方法的敏感性较低，阴性结果不能排除 HHV-5 感染。

2. 抗原检测 主要应用特异性单克隆抗体和多克隆抗体直接检测标本 HHV-5 抗原 pp65。在外周血白细胞中检测到 HHV-5 pp65 抗原称为 HHV-5 抗原血症，抗原血症能在感染出现症状前几天检测，适用于 HHV-5 感染的早期诊断。该方法结合病毒载量定量，预测和区分 HHV-5 活动性感染和潜伏性感染，适用于高风险重症患者、艾滋病患者、器官移植受者、先天性 HHV-5 感染检测及评估抗病毒疗效等。

3. 核酸检测 HHV－5 DNA PCR 检测敏感性较高，可检出潜伏感染时低水平 HHV－5 DNA，已用于巨细胞病毒感染的早期检测。同时扩增即刻早期基因和晚期基因的多重 PCR，以及针对单一基因的巢式 PCR 提高了检测的敏感性和特异性。定性 PCR 检测阴性结果一般可排除 HHV－5 感染，但是阳性结果不能区别潜伏感染和活动性感染。定量 PCR 通过检测标本中 HHV－5 DNA 载量水平，监测病毒复制的活跃程度，对 HHV－5 早期感染的诊断、预测发病危险性和病情严重性、指导抗病毒治疗以及评价治疗效果更有价值。定量 PCR 法比抗原检测敏感性高，可提前 8～14 天检测出 HHV－5 感染，更有利于 HHV－5 感染的早期诊断。竞争性定量 PCR 和荧光定量 PCR 是目前研究和应用较为热门的定量 PCR 方法。

4. 分离培养与鉴定 人成纤维细胞是分离 HHV－5 最敏感的细胞，但其对 HHV－5 的敏感性可随传代次数逐渐降低，应使用低传代次数的细胞。各类标本均可用于病毒培养分离，以唾液、尿液、生殖道分泌物、乳汁和白细胞为佳。细胞出现 CPE 的时间与标本中 HHV－5 的含量相关，大多数标本接种后至少 4 周才会产生 CPE，白细胞则需要至少 6 周。新生儿尿液接种后 24 小时可出现 CPE。需通过抗原检测或核酸检测等对阳性培养物进行鉴定。

5. 抗体检测 抗 HHV－5 IgM、抗 HHV－5 IgG 以及抗 HHV－5 IgG 的亲和力是 HHV－5 感染的主要血清学指标。通常，血清特异性抗 HHV－5 IgM 抗体和 IgG 抗体在 HHV－5 感染后 2～4 周、抗原血症后 1～2 周相继出现，IgM 抗体在体内持续时间一般不超过 4 个月。血清抗 HHV－5 IgM 阳性，提示患者近期发生了 HHV－5 原发性感染或活动期感染。继发感染时，IgG 抗体滴度可显著升高，而 IgM 抗体阴性。若 IgG 抗体阳性，而滴度未见动态升高，提示患者曾经感染，不一定发病。抗 HHV－5 IgG 的亲和力随免疫反应时间的推移会逐渐升高，检测 IgG 亲和力可用于区分原发感染和非原发感染。然而，特别严重的 HHV－5 感染患者可能不产生特异性抗体，器官移植患者由于免疫抑制剂的应用，使抗体产生延迟或缺如，故血清 HHV－5 抗体诊断意义不大。

（三）临床意义

HHV－5 在全球普遍流行，各年龄均易感，感染率随年龄增长而升高，无季节性流行规律。感染来自患者的唾液、尿液、乳汁、泪液、粪便、阴道分泌物、血液及精液，包括先天性感染、围产期感染和后天性感染。有 10%～15% HHV－5 先天性感染胎儿在妊娠期和新生儿期出现宫内生长迟缓、黄疸、肝脾肿大、皮疹、心肌炎、肺炎、中枢神经系统病变、耳聋及脉络膜视网膜炎等表现。围产期感染者出生 3～12 周开始分泌或者排泄病毒，通常无临床表现。性接触是 HHV－5 后天感染的重要途径。大多数免疫功能正常者感染 HHV－5 后无显著临床表现，少数出现 EBV 感染所致传染性单核细胞增多症的类似表现，包括持续 2～3 周的发热、乏力、非典型性淋巴细胞增多和轻症肝炎等。与其他人疱疹病毒一样，原发感染后 HHV－5 会在宿主体内终身潜伏于内皮细胞、淋巴细胞以及多种组织细胞，当受到外界刺激，特别是免疫功能抑制时，潜伏的 HHV－5 被激活开始复制。

五、人疱疹病毒 4 型

人疱疹病毒 4 型（human herpes virus 4，HHV－4）常称 EB 病毒（Epstein－Barr virus，EBV），是 1964 年英国科学家 Epstein 和 Barr 在研究非洲儿童的恶性淋巴瘤病因时，从瘤细胞培养中首先发现的一种病毒。HHV－4 是 γ 疱疹病毒亚科淋巴滤泡病毒属（*Lymphocryptovirus*）中发现的唯一能感染人的病毒，具有嗜淋巴细胞特性，也可在上皮细胞中复制，能在淋巴细胞中建立起潜伏感染，刺激细胞的增生和转化。根据抗原基因的不同，HHV－4 分为 A、B 两型。

（一）生物学特性

HHV-4 病毒颗粒呈球形、直径为 150~180nm，从外到内由包膜、被膜、衣壳和核心组成。最外层包膜由来自感染细胞核膜的脂质双分子层组成，包膜上有病毒编码的糖蛋白，包膜内是富含蛋白质的被膜层。衣壳为 20 面对称体，由 162 个壳粒组成。核心为直径 45nm 的致密物，主要含线性双链基因组 DNA，长 172kb。HHV-4 感染 B 淋巴细胞后表达 EBNA1~EBNA6 六种病毒核抗原，以及 LMP1 和 LMP2 两种膜蛋白抗原，这些抗原常作为抗原检测的目标蛋白。根据 HHV-4 潜伏感染时在细胞中抗原表达的差异，将 HHV-4 潜伏感染分为 0、Ⅰ、Ⅱ、Ⅲ型。HHV-4 在裂解性复制时可表达 70 多种蛋白抗原，其中病毒衣壳抗原（virus capsid antigen，VCA）、早期抗原（early antigen，EA）和 HHV-4 病毒核抗原（EBNA）是重要实验诊断依据。

（二）病毒检验

1. 形态学检查　由于 HHV-4 呈常态性潜伏，组织中的病毒颗粒数量少，难以达到显微镜检测要求，故很少用此方法。

2. 抗原检测　HHV-4 抗原检测的目标抗原有很多种，EBNA1 是唯一可在所有 HHV-4 感染的细胞中表达的抗原，在抗原检测中应用较多。免疫组化法检测 HHV-4 抗原敏感性较低、操作繁琐，临床很少使用。

3. 核酸检测　核酸检测是 HHV-4 诊断的重要技术，检测方法包括原位杂交、斑点印迹杂交、Southern blot 杂交和核酸扩增等。方法的选择与疾病相关。EBER（EB 病毒编码的小 RNA）作为在所有感染细胞中均高表达的 HHV-4 特异性小片段 RNA，成为最常用的探针结合序列。EBER 原位杂交已成为检测组织切片中 HHV-4 潜伏感染和判断肿瘤是否与 HHV-4 相关的"金标准"。PCR 技术包括普通 PCR、巢式 PCR、多重 PCR 和荧光定量 PCR 等，都需要选择特异性高的 HHV-4 靶基因。荧光定量 PCR 是对患者体内 HHV-4 病毒载量进行监测的最为流行的方法。

4. 分离培养与鉴定　HHV-4 培养是将经过滤的唾液或含漱液接种于新鲜的人脐带血淋巴细胞，37℃ 培养 4 周，若出现大量的转化淋巴细胞，提示病毒培养阳性，需采用 IFA 或核酸检测等技术，检测转化淋巴细胞中的 HHV-4 抗原或 DNA，进行阳性培养物鉴定。分离鉴定耗时长而且需要特殊的培养细胞，因此主要用于 HHV-4 感染的发病机制和治疗研究等。

5. 抗体检测　常用 HHV-4 感染血清学标志物包括抗 VCA IgM 及 IgG、抗 EA IgG、抗 EBNA1 IgG 和抗 EBNA2 IgG。原发感染急性期，抗 VCA IgM 及 IgG 同时迅速升高，随后抗 VCA IgM 逐渐减少，约 4 周后消失，抗 VCA IgG 抗体终身存在。抗 EA IgG 在急性感染后 3~4 周出现并升高，随后逐渐减少，3~6 个月后消失。抗 EBNA1 IgG 约在原发感染 3 个月后出现，一般终身存在，抗 EBNA2 IgG 在抗 EBNA1 IgG 之前出现并升高，随后逐渐减少，3~6 个月后消失。

（三）临床意义

HHV-4 在世界范围内广为流行，感染常发生在婴儿期，主要通过唾液和性接触传播，也可通过器官移植和输血途径感染。HHV-4 主要感染淋巴细胞，也可以在咽部上皮细胞中复制，感染唾液腺等腺体，导致唾液中含有大量 HHV-4，在接吻或共用餐具时传播。唾液腺等腺体可持续数年分泌 HHV-4。

HHV-4 与多种疾病相关，HHV-4 是第一个被确认的人类致瘤病毒，与多种恶性肿瘤相关。HHV-4 主要潜伏于 B 淋巴细胞，在上皮细胞复制。随着年龄增长，HHV-4 感染后出现临床症状概率增加。婴幼儿及儿童时期，HHV-4 原发感染后潜伏于体内，几乎没有临床表现。青年期，约 50% HHV-4 感染出现临床表现，以传染性单核细胞增多症（infectious mononucleosis，IM）为主。IM 是由

HHV - 4 感染引起的单核巨噬细胞系统急性增生性疾病,呈自限性,大多数预后良好。临床恢复后,病毒大量存在于唾液腺及唾液,可持续 18 个月。

六、人疱疹病毒 6、7、8 型

人疱疹病毒 6 型（human herpes virus6，HHV - 6）和人疱疹病毒 7 型（human herpes virus 7，HHV - 7）属 β 疱疹病毒亚科、玫瑰疹病毒属。HHV - 6 是美国科学家 Ablashi 等于 1986 年从艾滋病合并淋巴细胞增生性疾病患者外周血单核细胞中分离的病毒,是第六个被发现的人疱疹病毒,是迄今发现的唯一可将其 DNA 整合至宿主染色体的疱疹病毒。HHV - 6 分为 HHV - 6a 和 HHV - 6b 两型。HHV - 7 是美国科学家 Frenkel 等于 1990 年在健康人外周血 T 细胞中分离的病毒,是第七个被发现的人疱疹病毒。人疱疹病毒 8 型（human herpes virus 8，HHV - 8）又称为卡波西肉瘤相关性疱疹病毒（Kaposi's sarcoma - associated herpesvirus，KSHV）,属 γ 疱疹病毒亚科细长病毒属（*Rhadinovirus*）,是由美国科学家 Chang 等于 1994 年在艾滋病相关的卡波西肉瘤中发现的疱疹病毒,是第八个被发现的人疱疹病毒。HHV - 8 和同属于 γ 疱疹病毒亚科 HHV - 4 共同特性是能在类淋巴细胞中复制和潜伏。

（一）生物学特性

HHV - 6 病毒颗粒直径为 120 ~ 200nm,呈球形,从外到内由包膜、被膜、衣壳和核样物组成。最外层包膜由脂质双分子层组成,包膜上有刺突均匀分布。被膜层富含蛋白质,边缘光滑整齐,与包膜层直接相连,没有明显的电子透明带。衣壳为 20 面对称体结构,由 162 个壳粒组成。含线性双链基因组 DNA,长 160 ~ 170kb。脂溶性溶剂、56℃ 1 小时或紫外照射 10 分钟均能灭活 HHV - 6。

HHV - 7 病毒颗粒直径在 170nm 左右,有疱疹病毒典型的 20 面对称体结构。基因组为双链线性 DNA,全长 145kb。HHV - 7 的蛋白水解酶与 HHV - 6 和 HHV - 5 蛋白酶在氨基酸水平上分别有 60% 和 38% 的同源性。

HHV - 8 具有典型的疱疹病毒形态,直径为 120 ~ 150nm,基因组 DNA 长 165kb,HHV - 8 至少有 4 种基因型在全球范围内流行。

（二）病毒检验

1. 形态学检查 HHV - 6 感染组织标本经 10% 磷酸盐甲醛溶液浸泡固定,石蜡包埋后制成 4μm 切片,以苏木素 - 伊红染色,显微镜下可见部分细胞含大的中间定位核,部分细胞含大的嗜伊红细胞核和细胞质包涵体。由于上述均为非特异性改变,因此在临床检测中很少应用。

HHV - 7 和 HHV - 8 的显微镜检测方法、形态学变化与 HHV - 6 相似。

2. 抗原检测 将外周血单核细胞涂片且室温干燥后或将组织标本制成 4μm 厚的切片后,用 - 20℃ 丙酮固定 5 分钟,采用直接荧光法、间接荧光法或免疫酶法,也可用流式细胞技术检测 HHV - 6 感染细胞。此外,标记 HHV - 6a、HHV - 6b 特异性单克隆抗体可对 HHV - 6 进行分型。

除采用特异性单克隆抗体外,HHV - 7 和 HHV - 8 抗原检测方法与 HHV - 6 相同。

3. 核酸检测 HHV - 6 核酸检测包括原位杂交和 PCR,PCR 应用更广泛,且能区分型别。PCR 包括普通 PCR、巢式 PCR、多重 PCR 和荧光定量 PCR。普通 PCR、巢式 PCR 和多重 PCR 只能定性分析 HHV - 6 感染,不能区分潜伏感染和活动性感染。荧光定量 PCR 可以定量分析 HHV - 6 DNA,当患者 HHV - 6 DNA 水平显著高于健康对照组时,提示活动性感染。

HHV - 7 和 HHV - 8 核酸检测方法与 HHV - 6 相同。

4. 分离培养与鉴定 患者 PBMC 与激活的人脐带血淋巴细胞（cord blood lymphocyte，CBL）共同培养分离 HHV - 6。接种 7 ~ 10 天后,若出现大的球形细胞和合体细胞,CBL 聚集减少等 CPE,判断为阳性，否则，将培养物传代到新鲜激活的 CBL，再经 7~10 天，若仍未出现 CPE，判断为阴性。阳性培养物需要进行特异性检测以确定 HHV-6 感染。

HHV-7 培养除选择最佳细胞 CBL 外，也可选用 SupT1 细胞，培养方法与 CBL 相同。

目前，尚未发现 HHV-8 敏感性细胞，未建立病毒分离体系。可采集原发性渗出型淋巴瘤（primary effusion lymphoma，PEL）患者腹水获得可能含有 HHV-8 的 PEL 胞株。

HHV-6、HHV-7 或 HHV-8 阳性培养物可用抗原检测或核酸检测进行鉴定。

5. 抗体检测 HHV-6 血清学检测方法包括 ELISA、中和试验和 IFA。基于 IFA 的 HHV-6 IgG 抗体亲和力试验可区分 HHV-6 新近原发感染和既往感染。

HHV-7 血清学检测方法有中和试验、Western blot、免疫沉淀试验、ELISA 和 IFA 等。HHV-7 IgG 抗体亲和力试验同样可以区分 HHV-7 原发性感染和既往感染。

HHV-8 感染诊断以血清学检测应用最为广泛，以 IFA 和 ELISA 最为普遍。

（三）临床意义

HHV-6 感染全球广泛分布，90% 以上人群血清抗体呈阳性。HHV-6 感染无明显季节性，全年均可发生。原发性 HHV-6 感染多发生在 3 岁以内，随年龄增长，感染率呈增高趋势。唾液传播是 HHV-6 最主要的途径，90% 血清抗体阳性者唾液中可检出 HHV-6 DNA。此外，母婴垂直传播也是重要的传播途径。由于 HHV-6 可将其基因组整合至人基因组，从而将 HHV-6 遗传给新生儿，临床诊断 HHV-6 急性感染不可依赖核酸检测。约 25% 婴幼儿 HHV-6 原发感染表现为幼儿急疹（exanthem subitum，ES），特点为持续数日高热，随着发热减退，面部、躯干出现红疹，蔓延到肢体远端。成人原发感染 HHV-6 时常无临床表现，少数出现与传染性单核细胞增多症相似的表现，极少数表现为淋巴结病和急性重症肝炎等。

HHV-7 亦在全球广泛分布。婴儿 HHV-7 感染率随年龄逐渐上升，2 岁时可达 50%，其后持续上升。唾液传播是最主要的途径，与 HHV-6 不同，尚未发现 HHV-7 先天性感染。HHV-7 所致严重感染包括偏瘫、癫痫发作等神经系统疾病。

HHV-8 感染流行病学差异较大。各地传播途径有所不同，感染率较高的国家以唾液传播为主，感染率低的国家主要通过同性性行为、毒品注射、输血及器官移植等途径传播。HHV-8 原发感染临床表现因年龄、免疫功能而异，儿童常发热、出疹。免疫功能正常者表现为腹泻、疲劳、局部皮疹、淋巴结肿大等。免疫功能低下者出现卡波西肉瘤、发热、关节痛、淋巴结病、脾大及血细胞减少等表现。

第二节 嗜肝 DNA 病毒科与丁型肝炎病毒

一、分类和命名

嗜肝 DNA 病毒科（*Hepadnaviridae*）分为正嗜肝 DNA 病毒属（*Orthohepadnavirus*）和禽嗜肝 DNA 病毒属（*Avihepadnavirus*）等 5 个属。正嗜肝 DNA 病毒属包括 *Orthohepadnavirus hominoidei*（乙型肝炎病毒，hepatitis B virus，HBV）等 19 个种。禽嗜肝 DNA 病毒属包括鸭乙型肝炎病毒（duck hepatitis B virus，DHBV）等 5 个种。

丁型肝炎病毒（*Deltavirus italiense*，hepatitis D virus，HDV）是一种缺陷型的负链 RNA 病毒，属于

2020 年 ICTV 新命名的核酶病毒域（*Ribozyviria*）、三角病毒科（*Kolmioviridae*）、δ 病毒属（*Deltavirus*），HDV 需要嗜肝 DNA 病毒的帮助才能成为成熟的病毒颗粒并具有感染性。本节主要介绍乙型肝炎病毒（HBV）。丁型肝炎病毒（HDV）按病毒生物学分类应在第二十六章包膜 RNA 病毒 δ 病毒属中介绍，为方便学习，在本节加以叙述。

二、乙型肝炎病毒 ⓔ 微课/视频 1

乙型肝炎病毒属于嗜肝 DNA 病毒科正嗜肝 DNA 病毒属，是引起病毒性肝炎的主要病原体之一。

（一）生物学特性

1. 3 种不同形态的 HBV 颗粒　乙型肝炎病毒（HBV）在感染患者血清中呈现 3 种 HBV 颗粒，即大球形颗粒、小球形颗粒和管形颗粒（图 24 – 5）。

大球形颗粒（large spherical particle）亦称 Dane 颗粒，是成熟完整的感染性病毒颗粒，呈球形，直径 42 ~ 45nm，具有双层衣壳。外衣壳由脂质双层与蛋白质组成，镶嵌小蛋白 S（small）、中蛋白 M（mediate）和大蛋白 L（large）3 种糖蛋白，构成乙型肝炎病毒表面抗原（hepatitis B surface antigen，HBsAg）。病毒核心直径为 36nm，内衣壳蛋白构成乙型肝炎病毒核心抗原（hepatitis B core antigen，HBcAg），核心内部含有 DNA、DNA 聚合酶和蛋白酶。血液中检出 Dane 颗粒标志着肝内病毒复制活跃。HBV 大球形颗粒模式结构图见图 24 – 6。

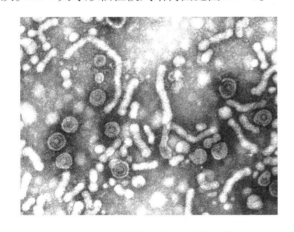

图 24 – 5　电镜下的乙肝病毒颗粒

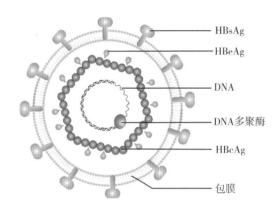

图 24 – 6　HBV 大球形颗粒的结构模式图

小球形颗粒（small spherical particle）是一种中空颗粒，直径约 22nm，是由病毒复制时产生的过剩病毒外衣壳装配而成，成分为 HBsAg，不含 HBV DNA，无感染性。小球形颗粒是患者血清中最常见的颗粒。

管形颗粒（tubular particle）成分与小球形颗粒相同，直径约 22nm，长为 50 ~ 500nm，由小球形颗粒串联而成。

2. HBV 基因组　为不完全闭合环状双链 DNA。长链即负链，完全闭合，有固定长度，约 3.2kb，有转录和翻译蛋白质功能。短链为正链，为半闭合型环状，长度可变，为负链 50% ~ 99% 不等，只有复制功能。长链和短链的 5′端固定，以 250 ~ 300 个互补的碱基对形成和维持 HBV DNA 分子的环状结构，这一配对区域称为黏性末端。黏性末端是病毒 DNA 成环与复制的关键序列。

HBV 基因组包括 4 个部分重叠的开放阅读框（open reading frame，ORF），即前 S/S 区、前 C/C 区、P 区、和 X 区。前 S/S 区编码 S 蛋白、PreS1 蛋白和 PreS2 蛋白 3 种病毒包膜蛋白，M 蛋白由 S 蛋白和 PreS2 构成，L 蛋白由 S 蛋白、PreS2 和 PreS1 构成。前 C/C 区编码 HBcAg 和 HBeAg。P 区基因最长，编码 P 蛋白，具有 DNA 多聚酶、逆转录酶和 RNA 酶 H 等活性。X 区编码 HBxAg 蛋白，与 HBV 基因的复制和致病性有关。

根据 HBsAg 抗原性的不同，将 HBV 分为 4 个主要的血清型，包括 adr、adw、ayw 和 adrq，每个血清型都包含多个亚型。根据 HBV 全基因序列差异≥8% 或 S 区基因序列差异≥4%，目前 HBV 至少分为 A～J 共 10 种基因型。

3. HBV 抗原 主要包括 HBsAg、HBcAg、和 HBeAg。 微课/视频 2

（1）HBsAg HBV 表面抗原，是病毒包膜上的主要成分，是糖基化蛋白，大量存在于感染患者的血液中，是 HBV 感染的主要标志。HBsAg 含有 B 细胞表位和 T 细胞表位，可刺激机体产生保护性免疫应答，因此 HBsAg 是制备疫苗的最主要成分。HBsAg 的全基因序列是 HBV 亚型分类的主要依据。

（2）HBcAg HBV 的核心抗原，是高度磷酸化蛋白，主要存在于 HBV 核衣壳表面，或肝细胞的细胞核、细胞质和细胞膜上。HBcAg 抗原性强，能刺激机体产生非保护性抗体即抗 – HBc（anti – HBc）；HBcAg 可通过 MHC Ⅰ类分子的提呈表达于感染的肝细胞表面，能被杀伤性 T 细胞识别，在清除 HBV 感染中有重要作用。

（3）HBeAg HBV e 抗原，为可溶性分泌蛋白，可分泌进入血液中，也可存在于肝细胞的细胞质和细胞膜上，其消长与病毒颗粒及病毒 DNA 多聚酶的消长基本一致。HBeAg 可刺激机体产生抗 – HBe（anti – HBe），该抗体能与受感染肝细胞表面的 HBeAg 结合，通过补体介导的细胞毒作用破坏受染的肝细胞，对清除 HBV 有一定作用。

4. HBV 抵抗力 HBV 对外界环境的抵抗力较强，对低温、干燥和紫外线均有耐受性，不被 70% 乙醇灭活。病毒在 30～32℃ 可存活至少 6 个月，在 – 20℃ 可存活 15 年。能灭活 HBV 的方法包括：121℃ 高温灭菌 15 分钟，160℃ 干烤 1 小时，100℃ 煮沸 10 分钟，0.5% 过氧乙酸、5% 次氯酸钠和环氧乙烷等直接处理。

（二）病毒检验

1. 形态学检查 电子显微镜检查临床不常规开展。免疫组化显微镜检测用于肝穿刺活检判断肝组织损伤范围及评价抗病毒治疗效果，区分急性肝炎、慢性肝炎和肝硬化等。

2. 抗原、抗体检测 检测 HBV 血清标志物是目前临床最常用的病原学诊断方法。HBV 具有 3 对抗原抗体系统，即 HBsAg 与抗 – HBs，HBeAg 与抗 – HBe，HBcAg 与抗 – HBc，由于 HBcAg 血液中含量很少，难于在血液中检出，故临床诊断中只检测抗 – HBc，即检测"两对半"。目前常采用的检测方法有酶免疫法（enzyme immunoassay，EIA）、荧光抗体法（fluorescent antibody test，FAT）、放射免疫法（radioimmunoassay，RIA）和微粒子酶免疫分析法（microparticle enzyme immunoassay，MEIA）等，EIA 中的酶联免疫吸附试验（enzyme – linked immunosorbent assay，ELISA）是临床广泛应用的方法，常用夹心法、间接法或竞争法。HBV 抗原与抗体的免疫学标志与临床关系较为复杂，必须对几项指标综合分析，方有助于临床诊断（表 24 – 2）。

表 24 – 2 HBV 抗原、抗体检测结果的临床分析

HBsAg	HBeAg	抗 – HBs	抗 – HBe	抗 – HBcIgM	抗 – HBcIgG	结果分析
+	+	–	–	–	–	潜伏期或急性乙肝早期
–	–	–	–	+	–	急性感染窗口期
+	+	–	–	+	–	急性或慢性乙肝（俗称"大三阳"）
+	–	–	+	–	+	急性感染趋向恢复（俗称"小三阳"）

续表

HBsAg	HBeAg	抗 – HBs	抗 – HBe	抗 – HBcIgM	抗 – HBcIgG	结果分析
–	–	+	+	–	– / +	既往感染恢复期，有免疫力
+	–	–	–	–	–	自限感染或无症状携带者
+	–	–	–	– / +	– / +	急性或慢性乙肝，或无症状携带者
–	–	–	–	–	+	既往感染
–	–	+	–	–	–	既往感染或接种过疫苗，有免疫力
–	–	–	–	–	–	未感染过 HBV，为易感者

（1）HBsAg 和抗 – HBs　　HBsAg 是 HBV 感染后第一个出现的血清学标志物，也是诊断乙型肝炎的重要指标之一。HBsAg 阳性见于急性肝炎、慢性肝炎或无症状携带者。急性肝炎恢复后，一般在 1 ~ 4 个月内 HBsAg 消失，持续 6 个月以上则认为转为慢性肝炎。无症状 HBV 携带者是指肝功能正常，无临床症状的 HBsAg 阳性患者。HBsAg 阴性并不能完全排除 HBV 感染，因为 S 基因突变或低水平的表达可使常规检测方法难以检出。在急性感染恢复期可检出抗 – HBs，一般是在 HBsAg 从血清消失后发生抗 – HBs 血清阳转。从 HBsAg 消失到抗 – HBs 出现的这段间隔期称为核心窗口期（core window），此期可以短至数天或长达数月。抗 – HBs 是一种中和抗体，对同型病毒的再感染具有保护作用，可持续数年，是乙肝痊愈或疫苗免疫成功的一个标志。

（2）HBeAg 和抗 – HBe　　HBeAg 是 HBV 复制及血清具有传染性的指标，在潜伏期与 HBsAg 同时或在 HBsAg 出现稍后数天就可在血清中检出。HBeAg 持续存在时间一般不超过 10 周，如超过则提示感染转为慢性。HBeAg 阴转一般表示病毒复制水平降低，传染性下降，病变趋于静止。抗 – HBe 出现于 HBeAg 阴转后，比抗 – HBs 出现晚但消失早。

（3）HBcAg 和抗 – HBc　　HBcAg 是 HBV 存在和复制活跃的直接指标。血液中的 HBcAg 量微，不易检测到，但 HBcAg 抗原性强，在 HBV 感染早期即可刺激机体产生抗 – HBc，较抗 – HBs 的出现早得多，早期以 IgM 为主，随后产生 IgG 型抗体。常以抗 – HBc IgM 作为急性 HBV 感染的指标，但慢性乙肝患者也可持续低效价阳性，尤其是病变活动时。急性感染恢复期和慢性持续性感染以 IgG 型抗 – HBc 为主，可持续存在数年。抗 – HBc 不是保护性抗体，不能中和乙肝病毒。

3. 核酸检测　　血清中存在 HBV DNA 是诊断感染的最直接依据，可用核酸杂交、分子 DNA 杂交、普通 PCR 和荧光定量 PCR 等方法进行检测。PCR 法检测可在 HBsAg 阳性前 2 ~ 4 周检出 HBV DNA。荧光定量 PCR 法检测 HBV DNA 灵敏度和特异性高，能对病毒载量进行定量分析，常用来监测 HBV 病毒复制水平以及评价抗病毒疗效等。

4. 分离培养与鉴定　　HBV 具有严格的宿主特异性和组织特异性，因此限制了合适的体外培养细胞系的建立。目前用于 HBV 分离培养的细胞主要是人原代肝细胞和肝癌细胞系。

（三）药物敏感性

乙型肝炎的治疗主要采用核苷类似物，但长时间使用会导致病毒发生耐药性。HBV 耐药性的产生主要是因为 DNA 突变，在抗病毒药物的筛选压力下产生耐药性 HBV 毒株。定期检测 HBV 基因组耐药突变位点能够推测出其对药物的敏感性，从而避免采用耐受药物进行治疗或及时调整用药，使治疗更合理有效。HBV 抗病毒药物种类与相对应的耐药突变位点见表 24 – 3。

表 24 - 3   HBV 抗病毒药物种类与相关耐药突变位点

抗病毒药物	药物种类	耐药相关突变位点
IFN - α	免疫调节类	未知
聚乙二醇 IFN - α2a	免疫调节类	未知
拉米夫定（lamivudine）	核苷类（胞苷）	（L180M + M204V/I/S），A181V/T，S202G/I
替比夫定（telbivudine）	核苷类（dTTP）	M204I，A181T/V
恩替卡韦（entecavir）	核苷类（脱氧鸟苷）	T184S/C/G/A/I/L/F/M，S202G/C/I，M250V/I/L
恩曲他滨（emtricitabine）	核苷类（胞苷）	M204V/I
阿德福韦（adefovir）	核苷类（dATP）	A181V/T，N236T
替诺福韦（tenofovir）	核苷类（dATP）	A194T，N236T，A181V/T

（四）临床意义

HBV 是乙型肝炎的病原体，其感染呈世界性流行。据世界卫生组织报道，2019 年全球一般人群 HBsAg 流行率为 3.8%，约有 150 万新发 HBV 感染者，2.96 亿慢性感染者，82 万人死于 HBV 感染所致的肝衰竭、肝硬化或肝细胞癌等相关疾病。感染的流行程度地区间差异较大，中国所处西太平洋地区为中流行地区，根据 Polaris 国际流行病学合作组织推算，2016 年中国一般人群 HBsAg 流行率为 6.1%，慢性 HBV 感染者约 8600 万例。中国流行的 HBV 血清型主要是 adrq 和 adw2，少数为 ayw2，基因型主要为 C 型和 B 型。HBV 传染源是患者（包括潜伏期、急性期或慢性活动期）或无症状 HBsAg 携带者，其血液和体液均有传染性。乙型肝炎的潜伏期较长，为 30～160 天，80%～90% 的患者呈隐性感染，少数呈显性感染，其中绝大多数患者在 6 个月内清除病毒而自愈，有 5%～10% 的感染者成为持续感染或者慢性感染。部分 HBV 持续感染者可演变为原发性肝癌。

HBV 的传播途径主要有以下三类：①血液、血制品等传播：HBV 可经输血与血制品、不安全注射、侵入性诊疗操作或手术，以及静脉内滥用毒品等传播。②接触传播：通过唾液、剃须刀，共用牙刷、漱口杯等均可引起 HBV 感染；性行为，尤其男性同性恋也可传播 HBV；尿液、鼻液和汗液传播的可能性很小。③母婴传播：包括母体子宫内感染、围产期感染和产后密切接触感染 3 种，其中主要是围产期感染，即分娩前后 15 天及分娩过程中的感染。围产期新生儿感染者由于免疫耐受，有 80%～90% 可能成为无症状 HBsAg 携带者。

三、丁型肝炎病毒

1977 年，意大利科学家在用免疫荧光法检测乙型肝炎患者的肝组织切片时，发现肝细胞内除 HBsAg 外，还有一种新的抗原，当时称其为 δ 抗原或 δ 因子。通过黑猩猩实验证实这一种不能独立复制的缺陷病毒（defective virus），必须在 HBV 或其他嗜肝 DNA 病毒辅助下才能复制，1983 年被正式命名为丁型肝炎病毒，归属 δ 病毒属三角病毒科（Kolmioviridae）。

（一）生物学特性

HDV 呈球形，直径为 36～43nm，有包膜，包膜蛋白来自 HBV 编码产生的 HBsAg。病毒核心是由单股负链 RNA 包被丁型肝炎抗原（hepatitis D antigen，HDAg）组成（图 24 - 7）。

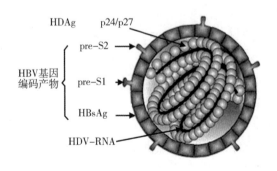

图 24 - 7   HDV 的结构模式图

HDV 基因组是已知的动物病毒中最小者，以环状或线状两种形式存在，共有 9 个 ORF。基因组 RNA 仅编码 HDAg 一种病原抗原。HDAg 可刺激机体产生抗 - HDV（anti - HDV），但抗 - HDV 不是保护性抗体，不能中和与清除病毒，若呈持续高效价存在，可作为判定慢性丁型肝炎的指标。

HDV 是一种缺陷病毒，必须在嗜肝 DNA 病毒辅助下才能通过滚环的方式复制。因 HDV 的包膜来自 HBV，故灭活 HBV 的方法也可灭活 HDV，100℃ 10 分钟或高压蒸汽灭菌法均可破坏 HDV。

（二）病毒检验

1. 形态学检查 HDV 检测一般不采用显微镜检测。

2. 抗原检测 直接检查血清中或肝活检组织中 HDAg，需用去垢剂处理去除 HDV 表面的 HBsAg，再用 EIA、RIA、Western blot 或者 FAT 法进行检测。HDAg 主要存在于受感染者的肝细胞核和胞质内，在 HDV 血症时血清中也可查到。血清中 HDV 抗原阳性主要见于急性丁型肝炎的早期，肝细胞中 HDAg 的检测是 HDV 感染的可靠诊断指标和活动性病毒感染的指标。

3. 核酸检测 血清中检出 HDV RNA 是病毒存在的直接依据，常用核酸杂交法、核糖探针杂交法、RT - PCR 法和荧光定量 RT - PCR 法等进行病毒核酸检测。

4. 分离培养与鉴定 HDV 细胞分离需要在 HBV 帮助下，通过人源原代肝细胞和非人源原代肝细胞共培养对 HDV 进行细胞内扩增和分离。HDV 阳性培养物可用免疫学方法或核酸检测法进行鉴定。

5. 抗体检测 常采用捕捉法 ELISA 检测抗 - HDV IgM，或 RIA、竞争 ELISA 法检测抗 - HDV 总抗体。抗 - HDV IgM 具有早期诊断价值，抗 - HDV 总抗体（主要是抗 - HDV IgG）持续高效价，提示 HDV 慢性感染。如同时检测抗 - HBc IgM 和抗 - HBc IgG 可区别 HDV/HBV 同时感染或是重叠感染。

（三）临床意义

HDV 属于缺陷病毒，其组装依赖 HBsAg，故流行病学特点类似 HBV，主要经输血或血制品、密切接触和母婴传播，传染源主要为患者，感染呈世界性分布。HDV 感染分为两种类型，一种是共同感染（coinfection），是与 HBV 同时或先后感染，可引起典型的急性病毒性肝炎，个别病例易发展为危及生命的重症肝炎；另一种是重叠感染（superinfection），在慢性 HBV 感染的基础上发生 HDV 感染，HDV 复制水平较高，极易导致慢性乙型肝炎患者症状加重和慢性化，与肝硬化的发生也密切相关。目前认为 HDV 的致病机制主要与病毒对肝细胞的直接损伤和引起机体的免疫病理反应有关。

由于 HDV 的复制需要 HBV 的协助才能完成，故能清除 HBV 特别是清除 HBsAg 的药物对于抗 HDV 治疗有一定效果。

第三节 痘病毒科

一、分类和命名

痘病毒科（*Poxviridae*）分为脊椎动物痘病毒亚科（*Chordopoxvirinae*）和昆虫痘病毒亚科（*Entomopoxvirinae*），是目前所有病毒中最大及最复杂的病毒科。昆虫痘病毒亚科分为 4 个属，均只感染昆虫。脊椎动物痘病毒亚科分为 17 个属，其中引起人类疾病的痘病毒来源于正痘病毒属（*Orthopoxvirus*）、副痘病毒属（*Parapoxvirus*）、雅塔痘病毒属（*Yatapoxvirus*）和软疣痘病毒属（*Molluscipoxvirus*）（表 24 - 4）。

表 24 – 4　致人类疾病的痘病毒

属	种	分布	贮主	所致疾病
正痘病毒属	天花病毒（VARV）	全球各地	人	天花，人类特有的全身性疾病
	猴痘病毒（MPXV）	中非和西非	松鼠，猴子	天花样疾病，人畜共患
	痘苗病毒（VACV）	全球各地	实验室病毒	用作天花接种疫苗，引发局部皮损
	水牛痘病毒	印度、印尼及埃及	水牛、啮齿动物	局部性脓疱皮损
	坎塔加洛病毒	巴西	牛	局部性脓疱皮损
	牛痘病毒（CPXV）	欧洲、西亚	野生啮齿动物	局部性脓疱皮损，人畜共患
副痘病毒属	羊口疮病毒（OFRV）	全球各地	羊	局部性脓疱皮损，人畜共患
	牛丘疹性口炎病毒（BPSV）	全球各地	牛	局部性脓疱皮损，人畜共患
	伪牛痘病毒（PCPV）	全球各地	奶牛	局部性脓疱皮损，人畜共患
	海豹痘病毒	全球各地	海豹	局部性脓疱皮损
雅塔痘病毒属	塔纳痘病毒（TANV）	热带非洲	未知	局部性脓疱皮损，人畜共患
	牙巴猴肿瘤痘病毒（YMTV）	西非	猴	局部性脓疱皮损，人畜共患
软疣痘病毒属	传染性软疣病毒（MCV）	全球各地	人	少量或多结性皮损，在 HIV 患者中病情较重

二、生物学特性

痘病毒是体积最大、结构最复杂的病毒之一，呈椭圆形或砖形，长为 220～450nm，直径 140～260nm。病毒最外层是脂质双分子层包膜，包膜上有病毒蛋白，包膜内是哑铃状病毒核心和存在于病毒核心两侧的侧体（lateral body），病毒核心包含有病毒基因组 DNA 和相关病毒蛋白。痘病毒基因组 DNA 是线性双链 DNA，长度 130～375kb，编码 150～300 种蛋白。

三、病毒检验

1. 形态学检查　传染性软疣病毒检查可通过活组织或皮损刮取组织或挤出的内容物涂片，进行瑞特－吉姆萨染色后，于镜下找软疣小体。高病毒浓度标本经重金属负染后可在电镜下观察到病毒颗粒。

2. 抗原检测　正痘病毒属病毒是唯一能产生血凝素（hemagglutinin，HA）的痘病毒，常用鸡红细胞做红细胞吸附试验（hemadsorption assay）或血凝试验（hemagglutination assay）对正痘病毒 HA 抗原进行检测。此方法难以鉴定痘病毒种别，且缺乏特异性，目前很少应用。

3. 核酸检测　痘病毒的核酸检测方法主要有普通 PCR、PCR 测序和荧光定量 PCR 法。荧光定量 PCR 特异性高，可鉴定不同种别痘病毒。

4. 分离培养与鉴定　正痘病毒可在多种成纤维细胞或上皮细胞系中复制，如人宫颈癌细胞系（HeLa）、猴肾细胞系（BSC－1）和非洲猴肾细胞系（Vero）。标本通常是来自感染患者皮肤水疱或痂中的液体。痘病毒阳性培养物可用核酸检测法进行病毒鉴定。

5. 抗体检测　可用 ELISA 检测 IgM 抗体；中和试验，恢复期血清抗体效价较急性期有 4 倍以上升高可诊断为痘病毒感染；可利用特异性的病毒抗原对血清中的相应抗体进行 Western blot 检测。

四、临床意义

痘病毒感染主要通过呼吸道分泌物、直接接触等途径传播。感染的人或动物为传染源。人类的痘病毒感染主要包括天花病毒、猴痘病毒和传染性软疣病毒。

天花病毒可通过气溶胶或接触方式进行传播，人是其唯一感染宿主。天花病毒感染的主要症状为初期出现发热等类似感冒症状，感染后 14 天左右面部及全身皮肤开始出现水疱或脓疱，之后水疱或脓疱如果收缩转干，患者通常会脱痂，在感染 18 天左右痊愈，但如果出现病毒血症及其他的系统性休克，死亡率会高达 30% 以上。自世界卫生组织启动全球消灭天花计划以来，至 1980 年天花在全球范围内已经根除。但由于天花病毒的高度传染性和高致死率，以及目前终止计划免疫而形成的人群无免疫状态，导致天花病毒成为潜在的生物武器而受到重视。

猴痘病毒感染与天花病毒感染的临床表现相似，最初表现类似感冒症状，随后主要表现为高热、局部淋巴结肿大和全身水疱和脓疱，结痂后留有瘢痕，并伴有出血倾向，死亡率在 11% 左右。主要是由于与野生动物直接接触感染猴痘病毒所致。

传染性软疣病毒感染会引起皮肤出现疣状物，主要通过皮肤接触传播，儿童多见，人是其唯一的感染宿主。该病毒也可以通过性接触传播，引起生殖器传染性软疣，病灶可单发或多发，散在分布。传染性软疣损害为粟粒至黄豆大小的丘疹，圆形，随时间延长病灶中央呈脐凹状。颜色为白色或灰白色，并有蜡样光泽。若挑破病灶可挤出白色乳酪状物，称为软疣小体。大多数患者无自觉症状，但有少数患者可有轻微瘙痒感，若有继发感染时可有疼痛等症状。软疣可自行消退，不留瘢痕。

知识拓展

猴痘的早期识别

2022 年，猴痘病毒（MPXV）在全球范围内迅速传播，该病毒属于痘病毒科脊椎动物痘病毒亚科正痘病毒属，2023 年 ICTV 最新命名 *Orthopoxvirus monkeypox*，为基因组全长约 197kb 的双链 DNA 病毒，可导致人、畜共患猴痘。MPVX 主要通过皮肤、黏膜、呼吸道飞沫或被感染动物抓伤、咬伤等传播。有研究针对该病毒增殖过程中产生的两种病毒颗粒 - 包膜病毒（EV）和成熟病毒（MV）的表面抗原进行多价 mRNA 疫苗试验，但目前尚缺少针对 MPXV 的特效药物，因此早发现、早诊断是阻断其传播的关键。对于发热、淋巴结肿大、皮疹的病例，特别是有典型疱疹和脓疱疹的病例，出现黏膜病变（包括口腔、结膜、尿道、肛门、生殖器及直肠等部位）的病例，应结合猴痘的潜伏期（5～21 天，大多为 6～13 天），仔细询问流行病学史。对可疑病例尽早采集标本做 MPXV 核酸检测，同时进行水痘、麻疹、带状疱疹等病原学的检查，以尽快明确诊断。

？思考题

答案解析

案例　患者，女，25 岁。因发热，荨麻疹、关节痛和关节炎前来就诊。检查时，未发现任何病因，症状自行消退。几周后出现疲劳、厌食，发热、瘙痒感和右上腹部疼痛。检查发现肝大及黄疸。血清中氨基转移酶、胆红素和两种 γ - 球蛋白升高，HBsAg、HBeAg 和抗 - HBc 抗体阳性，抗 - HBs 抗体、抗 - HBe 抗体及抗 - HAV 抗体阴性。

问题

（1）该患者最可能的初步诊断是什么？

（2）该致病原的基因组结构及编码蛋白的功能和临床意义有哪些？

（3）该病原的传播途径和实验诊断有哪些？

（李　静）

书网融合……

重点小结　　　　　　题库　　　　　微课/视频1　　　微课/视频2

第二十五章　无包膜 DNA 病毒

PPT

学习目标

1. 通过本章学习，掌握腺病毒、人乳头瘤病毒、细小病毒 B19 和多瘤病毒的形态结构、核酸类型，人乳头瘤病毒基因结构及复制特点；熟悉腺病毒科、乳头瘤病毒科和细小病毒科的分类和命名，腺病毒、人乳头瘤病毒和细小病毒 B19 的病毒检验及所致疾病；了解多瘤病毒分类、病毒检验和临床意义。

2. 具备根据腺病毒、人乳头瘤病毒的生物学特性和临床意义选择对应检验方法和解读结果的能力。

3. 树立健康的生活方式观念并积极进行宣教，建立健全健康理念下的微生物感染综合防控思路。

无包膜 DNA 病毒（non - enveloped DNA virus）种类繁多，临床常见的有腺病毒科的人腺病毒、乳头瘤病毒科的人乳头瘤病毒、细小病毒科的细小病毒 B19 以及多瘤病毒科的 JC 病毒和 BK 病毒。病毒均为球形，体积较小，衣壳呈 20 面体立体对称，核酸为双链线状 DNA、双链环状 DNA 或单链线状 DNA。

第一节　腺病毒科

腺病毒（adenovirus，AdV）因 Rowe 等于 1953 年首先从腺体（扁桃体）细胞中分离而得名，是一群分布非常广泛的线性双链 DNA 病毒，有多种血清型。腺病毒能引起人类呼吸道、胃肠道、泌尿系统及眼部疾病，少数对动物有致癌作用。

一、分类和命名

腺病毒科（*Adenoviridae*）包括 6 个属 109 个种。感染人的腺病毒主要是哺乳动物腺病毒属（*Mastadenovirus*）的 *Mastadenovirus adami*、*Mastadenovirus blackbeardi*、*Mastadenovirus caesari*、*Mastadenovirus dominans*、*Mastadenovirus exoticum*、*Mastadenovirus faecale*、*Mastadenovirus russelli* 7 个种，以往称为 7 个组。感染人类的腺病毒命名为 HAdV（human adenovirus）- 阿拉伯数字，如 HAdV - 1（human adenovirus 1），习惯称血清型。

二、生物学特性

腺病毒呈球形，直径为 70 ~ 90nm。核酸为双链线状 DNA，无包膜，核衣壳呈 20 面体立体对称。衣壳由 252 个壳粒组成，其中位于 20 面体顶端的 12 个壳粒组成五邻体（penton），每个五邻体由基底伸出一根末端有顶球的纤维突起即纤突，其余 240 个壳粒是六邻体（hexon）。五邻体和六邻体是腺病毒的重要抗原，在病毒检测和疾病诊断中具有重要意义。五邻体基底部分具有种特异性 β 抗原和毒素样活性，能引起细胞病变；纤突蛋白包含型特异性 γ 抗原，与病毒凝集动物红细胞的活性有关（图 25 - 1、图 25 - 2）。

335

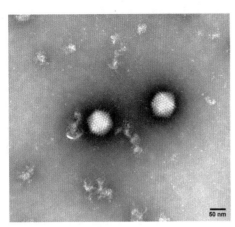

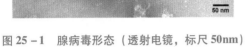

图 25 - 1　腺病毒形态（透射电镜，标尺 50nm）

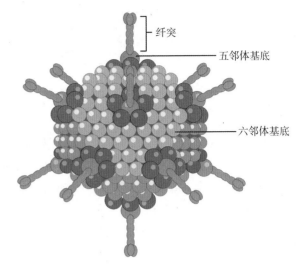

纤突

五邻体基底

六邻体基底

图 25 - 2　腺病毒结构模式图

人腺病毒在鸡胚中不能生长，仅能在人源组织细胞内增殖，人胚肾细胞最易感染，病毒增殖后引起细胞病变，细胞肿胀变圆，呈葡萄状聚集，并在核内形成嗜酸性包涵体。

腺病毒对理化因素抵抗力较强，对酸、碱、温度耐受范围宽，4℃ 70 天或 36℃ 7 天感染力无明显下降，在 pH 6.0～9.5 环境中感染力也无改变，对乙醚不敏感。紫外线照射 30 分钟或 56℃ 30 分钟可灭活。

三、病毒检验

1. 形态学检查　取可疑患者的粪便等标本，用负染电镜或免疫电镜技术直接进行形态观察，可快速诊断。

2. 核酸检测　鼻咽拭子、眼部分泌物、扁桃体分泌物、粪便等标本采用 PCR 技术，虽无法区分是否为现症感染，但结合临床表现可进行快速诊断，为临床常用检测方法。

3. 分离培养与鉴定　咽拭子、鼻腔洗液、角膜拭子、尿液、粪便和血液等标本接种原代细胞（人胚肾）或传代细胞（Hep - 2、HeLa 等），出现细胞病变后可用荧光或酶标记的抗体进行鉴定，或用中和试验、红细胞凝集抑制试验等鉴定病毒的型别。

4. 抗体检测　用 ELISA、免疫荧光、中和试验、补体结合试验等检测患者双份血清中的特异性 IgG 抗体，双份血清抗体效价出现 4 倍或 4 倍以上增高具有诊断意义。IgM 抗体测定可进行早期诊断。

四、临床意义

腺病毒主要通过呼吸道、消化道、泌尿道和眼结膜等传播。同一血清型可引起不同的疾病，不同血清型也可引起同一种疾病。病毒主要感染儿童，成人感染相对较少。腺病毒不同血清型致病情况见表 25 - 1。

表 25 - 1　临床常见的腺病毒血清型

所致疾病	常见血清型	易感人群
上呼吸道感染	1、2、5	婴幼儿和儿童
	3、4、7	青少年和成年人

所致疾病	常见血清型	易感人群
下呼吸道感染	3、4、7、21	婴幼儿
	14	各年龄人群
急性结膜炎	1~4、7	儿童
急性出血性结膜炎	11	儿童
咽结膜热	3、4、7	儿童
流行性角膜炎	8、19、37	各年龄人群
胃肠炎	40、41	儿童
急性出血性膀胱炎	11、21	儿童
肝炎	1~3、5、7	婴幼儿和儿童
性传播疾病	2、37	成年人

第二节　乳头瘤病毒科

乳头瘤病毒是一大类环状双链 DNA 病毒，种类繁多，感染人类的乳头瘤病毒习惯上称为人乳头瘤病毒（human papillomavirus，HPV），HPV 主要引起人皮肤、黏膜不同程度的增生性病变，临床表现为良性疣或乳头状瘤。HPV 也是性传播疾病尖锐湿疣的病原体。另外，某些型别的 HPV 可使组织发生癌变，引起子宫颈癌、口腔鳞状细胞癌、皮肤癌和肛门癌等。

一、分类和命名

乳头瘤病毒科（Papillomaviridae）包括 2 个亚科 5 个属 133 个种。与人感染有关的乳头瘤病毒属于 α 乳头瘤病毒属（Alphapapillomavirus）、β 乳头瘤病毒属（Betapapillomavirus）、γ 乳头瘤病毒属（Gammapapillomavirus）、μ 乳头瘤病毒属（Mupapillomavirus）和 ν 乳头瘤病毒属（Nupapillomavirus）。种名统一以"属名＋阿拉伯数字"表示（如 Alphapapillomavirus1）。"HPV（human papillomavirus）＋阿拉伯数字"则表示人乳头瘤病毒常用名，习惯称型，已发现 200 余型。

二、生物学特性 📱 微课/视频 1~2

病毒呈球形，直径为 52~55nm，衣壳呈 20 面体立体对称，由 72 个五聚体壳粒组成，无包膜。

1. 基因组结构与功能　病毒基因组为超螺旋双链环状 DNA，以共价闭环的超螺旋形式、单链缺口的松弛或开环形式存在，长约 8kb，分为 3 个区段。

（1）上游调节区（upstream regulatory region，URR 区）　又叫长控制区（long control region，LCR）或非编码区（noncoding region，NCR），长约 1kb，无编码能力，含有一系列调节因子，是 HPV 基因组中变异较大的一个区，在不同的型别之间存在差异。

（2）早期区（E 区）　大小约占 4kb，含有 6 个早期 ORF（E6、E7、E1、E2、E4、E5，少数型别还含有 ORF E3 或 E3 和 E8），编码与 DNA 复制、转录调节、翻译和细胞转化有关的蛋白。E1 蛋白为病毒 DNA 解旋酶，为病毒复制所必需；E2 蛋白与病毒复制的启动和转录调控有关，E2 蛋白能增强 LCR 的调节作用和早期基因（E6、E7）的转录，E1 蛋白的失活常导致病毒 DNA 与宿主染色体 DNA 整合；E1 和 E4 蛋白能降解角蛋白引起细胞骨架的萎缩，参与病毒扩散；E5 蛋白抑制宿主介导病毒免疫逃逸；E6、E7 蛋白与细胞转化有关。高危型 HPV 的癌蛋白可与特异性的细胞蛋白结合，如 E6 可与细胞内抑癌基因产物 P53 蛋白结合、E7 可与抑癌基因产物 PRb 蛋白结合，使抑癌基因失活，干扰其抑制细胞分裂与增殖的作用，使细胞转化，最终导致肿瘤的发生。

（3）晚期区（L 区） 约 3kb，有 2 个 ORF，编码病毒衣壳结构蛋白，包括主要衣壳蛋白 L1 和次要衣壳蛋白 L2。基因工程表达的 L1 和 L1 + L2 蛋白具有自我组装的特性，在真核细胞内可组装成病毒样颗粒（virus - like paricle，VLP），VLP 不含病毒核酸，但其空间构象及抗原性与天然 HPV 颗粒相似，可诱发机体产生中和抗体，目前用来制备 HPV 疫苗。

2. 病毒复制与培养 HPV 仅对人皮肤和黏膜上皮细胞具有高亲嗜性，复制方式独特，与表皮细胞的分化阶段相关。病毒 DNA 在基底层细胞内呈静息状态，仅能检测到低拷贝病毒核酸，在棘层内表达病毒的早期基因，在颗粒层表达病毒的晚期基因、合成病毒的结构蛋白，完整的 HPV 病毒体只能在角质层细胞核内查到。病毒 DNA 复制主要发生在棘层和颗粒层，可诱导表皮增殖、增厚，伴有棘层增生和表皮角化。表皮的增殖形成乳头状瘤，也称为疣（wart）。病毒在表皮细胞中的增殖及乳头状瘤的形成见图 25 - 3。HPV 基因组含多个启动子，在不同的感染细胞内 RNA 有不同的拼接方式，可产生多种不同的 mRNA。病毒 DNA 的一段游离基因常能插入到宿主染色体基因的任意位置，导致 E6、E7 蛋白过度表达而引起细胞转化。

HPV 仅感染人的皮肤和黏膜上皮细胞，不能在实验动物中增殖，由于 HPV 复制与细胞分化密切相关，所以迄今尚不能在常规的组织细胞中培养增殖。

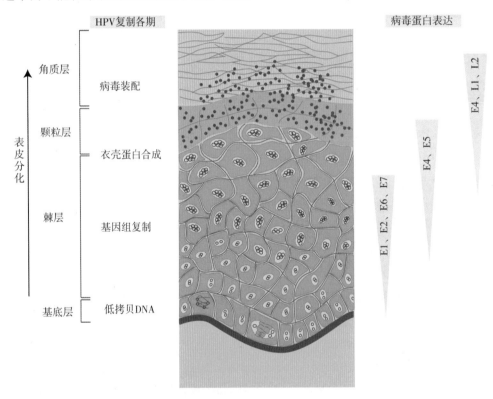

图 25 - 3　HPV 在表皮不同分化层中的增殖及乳头状瘤的形成示意图

三、病毒检验

HPV 感染依据典型的临床表现即可诊断，但对于不典型者，可做组织细胞学、免疫学和分子生物学等实验检测。

1. 组织细胞学检查

（1）细胞学检查　女性宫颈 HPV 感染，可行宫颈细胞刮片做巴氏染色及液基薄层细胞学检查（thinprep cytologic test，TCT），此法简便易行。空泡细胞、双核细胞及角化不全细胞等是 HPV 感染的特征性细胞学改变。

（2）组织病理学检查　所有生殖道异型性病损均应做组织病理学检查，这是确诊尖锐湿疣及排除肿瘤的最佳方法。病变组织制成切片经 HE 染色后，若发现尖锐湿疣及肿瘤的组织病理学改变，即可诊断。

2. 核酸检测　因 HPV 不能体外培养，目前核酸检测是实验室最常用的检查 HPV 感染的方法，既可以对病毒感染进行确诊，又可以对 HPV 进行分型。

（1）DNA 分子杂交　使用 HPV 共有序列或型特异性探针，斑点杂交法可检测 50 个 HPV 基因组拷贝，原位杂交法可检测到每个细胞最少含 10~15 个病毒基因拷贝。

（2）核酸扩增　以 HPV DNA 特异性的保守区分别设计各型引物进行 PCR 扩增，再用特异性探针杂交方法检测扩增产物，是 HPV 感染诊断的快速、特异和敏感方法。

3. 免疫学检测　可用免疫组化方法检测病变组织中的 HPV 抗原，也可用人工合成的 L1 和 L2，或 HPV 病毒样颗粒，设计 VLP-ELISA 或 Western blot 检测患者血清中抗体。

四、临床意义

人是 HPV 的唯一宿主，传染源主要是患者和病毒携带者。大多通过直接接触感染者的病变部位或间接接触 HPV 污染的物品而感染，而生殖器 HPV 感染主要通过性传播，少数也可经污染的内裤、浴盆、浴巾、便盆而间接感染。新生儿可经产道感染发生喉乳头瘤，病变主要发生在喉黏膜和声带，偶可延伸到气管、支气管。HPV 感染人的皮肤黏膜，主要引起各种疣状损害，无病毒血症。HPV 型别不同，引起的病变不同，而同一型别，也可引起不同疾病。跖疣和寻常疣主要由 HPV1、2、3 和 4 型引起，主要发生在手和足部，多见于少年和青春期；HPV7 型与屠夫寻常疣有关，病变多发生在手上；HPV3 型和 10 型主要引起皮肤扁平疣，病变常见于面部、手背和前臂等处。HPV16 型和 18 型主要感染子宫颈，病毒感染引起宫颈、外阴及阴茎等生殖道上皮内瘤样变，长期发展可成为恶性肿瘤，被认为是与恶性转化有关的高危型别；另外，HPV31、33、45、35、39、51、52 和 56 型也与子宫颈癌相关。HPV6 型和 11 型可导致尖锐湿疣和喉乳头瘤，因其很少恶变，故被认为是低危型别。尖锐湿疣又名生殖器疣，是一种性传播疾病，近年来发病率持续增长，仅次于淋病，位居第二。尖锐湿疣与生殖器的增生性黏膜损害有关，临床表现为生殖器、会阴和肛门部位上皮乳头瘤样增生，多发生在温暖湿润的部位。男性好发于阴茎的冠状沟、包皮系带、龟头等处，男性同性恋者常见于肛门及直肠，其肛门疣的发病率是阴茎疣的 7 倍。女性好发于阴唇、阴蒂、外阴、阴道、子宫颈等部位。常见 HPV 型别与人类疾病的关系见表 25-2。

表 25-2　临床常见的 HPV 型别及所致疾病

HPV 型	相关疾病
1、4	跖疣
1、2、4、27、29、57	寻常疣
3、10、28、41	扁平疣
7、40	屠夫寻常疣

续表

HPV 型	相关疾病
3、5、8、9、10、12、14、15、17、19～25、36、46、47	疣状表皮增生异常
6、11	尖锐湿疣、喉乳头瘤
16、18	与宫颈上皮内瘤、宫颈癌密切相关
31、33、35、45、51、52、56、58	与宫颈上皮内瘤、宫颈癌中度相关

◆ 知识拓展 ◆

HPV 疫苗与宫颈癌

高危型 HPV 持续感染是导致宫颈癌的关键因素，95% 以上的宫颈癌患者都与 HPV 感染有关，其中 HPV16 和 18 型最常见。此外，有性传播疾病史和长期服用避孕药者患宫颈癌的风险明显增高。目前接种 HPV 疫苗是最有效的一级预防方法。已上市的 HPV 疫苗是利用基因工程技术合成的不同型别 L1 或 LI + L2 蛋白聚合体——类病毒样颗粒（VLPs），既安全又有效。目前主要包括：二价 HPV 疫苗（16、18 型）、四价 HPV 疫苗（6、11、16、18 型）和九价 HPV 疫苗（6、11、16、18、31、33、45、52 和 58 型）。生殖道 HPV 感染，主要通过性行为传播，所以在接种疫苗的同时，一定要洁身自爱，避免婚前婚外性行为，减少宫颈癌的发生。

第三节 细小病毒科

一、分类和命名

细小病毒科（*Parvoviridae*）是一类具有单链线性 DNA 基因组、已知形态最小的 DNA 病毒。包括 3 个亚科 28 个属 188 个种，对人致病的主要有细小病毒亚科（*Parvovirinae*）红细胞病毒属（*Erythroparvovirus*）的 *Erythroparvovirus primate1* 种，即人细小病毒 B19（human parvovirus B19，B19V），还有博卡病毒属（*Bocaparvovirus*）的 *Bocaparvovirus primate1* 种，即人类博卡病毒（human bocavirus 1，HBoV1）。HBoV1 是 2005 年瑞典学者首次在儿童呼吸道分泌物中发现的一种新型人类细小病毒，是婴幼儿急性下呼吸道感染的重要病原体之一。本节重点介绍 B19V。

二、生物学特性

B19V 为小球形，直径为 18～26nm，无包膜，衣壳呈 20 面体立体对称。有 VP1、VP2 两种衣壳蛋白。VP1 位于核衣壳外部，易与抗体结合，VP2 含量多于 VP1，占 95% 左右。VP1 与 VP2 均具有抗原性，其中 VP1 是主要抗原，二者均可刺激机体产生中和抗体，可使感染局限，促进疾病的恢复。

病毒基因组为线状单链 DNA，为正链或负链，长 5.6kb，两末端折叠形成发夹状结构。其基因组含有 2 个大 ORF，左侧 ORF 编码 2 种非结构蛋白 NS1 和 NS2，NS1 参与病毒复制，右侧 ORF 编码结构蛋白，即衣壳蛋白 VP1 和 VP2。另外，还有许多小 ORF。

B19V 的受体为 P 抗原，即红细胞糖苷脂（globoside，Gb4），它存在于多种细胞表面，如成熟红细胞、红系祖细胞、巨核细胞，以及胎儿肝脏、内皮细胞和胎盘等。B19V 与细胞上的 Gb4 受体结合后进入细胞，在细胞核内增殖并形成嗜酸性或嗜碱性包涵体。B19V 在体外能在人骨髓细胞、人胚肝细胞、外周血细胞、脐血细胞内增殖，病毒对细胞的敏感性随细胞分化而增强。B19V 对热稳定，60℃可存活 12 小时，对冻融、干燥、去污剂稳定。

三、病毒检验

B19V 病毒检测是红细胞生成障碍贫血的病原学诊断依据。确定细小病毒感染，多采用病毒核酸和特异性抗体的检测。

1. 形态学检查

（1）电子显微镜检查病毒颗粒　在患者的病毒血症期，用电子显微镜可直接检查血清中的病毒颗粒，B19V 大多呈空心环状。该方法敏感性低，标本中病毒颗粒超过 $10^6/\mathrm{ml}$ 时才能检测出。

（2）光学显微镜检查包涵体　取胎儿组织（如肝、脾、骨髓等）或骨髓前体细胞中的有核红细胞，用光学显微镜直接检查细胞核内的包涵体。这是一种非特异性的检查方法，快速，但阳性率低。

2. 核酸检测

（1）核酸分子杂交技术　主要包括原位杂交法、Southern blot 等方法，敏感性较高。

（2）PCR　可用于检测骨髓、关节滑膜、胎儿组织、羊水和脐血等标本。比核酸杂交法敏感性高 100~1000 倍。原位 PCR 可进一步提高检测的敏感性。

3. 抗体检测　主要是检测 B19V IgM 抗体或 IgG 抗体。患者感染 B19V 10 天左右，病毒血症终止，患者因超敏反应出现红疹、关节疼，此时是检测 B19V IgM 抗体的最佳时机。若血清中 IgM 抗体阳性，提示患者新近感染；若血清中 IgG 抗体阳性，提示既往感染；若 IgG 抗体阳性效价急剧增高（4 倍及以上），常表示急性感染发作。检测方法包括 ELISA、RIA、IFA 等，但 ELISA 特异性较低。

四、临床意义

B19V 通过空气、尘埃、患者分泌物、血液及胎盘传播，可引起显性感染或无症状亚临床感染。儿童及与儿童接触的成人是主要的易感人群，特别是镰刀细胞性贫血的患儿更易发病。病毒在细胞中增殖，通过直接杀伤作用和介导的免疫病理损伤作用，引起感染细胞溶解，出现多种多样的临床症状。另外，有约 20% 的儿童和成人感染后不出现临床症状。

1. 传染性红斑（erythema infectiosum）　病毒从呼吸道侵入机体，在呼吸道局部增殖后，通过血液循环扩散到骨髓。在骨髓的红系祖细胞（靶细胞）中增殖，溶解细胞，导致红细胞生成障碍。随后大量病毒进入血流形成病毒血症。潜伏期 1~2 周，患者出现发热、全身不适、呼吸道症状等。经过 1 周左右，随着机体特异性免疫的产生，病毒血症终止，上述症状消失。但此时因血循环中形成抗原 – 抗体复合物，患者可出现超敏反应。首先在面颊部出现玫瑰色融合性斑丘疹，随后胸背、上肢、臀股、手足等部位出现网状、环形斑丘疹，多持续 1~2 周。但疹退后数日，可因日晒、淋浴、情绪紧张等刺激使皮疹复发。传染性红斑是儿童感染 B19V 后引起的一种最常见的疾病，在学校、幼儿园中可呈暴发流行。

2. 再生障碍性贫血危象　多见于 15 岁以下儿童。因 B19V 特异性亲嗜骨髓红系祖细胞，导致红细胞生成障碍。若患者同时患有慢性溶血性贫血（如镰刀细胞性贫血、遗传性球形红细胞增多症、地中海贫血、自身免疫性溶血性贫血），则容易发生严重的再生障碍性贫血危象。患者外周血血红蛋白可降至 40g/L 以下，但常在 1 周内恢复至基础水平。

3. 多发性关节炎　本病多见于成年妇女。B19V 感染后，患者先出现流感样症状，如肌肉、关节疼痛等，约 1 周左右症状消失。但随后患者会出现超敏反应性关节炎，症状多在 2 个月内缓解，有 10% 的患者病程迁延，可演变为慢性。

4. 宫内感染　B19V 感染孕妇后，可通过胎盘引起宫内感染，导致胎儿严重贫血、流产或死亡。

5. 慢性贫血　免疫抑制的患者，如先天性免疫缺陷、白血病、HIV 感染者等，可通过输注污染的血液、血制品被 B19V 感染。因这些患者本身存在免疫缺陷，故可呈慢性持续性感染，红细胞被大量破坏，患者发生慢性贫血。

第四节　多瘤病毒科

一、分类和命名

多瘤病毒科（*Polyomaviridae*）包括 8 个属 118 个种，因可使体外培养的细胞发生转化，接种的敏感动物发生肿瘤称为多瘤病毒（polyomavirus，PyV）。多瘤病毒在自然界分布广泛，1953 年首先发现鼠多瘤病毒，1960 年用猴肾细胞制备脊髓灰质炎疫苗时，发现了猴空泡病毒 40（simian virus 40，SV40）。其中明确与人类疾病有关的有 Merkel 细胞多瘤病毒（Merkel cell polyomaviru，MCPyV）、棘状毛发发育不良多瘤病毒（trichodysplasia spinulosa – associated polyomavirus，TSPyV）、BK 多瘤病毒（BK polyomavirus，BKV 或 BKPyV）和 JC 多瘤病毒（JC polyomavirus，JCV 或 JCPyV）。其分类和分离情况见表 25 – 3。

表 25 – 3　临床相关人多瘤病毒的分类与分离情况

属名	种名	常用名（缩写）	分离年代	分离样本
α 多瘤病毒属 （*Alphapolyomavirus*）	*Alphapolyomavirus quintihominis*	Merkel 细胞多瘤病毒（MCPyV）	2008	皮肤癌组织
	Alphapolyomavirus octihominis	棘状毛发发育不良多瘤病（TSPyV）	2010	皮肤病灶
β 多瘤病毒属 （*Betapolyomavirus*）	*Betapolyomavirus hominis*	BK 多瘤病毒（BKV 或 BKPyV）	1971	尿液
	Betapolyomavirus secuhominis	JC 多瘤病毒（JCV 或 JCPyV）	1971	尿液、脑组织

二、生物学特性

病毒多呈球形，直径为 42 ~ 45nm，衣壳呈 20 面体立体对称，由 72 个五聚体壳粒组成，无包膜。核酸为双链环状 DNA，约 5000bp。大多数病毒编码 3 种晚期蛋白，即 VP1、VP2 和 VP3，其中 VP1 是主要衣壳蛋白，占整个病毒蛋白的 75%，VP2 和 VP3 是次要衣壳蛋白。病毒编码的早期蛋白主要有 T 抗原（tumor antigen），可分为大 T 抗原和小 T 抗原，T 抗原可与重要抑癌基因产物 p53 和 pRb 结合，使之失活，干扰其抑制细胞分裂与增殖的作用，引起细胞增殖周期紊乱，导致细胞转化而发生肿瘤。

三、病毒检验

BKV 和 JCV 的原发感染没有特殊临床表现，对于怀疑进行性多灶性白质脑病（progressive multifocal leukoencephalopathy，PML）的患者，需要进行病毒检验。

1. 形态学检查　用电镜观察肾脏和脑组织切片，可在细胞核中观察到病毒颗粒，也可观察到病毒包涵体。患者尿沉渣细胞涂片、染色后用光学显微镜观察，可见增大的细胞及核内嗜碱性包涵体，其特点类似人巨细胞病毒包涵体。

2. 抗原检测　用免疫组化检测脑组织或肾组织切片中 T 抗原，可帮助诊断多瘤病毒相关肾病（BK virus associated nephropathy，BKAN）以及 PML。

3. 核酸检测　原位杂交法、斑点杂交法、Southern blot 及 PCR 扩增等检测病毒核酸，PCR 引物可设计在 T 抗原、VP1、VP2 和 VP3 编码基因。

4. 病毒分离培养与鉴定　BKV 可用人来源的成纤维细胞、人胚肾细胞等培养，JCV 最敏感的细胞为原代人胚神经胶质细胞，也可使用人羊膜细胞及人胚肾细胞培养，数天至数周出现细胞病变，两种病毒均能凝集人红细胞，可用红细胞凝集试验鉴定病毒。

5. 抗体检测　检测方法可用 ELISA、红细胞凝集抑制试验，阳性结果无意义，因多数人的抗体为阳性；而阴性结果可排除感染。多用于血清流行病学调查。

四、临床意义

人多瘤病毒在人群中的感染普遍存在，原发感染多数在儿童和青少年时期，在成年人群的抗体检出率达 70%～80%。在免疫正常个体，病毒激活和复制时不出现临床症状，但对免疫缺陷个体可导致疾病。BKV 与骨髓干细胞移植后出血性膀胱炎及 BKAN 有关；JCV 可引起 PML，该病主要见于接受免疫抑制剂治疗的患者和 AIDS 患者。JCV 在少突神经胶质细胞内增殖并发生溶细胞作用，引起局部神经脱髓鞘作用。病理改变常发生于大脑半球，小脑和脑干少见。患者可出现多种神经系统症状，出现智力、语言和视力障碍，随后上肢、下肢瘫痪，痴呆，最后死亡，从发生神经系统症状到死亡平均为 6 个月；TSPyV 与棘状毛发发育不良有关；MCPyV 与 Merkel 细胞癌（一种较为罕见的起源于皮肤 Merkel 细胞的恶性肿瘤）有关，该病毒是目前唯一被世界癌症研究机构确认为 I 类致癌原的多瘤病毒。SV40 病毒的自然感染宿主是猴，与人类肿瘤的关系尚待确定。

答案解析

?思考题

案例　患者，男，30 岁，农民工。

既往史：既往体健，否认食物、药物过敏史、家族遗传史。

主诉：双眼红肿灼热，畏光流泪 2 日。有工地舍友出现类似症状。

病史：患者于 2 天前感觉眼痒，双眼红，有灼热感，畏光流泪。

基本检查：视力：右眼 0.8，左眼 1.0。双眼睑微肿，结膜充血水肿（＋＋），角膜 2% 荧光素钠染色呈弥散的斑点状着色。怀疑腺病毒性角膜结膜炎（双眼）。

问题

（1）如何诊断腺病毒感染？

（2）腺病毒还会引起哪些疾病？

（原素梅）

书网融合……

重点小结　　　　题库　　　　微课/视频 1　　　　微课/视频 2

第二十六章　包膜 RNA 病毒

PPT

学习目标

1. 通过本章学习，掌握临床常见包膜 RNA 病毒的种类，正黏病毒科的分类、流感病毒的基因结构及其与流感病毒变异的关系、检测方法，日本脑炎病毒、丙型肝炎病毒、SARS‑CoV、SARS‑CoV‑2 的主要生物学特性和检测方法，HIV 的基因结构与检测方法；熟悉常见高致病性包膜 RNA 病毒的种类，HIV 的致病特点，麻疹病毒、呼吸道合胞病毒、腮腺炎病毒、汉坦病毒、狂犬病病毒、风疹病毒的主要生物学特性及其检测方法；了解副黏病毒科、黄病毒科、披膜病毒科的分类，甲病毒、登革病毒、埃博拉病毒、马尔堡病毒、人类嗜 T 细胞病毒、人副流感病毒的主要生物学特性及检测方法。

2. 具有能查阅在线 ICTV 网站，实时了解病毒分类的能力；具有良好的生物安全防范能力，熟练采集、处理和保存病毒感染标本的能力；具有能根据流感病毒的生物学特性和临床意义分析其导致流行的原因和检测方法；具有能根据 HIV 生物学特性、临床意义和检测方法，初步解读不同检测指标结果的能力。

3. 树立生物安全防护意识；树立勤于思考，坚持不懈的钻研精神，不断追求工作优质高效和专业卓越发展。

包膜 RNA 病毒（enveloped RNA virus）指核衣壳外包绕有包膜、核酸为 RNA 的病毒总称，包括双链 RNA、单正链 RNA、单负链 RNA 和含逆转录酶的 RNA 病毒。临床常见的有正黏病毒科的流行性感冒病毒，副黏病毒科的麻疹病毒、腮腺炎病毒、人副流感病毒，肺病毒科的人呼吸道合胞病毒，黄病毒科的日本脑炎病毒、登革病毒、丙型肝炎病毒，冠状病毒科的 SARS‑CoV、SARS‑CoV‑2，逆转录病毒科的 HIV，布尼亚病毒纲的汉坦病毒、克里米亚‑刚果出血热病毒，丝状病毒科的埃博拉病毒、马尔堡病毒，马氏病毒科的风疹病毒，披膜病毒科的甲病毒属，弹状病毒科的狂犬病病毒，以及 δ 病毒属的丁型肝炎病毒等。

第一节　正黏病毒科

一、分类和命名

正黏病毒科（*Orthomyxoviridae*）是一类与黏蛋白有特殊亲和性、有包膜、单负链分节段的 RNA 病毒。该科有 9 个属 21 个种，其中，甲型流感病毒属（*Alphainfluenzavirus*）、乙型流感病毒属（*Betainfluenzavirus*）和丙型流感病毒属（*Gammainfluenzavirus*）引起人类流感，丁型流感病毒属（*Deltainfluenzavirus*）目前没有感染人的报道（表 26‑1）。

流行性感冒病毒（influenza virus）简称流感病毒，是一群引起人和脊椎动物流行性感冒（简称流感）的病原体。由于抗原易发生变异曾引起多次世界性大流行。流感病毒根据其核蛋白和基质蛋白抗原性不同，分为 α、β、γ 和 δ 流感病毒 4 个属，每个属有 1 个种（以前称型，如甲型流感病毒，本书为讲述方便仍沿用"型"），甲型流感病毒又根据其血凝素和神经氨酸酶抗原性不同分别分为 18 种 HA （H1～H18） 和 11 种 NA （N1～N11），共计 134 个亚种（亚型）。

表 26-1　正黏病毒科常见病毒分类及感染宿主

属名	种名	感染宿主
甲型流感病毒属	甲型流感病毒 （*Alphainfluenzavirus influenzae*）	哺乳动物、鸟类
乙型流感病毒属	乙型流感病毒 （*Betainfluenzavirus influenzae*）	人、海豹
丙型流感病毒属	丙型流感病毒 （*Deltainfluenzavirus influenzae*）	人、猪、狗
丁型流感病毒属	丁型流感病毒 （*Gammainfluenzavirus influenzae*）	牛、猪

禽流感病毒（avian influenza virus）属于甲型流感病毒，所有人类的流感病毒都可以引起禽类流感，但不是所有的禽流感病毒都可以引起人类流感。近年来发现某些亚型可传染人类，如 H5N1、H9N2、H7N7、H7N2、H7N3、H7N9 等。

二、生物学特性 🔲 微课/视频 1

流感病毒以球形多见，直径为 80～120nm，新分离株多呈丝状。结构自内而外分别为核心、基质蛋白及包膜三部分。包膜表面有刺突（图 26-1）。

1. 核衣壳　核酸为分节段的单负链 RNA，基因组全长为 10～14.6kb。甲型、乙型流感病毒分 8 个节段，丙型分 7 个节段。节段 1～6 各编码 1 种蛋白，依次为 RNA 多聚酶（PB2、PB1、PA）、血凝素（hemagglutinin，HA）、核蛋白（nucleoprotein，NP）、神经氨酸酶（neuraminidase，NA）；节段 7 编码 2 种基质蛋白（matrix protein，MP）M1、M2；节段 8 编码 2 种非结构蛋白 NS1 （non-structure protein，NS1）、NS2 （NEP）。每个 RNA 节段与 NP 结合构成核糖核蛋白（ribonucleoprotein，RNP），病毒的核衣壳呈螺旋对称；RNP 与 RNA 多聚酶构成病毒核心（图 26-2）。

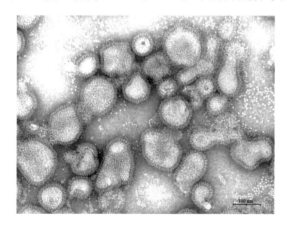

图 26-1　流感病毒形态（透射电镜，标尺 100nm）

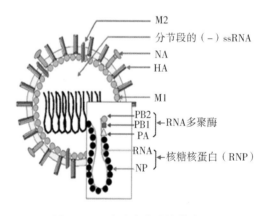

图 26-2　流感病毒结构模式图

2. 包膜　包膜来源于宿主细胞膜，包膜内层为基质蛋白 M1，增加了包膜的硬度和厚度，并促进病毒装配。M1 抗原性较稳定，具有种（型）的特异性。基质蛋白 M2 嵌于包膜中形成膜离子通道，利于病毒脱壳。包膜上嵌有 HA 和 NA 两种糖蛋白刺突，其数量之比为 （4～5）∶1，是甲型流感病毒分亚种（型）的主要依据。HA 为糖蛋白三聚体，呈三棱柱状插在包膜上，主要有以下 3 个功能。①凝集红细胞：HA 因能与人和多种脊椎动物（鸡、豚鼠等）红细胞膜上的唾液酸受体结合使红细胞凝集而得名。②吸附宿主细胞：每个 HA 单体的前体（HA0）必须经细胞蛋白酶裂解形成以二硫键连接的 HA1 和 HA2 亚单位后病毒才具有感染性，其中 HA1 与宿主细胞膜上的唾液酸受体结合，与病毒吸附有关；

HA2 具有膜融合活性，能促进病毒包膜与宿主细胞膜融合并释放核衣壳。③免疫原性：HA 为保护性抗原，可刺激机体产生中和抗体，该抗体也能抑制红细胞凝集，又称红细胞凝集抑制抗体。NA 为糖蛋白四聚体，呈蘑菇状：一端呈扁球形，含有酶的活性中心和抗原位点，另一端呈细杆状镶嵌于包膜的脂质双层中。NA 能水解病毒感染细胞表面受体 N - 乙酰神经氨酸，使病毒从细胞膜上解离，有利于成熟病毒的释放和扩散。NA 也具有抗原性，其相应抗体能抑制酶的水解作用，阻止病毒释放，但不能中和病毒。

3. 抗原变异　抗原易变异是甲型流感病毒最突出的特点，变异通常发生在 HA 和 NA，二者可同时或单独出现。抗原变异有抗原漂移和抗原转变两种形式。

（1）抗原漂移（antigenic drift）　抗原变异幅度小，为量变，NA、HA 氨基酸改变率低于 1%，其原因是病毒 RNA 多聚酶缺乏校正活性导致基因组发生一系列点突变，使其编码的氨基酸序列发生改变，导致亚型内的变异。抗原漂移产生的突变株导致逃逸机体免疫，造成人群中小规模的流行。

（2）抗原转变（antigenic shift）　抗原变异幅度较大，是质变，NA、HA 氨基酸改变率大于 20% ~50%，常形成新的亚型，可导致大规模流行，甚至世界范围内的大流行。目前认为造成抗原转变的主要原因是基因重配（geneticreassortment），当 2 种不同流感病毒感染同一宿主细胞后，二者的核酸节段发生基因重组形成新的亚型。

4. 培养特性　流感病毒可在鸡胚和细胞中培养增殖。初次分离时接种鸡胚羊膜腔最佳，传代可接种于尿囊腔。细胞培养时一般选用猴肾细胞（PMK）、狗肾传代细胞（MDCK）。流感病毒在鸡胚和细胞中增殖后不引起明显的 CPE，需要进一步鉴定和分型。

5. 抵抗力　较弱，不耐热，56℃ 30 分钟即被灭活，在室温下很快丧失传染性，0 ~4℃则可存活数周；对干燥、日光、紫外线以及甲醛、乙醇等敏感。

三、病毒检验

一般在流感流行期间根据典型的症状即可作出初步诊断，但确诊及鉴别诊断、病毒分型、监测新突变株的出现，以及流行病学调查等必须依靠实验检查。

1. 形态学检查　免疫电镜观察快速、直接。一般用相应抗体与标本或细胞培养物相互作用后，电镜下直接观察。对于拭子标本可涂片固定后与甲型、乙型流感病毒的抗体共同孵育，然后用荧光素标记的二抗染色后，在荧光显微镜下观察。

2. 抗原检测　可采用胶体金法和 IFA 直接检测呼吸道分泌物、脱落细胞中的病毒抗原。检测速度快，但敏感性低于核酸检测。病毒抗原检测阳性支持诊断，但阴性不能排除。

3. 核酸检测　目前以 RT - PCR 和 real - time PCR 检测病毒 RNA 应用最多，可用于感染的诊断和分型鉴定。病毒核酸检测的敏感性和特异性很高。对于重症患者，检测下呼吸道标本（肺泡灌洗液、支气管灌洗液、深部痰或气管抽取物）更加准确。

4. 病毒分离培养与鉴定　早期采集呼吸道标本如鼻腔洗液、鼻拭子和咽漱液等可分离到病毒，发病前 3 天分离阳性率最高。标本采集过程中尽量减少污染，低温保存并迅速送检，或置于 -70℃保存。分离培养多接种 9 ~11 日龄鸡胚羊膜腔或尿囊腔，于 33 ~35℃孵育 3 ~4 天后收集羊水或尿囊液进行红细胞凝集试验，如阳性再用红细胞凝集抑制试验分型。标本也可接种 PMK、MDCK 等细胞培养，但病毒增殖后并不出现明显的 CPE，用红细胞吸附试验可判定病毒感染和增殖，用中和试验进行亚型鉴定。

5. 抗体检测　采集患者急性期（发病 1 ~5 天）和恢复期（发病后 2 ~4 周）的双份血清进行微量红细胞凝集抑制试验检测，如恢复期比急性期血清抗体效价升高 4 倍或以上即有诊断意义。

四、临床意义

流感多发生于冬季，病毒感染性较强，主要通过飞沫或气溶胶经呼吸道传播，短时间内在人群中突然发生并迅速蔓延，造成不同规模的流行。1918 年以来发生过多次甲型流感的世界性大流行（表 26 - 2）。乙型流感病毒仅感染人和猪；丙型流感病毒只引起人上呼吸道感染，症状轻微，很少造成流行。

表 26 - 2　引起人类流感大流行的甲型流感病毒亚型

亚型名称	亚型类别	流行年代	代表株
原甲型（A0）	H0N1	1918 ~ 1946	A/PR/8/34（H0N1）
亚洲甲型（A1）	H1N1	1946 ~ 1957	A/FM/1/47（H1N1）
亚洲甲型（A2）	H2N2	1957 ~ 1968	A/Singapore/1/5（H2N2）
香港甲型（A3）	H3N2	1968 ~ 1977	A/HongKong/1/68（H3N2）
新 A1 与 A3 交替型	H1N1、H3N2	1977 ~	A/USSR/90/77/（H1N1）
禽流感亚型	H5N1	1997 ~	
猪流感亚型	H1N1	2009 ~ 2010	
禽流感亚型	H7N9	2013 ~ 2018	

流感病毒感染后一般经 1 ~ 3 天潜伏期，患者发病突然，出现畏寒、发热、头痛、肌痛、咽痛、乏力、鼻塞、咳嗽、流涕等症状，一般持续 1 ~ 5 天，高热可达 38 ~ 40℃。发病初期 2 ~ 3 天鼻咽等分泌物中病毒含量最高，传染性最强，以后则迅速减少。流感属于自限性疾病，无并发症者通常 5 ~ 7 天即可恢复。婴幼儿、老年人以及抵抗力低下的人群多并发细菌感染，常见的细菌包括肺炎链球菌、金黄色葡萄球菌、流感嗜血杆菌等，严重者可危及生命。

第二节　副黏病毒科和肺病毒科

一、副黏病毒科

（一）分类和命名

副黏病毒科（*Paramyxoviridae*）生物学性状与正黏病毒科相似，不同之处见表 26 - 3。该科包括 9 个亚科 23 个属 153 个种。临床常见的有麻疹病毒、腮腺炎病毒、人副流感病毒等，分类见表 26 - 4。

表 26 - 3　正黏病毒科和副黏病科生物学特性比较

生物学性状	正黏病毒科	副黏病毒科
形态大小	球状或丝状，直径 80 ~ 120nm	多形态，直径 150 ~ 500nm
核酸类型	单负链 RNA，7 ~ 8 节段	单负链 RNA，不分节段
复制部位	细胞核	细胞质
刺突	HA、NA	F、HN 或 HA 或 G
溶血作用	-	+
鸡胚培养	生长良好	多数不佳

表 26 - 4　临床常见的副黏病毒科病毒及分类

亚科/属名	种名	常用名
正副黏病毒亚科（*Orthoparamyxovirinae*）		
麻疹病毒属（*Morbillivirus*）	人麻疹病毒（*Morbillivirus hominis*）	麻疹病毒（measles virus）
亨尼帕病毒属（*Henipavirus*）	亨德拉亨尼帕病毒（*Henipavirus hendraense*）	亨德拉病毒（Hendra virus）
Feraresvirinae		
呼吸道病毒属（*Respirovirus*）	喉气管炎呼吸道病毒（*Respirovirus laryngotracheitidis*）	人副流感病毒 1 型
	肺炎呼吸道病毒（*Respirovirus pneumoniae*）	人副流感病毒 3 型
	小鼠呼吸道病毒（*Respirovirus muris*）	仙台病毒（Sendai virus）
正麻疹病毒亚科（*Rubulavirinae*）		
正麻疹病毒属（*Orthorubulavirus*）	*Orthorubulavirus hominis*	人副流感病毒 4a、4b 型
	Orthorubulavirus mammalis	人副流感病毒 2 型
	Orthorubulavirus parotitidis	腮腺炎病毒（mumps virus）

（二）麻疹病毒

麻疹病毒（measles virus，MeV）是麻疹（measles）的病原体，也是麻疹病毒属唯一致人类疾病的成员。麻疹是一种常见的儿童急性传染病，自开展疫苗接种后其发病率大幅度降低，但仍是发展中国家儿童死亡的主要原因之一。

1. 生物学特性　病毒呈球形或丝状，直径为 120～250nm，核衣壳呈螺旋对称，有包膜。病毒核心为不分节段的单负链 RNA，基因组全长约 16kb，共有 6 个结构基因，依次编码核蛋白（nucleoprotein，NP）、磷蛋白（phosphoprotein，P）、基质蛋白（matrix protein，MP）、融合蛋白（fusion protein，F）、血凝素（hemagglutinin，HA）和 RNA 依赖的 RNA 聚合酶（large polymerase，L），其中 HA 和 F 蛋白是包膜表面的刺突。HA 只凝集猴红细胞，并能与信号淋巴细胞激活分子（signaling lymphocytic activation molecule family member1，SLAMF1，即 CD150）及结合素细胞黏附分子 4（nectin cell adhesion molecule4，NECTIN4）受体结合介导病毒吸附，疫苗株还可结合 CD46；F 蛋白具有溶血活性，可使细胞发生融合形成多核巨细胞。麻疹病毒抗原性相对稳定，只有 1 个血清型，但存在轻度变异，如 SSPE 突变株的 M 蛋白和 F 蛋白基因发生突变，影响了病毒的装配、出芽和释放，极少产生游离的病毒，也称"缺陷型麻疹病毒"。

麻疹病毒可在 HeLa、Vero、人胚肾等多种原代细胞或传代细胞中增殖，引起细胞融合，形成多核巨细胞，胞质和胞核内出现嗜酸性包涵体等 CPE。病毒抵抗力弱，56℃ 30 分钟可被灭活，对脂溶剂、一般消毒剂、日光及紫外线等敏感。

2. 病毒检验　根据典型的麻疹临床症状即可确诊，对于轻型及其他不典型麻疹需进行实验室检验。

（1）形态学检查　取患者发病初期的分泌物、脱落细胞等涂片，HE 染色观察有无细胞融合、多核巨细胞，细胞核或胞质内有无嗜酸性包涵体等 CPE。

（2）核酸检测　RT - PCR 或核酸杂交检测标本中病毒 RNA 可进行辅助诊断。

（3）病毒分离培养与鉴定　采集患者发病早期的咽漱液、咽拭子或血液标本，接种 HeLa、Vero 等细胞，经过 7～10 天后观察有无典型的 CPE，采用 IFA、ELISA、核酸杂交等方法鉴定。

（4）免疫学检测　用 ELISA、IFA、中和试验、补体结合试验等检测患者血清中的特异性 IgM 或双份血清中的 IgG；也可用荧光标记的抗体检测病毒抗原。

3. 临床意义　人是麻疹病毒唯一的自然宿主。麻疹好发于冬春季节，人群对麻疹普遍易感，我国以 6 月龄至 5 岁的儿童发病率最高。病毒主要通过飞沫直接传播，也可经接触污染的玩具、用具等传播，传染性极强，潜伏期 10～14 天。主要临床表现为发热、畏光、流涕、咳嗽等结膜炎和上呼吸道卡他症状，此时患者的传染性最强。发病 2 天后口腔两颊内侧黏膜表面可出现特征性的中心灰白、周围红色的柯氏斑（Koplik spot），有助于临床早期诊断；之后 1～3 天，按颈部、躯干、四肢的顺序皮肤先后出现特征性的红色斑丘疹，此即出疹期，病情最为严重；一般 4 天后开始消退，同时体温开始下降、症状减轻。年幼体弱的患儿易继发细菌性肺炎，是导致死亡的主要原因。除典型的麻疹症状外，免疫功能正常、未接种疫苗的少数患儿会出现急性麻疹后脑炎，导致不同轻重的后遗症或死亡；而细胞免疫功能缺陷的患儿多见麻疹包涵体脑炎。此外，大约百万分之一的麻疹患儿在恢复后会发生慢发病毒感染，经过 2～14 年潜伏期后出现中枢神经系统的并发症，即亚急性硬化性全脑炎（subacute sclerosing panencephalitis，SSPE），1～2 年内死亡。麻疹病后人体可获得牢固的免疫力。

（三）腮腺炎病毒

腮腺炎病毒（mumps virus，MuV）是流行性腮腺炎的病原体，在世界范围内广泛分布。

1. 生物学特性　病毒呈球形，直径为 100～200nm，单负链 RNA，基因组长约 15kb，核衣壳呈螺旋对称，包膜上有血凝素 - 神经氨酸酶（haemagglutinin - neuraminidase protein，HN）、融合蛋白 F 和小疏水蛋白（smallhydrophobie protein，SH）。腮腺炎病毒只有 1 个血清型，但是根据 SH 基因序列分为 12 个基因型。病毒能在鸡胚羊膜腔中增殖，也可在猴肾、HeLa、Vero 等细胞中增殖，并使细胞融合，出现多核巨细胞等 CPE。病毒对乙醚、三氯甲烷等脂溶剂以及紫外线、热等敏感。

2. 病毒检验　临床上根据症状等很容易做出诊断，但对不典型病例仍需依靠实验室检查。可采集唾液、尿液、脑脊液等接种鸡胚或培养细胞，观察是否出现细胞融合及多核巨细胞等典型 CPE。此外，也可检测血清中的 IgM、IgG 抗体，或用 RT - PCR 检测病毒核酸。

3. 临床意义　人是腮腺炎病毒唯一宿主，主要通过飞沫传播，好发于冬春季，5～14 岁儿童最易感染。病毒感染后潜伏期一般 2～3 周，临床表现为一侧或双侧腮腺肿大疼痛、发热、乏力等；病毒也可感染胰腺、睾丸、卵巢、肾脏和中枢神经系统等引起相应炎症。腮腺炎病后可获得牢固的免疫力。

（四）人副流感病毒

人副流感病毒（human parainfluenza virus，hPIV）不是病毒分类学的名称，而是一组生物学性状相近、可以导致人类"副流感"的病毒，由 1～4 血清型组成，分别属于呼吸道病毒属（*Respirovirus*）和正麻疹病毒属（*Orthorubulavirus*），见表 26 - 4。

1. 生物学特性　人副流感病毒的形态结构与腮腺炎病毒相似，病毒呈球形，直径为 150～250nm；核酸为不分节段的单负链 RNA，基因组长约 15kb，编码 6 个结构蛋白；核衣壳呈螺旋对称，包膜上嵌有 HN 和 F 蛋白 2 种刺突。病毒可在鸡胚及多种原代或传代细胞中培养，如猴肾或狗肾细胞等。豚鼠、地鼠、雪貂等对病毒敏感，通过鼻腔接种可引起感染。人副流感病毒抵抗力弱，不耐酸、热，在 pH 为 3 的环境中 1 小时即可灭活，4℃ 2～4 小时后失去感染力，故一般保存在 -70℃ 以下。

2. 病毒检验

（1）抗原检测　常用间接 IFA，阳性标本可进一步用各型的单克隆抗体进行分型。此外，也可采用 ELISA、RIA 或免疫电镜技术检测。

（2）病毒分离培养与鉴定　标本包括鼻咽分泌物和咽漱液等，发病早期采集阳性率最高。人副流感病毒生长缓慢，培养早期 CPE 不明显，可用豚鼠红细胞吸附试验来检测；分离到的病毒可用红细胞凝集抑制试验、中和试验或补体结合试验进行鉴定。

（3）抗体检测　可采集患者感染早期和恢复期双份血清测定 IgG 进行回顾性诊断，此外检测血清中的 IgM 可用于早期诊断。

3. 临床意义 副流行性感冒表现为轻型的呼吸道感染。人副流感病毒主要通过飞沫或密切接触传播。以 hPIV1 ~ 3 型感染最为多见，可导致各年龄人群的上呼吸道感染，但 5 岁以下小儿下呼吸道感染较常见，病毒感染后病情轻，具有自限性，且可以重复感染。

二、肺病毒科

（一）分类和命名

肺病毒科（*Pneumoviridae*）是一类较大的有包膜负链 RNA 病毒，包括 2 个属 5 个种。对人类致病的主要是偏肺病毒属（*Metapneumovirus*）的人偏肺病毒（*Metapneumovirus hominis*）和正肺病毒属（*Orthopneumovirus*）的人正肺病毒（*Orthopneumovirus hominis*），其常用名为呼吸道合胞病毒（human respiratory syncytial virus，HRSV），是引起婴幼儿下呼吸道感染的重要病原体，因其在组织细胞培养能导致细胞融合而得名。

（二）生物学特性

病毒有球形和丝状两种形态，球形直径为 70 ~ 190nm，核酸为不分节段的单负链 RNA。基因组全长约 15kb，共有 10 个基因，编码 11 种蛋白，其中包膜糖蛋白刺突包括 G 蛋白和 F 蛋白，分别介导病毒吸附和穿入宿主细胞，二者均可诱导保护性免疫应答。SH 在包膜上可能作为离子通道，其功能尚不清楚。HRSV 可在 HeLa、Hep－2 等多种细胞中缓慢增殖并引起明显 CPE，其特点是形成含有多个胞核的融合细胞及胞内嗜酸性包涵体。猩猩、狒狒、大鼠、小鼠、雪貂等多种动物对 HRSV 敏感，但感染后多无症状。HRSV 抵抗力较弱，不耐酸、热和胆汁，在 pH 3 的环境中或 55℃ 5 分钟可被灭活。

（三）病毒检验

由于多种呼吸道病毒感染后引起的临床症状很相似，因此确诊 HRSV 感染需依靠实验室检测。最可靠的方法是在发病早期采集呼吸道分泌物进行病毒的分离培养，如观察到多核巨细胞或融合细胞可作出初步诊断。因副流感病毒也可引起细胞融合，故应与其区别。其他快速检测方法有 IFA、ELISA、RIA 等直接检测病毒抗原，RT－PCR 检测病毒核酸。还可检测血清抗体。

（四）临床意义

HRSV 主要通过飞沫传播，也可通过接触污染物传播，传染性强，主要流行期在冬季和早春。感染的潜伏期一般为 4 ~ 5 天，各年龄段人群对 HRSV 都易感，但症状各不相同：婴幼儿（尤其是 2 ~ 6 月龄的婴儿）对 HRSV 非常敏感，常引起细支气管炎、肺炎等较为严重的疾病，严重者可导致死亡；成人多表现为普通感冒。该病毒感染后不会产生持久免疫力。

> ▶ **知识拓展**
>
> **靶向测序技术多重联合检测呼吸道病原体**
>
> 呼吸道感染是人类疾病和死亡的最主要原因之一。引起呼吸道感染的病原体种类包括细菌、真菌、病毒、支原体和衣原体等，不同病原体引起的感染治疗方法不同，而及时有效的抗感染治疗能明显改善患者的预后。因此，快速、准确地检测和鉴别致病微生物具有非常重要的意义。靶向测序技术（targeted next－generation sequencing，tNGS）是基于多重 PCR 扩增与高通量测序两种技术的结合，不依赖于传统的微生物培养，直接对样本中病原体的核酸靶向扩增、快速测序、自动分析，快速、准确。呼吸道病原体多重联合检测目前可以针对常见的几十甚至上百种病原体，为及时有效的抗感染治疗提供依据。

第三节　黄病毒科

一、分类和命名

黄病毒科（*Flaviviridae*）是一大群有包膜的单正链 RNA 病毒，包括 4 个属 97 个种。对人致病的主要是正黄病毒属（*Orthoflavivirus*）和丙型肝炎病毒属（*Hepacivirus*）。正黄病毒属包括许多重要的人类病原体，如黄热病病毒、登革病毒、寨卡病毒、日本脑炎病毒、西尼罗病毒和蜱传脑炎病毒，该属大部分病毒通过节肢动物传播，也称为虫媒病毒（arbovirus）。部分病毒属于高致病性病原微生物，见表26 – 5。

表 26 – 5　黄病毒科临床常见病毒及其危害程度

属名	种名	常用名	危害程度
Orthoflavivirus	*Orthoflavivirus denguei*	登革病毒（Dengue virus）	第三类
	Orthoflavivirus japonicum	日本脑炎病毒（Japanese encephalitis virus）	第二类
	Orthoflavivirus nilense	西尼罗病毒（West Nile virus）	第二类
	Orthoflavivirus kyasanurense	卡萨诺尔森林病病毒（Kyasanur Forest disease virus）	第一类
	Orthoflavivirus loupingi	跳跃病毒（louping ill virus）	第一类
	Orthoflavivirus omskense	鄂木斯克出血热病毒（Omsk hemorrhagic fever virus）	第一类
	Orthoflavivirus louisense	圣路易斯脑炎病毒（St. Louis encephalitis virus）	第一类
	Orthoflavivirus flavi	黄热病病毒（yellow fever virus）	第一类
	Orthoflavivirus encephalitidis	蜱传脑炎[a]病毒（tick – borne encephalitis virus）	第一类
		库姆灵厄病毒（Kumlinge virus）	第一类
		汉扎洛瓦病毒（Hanzalova virus）	第一类
		希普尔病毒（Hypr virus）	第一类
	Orthoflavivirus zikaense	寨卡病毒（Zika virus）	第三类
Hepacivirus	*Hepacivirus hominis*	丙型肝炎病毒（hepatitis C virus）	第三类

a 这里特指亚欧地区传播的蜱传脑炎、俄罗斯春夏脑炎和中欧型蜱传脑炎。

二、日本脑炎病毒

日本脑炎病毒（Japanese encephalitis virus，JEV）首先分离于日本，是流行性乙型脑炎（epidemic encephalitis B，乙脑）的病原体，故也称流行性乙型脑炎病毒（epidemic type B encephalitis B virus），简称乙脑病毒。

（一）生物学特性

病毒呈球形，直径约 50nm（图 26 – 3），核酸为单正链 RNA，基因组全长 10.2kb，只有一个 ORF，编码衣壳蛋白 C，成熟病毒体的膜蛋白 M 或细胞内非成熟病毒的前膜蛋白 PrM、包膜蛋白 E 等结构蛋白，以及非结构蛋白 NS1 ~ NS5。核衣壳由核酸与 C 蛋白构成，呈 20 面体立体对称，外被包膜，包膜表面有刺突糖蛋白 E，介导病毒与宿主细胞表面受体结合，可诱导机体产生中和抗体，是病毒的主要抗原，E 蛋白还能凝集雏鸡、鸽等的红细胞；包膜内含有膜蛋白 M，主要参与病毒的装配

（图26-4）。非结构蛋白NS1位于感染细胞表面，并可分泌到胞外，抗原性强，能诱导机体产生细胞免疫和体液免疫；NS3为RNA解螺旋酶，NS5为RNA聚合酶。

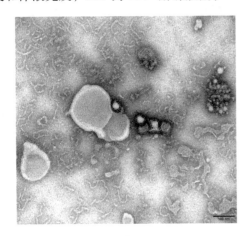

图26-3　日本脑炎病毒形态

（透射电镜，标尺100nm）

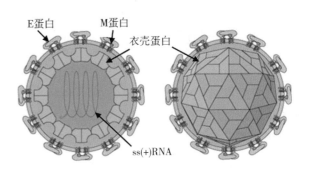

图26-4　日本脑炎病毒结构模式图

JEV抗原性稳定，只有一个血清型，根据E蛋白编码基因可将JEV分为5个基因型。JEV最易感的动物是乳鼠，脑内接种后病毒大量增殖最终导致死亡。病毒可在地鼠肾、幼猪肾等原代细胞，以及AP61、C6/36蚊传代细胞内增殖，产生明显的CPE。该病毒对酸和脂溶剂敏感，不耐热，56℃30分钟或100℃2分钟均可灭活病毒。

（二）病毒检验

1. 抗原检测　可用IFA、ELISA等技术直接检测脑脊液或血液中的乙脑病毒抗原进行早期诊断。

2. 核酸检测　RT-PCR、real-time PCR检测病毒核酸的特异性和敏感性均高，适合于抗体检测阴性患者的早期快速诊断，近年来应用广泛。

3. 病毒分离培养与鉴定　采集尸体脑组织、患者脑脊液或发病早期的血液、蚊悬液等标本，接种Vero细胞、鸡胚或C6/36蚊细胞，病毒增殖后观察CPE，利用鹅红细胞吸附试验、IFA等进行鉴定。

4. 抗体检测　ELISA检测患者血清中IgM是目前早期诊断较为理想的方法，也可检测双份血清中IgG的变化。

（三）临床意义

乙脑是我国及亚洲地区夏秋季流行的主要传染病之一。病毒主要在蚊-动物-蚊间循环传播，我国乙脑病毒的传播媒介主要为三带喙库蚊。家畜和家禽一般为隐性感染，但病毒可在其体内引起短暂的病毒血症，尤其是幼猪，成为人类的传染源。人感染后多数表现为轻型全身感染，数日后自愈。极少数患者体内的病毒可通过血脑屏障进入脑组织增殖，引起脑膜及脑组织炎症、神经元变性坏死等，临床表现为高热、意识障碍、抽搐、颅内压升高及脑膜刺激征等严重的中枢神经系统的症状，死亡率高。病毒感染1周后机体产生中和抗体，可阻止病毒血症的发生及病毒的进一步扩散，同时细胞免疫也参与感染的控制。显性或隐性感染都可获得牢固的免疫力。疫苗接种可有效保护易感人群。

三、登革病毒

登革病毒（Dengue virus，DENV）是人类登革热（Dengue fever，DF）、登革出血热/登革休克综合征（Dengue hemorrhagic fever/Dengue shock syndrome，DHF/DSS）的病原体。登革病毒的感染广泛流行

于全球的热带和亚热带地区，特别是东南亚、太平洋岛国及加勒比海地区，其中以与我国接壤的东南亚国家最为严重。

（一）生物学特性

与日本脑炎病毒相似，病毒颗粒呈球状，直径为 45～55nm，核酸为单正链 RNA，全长约 11kb，编码 3 种结构蛋白和 7 个非结构蛋白，两端为非编码区。核衣壳呈 20 面体立体对称，包膜上有 2 种糖蛋白，包膜表面刺突为包膜糖蛋白 E，与病毒吸附、穿入宿主细胞有关，还具有中和抗原表位；包膜内有膜蛋白 M，具有型和群的特异性，据此可分为 4 个血清型，部分型间及与其他黄病毒有交叉反应。登革病毒可在多种哺乳动物和昆虫细胞中生长，病毒型别、细胞种类及传代次数不同引起不同程度的 CPE。1～3 日龄小鼠对登革病毒最敏感，脑内接种 1 周后可发病死亡。该病毒对低温抵抗力强，人血清中的病毒贮存于普通冰箱传染性可保持数周；不耐热、酸、乙醚，50℃ 30 分钟或 100℃ 2 分钟能使之灭活，对紫外线、0.05% 甲醛、三氯甲烷、胆汁、高锰酸钾等敏感。

（二）病毒检验

1. 抗原检测 常用 IFA、ELISA 等方法检测病毒抗原。

2. 核酸检测 依赖核酸序列的扩增技术（NASBA）、RT–PCR、real–time PCR 等可用于病毒的早期快速诊断和分型。

3. 病毒分离培养与鉴定 采集发病早期患者的血清、血浆、白细胞或尸检组织（肝脏、淋巴结等）、蚊虫标本悬液，接种乳鼠脑内、伊蚊胸腔或培养细胞内，出现 CPE 后用中和试验、补体结合试验、间接 IFA 等进行鉴定及分型。

4. 抗体检测 可采用补体结合试验、红细胞凝集抑制试验、中和试验、ELISA、空斑减少中和试验、免疫印迹、快速层析等方法检测患者血清中的 IgG 和 IgM。

（三）临床意义

人和灵长类动物是登革病毒的主要自然宿主，传染源主要为患者和隐性感染者，主要通过白纹伊蚊和埃及伊蚊传播。典型的登革热是自限性疾病，病情较轻，表现为发热、头痛、骨或关节疼痛、皮疹及浅表淋巴结肿大等。DHF/DSS 病情较重，开始为典型登革热，随后病情迅速发展，出血加重，伴周围循环衰竭，甚至出现休克死亡。

四、丙型肝炎病毒

丙型肝炎病毒（hepatitis C virus，HCV）是丙型肝炎的病原体，HCV 感染易慢性化。

（一）生物学特性

病毒呈球形，直径约 50nm，核衣壳呈 20 面体立体对称，核酸为单正链 RNA，有感染性，基因组全长约 9.6kb，仅有 1 个 ORF，编码 10 种蛋白（图 26–5），至少有 3 种结构蛋白，衣壳蛋白 C 和包膜蛋白 E1、E2，还有 p7 蛋白。E1 最易发生变异，是 HCV 易引起慢性肝炎的原因之一，也是疫苗研制的主要障碍。各区编码产物及主要特征见表 26–6。根据全基因组序列的差异可将 HCV 分为 8 个型，各型间全差异为 30%～35%。我国以 1 型和 2 型多见。

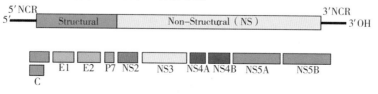

图 26–5 丙型肝炎病毒的基因组结构及编码蛋白模式图

表 26 – 6　HCV 基因组各区编码产物及主要特征

基因区	编码产物	主要特征及功能
5′ – NCR		含核糖体结合位点，对病毒复制及病毒蛋白转译有重要调节作用；核苷酸序列最保守，病毒株间差异小，可用于基因诊断
C	核心蛋白	具有强抗原性，可诱发机体产生抗 – C 抗体，几乎存在于所有丙型肝炎患者血清中，且持续时间较长，有助于 HCV 感染的诊断
E1、E2	包膜糖蛋白	呈二聚体。E1 区变异最大
P7	结构蛋白不确定	功能不清楚
NS2		NS2 介导 NS2/NS3 连接的自催化裂解，并参与病毒组装释放
NS3、NS4	酶	NS3 具有丝氨酸蛋白酶、解旋酶和 NTPase 活性，裂解其他非结构蛋白间连接；NS4A 为蛋白酶，辅助 NS3 蛋白酶活性；NS4B 诱导膜复制复合物在内质网形成
NS5A	一种丝氨酸磷蛋白	对病毒的复制和装配起关键作用
NS5B	RNA 聚合酶	具有 RNA 依赖的 RNA 多聚酶活性
3′ – NCR		可能与病毒复制有关

　　HCV 的细胞培养迄今仍很困难，黑猩猩是研究 HCV 感染的动物模型，其感染过程、急性期的表现、宿主的免疫应答等与人类 HCV 感染十分相似。

　　该病毒抵抗力不强，对酸、热不稳定，对三氯甲烷、乙醚等敏感，紫外线、甲醛、次氯酸、煮沸等理化因素均可使其感染性丧失，60℃ 30 小时可完全灭活血液或血制品中的 HCV。

　　（二）病毒检验

　　1. 抗原检测　外周血中丙型肝炎核心抗原（HCVcAg）与病毒 RNA 有良好的相关性，但血清水平低，常规免疫学方法难以检测到。

　　2. 核酸检测　HCV – RNA 是 HCV 感染的直接证据，其检测有助于诊断急性 HCV 感染、ALT 正常 HCV 感染、抗 HCV 阴性 HCV 感染，尤其是在感染早期抗体产生之前具有特殊的价值，此外还常用于评价抗 HCV 药物的病毒学疗效。目前主要采用 RT – PCR、巢式 RT – PCR 和 real – time PCR 等。

　　3. 抗体检测　HCV 感染后机体可产生针对结构蛋白和非结构蛋白的抗体，用 ELISA 检测简单、快速，可用于丙型肝炎的诊断、献血员的筛选和流行病学调查，但目前尚有一定的假阳性率，需用重组条带免疫印迹法（recombinant strip immunoblot assay，RIBA）、核酸检测等来排除假阳性。此外，目前已有实验室采用蛋白质芯片技术检测血清中 HCV 不同蛋白片段抗体。

　　（三）临床意义

　　HCV 感染呈世界分布，其主要传播途径包括血液传播、性接触传播、母婴传播和家庭内接触传播，但近半数 HCV 感染者传播途径不明；目前丙型肝炎占输血后肝炎的 80% ~ 90%。HCV 的致病机制与病毒的直接作用和免疫病理损伤有关。研究表明，丙型肝炎患者血清 HCV RNA 的含量与血清丙氨酸转移酶（ALT）的水平呈正相关，提示 HCV 的复制与肝细胞损伤有关。HCV 感染极易慢性化，与原发性肝癌关系密切。HCV 感染不能诱导有效的免疫保护反应。

第四节　冠状病毒科

一、分类和命名

　　冠状病毒科（Coronaviridae）属于套式病毒目（Nidovirales）棒状病毒亚目（Cornidovirineae），为

一群有包膜的单正链 RNA 病毒，是已知 RNA 病毒中基因组最大的病毒，因病毒在电镜下形似"日冕"而得名。该科包括 3 个亚科 6 个属 28 个亚属 54 个种。其中对人类致病的主要是正冠状病毒亚科（*Orthocoronavirinae*）的甲型冠状病毒属（*Alphacoronavirus*）和乙型冠状病毒属（*Betacoronavirus*），有 7 个种，其分类及所致疾病见表 26 – 7。

表 26 – 7　冠状病毒临床常见病毒分类及所致疾病

属/亚属名	种名	常用名	致病
Alphacoronavirus			
Duvinacovirus	*Alphacoronavirus chicagoense*	人冠状病毒 229（human coronavirus 229E，EHCoV 229E）	普通感冒
Setracovirus	*Alphacoronavirus amsterdamense*	人冠状病毒 NL63（human coronavirus NL63，HCoV NL63）	普通感冒
Betacoronavirus			
Embecovirus	*Betacoronavirus gravedinis*	人冠状病毒 OC43（human coronavirus OC43，HCoV OC43）	普通感冒
	Betacoronavirus hongkongense	人冠状病毒 HKU1（human coronavirus HKU1，HCoV HKU1）	普通感冒
Merbecovirus	*Betacoronavirus cameli*	MERS – CoV（Middle East respiratory syndrome – related coronavirus，MERS – CoV）	中东呼吸综合征（MERS）
Sarbecovirus	*Betacoronavirus pandemicum*	SARS 冠状病毒（severe acute respiratory syndrome coronavirus，SARS – CoV）	严重急性呼吸综合征（SARS）
	Betacoronavirus pandemicum	SARS 冠状病毒 2（severe acute respiratory syndrome coronavirus2，SARS – CoV – 2）	新型冠状病毒感染，2019 冠状病毒病（COVID – 19）

二、SARS – CoV

SARS – CoV 是人类严重急性呼吸综合征（severe acute respiratory syndrome，SARS）的病原体。2003 年 4 月 16 日，WHO 正式宣布 SARS 的病原体为一种新型冠状病毒，并将其命名为 SARS 冠状病毒（SARS – CoV）。

（一）生物学特性

SARS – CoV 呈球形，直径为 60 ~ 120nm。基因组全长约 29.7kb，有 14 个 ORF，至少编码 28 种蛋白质，包括刺突糖蛋白（S）、包膜蛋白（E）、膜蛋白（M）、核蛋白（NP）等结构蛋白，以及 RNA 多聚酶、蛋白酶、解旋酶等多种非结构蛋白。RNA 与 NP 结合构成核衣壳，包膜中有 E 蛋白，表面有 S 蛋白和 M 蛋白。S 蛋白为病毒的主要抗原，可与宿主细胞受体血管紧张素转化酶 2（ACE2）结合，并与细胞融合有关。M 蛋白为跨膜蛋白，参与包膜的形

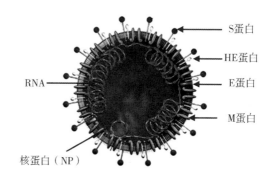

图 26 – 6　冠状病毒结构模式图

成。在一些亚类中还有 HE 糖蛋白（红细胞凝集素酯酶）（图 26 – 6）。

病毒可在人胚肺、人胚肾等原代细胞中生长，并可引起 Vero 细胞、FRhK – 4 等细胞的 CPE。病毒不耐酸、热，但对热的抵抗力较其他冠状病毒强；低温下较稳定，可冻存数年而仍有感染性，56℃ 30

分钟可灭活病毒。该病毒对脂溶剂和化学消毒剂中的氧化剂敏感，过氧乙酸、碘伏、含氯化合物、丙酮、甲醛、75% 乙醇等作用 5 分钟可灭活病毒。

（二）病毒检验

SARS - CoV 实验室检测方法包括病毒核酸检测、抗体检测和细胞培养等。病毒的分离细胞培养或样本处理等操作必须在生物安全 3 级（BSL - 3）实验室中按照操作规程进行。

1. 标本的采集和防护 原则上在接触患者标本时，必须按照规定戴口罩、眼镜，穿防护服，戴手套，并且按照消毒规定处理。主要标本包括呼吸道分泌物、血清或抗凝血标本、粪便标本等。

2. 核酸检测 RT - PCR 检测标本中 SARS - CoV RNA 是理想快速的检测方法。

3. 病毒分离培养与鉴定 将含病毒的标本接种在 Vero 等细胞中增殖，病毒分离后再进一步鉴定。

4. 免疫学检测 一般在发病 12 天后抗体检出率最高，故不能用于早期诊断。目前常用 ELISA、IFA 检测患者血清中 IgM、IgG 抗体。

（三）临床意义

SARS - CoV 的主要传播途径有近距离飞沫传播、直接和间接接触等。传染源主要是患者。感染病毒后潜伏期一般为 2 ~ 10 天，随后患者出现高热，同时伴有头痛、乏力、关节痛、干咳、胸闷等，上呼吸道症状不明显。一般肺部病变进展很快，严重的病例出现呼吸困难、低氧血症，并进一步产生呼吸窘迫，可致死亡。

三、SARS - CoV - 2

2019 年 12 月，研究人员通过高通量测序从不明原因肺炎患者肺泡灌洗液样本中获得了冠状病毒全长基因组序列，并成功分离到冠状病毒，称作 2019 年新型冠状病毒（2019 novel coronavirus，2019 - nCoV）。2020 年 2 月 11 日，世界卫生组织将新型冠状病毒感染导致的肺炎正式命名为 2019 冠状病毒病（Coronavirus Disease 2019，COVID - 19）。同时，ICTV 将新型冠状病毒命名为 SARS - CoV - 2。

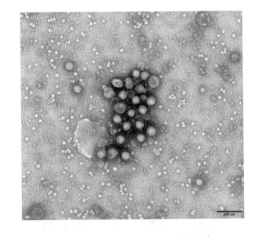

图 26 - 7　SARS - CoV - 2 形态
（透射电镜，标尺 200nm）

（一）生物学特性

SARS - CoV - 2 具有典型的冠状病毒形态特征（图 26 - 7），也主要依靠 S 蛋白上的受体结合域（RBD）识别宿主细胞受体 ACE2 介导感染。SARS - CoV - 2 在人群中流行和传播过程中基因频繁发生突变，当不同的亚型或子代分支同时感染人体时，还会发生重组，某些突变或重组会导致病毒与 ACE2 亲和力增强，在细胞内复制和传播力增强，S 蛋白一些氨基酸突变也会增加对疫苗的免疫逃逸能力和降低不同亚分支变异株之间的交叉保护能力，导致"突破感染"和一定比例的再感染。

（二）病毒检验

1. 核酸检测 可采用核酸扩增方法检测呼吸道标本（鼻咽拭子、咽拭子、痰、气管抽取物）或其他标本中的病毒核酸，real - time PCR 目前最常用。

2. 抗原检测 采用胶体金法、IFA 检测呼吸道标本病毒抗原，速度快，其敏感性与感染者病毒载量呈正相关，病毒抗原检测阳性支持诊断，但阴性不能排除。

3. 病毒分离培养 从呼吸道标本、粪便标本等可分离、培养获得病毒。

4. 血清学检测 特异性 IgM、IgG 抗体发病 1 周内阳性率均较低。恢复期 IgG 抗体水平为急性期 4 倍或以上升高有回顾性诊断意义。

（三）临床意义

SARS – CoV – 2 为高致病性冠状病毒。传染源主要是患者，在潜伏期即有传染性，发病后 3 天内传染性最强。新冠病毒传播方式主要包括飞沫传播和接触传播，潜伏期多为 3 ~ 7 天。主要表现为咽干、咽痛、咳嗽、发热等。部分患者可伴有肌肉酸痛、嗅觉味觉减退或丧失、鼻塞、流涕、腹泻等。少数患者病情继续发展，发热持续，并出现肺炎相关表现。重症患者多在发病 5 ~ 7 天后出现呼吸困难和（或）低氧血症。严重者可快速进展为急性呼吸窘迫综合征、脓毒症休克、难以纠正的代谢性酸中毒和凝血功能障碍及多器官功能衰竭等。

第五节　逆转录病毒科

一、分类和命名

逆转录病毒科（*Retroviridae*）是一类含有逆转录酶（reverse transcriptase）的 RNA 病毒，目前分为 2 个亚科 11 个属 65 个种，对人类致病的主要有正逆转录病毒亚科（*Orthoretrovirinae*）中慢病毒属（*Lentivirus*）的人类免疫缺陷病毒（human immunodeficiency virus，HIV）和 δ 逆转录病毒属（*Deltaretrovirus*）的人类嗜 T 细胞病毒 1（human T – cell lymphotropic virus type1，HTLV – 1），HTLV – 1 是灵长类嗜 T 细胞病毒 1（primate T – lymphotropic virus1，PTLV1）的一个型（表 26 – 8）。逆转录病毒的主要特征有：①病毒呈球形，有包膜，表面有刺突；②病毒基因组由 2 条相同的单正链 RNA 组成，病毒体含有逆转录酶和整合酶；③病毒 RNA 复制经过一个逆转录过程成为双链 DNA，然后整合到宿主细胞染色体 DNA 中，称为前病毒；④具有 *gag*、*pro*、*pol* 和 *env* 4 个结构基因和多个调节基因；⑤宿主细胞受体决定病毒的组织嗜性，成熟的子代病毒以出芽的方式释放。

表 26 – 8　逆转录病毒科临床常见病毒及分类

属名	种名	常用名
Deltaretrovirus	*Deltaretrovirus bovleu*	牛白血病病毒（bovine leukemia virus）
	Deltaretrovirus priTlym1	灵长类嗜 T 细胞病毒 1（PTLV1）
	Deltaretrovirus priTlym2	灵长类嗜 T 细胞病毒 2（PTLV2）
	Deltaretrovirus priTlym3	灵长类嗜 T 细胞病毒 3（PTLV3）
Lentivirus	*Lentivirushumimdef1*	人类免疫缺陷病毒 1（HIV – 1）
	Lentivirushumimdef2	人类免疫缺陷病毒 2（HIV – 2）

二、人类免疫缺陷病毒 　微课/视频2

人类免疫缺陷病毒（human immunodeficiency virus，HIV）是人类获得性免疫缺陷综合征（acquired immune deficiency syndrome，AIDS，也称艾滋病）的病原体，包括 HIV – 1 和 HIV – 2（习惯上称为

型），HIV-1 是引起全球艾滋病流行的主要病原体，HIV-2 仅局限于西部非洲，且毒力较弱。

（一）生物学特性

病毒呈球形，直径为 80~100nm（图 26-8）。核心为棒状或截头圆锥状，有包膜，包膜上嵌有包膜糖蛋白 gp120 和跨膜糖蛋白 gp41 组成的刺突。核衣壳呈 20 面体对称，内有核衣壳蛋白、RNA、逆转录酶、整合酶等（图 26-9）。

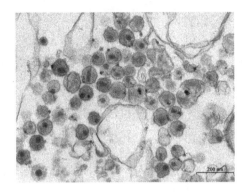

图 26-8　HIV 形态

（H-9 细胞培养切片，透射电镜，标尺 200nm）

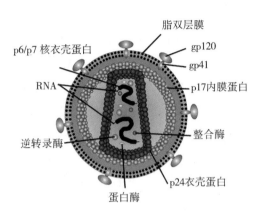

图 26-9　HIV 结构模式图

HIV 基因组由 2 条相同的单正链 RNA 组成。前病毒基因组全长约 9.3kb，中间为 *gag*、*pro*、*pol* 和 *env* 等 4 个结构基因及 *tat*、*rev*、*nef*、*vif* 等 6 个调节基因，两端为长末端重复序列（long terminal repeats，LTRs），含有启动子、增强子、TATA 序列，对病毒基因组转录的调控起关键作用（图 26-10）。4 个结构基因编码病毒的结构蛋白和酶。*gag* 基因翻译时先形成前体蛋白 p55，然后在蛋白酶的作用下裂解成内膜蛋白（p17）、衣壳蛋白（p24）和核衣壳蛋白（p7）等。*pro* 基因编码蛋白酶（p11），*pol* 基因编码病毒复制所需的酶类，包括逆转录酶（p66/p51）、整合酶（p32）。*env* 基因编码糖蛋白前体 gp160，在蛋白酶作用下分解为 gp120 和 gp41 两种包膜糖蛋白。6 个调节基因的编码产物控制着病毒基因的复制与表达，在致病过程中发挥重要作用（表 26-9）。

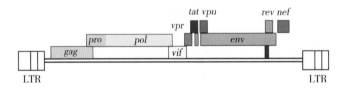

图 26-10　HIV-1 前病毒基因组结构图

表 26-9　HIV 的主要基因及其编码蛋白

基因		编码产物	主要功能和特点
结构基因	*gag*	p17	内膜蛋白
		p24	衣壳蛋白，特异性高，与其他逆转录病毒无交叉反应
		p6/p7	核衣壳蛋白
	pro	p11	蛋白酶
	pol	p66/p51	逆转录酶，具有多聚酶和 RNaseH 的作用，与病毒复制有关
		p32	整合酶

基因		编码产物	主要功能和特点
	env	gp120	外膜蛋白，与细胞 CD4 受体结合，完成吸附
		gp41	跨膜蛋白，促进病毒与细胞膜融合
调节基因	*tat*	Tat	反式激活因子，与 LTR 应答元件结合启动和促进病毒 mRNA 转录
	rev	Rev	反式激活因子，调节 mRNA 剪接，促进 mRNA 转运至细胞质
	nef	Nef	负调控因子，非 HIV 复制所必需，提高 HIV 的复制能力和感染性
	vif	Vif	促进病毒装配和成熟
	vpu	Vpu	下调 CD4 的表达，促进病毒颗粒释放
	vpr	Vpr	逆转录激活因子，转运病毒 DNA 至细胞核，抑制细胞生长

HIV-1 和 HIV-2 的核酸序列差异超过 40%。根据 *env* 基因序列现将 HIV-1 分为 M、O、N、P 共 4 个组，以 M 组的流行最为广泛，又可进一步分为若干亚型等。HIV 具有高度变异性，各基因的变异程度不一，*env* 最易发生突变，导致其编码的 gp120 抗原发生变异，这是病毒免疫逃逸的主要机制，也给疫苗的研制带来困难。

HIV 对理化因素的抵抗力较弱，0.1% 漂白粉、70% 乙醇、0.3% H_2O_2 或 0.5% 过氧乙酸等对病毒均有灭活作用；56℃ 30 分钟可被灭活，但在室温病毒活性可保持 7 天；紫外线或 γ 射线不能完全灭活 HIV。

（二）病毒检验

HIV 感染的实验检测主要包括 HIV 抗体检测、HIV 抗原抗体检测、HIV 核酸检测等。筛查试验通常用 HIV 抗体检测或 HIV 抗原抗体检测，确证 HIV 感染的补充试验包括抗体补充试验（HIV-1/2 抗体确证试验）和核酸补充试验（HIV-1 核酸定性和定量检测）。

1. HIV 抗体检测或 HIV 抗原抗体检测 HIV 抗体检测可同时检测 HIV-1/2 抗体。HIV 抗原抗体检测可同时检测 HIV-1/2 抗体和抗原。抗体筛查试验常用 ELISA、化学发光或 IFA、快速检测试验等。确证试验包括 Western blot、重组条带免疫印迹法（RIBA）、放射免疫沉淀试验（RIPA）及 IFA 等。

2. 核酸检测 是目前 HIV 检测最敏感的手段。用 RT-PCR 检测血浆中的 HIV RNA 主要作为补充试验。Real-time PCR 检测感染者血浆的游离病毒 RNA 拷贝数（病毒载量）可用于监测病情进展、评价抗病毒治疗的效果。此外，也可用 PCR 直接检测外周血单核细胞中的前病毒 DNA，用于血清抗体出现前的急性期的诊断。我国现有的 HIV 核酸检测仅针对 HIV-1，不能检测 HIV-2。

3. 病毒的分离培养 一般用 HIV 阴性者的外周血单个核细胞（PBMC）与受检者样本（PBMC、全血、血浆、精液及其他体液）共培养。可检测培养液中逆转录酶的活性或 p24 抗原，也可观察 CPE，鉴定需要核酸序列测定。

（三）临床意义

艾滋病是一类严重危害人类健康的传染病，传染源是 HIV 感染者和 AIDS 患者，主要传播途径有性传播、血液及血制品传播、母婴传播等方式。从初始感染 HIV 到终末期是一个较为漫长、复杂的过程，在病程的不同阶段，与 HIV 相关的临床表现也是多种多样的。典型 AIDS 分为急性感染期、无症状期和艾滋病期。①急性感染期：通常发生于 HIV 感染后的 6 个月内。部分感染者在急性期出现 HIV 病毒血症和免疫系统急性损伤相关的临床表现。临床表现以发热最为常见，可伴有咽痛、腹泻、皮疹、关节疼痛、淋巴结肿大及神经系统症状。大多数患者临床症状轻微，持续 1~3 周后自行缓解。此时在血液中可检测到 HIV RNA 和 p24 抗原，HIV 抗体 2~3 周内逐渐由阴转阳，伴随 CD4$^+$T 细胞计数一过性减少，CD4$^+$T/CD8$^+$T 细胞比值倒置和 T 细胞异常免疫激活。②无症状期：患者可从急性期进入此期，或无明显的急性期症状而直接进入此期。持续时间一般为 4~8 年。此期，CD4$^+$T 细胞计数逐渐下降及 CD4$^+$T/CD8$^+$T 细胞比值倒置。可出现淋巴结肿大等表现。临床上需结合流行病学史以实现尽早检测和及时诊断。③艾滋病期：此期主要临床表现为 HIV 相关症状、体征及多种机会性感染和肿瘤。患者血中能稳定检出高水平的 HIV，CD4$^+$T 细胞计数低于 200 个/μl、CD4$^+$T/CD8$^+$T 细胞 <1、HIV 抗体阳性。

三、人类嗜 T 细胞病毒

人类嗜 T 细胞病毒 1（human T-cell lymphotropic virus type 1，HTLV-1）是 PTLV1 的一个型，也称人类 T 细胞白血病病毒 1（human T-cell leukemia virus type 1），是 20 世纪 80 年代发现的第一个人类逆转录病毒，引起成人 T 细胞白血病（adult T-cell leukemia，ATL）。HTLV-2 是 PTLV2 的一个型，首先在毛细胞白血病患者体内分离到，但其与淋巴增生性疾病之间的临床相关性尚未建立。

（一）生物学特性

HTLV-1 与 HIV 的结构类似，病毒呈球形，直径约 100nm，病毒包膜表面的刺突为糖蛋白 gp46，能与细胞表面 CD4 分子结合，与病毒的感染、侵入细胞有关，gp21 为跨膜蛋白，p24 为衣壳蛋白，病毒核心由 2 条相同的单正链 RNA、逆转录酶和核衣壳蛋白 p15 组成（图 26-11）。前病毒基因组全长约 8.7kb，两端为 LTR，中间从 5′端至 3′端依次排列 *gag*、*pro*、*pol* 和 *env* 4 个结构基因和 *tax*、*rex* 2 个调节基因，结构基因的功能与 HIV 基本一致；*tax* 和 *rex* 编码与病毒 RNA 合成和加工有关的蛋白质。

（二）病毒检验

目前 HTLV 的实验室诊断主要依靠病毒抗体或核酸的检测，病毒的分离鉴定较少用。病毒 *gag* 基因和 *env* 基因编码的蛋白具有一定的免疫原性，故可采用 ELISA、间接 IFA、化学发光、颗粒凝集等方法检测患者血清中 p21 抗体进行筛查，然后 Western blot 确证。此外，还可用 PCR 或 RT-PCR 检测血浆或外周血中的病毒的 RNA 或前病毒 DNA 辅助诊断。

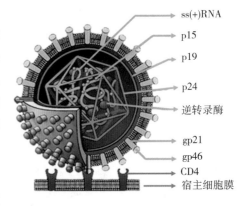

图 26-11　HTLV-1 结构模式图

（三）临床意义

HTLV-1 主要经输血、注射或性接触等传播，也可通过胎盘、产道或哺乳等途径垂直传播。病毒仅感染 CD4$^+$T 淋巴细胞并在其中生长，使受感染的 T 细胞发生转化，最后发展为 T 淋巴细胞白血病。此外，HTLV-1 还可引起热带痉挛性下肢轻瘫及 B 细胞淋巴瘤。HTLV-1 引起细胞恶变的机制还不完全清楚。

第六节　布尼亚病毒纲

一、分类和命名

布尼亚病毒纲（*Bunyaviricetes*）目前包括 2 个目 15 个科 4 个亚科 69 个属 592 个种。有些病毒可导致人类严重疾病，如汉坦病毒科的部分病毒和内罗病毒科的克里米亚 – 刚果出血热病毒等。

二、汉坦病毒科

汉坦病毒科（*Hantaviridae*）归 *Elliovirales* 病毒目，包括 4 个亚科 8 个属 53 个种，其中对人致病的主要是正汉坦病毒属（*Orthohantavirus*），该属分为 35 个种（习惯上称为型）。汉坦病毒的原型病毒为分离自韩国汉滩江疫区黑线姬鼠中的汉滩病毒（Hantaan virus），为区分病毒种和科的名称，中文译名用"汉坦病毒"表示汉坦病毒科或泛指该科的各种病毒，而"汉滩病毒"则是表示该科正汉坦病毒属中的一个型别—汉滩型。部分汉坦病毒可导致人类肾综合征出血热（hemorrhagic fever with renal syndrome，HFRS）或汉坦病毒肺综合征（hantavirus pulmonary syndrome，HPS）（表 26 – 10）。我国是目前世界上 HFRS 疫情最严重的国家之一。

表 26 – 10　临床常见汉坦病毒种类及致病特点

种名	常用名（缩写）	主要宿主	所致疾病	地域分布
Orthohantavirus hantanense	汉滩病毒（Hantaan virus, HTNV）	黑线姬鼠	HFRS（重）	亚洲东部、欧洲东部
Orthohantavirus seoulense	首尔病毒（Seoul virus, SEOV）	褐家鼠	HFRS（中）	亚洲东部
Orthohantavirus dobravaense	多布拉伐病毒（Dobrava virus, DOBV）	黄劲姬鼠	HFRS（重）	欧洲东部
Orthohantavirus puumalaense	普马拉病毒（Puumala virus, PUUV）	棕背坪鼠	HFRS（轻）	欧洲东部、北部
Orthohantavirus tulaense	图拉病毒（Tula virus, Tulv）	田鼠	HFRS	欧洲
Orthohantavirus sinnombreense	辛诺柏病毒（Sin Nombre virus, SNV）	鹿鼠	HPS	美洲
Orthohantavirus andesense	安第斯病毒（Andes virus, ANDV）	长尾米鼠	HPS	阿根廷、智利
Orthohantavirus bayoui	长昭病毒（bayou virus, BAYV）	沼泽米鼠	HPS	美国

（一）生物学特性

汉坦病毒呈多形性，多数为直径 80～160nm 球形（图 26 – 12），有包膜，核酸为单负链 RNA，有大（L）、中（M）、小（S）3 个片段，每个片段的 3′端和 5′端碱基序列互补形成一个环状结构。核蛋白（N）由 S 片段（1.2～2.1kb）编码，免疫原性强，可刺激机体产生体液免疫和细胞免疫，并分别与 3 个 RNA 片段结合形成核衣壳蛋白（RNP）；包膜糖蛋白（Gn 和 Gc）由 M 片段（3.4～3.8kb）编码，镶嵌于包膜表面，均有中和抗原表位和血凝素活性，在 pH 5.6～6.4 时可凝集鹅红细胞；RNA 多聚酶（L）由 L 片段（6.5～6.6kb）编码，在病毒复制中起重要作用。

常用人肺传代细胞（A549）、非洲绿猴肾细胞（Vero – E6）、人胚肺二倍体细胞以及地鼠肾细胞培养汉坦病毒，但增殖速度慢，一般不引起明显的 CPE，需用 IFA 测定病毒抗原来证实；病毒在感染细胞质内形成的包涵体，由病毒核衣壳蛋白构成。该病毒的易感动物较多，如黑线姬鼠、长爪沙鼠、大鼠、乳小鼠和金地鼠等，实验感染后除乳小鼠外无明显症状，在肺、肾等组织中可检出大量病毒。

汉坦病毒抵抗力弱，对热、酸及乙醚、三氯甲烷等脂溶剂和去氧胆酸盐敏感，一般消毒剂、紫外线照射、60℃ 1 小时可以灭活病毒，4～20℃ 相对稳定。

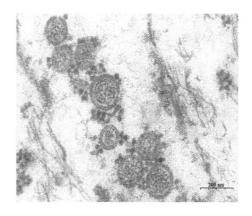

图 26 – 12　汉坦病毒形态
（Vero 细胞培养切片，透射电镜，标尺 200nm）

（二）病毒检验

1. 抗原检测 采用免疫组化法可检测到患者病理组织中的病毒抗原。

2. 核酸检测 根据病毒 S 或 M 基因片段的保守区设计引物，用巢式 RT - PCR 或 real - time PCR 检测感染早期血标本具有较高敏感性及特异性，且可用于分型和测定病毒的载量。

3. 病毒分离培养与鉴定 该法敏感性低，一般只用于疫区首例病毒或新亚型的确认。采集患者急性期血液（或死者脏器组织）、尿液或疫区鼠肺标本，接种于非洲绿猴肾细胞（Vero - E6）、人胚肺二倍体细胞等中培养；病毒在细胞内增殖一般不引起可见的 CPE，需用 IFA、ELISA 等方法检测病毒抗原确认。

4. 抗体检测 IgM 在发病后 1~2 天内即可在患者血清中检出，可持续长达 2 个月以上，且阳性率高达 95% 以上，具有早期诊断价值，目前常用的方法有捕获 ELISA、IFA、胶体金法等，而且用重组抗原检测抗体可进行血清学分型。IgG 出现也较早，3~4 天后可检出，10~14 天达高峰，双份血清滴度升高 4 倍以上方可确诊。

（三）临床意义

汉坦病毒的主要宿主和传染源为啮齿类动物，主要包括姬鼠属、家鼠属、田鼠属、白足鼠属等，在我国主要是黑线姬鼠和褐家鼠，通常感染病毒的动物不会发病。人对汉坦病毒普遍易感，可以通过接触其尿液、唾液和粪便等排泄物及其气溶胶经皮肤伤口、呼吸道和消化道等途径感染。感染的发生和流行具有明显的季节性，这与动物的分布及活动密切相关。病毒感染后潜伏期 2~4 周，起病急，发展快，发病程度与病毒的感染量相关。病毒可以感染人体多种细胞，如淋巴细胞、巨噬细胞、血小板等，尤其以血管内皮细胞最常见。某些型别感染后引起 HFRS，典型表现为高热、出血、肾脏损害、低血压和免疫功能紊乱；某些型别的病毒感染后引起 HPS，以双侧肺弥漫性浸润、间质水肿并迅速发展为呼吸窘迫、衰竭为特征，病死率高。人类感染后可获得稳定而持久的免疫力。

三、克里米亚 - 刚果出血热病毒

克里米亚 - 刚果出血热病毒（Crimean - Congo hemorrhagic fever virus，CCHFV）属于 *Hareavirales* 病毒目内罗病毒科（*Nairoviridae*）正内罗病毒属（*Orthonairovirus*），其种名为出血热正内罗病毒（*Orthonairovirus haemorrhagiae*），是克里米亚 - 刚果出血热（Crimean - Congo hemorrhagic fever，CCHF）的病原体，也称克里米亚 - 新疆出血热病毒（Crimean - Xinjiang hemorrhagic fever virus，CXHFV），在我国列为第一类高致病性病原微生物。

（一）生物学特性

CCHFV 的生物学特征与汉坦病毒相似。病毒呈圆形或卵圆形，直径为 80~120nm，20 面体立体对称衣壳，有包膜，表面有血凝素。病毒核酸为单负链 RNA，由大（L）、中（M）、小（S）3 个环状的片段组成，分别编码 RNA 聚合酶、包膜糖蛋白和核蛋白。

病毒对新生小白鼠、大白鼠、金黄色地鼠均有致病力，并可在乳鼠脑、鸡胚、地鼠肾及 Vero - E6 等细胞中繁殖。对脂溶剂、去氧胆酸钠等敏感，在 pH 3 以下作用 90 分钟，56℃ 30 分钟均可灭活，低浓度甲醛可使其灭活而保持其抗原性，真空干燥后在 4℃ 可保存数年。

（二）病毒检验

CCHFV 的实验室检测技术主要包括病毒的分离与鉴定、血清学检测和分子生物学检测。1~3 日龄的乳鼠对该病毒高度易感，可用于病毒分离和传代，采集急性期患者的血清或血液进行乳鼠颅内接种，阳性率可达 90% 以上。用 ELISA、IFA、红细胞凝集抑制试验等检测特异性抗体可用于早期诊断和流行病学调查。采用巢式 RT‐PCR 或 real‐time PCR 扩增病毒的 S 基因片段可进行快速诊断和分型。

（三）临床意义

克里米亚‐刚果出血热是一种自然疫源性疾病，硬蜱是其传播媒介，CCHFV 主要分布在有硬蜱活动的荒漠和牧场，宿主是子午砂鼠、塔里木鼠、长耳跳鼠等野生啮齿动物，以及牛、羊、马、骆驼等家畜；人群对该病毒普遍易感，但患者多为青壮年。人感染后潜伏期 7 天左右，起病急，有高热、剧烈头痛、肌痛等症状，出血现象明显，但一般无明显的肾功能损害，病死率 10%～30%。患者病后 1 周左右血清中可出现中和抗体，2 周左右达高峰，并可持续多年。病后免疫力持久。

第七节　丝状病毒科

一、分类和命名

丝状病毒科（*Filoviridae*）是一类呈丝状、有包膜的单负链 RNA 病毒，包括 9 个属 16 个种，其中正埃博拉病毒属（*Orthoebolavirus*）和正马尔堡病毒属（*Orthomarburgvirus*）与人类关系密切。正埃博拉病毒属包括 6 个种，其分类和致病性见表 26‐11，其中本迪布焦正埃博拉病毒（BDBV），扎伊尔正埃博拉病毒（EBOV）和苏丹正埃博拉病毒（SUDV）对人类有高的致死性。正马尔堡病毒属包括马尔堡病毒（*Orthomarburgvirus marburgense*）1 个种。

表 26‐11　正埃博拉病毒属病毒分类及致病性

种名	常用名（缩写）	对人致病
孟加拉正埃博拉病毒 （*Orthoebolavirus bombaliense*）	Bombali virus（BOMV）	不清楚
本迪布焦正埃博拉病毒 （*Orthoebolavirus bundibugyoense*）	Bundibugyo virus（BDBV）	人高致病性
扎伊尔正埃博拉病毒 （*Orthoebolavirus zairense*）	Ebola virus（EBOV）	人高致病性
雷斯顿正埃博拉病毒 （*Orthoebolavirus restonense*）	Reston virus（RESTV）	隐性感染
苏丹正埃博拉病毒 （*Orthoebolavirus sudanense*）	Sudan virus（SUDV）	人高致病性
泰氏（伊森林）正埃博拉病毒 （*Orthoebolavirus taiense*）	Taï Forest virus（TAFV）	严重，非致死性

二、埃博拉病毒

埃博拉病毒（Ebola virus，EBOV）是埃博拉出血热（Ebola hemorrhagic fever，EHF）的病原体，可引起人类严重且往往致命的烈性传染性疾病，死亡率为 50%～90%。"埃博拉"是刚果（金）北部的一条河流的名字，因埃博拉出血热首次在此地暴发，"埃博拉病毒"也因此而得名。

（一）生物学特性

病毒呈细长丝状，平均直径为 96～98nm，长度变化较大，可长达 20μm，感染性高的多为 800nm

（300～1500nm），可呈分枝形、"U"形、"6"形或环形等多种形态，以分枝形最多见（图26－13）。病毒有包膜，包膜表面有长为8～10nm的糖蛋白（GP）刺突。核衣壳呈螺旋对称，核酸为单负链RNA，基因组全长约18.9kb，编码7个结构蛋白和1个非结构蛋白。基因顺序为3′－先导区－NP－VP35－VP40－GP/sGP－VP30－VP24－L－5′末尾区，两端为非编码区，携带有控制病毒基因组翻译、复制和包装的重要信号。sGP是GP的早期产物，可干扰免疫细胞对病毒的杀伤；GP由2个亚基组成，GP1与宿主细胞表面受体结合，GP2与宿主细胞膜融合有关；NP是主要核蛋白，与次要核蛋白VP30聚合，然后与聚合酶辅助因子VP35及RNA聚合酶（L）一起形成复合物，并与病毒RNA结合构成核衣壳；VP40是Ⅰ型干扰素抑制剂，与VP24共同构成病毒的基质蛋白（图26－14）。

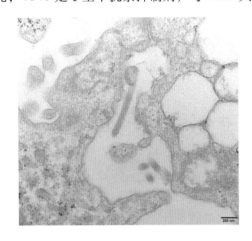

图26－13　埃博拉病毒形态

（Vero细胞培养切片，透射电镜，标尺200nm）

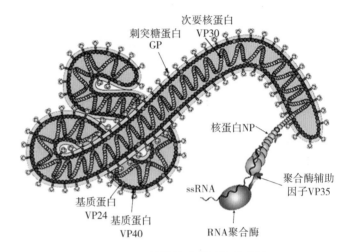

图26－14　埃博拉病毒结构模式图

EBOV可在人、猴、豚鼠等哺乳类动物细胞中增殖，其中Vero－98、Vero－E6、HeLa－229细胞最敏感。病毒接种后6～7小时出现CPE，表现为细胞圆化、皱缩，胞质内可见纤维状或颗粒状结构的包涵体，培养物中能检测到病毒的RNA。猕猴接种病毒后可产生与人类疾病相似的症状体征并引起死亡。该病毒对热有中度抵抗力，在室温下感染性稳定，60℃1小时大部分病毒被灭活；对紫外线、γ射线、甲醛、次氯酸、酚类等消毒剂和脂溶剂均敏感。

（二）病毒检验

埃博拉病毒高度危险，与活病毒相关的实验必须在BSL－4实验室中进行。

1. 抗原检测　检测病毒抗原与检测病毒核酸的一致性接近100%，敏感度高。可采用ELISA检测血清中病毒抗原，或IFA检测感染动物肝、脾中病毒抗原。

2. 核酸检测　采用RT－PCR等核酸扩增方法检测。一般发病后1周内患者的血清中可检测到病毒核酸。

3. 病毒分离培养与鉴定　采集发病1周内患者血清，用Vero细胞进行分离培养。

4. 抗体检测　患者症状出现后2～9天血液中出现特异性IgM抗体，持续存在1～6个月，IgG抗体在发病后6～18天出现，持续存在2年以上。血清特异性IgM抗体多采用IgM捕捉ELISA法检测，IgG抗体多采用ELISA、IFA等方法检测。

（三）临床意义

感染埃博拉病毒的人和灵长类动物均可为本病传染源。人类对埃博拉病毒普遍易感。可通过接触患者和被感染动物的血液、体液、分泌物、排泄物及其他污染物而被感染，也具有性传播的可能性。埃博拉出血热的潜伏期为2～21天。临床表现主要为突起发热、疲劳、肌肉疼痛、头痛、咽痛等非特异性症状，随后出现呕吐、腹泻、皮疹、肝肾功能受损症状以及内出血和外出血（如牙龈渗血、便中带血）等，平均病死率高达 50% 。

三、马尔堡病毒

马尔堡病毒（Marburg virus，MARV）是马尔堡出血热（Marburg hemorrhagic fever，MHF）的病原体，因来自非洲绿猴并主要在非洲流行，故又被称为绿猴病病毒和非洲出血热。MARV 生物学性状与 EBOV 相似，病毒直径约为 80nm，长度变化较大，700～1400nm，感染性高的多为 665nm，呈多种形态。病毒有包膜和刺突。核酸为单负链 RNA，基因组长约 19.1kb，编码 7 种病毒蛋白。MARV 目前只发现一种血清型。该病毒可在 Vero 细胞、Vero－E6 细胞和 HeLa 细胞等细胞中增殖。病毒对热有中度抵抗力，56℃ 30 分钟不能完全灭活，但 60℃ 1 小时感染性丧失，在室温及 4℃存放 35 天其感染性基本不变，－70℃可以长期保存；一定剂量的紫外线、γ 射线、次氯酸、酚类、脂溶剂、β－丙内酯等均可灭活。人类对 MARV 普遍易感，发病无明显季节性。受病毒感染的动物是重要的传染源。病毒传染性强，主要经密切接触传播，气溶胶、污染的注射器也可引起传播，并存在性传播的可能性。病毒侵入机体后潜伏期一般为 3～9 天，临床表现为多系统损害，以发热、出血症状为主，病情严重者可因循环系统、肝、肾功能衰竭和出血性休克而死亡。病毒学检测可早期采集患者血液、皮肤组织活检标本，采用 ELISA、IFA、IHC 等方法检测病毒 N 抗原，也可进行病毒分离培养、RT－PCR 检测病毒 RNA，以及检测血清 IgM、IgG。

第八节　马氏病毒科和披膜病毒科

一、马氏病毒科

（一）分类和命名

马氏病毒科（*Matonaviridae*）是一类小型的有包膜、单正链 RNA 病毒。该科包括风疹病毒属（*Rubivirus*）1 个属 3 个种，其中风疹病毒（*Rubivirus rubellae*）感染人类。

（二）风疹病毒

风疹病毒（rubella virus，RuV）是风疹（也称德国麻疹）的病原体，也是第一个被证明具有致畸性的病毒。

1. 生物学特性　病毒呈不规则球形，直径为 50～90nm。核酸有感染性，基因组全长约 9.7kb，含 2 个 ORF，ORF1 编码 2 个非结构蛋白（P150 和 P90），参与病毒的复制，ORF2 编码 3 种结构蛋白，分别是衣壳蛋白 C 和包膜糖蛋白 E1、E2，其中 E1 和 E2 为包膜刺突，E1 具有膜融合活性，是病毒主要抗原并含有中和表位，E2 与宿主细胞表面受体结合介导吸附，C 蛋白与病毒 RNA 结合构成核衣壳（图 26－15）。风疹病毒只有一个血清型。

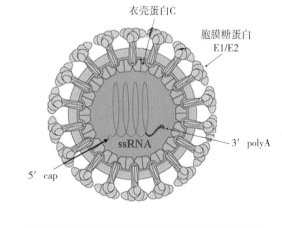

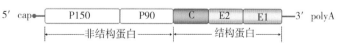

图 26－15　风疹病毒及基因结构模式图

RuV 能在人羊膜细胞、兔或猴肾细胞等多种细胞中增殖，但仅在少数细胞中引起 CPE。病毒在外界环境生存能力弱，对乙醚等脂溶剂及紫外线敏感，不耐酸和热，56℃ 30 分钟或 pH 低于 3 即可灭活，4℃ 保存不稳定。

2. 病毒检验　妊娠早期检测风疹病毒的感染对于减少畸形儿非常重要，已成为我国孕妇围产期优生检测的常规指标，并被列为监测管理疾病。此外，有许多出疹性的疾病与风疹的临床症状相似，且有约 50% 的感染者为亚临床感染。因此，风疹的确诊必须依靠实验室检测。

（1）核酸检测　利用核酸杂交、RT - PCR、基因芯片、环介导等温扩增（LAMP）等方法检测孕妇血液、咽漱液、鼻洗液、羊水或绒毛膜中病毒的 RNA。其中 RT - PCR 具有快速、灵敏度高和特异性强的特点，适用于 RuV 感染的快速和早期诊断，也可用于大样本的初筛。

（2）病毒的分离培养　采集咽拭子、外周血单核细胞、新生儿血浆或尿液，接种 Vero、BHK21 等细胞后，通过电镜检查病毒颗粒或用抗体检测病毒抗原确证，该法可鉴定风疹病毒，但耗时长且不敏感，不作为诊断的常规方法。

（3）免疫学检测　风疹病毒感染后 14～18 天机体开始出现相应 IgG 和 IgM 抗体，几乎与出疹同时，IgM 抗体 2 个月内消失（图 26 - 16）。目前主要采用抗体捕获 ELISA、间接 ELISA、红细胞凝集抑制、乳胶凝集、IFA、蛋白质芯片等方法检测血清中的 IgG、IgM 抗体，其中 IgG 抗体需采集双份血清。此外，还可检测胎儿绒毛膜中的病毒抗原。

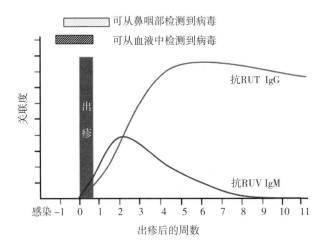

图 26 - 16　典型风疹病毒感染的免疫反应

3. 临床意义　人是 RuV 的唯一自然宿主，RuV 感染分为先天和后天两种。

后天感染即通常说的风疹（acquired rubella）。病毒通过飞沫经呼吸道传播，人群普遍对风疹病毒易感，但以儿童多见。潜伏期 2 周左右，主要表现为低热、咽痛，面部出现红疹并逐渐延及全身，同时伴有耳后和枕下淋巴结肿大。成人症状一般较重，除皮疹外还可出现关节炎、血小板减少性紫癜，少数严重者发生疹后脑炎或脑脊髓膜炎。

RuV 是常见的先天致畸病毒之一，最严重的危害是通过垂直传播引起胎儿先天感染。妊娠早期（血清抗体阴性的）孕妇感染后，病毒可经过胎盘感染胎儿，特别是妊娠前 3 个月感染，胎儿感染的风险可高至 90%。病毒在胎儿的器官细胞中增殖，引起器官发育障碍。表现为血管缺陷、白内障、耳聋、先天性心脏病、智力低下、畸形等，即先天性风疹综合征（congenital rubella syndrome，CRS），亦可导致流产或死胎等。

RuV 感染后机体能获得牢固的免疫力，因此对儿童和育龄妇女有计划地接种风疹疫苗，对于优生优育有重要意义。

二、披膜病毒科

(一) 分类和命名

披膜病毒科（*Togaviridae*）是一类单正链 RNA 病毒。现包括甲病毒属（*Alphavirus*）1 个属，32 个种。

(二) 甲病毒属

甲病毒属是一类以蚊虫等吸血节肢动物为传播媒介，能引起人或家畜疾病的病原体，目前发现 10 余种能引起人类疾病，人类感染甲病毒后可能出现两种临床综合征：急性脑炎和神经系统疾病，急性和慢性肌肉骨骼疾病和关节炎（表 26 - 12）。

表 26 - 12　临床常见甲病毒属种类及致病特点

种名	常用名	主要宿主	所致疾病	主要分布
Alphavirus barmah	巴马森林病毒 （Barmah Forest virus）	人	皮疹、关节炎、肌肉痛	澳大利亚
Alphavirus chikungunya	基孔肯雅病毒 （Chikungunya virus）	人、灵长类	基孔肯雅热	非洲、亚洲
Alphavirus mayaro	马亚罗病毒 （Mayaro virus）	人、灵长类	皮疹、关节炎	南美洲
Alphavirus eastern	东方马脑炎病毒 （Eastern equine encephalitis virus）	马、鸟	东方马脑炎	南美洲
Alphavirusonyong	欧尼恩病毒 （Onyong - nyong virus）	人、灵长类	皮疹、关节炎	非洲
Alphavirusrossriver	罗斯河病毒 （Ross River virus）	人、哺乳动物	皮疹、关节炎	南美洲、澳大利亚
Alphavirus semliki	西门利启森林病毒 （Semliki Forest virus）	鸟	皮疹、关节炎	非洲
Alphavirus sindbis	辛德毕斯病毒 （Sindbis virus）	鸟	皮疹、关节炎	欧洲、非洲、澳大利亚
Alphavirus tonate	图纳特病毒 （Tonate virus）	人	脑炎	南美洲
Alphavirus una	乌纳病毒 （Una virus）	人、灵长类	皮疹、关节炎	南美洲
Alphavirus venezuelan	委内瑞拉马脑炎病毒 （Venezuelan equine encephalitis virus）	啮齿动物、马	委内瑞拉马脑炎	美洲
Alphavirus western	西方马脑炎病毒 （Western equine encephalitis virus）	鸟、哺乳动物	西方马脑炎	北美洲

1. 生物学特性　甲病毒生物学性状与风疹病毒相似，病毒呈球形，直径约 70nm，核衣壳呈 20 面体立体对称，外被包膜，包膜表面有刺突。病毒核酸为单正链 RNA，基因组长为 11～12kb，含 2 个 ORF，分别编码 4 个非结构蛋白和 3 个结构蛋白。非结构蛋白（NSP1～NSP4）在病毒的转录和复制过程中具有重要作用，结构蛋白包括衣壳蛋白 C、P62 和包膜 E1，其中 P62 为前体蛋白可水解为包膜蛋白 E2 和 E3，与 E1 形成聚合物糖蛋白刺突，结合宿主细胞受体并介导与细胞膜融合，还具有红细胞凝集活性并能刺激宿主产生中和抗体。甲病毒可在许多哺乳类和鸟类的组织培养细胞中增殖，如鸡或鸭胚、仓鼠肾、BHK21、Vero 等细胞，可引起 CPE，此外在蚊细胞内增殖良好，但增殖过程与其在脊椎动物细胞显著不同，且一般不产生 CPE。病毒对乙醚、三氯甲烷等脂溶剂敏感，对胰酶有抵抗力，福尔马林、紫外线和 60℃ 加热均可在短时间内灭活病毒。

2. 病毒检验　可采集患者血清标本，用 Vero、C6/36、BHK - 21 和 HeLa 等敏感细胞进行病毒分离，或用 ELISA、免疫层析、IFA 等方法检测病毒的特异性 IgG 或 IgM 抗体，以及 RT - PCR 和 real - time PCR 等方法检测病毒 RNA。

3. 临床意义 节肢动物是甲病毒的传播媒介，病毒可在蚊虫间水平传播并在其体内增殖，并可经卵传代。多种甲病毒成员可引起严重的但无生命危险的疾病，表现为发热、皮疹和关节痛等症状，少数甲病毒，如东方马脑炎病毒、西方马脑炎病毒及委内瑞拉马脑炎病毒能引起人类和马等动物的致死性脑炎。

第九节　弹状病毒科

一、分类和命名

弹状病毒科（*Rhabdoviridae*）是一类外形呈子弹状、有包膜的单负链 RNA 病毒。病毒宿主范围广，可感染植物、节肢动物、脊椎动物及水生生物等。该科有 4 个亚科 56 个属 434 个种。其中以 α 弹状病毒亚科（*Alpharhabdovirinae*）狂犬病病毒属（*Lyssavirus*）的狂犬病病毒（*Lyssavirus rabies*）最常见、对人类危害最大。

二、狂犬病病毒

狂犬病病毒（Rabies virus，RABV）是一种能引起人和动物狂犬病（rabies）的嗜神经病毒。狂犬病又称"恐水症（Hydrophobia）"，是由动物传播的致死性传染病，至今尚无有效治疗方法。狂犬病在全球范围广泛存在，我国传染病防治法将其列为乙类传染病。

（一）生物学特性

狂犬病病毒形态类似子弹状，一端圆尖，另一端平坦或稍凹，大小为（100 ~ 300）nm × 75nm（图 26 - 17）。核衣壳呈螺旋对称，由病毒 RNA、

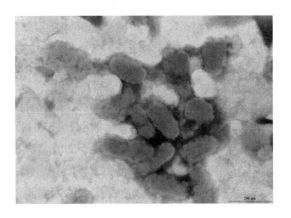

图 26 - 17　狂犬病病毒形态
（透射电镜，标尺 200nm）

核蛋白（N）、多聚酶 L 及磷蛋白 P 组成，有包膜，包膜内层有基质蛋白（M），包膜表面有糖蛋白（G）刺突。

病毒核酸为单负链 RNA，基因组全长近 12kb，从 3′到 5′端依次编码 5 种蛋白，为核蛋白 N、磷蛋白 P、包膜基质蛋白 M、糖蛋白 G、RNA 聚合酶 L 蛋白，序列高度保守。病毒 RNA 与核蛋白 N 紧密结合形成核糖核蛋白（RNP），可保护病毒核酸不被核酸酶降解，同时也为病毒基因的复制、转录提供结构基础；N 蛋白还具有病毒属的特异性，能够以 RNP 的形式诱导机体产生保护性细胞免疫；L 蛋白和其辅助因子蛋白 P（旧称 M1 蛋白）是病毒基因转录、复制所必需的活性蛋白。包膜外的刺突糖蛋白 G 为三聚体，具有嗜神经细胞的特性，可识别易感细胞膜上特定的病毒受体，与病毒的血凝性、感染性和毒力有关，此外，G 蛋白还有型特异性的抗原决定簇，并可诱导机体产生中和抗体。

狂犬病病毒可在鸡胚细胞、地鼠肾细胞、犬肾细胞、人二倍体细胞等多种细胞中增殖。病毒有较强的嗜神经组织性，在患病动物或人的中枢神经细胞（主要是大脑海马回的锥体细胞）中增殖时，可

在胞浆内形成一个或数个、圆形或卵圆形、直径 20～30nm 的嗜酸性包涵体，即内基小体（Negri body），具有特异性诊断价值。狂犬病病毒在体外抵抗力弱，对紫外线、日光、干燥及热等敏感，100℃ 2 分钟或 56℃ 30 分钟即被灭活，酸、碱、甲醛、乙醇、碘酒、肥皂水、去污剂等也可灭活病毒；但脑组织中的病毒室温或 4℃ 以下可保持感染 1～2 周，冷冻干燥可存活数年。

（二）病毒检验

根据动物咬伤史和典型的临床表现通常即可诊断狂犬病，但也有约 40% 的狂犬病例属瘫痪型，即表现不典型病例需要实验室检测。实验室检测主要用于潜伏期、发病早期或咬伤不明确的可疑患者，动物和人狂犬病的死后诊断，及测定机体内的狂犬病毒抗体评估疫苗接种效果。目前尚无实验室方法可确认处于潜伏期的狂犬病患者，人被犬或其他动物咬伤后不宜立即杀死可疑动物，应检查其是否患狂犬病：将动物隔离观察 7～10 天，若不发病，一般认为其未患狂犬病或咬人时唾液中无狂犬病毒；若动物出现狂犬病症状，杀死动物取脑组织制成切片或印片后，进行直接 IFA 检查病毒抗原或内基小体。所有潜在有感染的材料均应在 BSL－2 或 BSL－3 实验室进行，动物实验应在 BSL－3 实验室中进行。

1. 形态学检查　显微镜直接检查死亡患者或病犬脑组织内基小体即可确诊。

2. 病毒的分离培养　取患者唾液样本、泪液、脑脊液或其他样本接种敏感细胞（鼠神经传代细胞、Vero 细胞或 BHK21 细胞等），通过检测病毒抗原做出诊断。也可将标本处理后接种新生乳鼠脑内，若其 6～10 天内出现痉挛、麻痹等症状，在动物脑组织中镜检发现内基小体可确诊。此法需时较长，不能为临床提供早期诊断。

3. 抗原检测　患者发病后最初几天常可在其唾液、角膜印片、尿液或皮肤中检出病毒抗原，检测病毒抗原一般是敏感的。多采用快速狂犬病酶免疫检测法（rapid rabies enzyme immunodetection，RREID）、直接快速免疫组化法（direct rapid immunohistochemistry test，DRIT）、IFA 法进行检测。

4. 抗体检测　脑脊液及血清中的病毒中和抗体常常于病后 7～10 天才出现，故抗体检测多用于评价狂犬病疫苗的免疫效果。可用中和试验、补体结合试验、红细胞凝集抑制试验、IFA 技术、ELISA 等方法检测抗体，其中中和试验是以灭活的病毒抗原检测病毒的中和抗体（主要是 G 蛋白抗体），重复性和特异性好，结果稳定。

5. 核酸检测　狂犬病病毒 RNA 可在唾液、脑脊液、泪液、皮肤活检样本和尿等样本中检出。由于病毒排出的间歇性，应对液体样本（如唾液和尿）进行连续检测。目前多用 RT－PCR 法检测标本中狂犬病病毒 RNA 中核蛋白（N）基因保守区序列。

（三）临床意义

狂犬病病毒主要在动物中传播，能引起多种家畜和野生动物的自然感染，如犬、猫、家畜、狐狸、松鼠等。人对该病毒普遍易感，人感染后潜伏期 2 周到数年不等，临床表现为呼吸和吞咽困难、恐水、恐光等，最终因脑实质损伤患者出现呼吸、循环衰竭而死亡。狂犬病目前无有效的治疗方法，一旦发病，死亡率接近 100%。病毒感染后可刺激机体产生中和抗体，具有保护作用，故动物咬伤后应立即进行伤口处理，并接种狂犬病病毒灭活疫苗进行暴露后预防接种；如果咬伤严重，应联合使用狂犬病人免疫球蛋白（rabies immune globulin，RIG）或抗狂犬病血清进行被动免疫。

第十节　δ 病毒属

δ 病毒属（*Deltavirus*）归三角病毒科（*Kolmioviridae*），该属有 8 个种（表 26－13）。HDV 是一种

缺陷病毒，含负链环状 RNA。其生物学特性、病毒检验与临床意义见第二十四章有包膜 DNA 病毒的第二节。

表 26-13　δ 病毒属病毒种类

种名	代表病毒名（缩写）	种名	代表病毒名（缩写）
Deltavirus cameroonense	hepatitis D virus 7（HDV7）	*Deltavirus peruense*	hepatitis D virus 3（HDV3）
Deltavirus carense	hepatitis D virus 6（HDV6）	*Deltavirus senegalense*	hepatitis D virus 8（HDV8）
Deltavirus italiense	hepatitis D virus 1（HDV1）	*Deltavirus taiwanense*	hepatitis D virus 4（HDV4）
Deltavirus japanense	hepatitis D virus 2（HDV2）	*Deltavirus togense*	hepatitis D virus 5（HDV5）

答案解析

？ 思考题1

案例　患者，男，大学生，22 岁。

主诉：近半年来感觉疲乏无力、盗汗、咽痛、腹泻，全身不适等类似感冒样症状，未经治疗。近 3 周出现不明原因的低热、关节疼痛、伴腹泻，体重明显下降。

既往史：否认食物、药物过敏史，有同性伴侣 3 年。

基本检查：颈部、腋下、腹股沟淋巴结现肿大。实验室检查：RBC 3.8×10^{12}/L，WBC 2.1×10^9/L、中性粒细胞 0.61×10^9/L、淋巴细胞 1.1×10^9/L。$CD4^+T/CD8^+T < 1$。

问题

（1）如果怀疑 HIV 感染，为明确诊断，该患者还需要做哪些检查？

（2）该病原体的传播途径有哪些？

？ 思考题2

案例　患儿，女，3 岁。

家人主诉：患儿于 3 天前开始发热，体温最高 40℃，流涕，泪眼，在家服用退烧药后，体温退下又升高。1 天前耳后发际开始出现红色皮疹，且逐渐向颈部、面部、躯干蔓延。

既往史：既往体健，否认食物、药物过敏史。既往接种史不详。

基本检查：神志清，精神尚可，卡他面容，面部、耳后、躯干可见红色斑丘疹及部分出血样皮疹。眼结膜充血，口腔黏膜柯氏斑阳性。心肺听诊无异常。腹部平软，肝脾肋下未触及。

问题

（1）为明确诊断，该患儿还需要做哪些检查？

（2）该疾病有哪些并发症？

？ 思考题3

案例　患者，男，17 岁。

主诉：3 天前开始高热，自行在社区医院购买感冒药服用，并未缓解。随后出现头疼，腹痛，腰痛，全身疼痛，眼睛肿胀，牙龈出血、尿少。

既往史：既往体健，否认食物、药物过敏史。3 周前有老鼠接触史。

基本检查：体温 39.5℃，面部颈部潮红，胸前有散在的出血点，结膜充血。实验室检查：血常规：Hb 120.2g/L，RBC 3.5×10^{12}/L，WBC 8.9×10^{9}/L，NEU 67%，LYM 20%，BUN 35.26mmol/L。

问题

（1）如果怀疑肾综合征出血热，为明确诊断，该患者还需要做哪些检查？

（2）该病原体的传播途径有哪些？

（原素梅）

书网融合……

重点小结　　　　题库　　　　微课/视频 1　　　　微课/视频 2

第二十七章　无包膜 RNA 病毒

PPT

1. 通过本章学习，掌握甲型肝炎病毒的生物学特征、实验检测方法及临床意义，肠道病毒属的分类及临床常见病毒（脊髓灰质炎病毒血清群、柯萨奇病毒血清群、埃可病毒血清群和新型肠道病毒）的所致疾病、实验检测方法；熟悉戊型肝炎病毒、轮状病毒的实验检测方法及临床意义；了解诺如病毒、星状病毒的实验检测方法及临床意义。

2. 具有对胃肠道感染病毒的实验检测能力。

3. 培养无私的奉献精神和博爱精神。

无包膜 RNA 病毒（non-enveloped RNA virus）与有包膜 RNA 病毒相比，一般病毒颗粒小，对外界因素的抵抗力相对较强。临床常见的病毒种类较多，主要有微小 RNA 病毒科肠道病毒属的脊髓灰质炎病毒血清群、柯萨奇病毒血清群、埃可病毒血清群、新型肠道病毒、鼻病毒，嗜肝病毒属的甲型肝炎病毒；刺突呼肠孤病毒科的轮状病毒；肝炎病毒科的戊型肝炎病毒，以及杯状病毒科诺如病毒属的诺瓦克病毒等。

第一节　微小 RNA 病毒科

一、分类和命名

微小 RNA 病毒科（*Picornaviridae*）是一大类无包膜、衣壳呈 20 面体立体对称的单股正链 RNA 病毒，Picornaviruses 名称来源于"pico-rna-virus"，字面含义为微小的 RNA 病毒。

微小 RNA 病毒科属于小 RNA 病毒目（*Picornavirales*），现有 68 个属，所含病毒种类众多，分类复杂，近年来变化较大。例如，甲型肝炎病毒原为肠道病毒属的肠道病毒 72 型，1993 年 ICTV 将其归为微小 RNA 病毒科的新属——嗜肝病毒属（*Hepatovirus*）；2008 年原鼻病毒属（*Rhinovirus*）被取消，所属病毒划归肠道病毒属。此外，以前肠道病毒属根据病毒结构、组织细胞培养特性以及对人和动物的致病性分为脊髓灰质炎病毒（poliovirus）、柯萨奇病毒（coxsackievirus）A、柯萨奇病毒 B 和埃可病毒（echovirus）4 个种（组）；2018 年，ICTV 根据病毒的基因组结构将其重新分为 15 个种，而原脊髓灰质炎病毒、柯萨奇病毒和埃可病毒被取消，不再是分类学上病毒种的名称，这三种病毒的原各血清型交叉分散在肠道病毒 A、B 和 C 3 个种中（血清型仍沿用以前的名称）。2023 年 ICTV 将肠道病毒重新命名，如肠道病毒 A、B、C、D 重新命名为 α 柯萨奇肠道病毒（*Enterovirus alphacoxsackie*）、β 柯萨奇肠道病毒（*Enterovirus betacoxsackie*）、柯萨奇脊髓灰质炎肠道病毒（*Enterovirus coxsackiepol*）、*Enterovirus deconjuncti*。此外，新型肠道病毒是指 1969 年以后陆续分离到的肠道病毒，并按照发现的先后顺序统一命名，目前包括多个型别，分布在 *E. alphacoxsackie*、*E. betacoxsackie*、*E. coxsackiepol*、*E. deconjuncti* 和 *Enterovirus jesimi* 各种中。与人类疾病有关的微小 RNA 病毒科病毒及分类情况见表 27-1。

表 27 – 1　与人类疾病有关的微小 RNA 病毒科的病毒及分类

常见致病属	常见病毒（种）	主要血清型
肠道病毒属 （Enterovirus）	α 柯萨奇肠道病毒 （E. alphacoxsackie）	柯萨奇病毒血清群：CV –A2 ~ CV – A8，CV – A10，CV – A12，CV – A14，CV –A16 肠道病毒：EV – A71，EV – A76，EV – A89 ~ EV – A92，EV – A114，EV – A119，SV19，SV43，SV46，BA13
	β 柯萨奇肠道病毒 （E. betacoxsackie）	柯萨奇病毒血清群：CV – B1 ~ CV – B6，CV – A9 埃可病毒血清群：E1 ~ E9，E11 ~ E21，E24 ~ E27，E29 ~ E33 肠道病毒：EV – B69，EV – B73 ~ EV – B75，EV – B77 ~ EV – B88，EV – B93，EV – B97，EV – B98，EV – B100，EV – B101，EV – B106，EV – B107，EV – B110 ~ EV – B113，SA5
	柯萨奇脊髓灰质炎肠道病毒（E. coxsackiepol）	脊髓灰质炎病毒血清群：PV1 ~ PV3 柯萨奇病毒血清群：CV – A1，CV – A11，CV – A13，CV – A17 ~ CV – A22，CV – A24 肠道病毒：EV – C95，EV – C96，EV – C99，EV – C102，EV – C104，EV – C105，EV – C109，EV – C113，EV – C116 ~ EV – C118
	Enterovirus deconjuncti	肠道病毒：EV – D68，EV – D70，EV – D94，EV – D111，EV – D120
	Enterovirus eibovi	肠道病毒：EV – E1（牛肠道病毒 1 型）~ EV – E5
	Enterovirus fitauri	肠道病毒：EV – F1（牛肠道病毒 2 型）~ EV – F7
	Enterovirus geswini	肠道病毒：EV – G1 ~ EV – G20
	Enterovirus hesimi	肠道病毒：EV – H1（猴肠道病毒）
	Enterovirus idromi	肠道病毒：EV – I1，EV – I2（单峰骆驼肠道病毒 1 型，2 型）
	Enterovirus jesimi	肠道病毒：EV – J1（猴肠道病毒 SV6），EV – J103，EV – J108，EV – J112，EV – J115，EV – J121
	Enterovirus krodeni	肠道病毒：EV – K1，EV – K2
	Enterovirus lesimi	肠道病毒：EV – L1
	Enterovirus alpharhino	鼻病毒 A 各血清型
	Enterovirus betarhino	鼻病毒 B 各血清型
	Enterovirus cerhino	鼻病毒 C 各血清型
嗜肝病毒属 （Hepatovirus）	甲型肝炎病毒 Hepatovirus ahepa	嗜肝病毒 A1 型
鹅口疮病毒属 （Aphthovirus）	口蹄疫病毒 Aphthovirusvesiculae	0，A，C，南非 1 ~ 3 型（SAT1 ~ SAT3），亚洲 1 型
心病毒属 （Cardiovirus）	脑心肌炎病毒 Cardiovirusrueckerti	EMCV – 1，EMCV – 2
副埃可病毒属 （Parechovirus）	副埃可病毒 A Parechovirus ahumpari	HPeV1 ~ HPeV18

二、肠道病毒属

肠道病毒属是一群与多种人类或哺乳动物疾病密切相关的 RNA 病毒，多数通过粪口途径传播，经过消化道感染，但很少引起这些部位的疾病。该属现有 15 个种，型别多（表 27 – 1）。对人类致病较为常见的包括原称脊髓灰质炎病毒、柯萨奇病毒、埃可病毒及鼻病毒。由于上述病毒种名已被取消，为描述方便本书称之为血清群。

（一）生物学特征

肠道病毒的形态结构均较为相似，病毒呈球形，直径在 20～30nm 不等（图 27-1）。

核酸为单股正链 RNA（+ssRNA），具有感染性；基因组由 5′非编码区（5′NCR）、开放读码框架（ORF）、3′NCR 及 polyA 尾组成。5′NCR 核酸序列高度保守，在病毒基因组的翻译过程中具有重要作用。ORF 分为 P1、P2 和 P3 三个功能区：P1 编码衣壳蛋白 VP1、VP2、VP3 和 VP4，通常 VP1、VP2 和 VP3 暴露在病毒衣壳表面，具有抗原性，可刺激机体产生特异中和抗体；P2 和 P3 区编码多种非结构蛋白，包括具有启动病毒 RNA 复制的病毒基因组连接蛋白（viral genome - linked protein，VPg）、将多聚蛋白进行剪切加工的蛋白酶、依赖 RNA 的 RNA 多聚酶（图 27-2）等。3′NCR 位于编码区之后，后接 polyA 尾，与病毒 RNA 的稳定性有关。

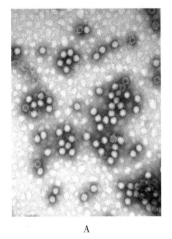
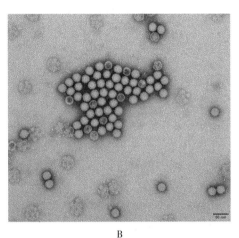

图 27-1 脊髓灰质炎病毒（A）和柯萨奇病毒（B）的形态（透射电镜，标尺 A：100nm，B：50nm）

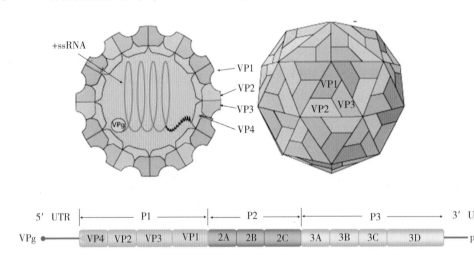

图 27-2 肠道病毒的结构模式图和基因组结构图

除柯萨奇病毒血清群的某些血清型外，肠道病毒均可在易感细胞中增殖，并迅速产生致细胞病变效应；常用的细胞有人胚肾、人胚肺、人羊膜及猴肾细胞、HeLa、Vero 等。

肠道病毒抵抗力强，在污水和粪便中能存活数月；耐酸（鼻病毒除外）、耐乙醚和去污剂，能耐受蛋白酶和胆汁的作用；对高锰酸钾、过氧化氢等氧化剂敏感。

（二）病毒检验

1. 核酸检测 用核酸杂交、RT – PCR、real – time PCR 等技术检测病毒核酸可进行快速诊断，利用生物芯片技术可快速分型。

2. 病毒分离培养与鉴定 将标本处理后接种至人胚肾等易感细胞中，病毒增殖后观察 CPE，并用标准血清和分型血清做中和试验，或采用免疫荧光、ELISA 等技术进行鉴定。

3. 抗体检测 脊髓灰质炎病毒、柯萨奇病毒、埃可病毒血清群等多数肠道病毒感染机体后，早期即可检测到血清中的 IgM 抗体，有助于病毒感染的早期诊断和分型；此外，如恢复期比发病早期 IgG 抗体滴度有 4 倍或以上升高也可诊断。

（三）临床意义

1. 脊髓灰质炎病毒血清群 共有 3 个血清型（PV1 ~ PV3），属于柯萨奇脊髓灰质炎肠道病毒（*E. coxsackiepol*），是脊髓灰质炎的病原体。脊髓灰质炎俗称小儿麻痹症，曾在世界范围内广泛流行，是世界卫生组织推行计划免疫进行控制的重点传染病，目前通过疫苗接种已得到有效控制。

人是脊髓灰质炎病毒血清群的唯一天然宿主，传染源为患者或无症状带毒者，1 ~ 5 岁儿童易感。病毒经粪口途径传播，经肠道或咽部黏膜侵入局部淋巴组织生长繁殖，7 ~ 14 天潜伏期（患者多数呈隐性感染）后侵入血流形成第一次病毒血症，病毒随血扩散到全身淋巴组织及易感的神经外组织，增殖后再度入血形成第二次病毒血症；少数感染者病毒可侵入脊髓前角灰质区，增殖并破坏运动神经元，发生神经系统感染。病毒感染后的结局取决于感染病毒株的毒力、数量、机体免疫功能状态等多种因素。90% 以上感染为隐性感染；显性感染患者有轻型、非麻痹型和麻痹型 3 种临床表现类型。人感染该病毒后可获得牢固型特异性免疫，主要为以抗病毒中和抗体为主的体液免疫。

2. 柯萨奇病毒血清群和埃可病毒血清群 柯萨奇病毒血清群共有 28 个血清型，归属于 α 柯萨奇肠道病毒（*E. alphacoxsackie*）、β 柯萨奇肠道病毒（*E. betacoxsackie*）、柯萨奇脊髓灰质炎肠道病毒（*E. coxsackiepol*）3 个种；埃可病毒血清群共有 29 个血清型，均属于 β 柯萨奇肠道病毒。

两病毒血清群均可通过粪口途径传播，但也可经呼吸道或眼部黏膜感染，病毒识别的受体在组织和细胞中分布广泛，包括中枢神经系统、心、肺、胰、黏膜、皮肤及其他系统，因而引起的疾病种类复杂，轻重不一，不同病毒可引起相同的临床疾病，同一病毒也可引起多种不同的疾病（表 27 – 2）。

3. 肠道病毒 70 型（EV – D70 或 EV – 70） 属于 *E. deconjuncti*，可引起急性出血性结膜炎，主要通过污染的毛巾、手及游泳池水等传播，传染性强，常发生暴发流行，人群普遍易感，以成人多见。病毒感染后潜伏期短（24 小时左右），发病急，主要表现为急性眼结膜炎、眼睑红肿、结膜充血、流泪，并可有脓性分泌物及结膜下出血；多数在 10 天内自愈，预后良好，一般无后遗症，少数发生急性腰骶部脊髓神经根炎，可使下肢瘫痪。

4. 肠道病毒 71 型（EV – A71 或 EV – 71） 属于 α 柯萨奇肠道病毒。病毒在咽和肠道淋巴结增殖后进入血液扩散，进一步在网状内皮细胞中增殖，最终侵犯脑膜、脊髓和皮肤等靶器官。感染后多数情况不引起明显的临床症状，但有时也可导致被感染者出现较严重的疾病，主要包括手足口病、无菌性脑膜炎和脑炎、疱疹性咽峡炎以及类脊髓灰质炎等疾病，患者大部分预后良好，但也有部分严重者死于并发症。手足口病是一种急性传染病，感染多发生于夏、秋季，5 岁以下儿童易感，主要通过粪口途径或密切接触传播。手足口病发病的特点是手、足、臀部皮肤的皮疹和口腔黏膜的水疱疹，可伴有发热。EV – 71 和柯萨奇病毒血清群 CV – A16、CV – A6 和 CV – A10 等是我国近年来手足口病的主要病原体。

5. 鼻病毒 肠道病毒属共有 3 个鼻病毒种，即 *Enterovirus alpharhino*、*Enterovirus betarhino* 和 *Enterovirus cerhino*，超过 100 个血清型。病毒的最适生长温度为 32℃，故其感染部位多发生在与外界气

流接触密切的上呼吸道。鼻病毒主要通过呼吸道或接触传播，是普通感冒（common cold）重要的病原体之一，据报道约有 50% 的上呼吸道感染是由该病毒引起，小儿尤其易感，有的甚至 1 年可发生 6 ~ 12 次感染。*E. cerhino* 中的部分血清型可导致呼吸道严重感染。

表 27 – 2　常见肠道病毒引起的疾病

所致疾病	致病病毒及血清型		
	柯萨奇病毒血清群	埃可病毒血清群	其他肠道病毒
无菌性脑膜炎	几乎所有型	大部分型	EV – D70，EV – A71；脊髓灰质炎病毒血清群 PV1，2，3
无菌性脑炎	CV – B1 ~ CV – B5	E2，E6，E9，E19	—
手足口病	CV – A5，CV – A2，CV – A4 ~ CV – A6，CV – A8，CV – A10，CV – A12，CV – A16，CV – B2，CV – B5	E3，E11	EV – A71
感冒	CV – A21，CV – A24；CV – B4，CV – B5	E4，E9，E11，E20，E25	鼻病毒各型别
心肌炎、心包炎	CV – A4，CV – A16；CV – B1 ~ CV – B5	E1，E6，E9，E19	—
流行性胸痛	CV – A9；CV – B1 ~ CV – B5	E1，E6，E9	—
急性结膜炎	CV – A24	—	EV – D70
疱疹性咽峡炎	CV – A2 ~ CV – A6，CV – A8，CV – A10	—	—
新生儿全身感染	CV – B1 ~ CV – B5	E3，E4，E6，E9，E17，E19	—

三、嗜肝病毒属 🅔 微课/视频 1

嗜肝病毒属目前有甲型肝炎病毒（*Hepatovirus ahepa*，hepatitis A virus，HAV）、*Hepatovirus bephopi* 等 9 个种。*H. ahepa* 是嗜肝病毒属的代表种，是急性甲型肝炎的病原体，只有一个血清型（A1），已报道有 7 个基因型。

（一）生物学特征

HAV 呈球形，直径为 27 ~ 32nm，无包膜（图 27 – 3），衣壳蛋白呈 20 面体立体对称。电镜下可见 2 种病毒颗粒：实心颗粒为成熟的病毒颗粒，由衣壳蛋白和 RNA 基因组构成，具有感染性；空心颗粒不含核酸，仅含衣壳蛋白，无感染性但有抗原性。

HAV 基因组与肠道病毒等其他微小 RNA 科病毒极为相似，核酸为单股正链 RNA，全长约 7.5kb，基因组两端为保守的非编码区（NCR），中间为一个编码多聚蛋白的开放读码框，由 P1、P2 和 P3 三个功能区组成。P1 区编码 4 种衣壳蛋白，其中 VP1 ~ VP3 暴露于衣壳表面，带有中和抗原表位，VP1 与病毒吸附宿主细胞有关。P2、P3 区编码病毒蛋白酶、依赖 RNA 的 RNA 多聚酶等非结构蛋白，与病毒的蛋白加工和核酸复制有关。

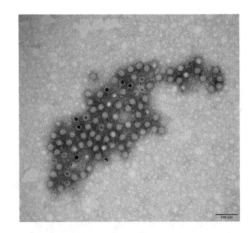

图 27 – 3　甲型肝炎病毒的形态
（透射电镜，标尺 100nm）

人、黑猩猩、狨猴、猕猴、恒河猴等灵长类动物对 HAV 易感。体外分离培养细胞系统包括多种原代及传代细胞株，如 Vero 细胞、人胚肺二倍体细胞、人肝癌细胞等，但初代培养生长缓慢，且一般不引起细胞病变。

HAV 抵抗力强，耐酸碱，在 pH 2 ~ 10 条件下稳定，耐乙醚，耐干燥，经 pH 1 溶液作用 2 天或 60℃加热 4 小时后仍具有感染性，在水源、海水及水产品中可存活数天至数月，能抵抗 2% ~5% 来苏或 200ppm 有效氯达 30 分钟以上，因此，处理饮用水及甲型病毒性肝炎患者的排泄物时应特别注意。HAV 对紫外线敏感，100℃加热 5 分钟可完全灭活，70% 乙醇能迅速灭活。

（二）病毒检验

HAV 的微生物学诊断以血清学、病毒的抗原和核酸检测为主，一般不做病毒的分离培养。

1. 形态学检查 粪便标本中病毒含量低且干扰因素多，直接电镜观察 HAV 难以在临床上常规开展。可将患者潜伏后期或发病早期的粪便上清液与 HAV 抗体作用，通过免疫电镜观察形成的病毒 - 抗体免疫聚集物。

2. 抗原检测 患者粪便中的 HAV 抗原较稳定且易于检测，可采用 ELISA 法进行，但灵敏度低于 RT - PCR。

3. 核酸检测 患者在前驱期即出现病毒血症，故采用 RT - PCR 检测样本中的病毒 RNA 可用于早期诊断、确证可疑的抗 HAV IgM 检测结果。此外，核酸检测还可用于基因分型。

4. 抗体检测 抗 HAV IgM 出现早、消失快，是甲型病毒性肝炎早期诊断最可靠的血清学指标，目前常用 ELISA 捕获法和 CLIA 法检测，可进行定性或定量检测。患者发病早期和恢复期血清中抗 HAV IgG 或总抗体的变化，有助于 HAV 感染的流行病学调查、了解个体既往感染或 HAV 疫苗接种后的效果（图 27 -4），也常用 ELISA 和 CLIA 法检测。

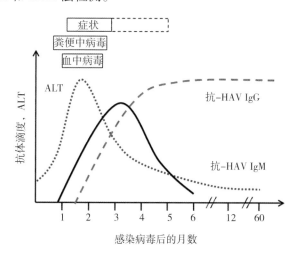

图 27 - 4　HAV 感染的临床表现与实验室检查

（三）临床意义

HAV 主要通过粪口途径传播，引起急性病毒性肝炎，传染源为患者或隐性感染者。病毒由患者粪便排出体外，经污染食物、水源、海产品及食具等传播而引起暴发或散发流行，潜伏期 15 ~ 45 天，发病急，一般不转为慢性，也无携带者；除重症肝炎外，甲型肝炎是自限性疾病，多数患者预后良好。HAV 患者潜伏末期及急性期的粪便具有传染性。感染的好发年龄段为 5 ~ 30 岁，临床表现与患者年龄、感染的病毒量有关，一般年龄越小症状越轻，3 岁以下多为隐性感染或无黄疸型肝炎，随着年龄增长症状加重，成年人多表现为急性黄疸型肝炎。HAV 感染后，机体在急性期和恢复早期出现抗 HAV IgM 抗体，在恢复后期出现抗 HAV IgG 抗体并维持终身，对 HAV 的再感染有免疫防御作用。

第二节　呼肠孤病毒目

呼肠孤病毒目（*Reovirales*）是由 respiratory enteric orphan virus 各取其第一个字母而来，包括许多分离自呼吸道、胃肠道的分节段的双股 RNA 病毒，所谓"孤儿病毒（orphan virus）"则指的是分离当时很多病毒尚未发现与已知疾病相关。

一、分类和命名

呼肠孤病毒目根据其病毒粒子表面的光滑程度又划分为刺突呼肠孤病毒科（*Spinareoviridae*）和光滑呼肠孤病毒科（*Sedoreoviridae*）2 个科，根据病毒的粒子形态、基因组结构、宿主范围等特征 2 个科共包含 15 个属。与人类感染有关的主要是轮状病毒属（*Rotavirus*），其次为正呼肠孤病毒属（*Orthoreovirus*）的哺乳动物正呼肠孤病毒（*O. mammalis*）、科罗拉多蜱传热病毒属（*Coltivirus*）的科罗拉多蜱传热病毒（*C. dermacentoris*），但后两者较为少见或致病作用极轻，故本节主要介绍轮状病毒。

二、轮状病毒　🅔 微课/视频 2

轮状病毒因病毒颗粒形似车轮状而得名，是婴幼儿急性胃肠炎的主要病原体，也是哺乳动物和鸟类腹泻的重要病原体。轮状病毒属现有 9 个种，均可导致人或动物的疾病，其中人主要感染 α 胃肠炎轮状病毒（*R. alphagastroenteritidis*）、β 胃肠炎轮状病毒（*R. betagastroenteritidis*）和 *R. tritogastroenteritidis* 3 个种（原 A、B、C 3 个组）。

（一）生物学特性

轮状病毒颗粒呈球形，直径为 60 ~ 80nm，无包膜，三层衣壳，20 面体对称。内衣壳的壳微粒沿着病毒体边缘呈放射状排列，形同车轮辐条，故称为轮状病毒（图 27 - 5）。病毒体核心为双股链状RNA，全长约 18.6kb，由 11 个基因片段组成，由于这些片段在聚丙烯酰胺凝胶电泳中的迁移率不同而形成特征性的电泳图谱，据此可进行病毒的快速鉴定。每个 RNA 节段各含一个开放读码框架（ORF），分别编码 6 个结构蛋白（VP1 ~ 4，VP6，VP7）和 5 个非结构蛋白（NSP1 ~ 5）。VP1 和 VP3 位于病毒核心，分别为 RNA 聚合酶和与帽状 RNA 转录子形成有关的蛋白（capping enzyme）；VP2 位于内衣壳，为 RNA 结合蛋白（转录酶）；VP6 位于中间衣壳，具有种特异性；VP4、VP7 位于外衣壳，是中和抗原，决定病毒的血清型，其中 VP7 为表面糖蛋白，根据 VP7 可分为 4 个 G 型（糖蛋白型），VP4 为病毒的刺突蛋白（血凝素），与病毒吸附宿主易感细胞有关，根据 VP4 可分 23 个 P 型（图 27 - 6）。非结构蛋白为病毒酶或调节蛋白，在病毒复制中起重要作用。

轮状病毒需选恒河猴胚肾细胞、非洲绿猴肾传代细胞等细胞株培养。病毒多肽 VP3 能限制病毒在细胞中的增殖，故培养前应先用胰酶处理病毒，以降解该多肽。

该病毒对理化因素有较强的抵抗力。耐酸、碱，在 pH 为 3.5 ~ 10 的环境中具有感染性；室温传染性可保持 7 个月，经乙醚、三氯甲烷、反复冻融、超声、37℃ 1 小时等处理仍具有感染性。95% 乙醇或 56℃ 加热 30 分钟可灭活病毒。

（二）病毒检验

由于轮状病毒较难培养，临床标本中病毒的分离率极低，故细胞培养一般不作为常规检测手段。

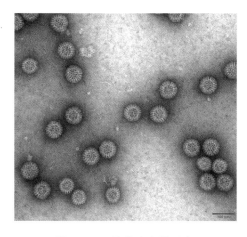

图 27 – 5 轮状病毒的形态

（透射电镜，标尺 **100nm**）

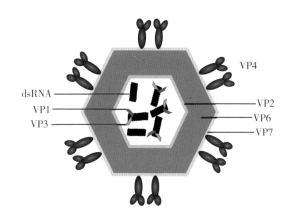

图 27 – 6 轮状病毒的结构模式图

1. 形态学检查 是检测轮状病毒感染的最准确、可靠和快速的方法。采集患者水样便经磷酸钨负染在电镜下观察病毒颗粒，或用免疫电镜检查病毒 – 抗体复合物。

2. 核酸检测 提取标本中的病毒 RNA，用 10% 的不连续聚丙烯酰胺凝胶电泳（PAGE）后染色，根据 11 个 dsRNA 节段的电泳图谱进行分析判断，在临床诊断和流行病学调查中具有重要意义，但与血清型不一致。此外，也可用核酸杂交、RT – PCR、real – time PCR 及寡核苷酸基因芯片等技术进行检测和分型鉴定。

3. 免疫学检测 采用 ELISA 和乳胶凝集等方法检测病毒抗原，方便快速，可以定量和分型，其敏感性和特异性高，结果稳定，已在临床实验室广泛应用。

（三）临床意义

轮状病毒的感染呈全球性分布，α 胃肠炎轮状病毒、β 胃肠炎轮状病毒和 *R. tritogastroenteritidis* 可引起人和动物腹泻，其中 α 胃肠炎轮状病毒（A 组）最为常见，是引起 6 个月至 2 岁的婴幼儿严重胃肠炎的主要病原体；β 胃肠炎轮状病毒（B 组）主要发现在中国，引起成人轮状病毒腹泻，也称成人腹泻轮状病毒（adult diarrhea rotavirus，ADRV）；*R. tritogastroenteritidis*（C 组）引起散发腹泻，偶有小规模暴发流行。轮状病毒主要通过粪口途径传播，偶可通过呼吸道传播，传染源是患者和无症状带毒者；其感染的高峰季节随地理区域不同而有所变动，在我国多发于秋季和初冬，又称"秋季腹泻"。

轮状病毒在体内仅感染小肠绒毛顶端的肠上皮细胞。病毒侵入人体后，进入小肠黏膜绒毛细胞内大量增殖，造成微绒毛萎缩、脱落和细胞溶解死亡，导致吸收功能障碍，使肠黏膜与肠腔渗透压改变，导致渗透性腹泻；受损细胞脱落至肠腔从而携带释放大量病毒并随粪便排出。病毒非结构蛋白 NSP4 具有肠毒素样活性，能诱导年龄和钙离子依赖性氯离子的分泌，刺激腺窝细胞增生、分泌功能亢进，水和电解质分泌增加，妨碍钠和葡萄糖的吸收，导致严重腹泻。

轮状病毒胃肠炎病情差别较大，6 ~ 24 月龄小儿症状重，而较大儿童或成年人多为轻型或亚临床感染，因每次感染后人体免疫力增强，后续感染的影响力就会减轻，因而成人很少受到影响。病毒感染后潜伏期为 24 ~ 48 小时，然后突然发病，临床表现为水样腹泻、呕吐、腹痛，伴有轻中度发热，严重时可导致脱水和电解质平衡紊乱，如不及时治疗可能危及生命，是导致婴幼儿死亡的主要原因之一；部分病例在出现消化道症状前常有上呼吸道感染症状；多数病例病程为 3 ~ 7 天，一般为自限性，可完全恢复。

第三节　其他无包膜 RNA 病毒

一、戊肝病毒科

（一）分类和命名

戊肝病毒科（*Hepeviridae*）目前包含 2 个亚科、5 个属、10 个种。致人类疾病的只有戊型肝炎病毒（hepatitis E virus，HEV），该病毒 2014 年被重新命名为正戊肝病毒 A（*Orthohepevirus A*），2023 年被重新命名为 *Paslahepevirus balayani*。戊型肝炎流行广泛，主要分布于印度次大陆、非洲和南美洲的些发展中国家和地区，我国也是戊型肝炎的流行区。本节主要介绍 HEV。

（二）生物学特性

HEV 为球形颗粒，直径为 27～34nm，20 面体对称，表面有锯齿状突起，形似杯状，故以前曾划为杯状病毒科。HEV 也有 2 种颗粒形式：实心颗粒是完整的 HEV 结构，空心颗粒为缺陷的、含不完整 HEV 基因的病毒颗粒（图 27-7）。

HEV 为单正链 RNA 病毒，基因组全长约 7.2kb，有 3′polyA 尾和 3 个 ORF。ORF1 主要编码与病毒复制所需的依赖 RNA 的 RNA 多聚酶等非结构蛋白；ORF2 的核苷酸序列最保守，主要编码病毒衣壳蛋白；ORF3 与 ORF2 有部分重叠，编码一个具有多功能羧基末端的小分子磷蛋白。HEV 的基因较 HAV 变异度大，目前至少报道有 8 个基因型（1a～8a），其中 1a～4a 型均可感染人类，我国流行的为 1a 和 4a 型。

HEV 的敏感宿主包括人、灵长类动物、猪及大鼠等，常用的动物模型是黑猩猩、狨猴、恒河猴等。HEV 很不稳定，体外细胞培养不易获得成功。HEV 抵抗力较

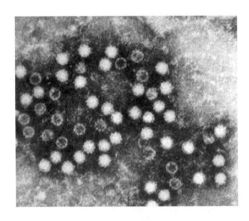

图 27-7　戊型肝炎病毒的形态

弱，对高盐、三氯甲烷、氯化铯和反复冻融等敏感，-70～8℃下易裂解，对热也较 HAV 敏感，但在液氮中能长期保存。

（三）病毒检验

HEV 感染临床很难与 HAV 区别，因此需依靠病毒学检测。HEV 培养困难，病毒分离不适于 HEV 检测，其抗原检测方法尚不成熟，因此目前病原学诊断主要依据检测患者病毒 RNA 和血清抗 HEV 抗体。

1. 形态学检查　可用直接或免疫电镜技术检查粪便中的 HEV 病毒颗粒。

2. 核酸检测　HEV 感染一般伴随数周的病毒血症和粪便排毒，因此 RNA 的检出是 HEV 现症感染的最直接证据。现在多采用 RT-PCR、套式 RT-PCR、real-time PCR 等技术进行检测。

3. 免疫学检测　HEV 虽然有多种基因型，但是只有 1 个血清型。抗 HEV IgM 在患者出现临床症状时大多能检测到，在恢复期迅速消退；IgG 抗体紧随 IgM 抗体出现且浓度迅速升高，并可持续数十年。目前，HEV 抗体多采用 ELISA 法检测，如急性期血清抗 HEV IgM 阳性或恢复期血清抗 HEV IgG 滴度比急性期血清高 4 倍以上，提示 HEV 感染。

一般情况下，病毒核酸、抗 HAV IgM、IgG 滴度增高这三项指标的任何一项阳性都可作为 HEV 急性感染的临床诊断依据，如同时有两项指标阳性则可确诊。

（四）临床意义

戊型肝炎病毒是全球最主要的肝炎病毒之一，也是我国成人散发性急性肝炎的主要病原。患者多数呈自限性，症状与甲型肝炎相似，但症状更重、病死率更高。HEV 主要经粪口途径传播，经食物传播是人畜共患型戊肝最常见的传播方式，多为进食被污染的食物引起，易通过污染水源而导致大规模暴发流行，传播具有明显季节性，多发生于雨季或洪水后；传染源为患者和亚临床感染者，猪、牛、羊等动物也可携带该病毒。HEV 主要侵犯青壮年，病毒经过消化道进入血流，进入肝细胞内复制，潜伏期为 2~9 周，平均 40 天，通过病毒直接损伤和免疫病理作用引起肝细胞的炎症或坏死，临床主要表现为急性肝炎、重症肝炎和胆汁淤滞性肝炎。发病后 6 周可自然康复，不发展为慢性肝炎，病愈后可获得终身免疫。此外，孕妇感染 HEV 后病情较重，常可发生流产或死胎。

二、杯状病毒科

（一）分类和命名

杯状病毒科（*Caliciviridae*）也译为嵌杯病毒科，是一类无包膜的单正链 RNA 病毒，主要分离自人和动物体内。杯状病毒科现有 11 个属，与人类关系密切的是诺如病毒属（*Norovirus*）的诺瓦克病毒（*Norovirus norwalkense*，原称为 Norwalk virus）和沙波病毒属（*Sapovirus*）的沙波病毒（*Sapovirus sapporoense*，原称为 sapporo virus，又名札幌病毒）。本节主要介绍诺如病毒。

（二）生物学特性

诺如病毒呈圆球形（图 27-8），无包膜，直径为 27~38nm，20 面体立体对称，表面有杯状凹陷。基因组为单股正链 RNA，长约 7.6kb，有 3 个 ORF，分别编码非结构蛋白和衣壳结构蛋白（VP1、VP2）（图 27-9）。诺如病毒容易变异，根据 RNA 多聚酶区和衣壳蛋白区的核苷酸和氨基酸序列将 NVs 分为 5 个基因群/型，可以感染人的病毒主要分布于 Ⅰ、Ⅱ 和Ⅳ群中。诺如病毒目前尚不能在细胞或组织中培养，且缺乏合适的动物模型。病毒对外环境有一定的抵抗力，对乙醇、热、乙醚和酸较稳定，60℃孵育 30 分钟仍有感染性，也耐受普通饮水中的氯离子。

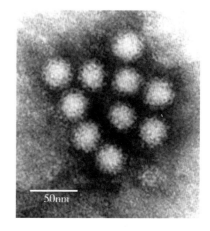

图 27-8 诺瓦克病毒的形态

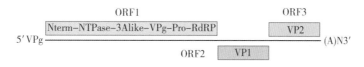

图 27-9 诺瓦克病毒基因组结构模式图及编码蛋白

（三）病毒检验

1. 形态学检查 以电镜或免疫电镜检测粪便中的病毒颗粒，该法敏感度较低，仅有 1/3~1/2 的标本可检测出。

2. 核酸检测 Real-time PCR 已广泛应用于诺如病毒检测，可进行 GⅠ/GⅡ基因群的鉴定；RT-PCR 扩增病毒 RNA 聚合酶/衣壳蛋白片段并测序分析能确定病毒基因型；多重 real-time PCR 能同时检测诺如病毒、星状病毒和轮状病毒，对流行病学研究也具有重要意义。

3. 抗原检测 应用 ELISA 或胶体金法（双抗体夹心法）可检测粪便和呕吐物中的抗原。

（四）临床意义

诺如病毒是引起急性病毒性胃肠炎的主要病原体之一，在国外俗称为"冬季呕吐病毒（winter vomiting bug）"。该病毒在全世界范围内均有流行，全年均可发生感染，寒冷季节呈现高发，感染对象主要是大年龄组人群和学龄儿童，多在人口聚集的学校、医院等场所以暴发形式出现。诺如病毒在体外环境中存活力强，主要以污染的食物或水通过粪口途径进行传播，此外接触污染的物品、手也是传播的重要途径，双壳贝类是其传播的最主要载体。病毒感染后引起小肠绒毛轻度萎缩及黏膜上皮细胞的破坏，感染后潜伏期一般 24 ~ 48 小时，发病突然，出现恶心、呕吐、腹痛、腹泻等症状，粪便多为稀水便或水样便，粪检白细胞阴性。该病毒感染一般为自限性，症状一般在 12 ~ 72 小时缓解，预后良好。

三、星状病毒科

（一）分类和命名

星状病毒科（*Astroviridae*）包括感染哺乳动物的哺乳类星状病毒属（*Mamastrovirus*）和感染禽类的禽星状病毒（*Avastrovirus*）2 个属，哺乳类星状病毒属现有 19 个种，其中引起人类感染的星状病毒以前称为人类星状病毒（Human astrovirus），现命名为 *Mamastrovirus hominis*。

（二）生物学特性

病毒颗粒呈球形，直径为 28 ~ 30nm，无包膜；电镜下观察时约 10% 的病毒表面有 5 ~ 6 个角状突起，外形呈星状，有鉴定意义（图 27 - 10）；经细胞培养后获得的病毒颗粒直径为 41nm，其中包括 10nm 的刺突，具有感染性。病毒基因组为单股正链 RNA，长为 6.8 ~ 7.9kb，两端为非编码区，中间有 3 个重叠的 ORF，分别编码病毒的蛋白酶、RNA 聚合酶等非结构蛋白（ORF1a，1b）及 5 ~ 6 种衣壳蛋白（ORF2），根据衣壳蛋白的差异可将 *M. hominis* 划分为 8 个血清型。该病毒可在某些细胞（如大肠癌细胞）内增殖，并产生 CPE。

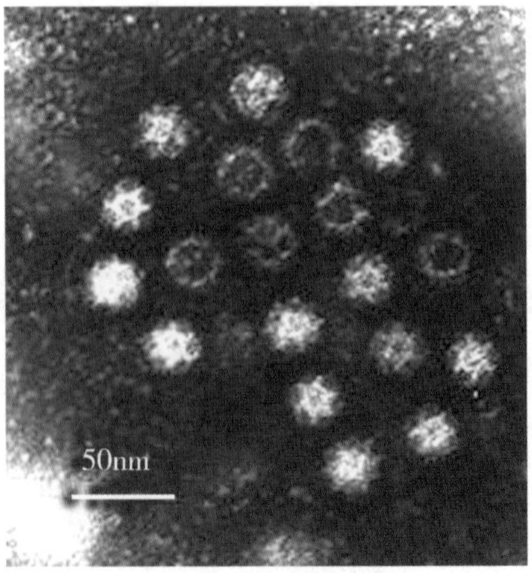

（三）病毒检验

星状病毒的实验室诊断多采用 ELISA 法检测病毒抗原，方法简便，特异性和敏感度高，并可进行分型研究，已广泛用于实验室检测和流行病学调查研究。多重 RT - PCR、基因芯片技术、环介导等温核酸扩增（LAMP）法也已逐步用于星状病毒、诺如病毒、杯状病毒等食源性病毒的检测。

图 27 - 10 星状病毒的形态

（四）临床意义

人类星状病毒（*M. hominis*）是引起婴幼儿、老年人及免疫低下者急性病毒性胃肠炎的重要病原之一。病毒经粪口途径感染，发病以 2 岁以内婴儿居多，感染无明显季节性，既可以散发也可以暴发流行，且既可致社区感染也可致医院获得性感染。病毒主要侵犯十二指肠黏膜并大量繁殖，造成上皮细胞和绒毛细胞的损伤和死亡，使肠功能受损，同时病毒释放到肠腔中。临床表现类似于轮状病毒胃肠炎，但症状较轻；潜伏期 3 ~ 4 天，发病突然，症状包括发热、头痛、恶心、腹泻等；机体感染后可产生抗体，有牢固的保护作用。

知识拓展

胃肠道感染病毒的联合检测

2022 年我国手足口病发病 672911 例，发病率依然位居我国丙类传染病第三位，严重危害着儿童健康。手足口病致病病毒达 30 多种，近年来其主要病原包括 EV–A71、CV–A16，CV–A6 和 CV–A10 等，早期、快速、准确地检出病原，对正确诊治手足口病及其并发症发生有积极意义。肠道病毒核酸检测是诊断手足口病的常用检测方法。多重荧光 PCR 技术可通过多对特异性引物和探针，实现多种手足口病病原体的联合检测，具有检测快速、敏感度高、特异性强和覆盖病原全面的优点。对于国境口岸发现的有呕吐、腹泻、发热等症状，疑似腹泻病毒感染的急性胃肠炎患者，多重荧光 PCR 技术可用于检测轮状病毒、诺如病毒和星状病毒。

？ 思考题

答案解析

案例　患者，男，23 岁。

主诉：食欲缺乏半月，小便黄 8 天，发现巩膜黄染 3 天。

病史：10 天前劳累、熬夜后出现食欲欠佳，伴恶心、厌油腻，伴腹胀，曾有恶心、呕吐 2 次，伴乏力、畏寒。8 天前发现小便黄，无尿频、尿急、尿痛。3 天前发现巩膜黄染，恶心、厌油腻较前加重，无发热、无腹痛，小便深黄。

基本检查：体温 35.7℃，脉搏 86 次/分，血压 120/70mmHg。巩膜黄染。腹平软，无明显压痛、反跳痛及肌紧张，肝脾肋下未触及，肠鸣音正常，双下肢无水肿。血常规大致正常，肝功能检查 ALT 升高，腹部超声示肝大。怀疑病毒性肝炎。

问题　如怀疑是甲型病毒性肝炎，需做哪些微生物学检查方能确诊？

（李小俊）

书网融合……

重点小结

题库

微课/视频 1

微课/视频 2

临床标本微生物检验是医学微生物检验的重要临床实践。本篇以各种临床标本为单元，从常见病原微生物标本采集、检验程序与方法、结果报告及解读三部分加以阐述。读者在学习前三篇的基础上，将其所学的知识综合，并进一步运用于临床。

第二十八章　临床微生物检验质量保证与生物安全

PPT

学习目标

1. 通过本章学习，掌握临床微生物检验前、检验中、检验后的质量控制；熟悉实验室生物安全相关知识及生物安全防护措施。了解医院感染的常见病原微生物和医院感染暴发的识别和处理。
2. 具有一定的实验室质量控制及管理能力，良好的生物安全防范能力。
3. 树立认真、严谨的工作意识，实事求是，细致严谨，培养较强的实验室安全意识。

临床微生物检验质量保证与实验室设施与环境、设备和试剂以及检验前中后质量控制密切相关。实验室安全一般包括生物安全、水电安全及化学试剂安全。实验室生物安全是指在从事病原微生物实验活动的过程中避免病原微生物对工作人员和相关人员的危害、对环境的污染和对公众的伤害。 微课/视频1

第一节　基本条件

临床微生物学实验室主要进行病原微生物分离、培养、鉴定等检测工作，其设计与格局应遵循安全、舒适、高效的原则，应符合以下基本要求：①至少符合生物安全2级（BSL-2）标准；②尽可能减少病原微生物对实验室及其周围环境的污染；③有足够空间放置仪器设备，工作人员能够安全地从事质量工作和质量控制活动。实验室处理标本过程中，至少应遵循以下操作规程：应该在相应的生物安全设施内进行；具有标准预防措施；使用密闭、防渗漏容器运送标本；工作人员必要时接种疫苗，戴防护面罩。

一、设施与环境

设施和环境应与所检测病原微生物的危害程度相适应。

（一）布局

临床微生物学实验室若为独立单元，其空间应划分为实验区及非实验区。实验区必须为安全运行、清洁、维护提供足够的空间，有足够的储存空间摆放随时使用的物品；非实验区应有存放私人物品的设施、工作人员用餐和休息的场所。若为临床实验室的一部分而非独立单元，可与其他实验室共享非实验区。

（二）设施

1. 温度、湿度、通风　应依据所用分析设备和实验过程的要求，制定环境温、湿度控制要求并记录。应有温、湿度失控时的处理措施并记录。

2. 照明　避免阳光直射。灯光能够分区控制，以便根据需要调节光线。

3. 水槽　安装足够的水槽供染色、废物处理、洗手和洗眼装置等使用。洗手水槽应独立设立，不可与处理标本用的水槽混用，宜安装在实验室出口附近，水龙头应为非手触式，备洗手液，以供工作人员离开时洗手。

4. 工作台　工作台面大小、高度适宜，材料应光滑、致密、耐腐蚀，易清洁、消毒。放置重型设备的工作台足够牢固，减少震动。

5. 其他　应配备个人防护装备，如护目镜、隔离衣或防护服、手套、口罩、帽子，以及必要的消防、防盗等安全设施。实验室应配置不间断电源（UPS）和（或）双路电源以保证关键设备（如需要控制温度和连续监测的分析仪、培养箱、冰箱等）的正常工作。宜配备含乙醇速干手消毒剂。若开展病毒培养，应设置洁净的细胞培养室，其中有操作过程中保护标本免受污染的生物安全柜或超净工作台。

二、设备和试剂

包括仪器、参考物质、质控菌株、消耗品、试剂和分析系统。

（一）配备

1. 显微镜　显微镜是观察病原微生物形态的基本设备。一般的光学显微镜即可满足常规要求。

2. 接种器具　接种方法可分为手工法和自动化仪器法。手工接种根据标本性状、实验目的，选择吸管、移液器、接种环、接种针等接种器具。

3. 灭菌器具　用于非一次性接种器具、容器口等灭菌及消毒。常用酒精灯、红外线灭菌器。

4. 温箱　普通细菌培养温度为 35℃ ±1℃，真菌 25～30℃，深部感染细菌 37℃ 生长良好。细菌、病毒培养实验室应配备二氧化碳培养箱。培养箱内保持一定湿度。

5. 冰箱和冷藏柜　应配备 4℃、−20℃ 冰箱储存培养基、诊断血清、药敏纸片、菌种等。必要时，配备 −70℃ 超低温冰箱、液氮罐保存菌株、细胞系等。

6. 生物安全柜　为负压过滤排风柜，用于防止操作者和环境暴露于实验过程中产生的生物气溶胶。接收、处理具有生物危害或潜在生物危害的标本、培养物时，应根据所需保护的对象，选择生物安全柜类型。

7. 试剂　储藏与检测能力相适应的染液、试剂、培养基、菌种，用于病原体分离、培养、鉴定，以及质量控制。

8. 其他　压力灭菌器用于物品灭菌、废弃标本及培养物消毒。

（二）性能与使用

设备和试剂应在其性能符合检验要求的前提下使用，定期进行维护、检定、校准等。

1. 生物安全柜、压力灭菌器、卡尺、温湿度计　需定期验证、检定或校准。生物安全柜位置移动、更换过滤器和内部部件维修后亦应检测性能。压力灭菌器使用中应按规定进行灭菌效果的监测，包括物理监测（记录温度、压力及时间）、化学监测（指示胶带或指示卡）和生物监测（特定的生物指示剂）等。

2. 温度依赖设备 冰箱、培养箱、水浴箱等设备所使用的温度计应定期检定或与已检定温度计比对。每日记录温度及二氧化碳培养箱内的 CO_2 浓度。

3. 定量检测用的接种环、移液器、微量滴定管或自动分配器 定期核查其在使用区间内的准确性和重复性。

4. 显微镜、离心机 应定期维护。细菌检验最常使用油镜，应注意保护。非免擦拭镜油，使用完毕后，先用含少量二甲苯的擦镜纸，再用洁净擦镜纸擦拭油镜，勿残留二甲苯。

5. 试剂 无论购买还是自制试剂，使用前都要进行性能验证，并标注或能追溯以下信息：名称、浓度或滴度、存放条件、失效期。试剂的储存条件应遵循生产商的建议，并在有效期内使用。

6. 其他 超净工作台需定期进行无菌试验。检测相关设备的性能验证应遵循生产商的建议。

三、质量管理

应制定相应文件及程序监控标本质量和检验全过程，及时发现并消除错误，采取纠正措施，达到预期的质量标准。因微生物学知识结构复杂、更新快，需要的培训周期长，故专业人员最好相对固定。

（一）内部质量控制

1. 质控物 通常是特定的病原体，以细菌检验为例，最理想的质控物是标准菌株，但临床实验室难以获得与其检测能力相应的所有标准菌株，可依次选择标准菌株、能力验证或室间质评菌株，以及其他来源的已知菌株用于质量控制。所有质控菌株都能溯源相关信息。

2. 质量控制标准 以下简称质控标准。

（1）培养基 以病原体在培养基中生长或典型生长特征为依据。以细菌为例，基础培养基质控标准为细菌生长良好，呈典型的菌落形态、溶血性等特征；营养培养基应满足营养要求高的细菌生长；选择性培养基应测试包括抑制和生长菌种。

（2）生化反应试验培养基 观察病原体生化反应特征，质控包括阳性和阴性反应菌株。结果以阳性或阴性表示。

（3）药物敏感性试验 因方法学而异。以细菌为例：特定的金黄色葡萄球菌、大肠埃希菌和铜绿假单胞菌标准菌株，分别代表临床常见的革兰阳性球菌、肠杆菌目细菌和非发酵细菌。纸片扩散法药敏试验质控标准为药物对特定标准菌株的抑菌圈直径平均值 ±2 标准差，以抑菌圈直径质控允许范围表示。稀释法药敏试验以特定标准菌株对某药物的最低抑菌浓度（MIC）与已知标准浓度比较。

（4）温度依赖设备 该类设备绝大多数时间不间断地长期运转，电压波动、仪器老化等因素影响温度的稳定性，其温度应符合相应的质量控制标准。

（5）其他 实验室宜制定人员比对程序，规定由多名专业人员实施的手工检验项目的验证方法和判断标准，定期进行工作人员比对，包括标本的处理、显微镜检查、培养结果判读、抑菌圈测量、结果报告等。

（二）结果准确性评价

通常以参加能力验证或实验室间质量评价活动评估检验结果的准确性。检验结果准确性评价应由从事常规工作的人员使用与患者标本相同的检验方法，且检测内容与患者标本一致。禁止与其他实验室核对检测结果，对"不满意"和"不合格"的评价结果需进行分析，采取纠正措施并记录。

第二节 检验前质量控制

一、标本采集手册

实验室应遵循行业标准或指南编写、定期审核标本采集和运送标准化操作程序供医务人员和患者查阅并遵照执行。"标本采集手册"除符合通用要求外，还应明确规定以下内容。

1. 不同部位标本的采集方法，如明确说明并执行血培养标本采集的消毒技术、采血量。诊断成人不明原因发热、血流感染时应在 24 小时内不同部位至少采集 2 套，每套 2 瓶（需氧、厌氧各一瓶）。

2. 合格的标本类型、送检次数、标本量。

3. 明确规定需要尽快运送的标本。

4. 合适的运送培养基。

5. 延迟运送标本的保存方法及期限。

6. 安全运送方法（如密封容器、无标本外漏等）。

二、检验申请

除一般要求外，应标明标本来源和种类，必要时说明感染类型和（或）目标微生物、抗菌药物使用信息。

三、标本采集和运送

应遵循实验室制定的"标本采集手册"采集和运送标本。医务人员应记录标本采集时间，并尽可能记录患者自采标本的采集时间。

四、标本接收

实验室接收的所有标本均应进行纸质或电子登记，并告知拒收原因，记录接收时间及拒收原因，拒收但不局限于以下标本：①容器不适合或泄漏，如培养标本未置无菌容器或标本渗漏；②标本错误或不恰当，如培养标本含福尔马林等固定液、Foley 导尿管头培养、拭子干涸；③送检时间延迟或转送温度不适合。

第三节 检验中质量控制

一、细菌检验

（一）培养基

外观良好，试管培养基湿度适宜，有明确标识及保质期。自制及购买的无质量保证标准的培养基使用前应进行性能验证，合格方可使用。有质量保证标准的培养基应检查产品的外观、冷冻或受热现象，有无破损、污染，按质量保证标准保存，并保存产品质量控制合格证明等文件。

（二）染色

使用前和使用中的染色剂应定期进行质控，质控周期满足行业要求。检测率低的项目，可与标本同步操作进行质控。常使用质控菌悬液作为染色的质量控制。

（三）试剂

新批号及每批次购入的试剂、纸片，如吲哚、杆菌肽、奥普托辛等应进行质控。凝固酶、过氧化物酶、氧化酶、β-内酰胺酶宜实验当日做阴性和阳性质控，并记录相关信息。诊断性抗血清试剂应在使用前进行性能验证，在试验当日做阴性和阳性质控。

（四）抗菌药物敏感性试验

按行业标准制定常用药敏试验方法的操作程序，包括各类病原体和（或）标本的检测药物、质控标准、结果解释等。以单个菌落或纯培养物保证菌液浓度符合检测要求。新批号和新批次药敏试验纸片、试剂或培养基使用前，以质控菌株验证。

二、真菌检验

（一）培养基

真菌培养基常以抗菌药物抑制细菌过度生长，而抗菌药物也可抑制某些酵母菌和双相型真菌生长，因此标本需接种在含和不含抗菌药物的两种培养基。

（二）质量控制和标准化

真菌培养应分离重要的致病菌，减少污染。操作程序：①初筛，针对疑似真菌，选择以革兰染色、墨汁染色或吉姆萨染色等进行显微镜检查；②选择合适的培养基、培养温度以及药敏试验，接种在含和不含抗菌药物的两种培养基。真菌鉴定实验室应开展玻片小培养、生化反应、营养试验。否则送有条件的实验室鉴定。经空气传播有高度传染性的微生物标本、含菌丝体的真菌必须在生物安全柜或安全罩内处理，并采取封盖等适当的安全措施，防止意外打开培养基。

三、病毒检验

（一）试剂

必须贮存病毒培养所需细胞株，如人二倍体成纤维细胞及猴肾细胞检测水痘-带状疱疹病毒，初代猴肾细胞培养流感病毒、副流感病毒和肠道病毒等。培养基经无菌试验检测。用于细胞生长培养液的动物血清必须监测其细胞毒性。

（二）质量控制和标准化

培养时间应满足病毒生长需要，连续细胞传代时必须定期观察质控株细胞生长状况，以监测支原体污染。实验中，记录细胞类型、传代数、细胞来源、培养基及生长状况；检测并记录培养基和稀释液的无菌试验和pH；监测细胞病变效应，以便优化培养时间。对定量血清试验的红细胞悬液进行检测并标准化。记录试剂或参比血清滴度，以及检测结果的实际滴度。免疫学检测时，应设阳性、阴性对照。

知识拓展

ISO 15189

ISO 15189 是国际上专门针对医学实验室质量和能力管理的国际标准，全称为"医学实验室——质量和能力的专用要求"。该标准最初发布于 2003 年，是由国际标准化组织（ISO）的技术委员会 TC 212 制定的。

ISO 15189 的主要内容包括实验室的结构和管理要求、资源要求、过程要求、管理体系要求等。ISO 15189 的认证经过自愿申请、自我评估、CNAS 认可过程。ISO 15189 有助于提高实验室质量管理水平、增强实验室竞争力、促进国际合作等。我国已将 ISO 15189 转化为国家标准，并结合国情制定了各细分专业领域的系列标准。对于医学实验室而言，ISO 15189 不仅是一个认证标志，更是一种持续改进和发展的动力。

第四节　检验后质量控制

一、结果报告

（一）报告单内容及报告方式

尽快报告结果，注意提高初步结果报告质量与速度。结果报告应与检验内容一致，血培养阴性结果报告宜注明培养时间。

（二）危急值的确定和报告

对患者处理具有重要意义的结果出现时，应立即通知临床医师或相关人员。血液、脑脊液及其他无菌部位来源标本的培养鉴定宜及时分级报告。

二、菌种保存

遵照国家法令和规定，严格管理菌种，保证有效、安全使用。

质控菌株包括标准菌株、经证实的其他来源菌株。标准菌株主要来自中国普通微生物菌种保藏管理中心（CGMCC）、美国典型微生物菌种保藏中心（ATCC）和英国国家典型菌种保藏中心（NCTC）。

（一）方法

1. 直接保存法　操作方便，但易发生变异，常用于短期保存。转种时需检查菌株特性。营养要求不高的细菌，采用半固体保存，一般 2～3 个月转种。特殊培养要求的细菌，根据其特性选择保存方法。

2. 快速冷冻法　大部分细菌可保存 6～12 个月或更长时间。方法：刮取新鲜菌落接种于含小牛血清或脱纤维绵羊血培养基制成菌悬液，置 -20℃ 以下保存。

3. 冷冻干燥法　适用于长期保存菌种。避免频繁传代而造成菌种污染、变异或死亡。

4. 注意事项　①避免使用含可发酵糖的培养基；②避免直接从选择性培养基、药敏试验平板挑取菌落保存；③容器应密封、安全，防止培养基干枯；④对温度敏感的细菌，不可直接置于冰箱短期保存，可用快速冷冻法长期保存。

（二）使用与管理

菌种应有专人保管，详细记录名称、编号、来源、保存日期、传代等，不得擅自处理或带出实验室。

三、检验后样本的处理

（一）保存

具有流行病学价值的感染标本应在保证标本可检测性、病原体数量不变，不被污染的情况下保存，或按要求运送至参考实验室。

（二）处置

检验后标本、污染培养基等感染性废弃物最好在实验区域内消毒或去污染。

四、耐药性监测结果的统计和发布

耐药性监测是系统、连续地收集资料，定量分析，定期统计、报告抗菌药物敏感性的过程。

（一）统计方法

细菌耐药性监测最常用的统计方法是世界卫生组织推荐的可免费使用的 WHONET 软件，其可根据需要选择多种统计方法。

1. 基于分离菌株 此为默认方法。进行耐药性统计时，所有菌株为单一菌株，耐药率的分母为所有分离菌株总和。

2. 基于患者 统计结果分母为患者人数，分子有 5 种选择：①由患者分离的第一株菌；②分离菌株对每一抗菌药物的平均耐药结果；③分离菌株对每种抗菌药物最耐药的结果；④分离菌株对每种抗菌药物最敏感的结果；⑤计数患者的每一抗菌药物解释的结果。

3. 基于药敏试验结果 通过耐药性数据分析，发现一定时间、病区、人群、菌种、抗菌药物耐药性异常升高，或出现新的耐药表型。分析其抗菌谱，若可疑菌株抗菌谱一致，各抗菌药物抑菌圈一致，初步判断为同一克隆。

（二）结果发布

应定期发布监测结果，至少每年一次。

监测数据描述要点：①标题应说明数据采集时间、实验方法；②以表格形式呈现；③根据细菌、标本来源选择药物，标明菌株数，特殊病房单独统计等。

数据分析及描述应注意：①菌株数小于 10 株的统计结果不应报告；②不同治疗作用药物间敏感性比较意义不大，如仅用于泌尿道感染治疗的药物与所有部位分离菌治疗药物的敏感性比较；③统计第一次分离菌时，可能漏检新耐药表型细菌。

总之，微生物专业人员应认真分析检测结果，与医务人员充分交流，使其正确理解。

第五节　实验室安全 🅴 微课/视频2

医学微生物学实验室是研究病原微生物的场所，所研究的对象都是具有传染危险的，有些甚至具有致命的危险。实验室工作人员通过在实验室的活动而获得的包括所有临床或亚临床表现的感染，称为实验室获得性感染。

一、实验室获得性感染的途径

最常见的途径是吸入、食入、直接接种和皮肤黏膜接触、节肢动物媒介等。

（一）经空气传播

实验室获得性感染多数是由于实验室操作或事故造成的，其中绝大多数是由于工作人员吸入了大量气溶胶，特别是对含微生物的悬液进行操作时而引起的。

（二）经口传播

实验操作中口吸吸管、传染性物质飞溅入口腔中、污染的物品或手接触口腔、在工作区进餐、饮水或吸烟等都易导致实验室感染经口传播。

（三）直接接种

偶然的针刺、碎玻璃划伤和动物咬伤均可通过直接接种引起感染。临床样本中的感染源也可通过皮肤表面的伤口进入人体造成感染。

（四）黏膜接触

感染性物质洒出或飞溅入眼、鼻、口腔黏膜；皮肤黏膜接触污染物。有一些病原体如肝炎病毒和人类免疫缺陷病毒，能够通过与黏膜（如眼结膜）直接接触进入人体。

（五）节肢动物媒体

蚊、蜱、蚤和其他体外寄生虫都是潜在的感染源，这些节肢动物可通过叮咬来感染工作人员。

二、实验室获得性感染的主要病原体

当实验室工作人员在处理大量病原微生物时，如果防护不当极易引起感染。引起实验室感染常见的病原体有如下几种。

（一）细菌

1. 布鲁菌属　是报道最多的细菌性实验室获得性感染。实验室人员不了解其致病性和分离培养时未在生物安全柜中操作是导致布鲁菌属感染的主要原因。

2. 鼻疽伯克霍尔德菌/假鼻疽伯克霍尔德菌　鼻疽伯克霍尔德菌是鼻疽病的病原体。鼻疽病在人体主要呈现亚临床表现和无症状携带状态，但若一旦患病就可能有生命危险。

3. 土拉热弗朗西斯菌　多数发生在研究土拉热弗朗西斯菌的实验室工作人员身上，这可能是因为在处理标本时产生的飞溅物传播引起的。

4. 钩端螺旋体属　由钩端螺旋体属引起的钩端螺旋体病是一种人畜共患传染病，该菌广泛寄生在哺乳动物体内。钩端螺旋体属引起的实验室获得性感染常见于从事动物实验的人员。

5. 结核分枝杆菌　结核分枝杆菌引起的实验室感染发生于实验操作的整个过程中，尤其是在操作过程中产生的结核分枝杆菌气溶胶危害最大。

6. 肠道致病菌　引起实验室感染主要是沙门菌属和志贺菌属。弧菌属、弯曲杆菌属和大肠埃希菌引起实验室感染很少见。

7. 衣原体属　鹦鹉热衣原体、沙眼衣原体和肺炎衣原体都可感染实验室人员。以鹦鹉热衣原体和沙眼衣原体感染为主。

8. 立克次体　Q热是引起实验室人员实验室感染最常见的立克次体病，由贝纳柯克斯体引起，另外还有斑疹伤寒立克次体、立氏立克次体的感染引起的。

(二) 病毒

血液传播病毒主要包括肝炎病毒和人类免疫缺陷病毒。其中乙型肝炎病毒、丙型肝炎病毒和人类免疫缺陷病毒引起的实验室人员感染最为常见。

(三) 真菌

常引起实验室感染的有申克孢子丝菌、荚膜组织胞浆菌、厌酷球孢子菌、皮炎芽生菌。原因是实验室人员接触传染性的气溶胶、直接吸入真菌的孢子或通过皮肤伤口而感染。

(四) 寄生虫

引起实验室感染的寄生虫主要有鼠弓形体、疟原虫、利什曼原虫等。

三、生物安全防护

为减少或消除暴露于有害物质的可能性，每一个实验室人员必须进行持续性的培训以保证能够了解生物安全防护的措施。

(一) 设备与设施

最基本的安全设备包括生物安全柜（biological safety cabinets，BSC）、密闭的容器、个人防护物品等。

1. 生物安全柜 是为操作具有潜在感染性的实验菌株或标本时，用来保护操作者本人、实验室环境以及实验材料，使其避免暴露于感染性气溶胶和溅出物而设计的。

2. 其他主要防护设备 个人防护物品如护目镜、口罩、面罩、手套、防护衣等经常在使用 BSC 的同时使用。其他还有存放具有传染性飞沫或气雾剂的容器，包括安全离心杯，可以阻止在离心过程中传染性病原体的传播。

(二) 病原体危害程度评估

生物安全工作的核心是微生物的危险度评估。进行微生物危险度评估最有用的工具之一就是列出微生物的危险度等级。我国根据病原微生物的传染性、感染后对个体或者群体的危害程度，将病原微生物的危险度等级分为四类。

第一类病原微生物，是指能够引起人类或者动物非常严重疾病的微生物，以及我国尚未发现或者已经宣布消灭的微生物。

第二类病原微生物，是指能够引起人类或者动物严重疾病，比较容易直接或者间接在人与人、动物与人、动物与动物间传播的微生物。

第三类病原微生物，是指能够引起人类或者动物疾病，但一般情况下对人、动物或者环境不构成严重危害，传播风险有限，实验室感染后很少引起严重疾病，并且具备有效治疗和预防措施的微生物。

第四类病原微生物，是指在通常情况下不会引起人类或者动物疾病的微生物。

其中第一类、第二类病原微生物统称为高致病性病原微生物。

在实验室工作中，应根据危险度评估结果将病原微生物归入某一生物安全防护水平。在通过危险度评估工作来确立适当的生物安全水平时，还要考虑危险度等级以外的其他一些因素，而不应单纯根据所使用病原微生物所属的某一危险度等级来机械地确定所需的实验室生物安全水平。

(三) 生物安全水平及适用范围

实验室的生物安全水平（biosafety levels，BSL）是根据实验室内实验对象的危险度评估，而采取的不同程度的生物安全防护措施，以保证实验室工作人员的安全和环境免受污染。目前分为四级。

1. 一级生物安全防护实验室（BSL－1） 微生物的基础实验室，进行的实验都是最低等级的污染物或安全的微生物，并且完全符合标准实验室操作。它要求在开放的台面进行，所用的微生物都是已知不会给健康人带来疾病的，如枯草芽胞杆菌等。

2. 二级生物安全防护实验室（BSL－2） 适用于对人或环境具有中等潜在危害的微生物，属于第三类病原微生物，如沙门菌属、乙型肝炎病毒等的实验操作。病原体的传播可由于偶然的摄取、皮肤及黏膜的暴露引起。进行规范的此等级的实验操作时，试剂需放在开放的台面上，特别注意戴上口罩、隔离衣、手套等个人防护用品。

3. 三级生物安全防护实验室（BSL－3） 其操作对象一般是可以经呼吸道传播的危险微生物，如结核分枝杆菌、伯氏柯克斯菌。因此，实验室需要严格的初级和次级的安全设备，包括一些特殊装置，如正确的通风系统，所有实验操作需在 BSC 中进行。

4. 四级生物安全防护实验室（BSL－4） 进行试验研究的物质是一些具有非常高危险性并且可以致命的有毒物质，可以通过空气传播，并且现今并没有有效的疫苗或者治疗方法来处理。操作人员需穿上全身保护、空气供应、正压的防护服。实验室需要建造在独立的建筑物，并设有特殊通风及污物处理系统。

（四）废物处理

1. 感染性废物 指携带病原微生物，具有引发感染性疾病传播危险的实验废弃物。其对实验人员和相关人员是重要的职业性有害物质，可能会对人类健康和生存环境造成影响。实验室感染性废物包括：①废弃的体液、粪便、分泌物等样本；②被样本污染的物品和容器；③接种病原体的培养基、废弃的菌悬液、细胞培养瓶等；④使用后的一次性物品，如手套、帽子、吸管等；⑤实验动物尸体。

2. 感染性废物管理程序 实验室应指定专人负责和协调感染性废物的管理；应建立废物隔离、包装、转运、保存和处置程序；建立有关废物管理培训、紧急情况处理和安全操作等程序的相应制度，记录所有处理流程。

3. 感染性废物的处理 操作感染性或任何有潜在危害的废物时，必须穿戴手套和防护服。对有多种成分混合的感染废料，应按危害等级较高者处理。处理含有锐利物品的感染性废料时，应使用防刺破手套。

（1）感染性废物的隔离 实验室应严格区分感染性和非感染性废物，一旦分开后，感染性废物必须加以隔离。

（2）感染性废物的包装 所有的感染性废物都必须进行包装，并依据废物的性质及数量，选用适合的包装材料。应使用黄色聚乙烯或聚丙烯包装袋，并应有生物危害标记。包装有液体的感染性废料时，应确保容器无泄漏。

（3）感染性废物的存放 感染性废物的存放地应有"生物危害"标志，且应位于产生废物的附近。

（4）感染性废物的转运 所有运输未经处理的感染性废物的容器上都应有"生物危害"标志，并确保感染性废物的包装完好，无泄漏。

（5）感染性废物的处理方法 灭菌和焚烧是最常用的处置方法。气体灭菌、化学消毒方法也可应用。处置的主要目的是去除污染，使病原体数量减少到致病水平以下。

4. 锐利物安全处理 锐利物通常指那些能穿透皮肤的注射器、针、刀、毛细管、破损的玻璃器皿等，为机械危险废物，可造成刺破或划破伤。所有锐利物都必须放置在贴有生物危害标志的硬质、防漏、防刺破的容器内，并与其他废物分别存放。处理或转运锐利物废物应使用防刺破手套。

（五）实验室工作人员职业暴露防护和处理

职业暴露一般是指实验人员在从事实验室活动过程中，接触到有毒、有害的化学物质、生物因子、放射性物质等，从而对身体造成潜在危害的情况。应尽量避免暴露事件的发生，一旦发生应立即处理。

1. 职业暴露的预防　实验室主管部门应建立职业安全管理委员会，专人负责职业安全管理，各科室建立安全监督员，保证对工作环境进行安全管理。建立工作人员健康档案并实行有效的防护措施，严格遵守技术岗位的规范操作是防止与病原体接触的重要预防措施，配备齐全的防污染资源，定期组织工作人员进行培训及职业暴露的应急演练。

2. 职业暴露后的处理

（1）一般处理措施　发生职业暴露应立即进行处理，根据事故的情况采取相应的措施：①皮肤或黏膜污染时，用肥皂液和流水清洗污染的皮肤，被暴露的黏膜应当反复用生理盐水冲洗干净；②眼睛溅入液体后立即用冲眼设施冲洗；避免揉搓眼睛，连续冲洗至少 10 分钟；③皮肤破损或刺伤应当在伤口周围轻轻挤压，尽可能地挤出损伤处的血液，禁止进行伤口局部挤压，再用肥皂液和流水清洗后用 75% 乙醇或者 0.5% 碘伏进行消毒，并包扎伤口；④严重损伤或暴露时，或当感染性物质泼溅出来形成气溶胶，会造成很大危害，立即采取措施疏散工作人员，在被溅处用消毒剂浸泡处理。

（2）HIV、HBV、HCV 等病毒职业暴露的药物性处理　HIV 职业暴露对其暴露的级别和暴露源的病毒载量水平进行评估和确定后实施预防性用药，用药应尽早进行，最好在 4 小时内实施，最迟不超过 24 小时，即使超过 24 小时也应进行预防性用药。HBV 职业暴露确认后，应立即注射高效乙肝免疫球蛋白，并在第 4 周、第 12 周、6 个月时测定血清中 HBV 表面抗原、表面抗体、e 抗原、e 抗体、核心抗体。HCV 职业暴露者，在第 4 周、第 12 周、8 个月时对 HCV 病毒进行检测。

（3）登记和报告职业暴露发生后，由科室主任及时将情况报告主管部门，应对经血液传播疾病病毒职业暴露情况进行登记。登记内容包括：发生时间、发生地点及经过；暴露方式；暴露的具体部位及损伤程度；暴露源种类和含有病毒的情况；处理方法及处理经过，是否实施预防性用药、首次用药时间、药物毒副作用及用药依从性情况；定期检测和随访。对发生的重大感染事件应立即逐级上报，采取果断措施。主管部门定期将本实验室发生的职业暴露情况进行汇总，上报疾病预防控制中心。

第六节　医院感染

患者在入院时既未出现感染也未处于感染的潜伏阶段，而在入院后获得的感染被称为医院感染（healthcare associated infection）。

一、医院感染的病原学特点

医院感染的病原体主要存在于医院环境中，包括患者、医护人员、探视者携带的微生物，以及未彻底消毒的医疗器械、血液制品和生物制品等。与社区感染相比，医院感染的病原体具有以下特点。

1. 大多数为条件致病微生物　大多数医院感染病原菌是条件致病微生物，如铜绿假单胞菌、鲍曼不动杆菌、凝固酶阴性葡萄球菌等。这些微生物通常是人体正常菌群的一部分，但在特定条件下会引起疾病。如表皮葡萄球菌一旦污染静脉或动脉导管，极易引起败血症；大肠埃希菌能黏附在泌尿道的上皮细胞上，从而成为泌尿道感染的主要病原菌。

2. 多数病原微生物对抗菌药物具有耐药性或多重耐药性 医院感染中占前五位的病原微生物分别是白念珠菌、大肠埃希菌、铜绿假单胞菌、金黄色葡萄球菌和肺炎克雷伯菌。这些细菌的最大特点在于其耐药谱十分广泛，如根据全国细菌耐药监测网（China Antimicrobial Resistance Surveillance System）2022 年的数据，临床分离金黄色葡萄球菌中 28.9% 以上为甲氧西林耐药菌株，大肠埃希菌对氟喹诺酮类耐药率为 50%。有报道证实同一种细菌，在医院外和医院内分离出的菌株具有不同的耐药性，后者的耐药性比前者更强、耐药谱更广。

3. 免疫功能低下患者可以感染多种病原体 免疫功能低下患者可以感染包括细菌、真菌（如曲霉）、病毒（如巨细胞病毒）、寄生虫（如弓形体、疥螨）等在内的多种病原体，甚至一个部位有多种病原体感染。如肿瘤患者手术后放疗、化疗导致免疫功能低下，最终发生多器官的、多病原体感染。

二、医院感染暴发的识别和处理

1. 医院感染暴发（healthcare acquired infection outbreak） 在医疗机构或其科室的患者中，短时间内发生 3 例以上同种同源感染病例的现象。

2. 疑似医院感染暴发（suspected outbreak of healthcare acquired infection） 在医疗机构或其科室的患者中，短时间内出现 3 例以上临床症候群相似、怀疑有共同感染源的感染病例的现象；或者 3 例以上怀疑有共同感染源或共同感染途径的感染病例的现象。

3. 医院感染暴发报告程序 医院感染暴发报告程序目前按照《医院感染暴发控制指南》（WS/T 524—2016）、《医院感染暴发报告及处置管理规范》（卫医政发〔2009〕73 号）、《关于进一步加强医院感染暴发信息报告工作的通知》（国卫办医发〔2014〕30 号）等文件执行，文件内容总结如下，政策可能发生改变，请以最新文件为准。

（1）医院发现以下情形时，应当于 12 小时内向所在地县级卫生行政部门报告，并同时向所在地疾病预防控制机构报告。① 5 例以上疑似医院感染暴发；② 3 例以上医院感染暴发。

（2）县级卫生行政部门接到报告后，应当于 24 小时内逐级上报至省级卫生行政部门。

（3）省级卫生行政部门接到报告后组织专家进行调查，确认发生以下情形的，应当于 24 小时内上报至国家卫健委。① 5 例以上医院感染暴发；②由于医院感染暴发直接导致患者死亡；③由于医院感染暴发导致 3 人以上人身损害后果。中医医院（含中西医结合医院、民族医医院）发生医院感染暴发的，省级卫生行政部门应当会同省级中医药管理部门共同专家进行调查，确认发生以上情形的，省级中医药管理部门应当向国家中医药管理局报告。

（4）医院发生以下情形时，应当按照《国家突发公共卫生事件相关信息报告管理工作规范（试行）》的要求，在 2 小时内向所在地县级卫生行政部门报告，并同时向所在地疾病预防控制机构报告。所在地的县级卫生行政部门确认后，应当在 2 小时内逐级上报至省级卫生行政部门。省级卫生行政部门进行调查，确认发生以下情形的，应当在 2 小时内上报至卫生部。①10 例以上的医院感染暴发；②发生特殊病原体或者新发病原体的医院感染；③可能造成重大公共影响或者严重后果的医院感染。中医医院（含中西医结合医院、民族医医院）发生上述情形时，省级中医药管理部门应当向国家中医药管理局报告。

4. 医院感染暴发处理措施 医院发生疑似医院感染暴发或者医院感染暴发，应当及时采取有效处理措施，控制感染源，切断传播途径，积极实施医疗救治，保障医疗安全。医院发生疑似或者确认医院感染暴发时，应当及时开展现场流行病学调查、环境卫生学检测以及有关的标本采集、病原学检查等工作。

思考题

案例 某医院检验科微生物实验室培养基均为自配。近期因天气转凉，呼吸系统疾病患者数量增加，由于准备不充分，血琼脂培养基告急，实验室赶制一批血琼脂培养基后即投入使用。实验室人员发现接种了临床标本血琼脂培养基上均有革兰阳性杆菌生长。

问题

（1）血琼脂培养基生长的革兰阳性杆菌是致病菌还是污染菌？为什么？

（2）该实验室在培养基使用中是否违背微生物检验质量控制的要求？如果违反质量控制要求，如何纠正？

（陆书华）

书网融合……

重点小结

题库

微课/视频 1

微课/视频 2

第二十九章　血液及骨髓标本临床微生物学检验

PPT

✎ 学习目标

1. 通过本章学习，掌握血液及骨髓标本的采集及细菌学、真菌学检验程序与方法；血液及骨髓标本微生物检验结果报告及解读；熟悉血液及骨髓标本常见的病原体；了解血液及骨髓标本病毒学的检测方法。

2. 具有规范采集血液及骨髓标本、进行细菌学和真菌学检验、解释和报告微生物检验结果、识别常见病原体以及进行病毒学检测的能力。

3. 树立严谨负责的医疗态度，确保高质量的血液及骨髓标本采集和检验工作，为挽救患者生命不懈努力。

正常人体血液中无病原微生物。病原微生物通过各种途径进入血液，并通过血流造成全身播散，引起各种临床症状称为血流感染（bloodstream infection）。若细菌仅短暂入血，而无明显的毒血症状则称为菌血症（bacteremia）；由各种病原微生物（细菌或真菌）和毒素侵入血流引起骤发寒战、高热、心动过速、呼吸急促、皮疹、肝脾肿大和精神神志改变等一系列严重临床症状，甚至休克、弥散性血管内凝血（disseminated intravascular coagulation，DIC）和多脏器功能衰竭的称为脓毒血症（pyemia）。由病毒感染和真菌侵入所引起的血流感染分别称为病毒血症（viremia）和真菌血症（fungemia）。近年来，随着创伤性诊疗技术的广泛开展以及广谱抗菌药物、激素的广泛应用，血流感染的发病率有逐年增高趋势。血流感染病死率高，危害严重。因此，血流感染的控制越来越受到人们的关注。 🅔 微课/视频1

第一节　常见病原微生物

近年来随着各种操作技术的开展及抗感染药物的应用，通过伤口等侵入血流的细菌或菌群失调导致的内源性感染增多，感染的病原菌种类也不断变化，肠杆菌目细菌、非发酵菌、葡萄球菌属、肠球菌属和真菌引起的血流感染发病率均有所上升。 🅔 微课/视频2

厌氧菌血流感染常为混合感染，其中大多数由革兰阴性厌氧杆菌所致，以脆弱拟杆菌最为多见，消化链球菌、梭菌属引起的血流感染亦较常见。

真菌血症常见的病原体有白念珠菌、光滑念珠菌、近平滑念珠菌、热带念珠菌等。

一些持续感染的病毒，如 HBV、HCV 等可引起病毒血症，通常发生在病毒感染的急性期、潜伏感染的病毒的活动期等。引起血流感染的常见微生物见表 29-1。

表 29-1　血液及骨髓标本的常见微生物

细菌		真菌	病毒
金黄色葡萄球菌	肺炎克雷伯菌	白念珠菌	丙型肝炎病毒
凝固酶阴性葡萄球菌	流感嗜血杆菌	光滑念珠菌	乙型肝炎病毒
化脓链球菌	沙门菌属	近平滑念珠菌	人巨细胞病毒
肺炎链球菌	产单核细胞李斯特菌	热带念珠菌	人类免疫缺陷病毒
脑膜炎奈瑟菌	布鲁菌属	新型隐球菌	
粪肠球菌	脆弱拟杆菌	马尔尼菲篮状菌	
铜绿假单胞菌	消化链球菌		
鲍曼不动杆菌	梭菌属		
大肠埃希菌			

第二节 标本采集、检验程序与方法

一、血液和骨髓标本的细菌学检验

（一）标本采集

1. 血培养的指征 当患者发热（＞38℃）或低体温（＜36℃）；寒战；外周血白细胞计数增多（计数＞10.0×10^9/L，特别是存在核左移时）或减少（计数少于4.0×10^9/L）；呼吸频率＞20次/分，动脉二氧化碳分压（$PaCO_2$）＜32mmHg；心率＞90次/分；皮肤黏膜出血；昏迷；多器官功能障碍；血压降低；炎症反应参数如C反应蛋白（CRP）、降钙素原（PCT）、$1,3-\beta-D-$葡聚糖（G试验）升高等情况之一时，可考虑采集血培养。对于怀疑有血流感染的患者应尽早进行血培养。

2. 血液标本的采集

（1）采血时间 寒战或发热初起时采集，抗菌药物应用之前采集最佳。

（2）采血套数 成人每次应至少从不同穿刺点采集血培养2~3套，以提高检出率。如怀疑感染性心内膜炎，宜每隔1小时采集1套血培养，不同部位共采集3套。儿童通常仅采集需氧瓶。考虑肺炎链球菌菌血症时，宜同时做脑脊液培养。

（3）采血量 成人每瓶采血量8~10ml，或按照说明书采集；婴幼儿及儿童采血量不应超过患者总血量的1%，最好使用儿童专用血培养瓶。

（4）采集方法 ①应行经皮外周静脉穿刺采血；仅在评估导管相关性血流感染时采集导管血。血培养宜单独采血，如与其他检测项目同时采血，应先接种血培养瓶，以避免污染。②采集前做好手卫生，接种前先用75%乙醇消毒瓶塞，自然干燥60秒。应严格消毒穿刺部位的皮肤，常使用1%~2%碘酊或1%碘伏及75%乙醇进行皮肤消毒处理。常采用三步法，即第一步：75%乙醇擦拭静脉穿刺部位，待干30秒以上；第二步：1%~2%碘酊作用30秒或1%碘伏作用60秒，从穿刺点向外画圈消毒，消毒区域直径达3cm以上；第三步：75%乙醇擦拭碘酊或碘伏消毒过的区域进行脱碘。③用注射器穿刺取血后，勿换针头，直接注入血培养瓶（不应将抗凝血注入血培养瓶），随后颠倒混匀以防止血液凝固。高度怀疑有细菌感染，多次血培养阴性，不能明确感染来源时，可考虑采取骨髓标本，骨髓标本由医生采集。通过静脉留置针采血污染率高于静脉穿刺采血，因此不应采用。

（5）血培养瓶的使用 每部位抽出的血液分别注入需氧瓶和厌氧瓶各一瓶，同时接种厌氧瓶的目的是除了供厌氧菌生长外，许多兼性厌氧菌在厌氧瓶中生长迅速，可以比需氧瓶更早出现阳性报警情况。对于在进行血培养时已经开始接受抗菌药物治疗的患者，应使用含树脂或活性炭等能中和或吸附多种抗菌药物和其他可能抑制细菌生长的物质的培养瓶。含有聚茴香磺酸钠（SPS）的培养瓶对某些细菌如脑膜炎奈瑟菌、淋病奈瑟菌、厌氧消化链球菌有抑制作用，不能用于对此类细菌的培养。目前还没有任何一种培养瓶能检测出血液中所有可能的致病菌，因此对于不同的可疑致病菌应采用不同的培养瓶。

（6）运送及处理 已注入了血液标本的血培养瓶应在2小时内送到实验室孵育或上机；如不能及时送检，应将血培养瓶置于室温下，切勿冷藏或冷冻保存。

3. 骨髓标本的采集 骨髓培养和血液培养的送检指征基本一致。当患者高度怀疑血流感染，但外周血连续培养阴性时，可以考虑做骨髓培养；怀疑骨髓炎、伤寒、布鲁菌病等情况下推荐进行骨髓培养。采集过程需严格无菌操作，按照标准的骨髓穿刺程序进行，采集后立即将标本注入血培养瓶中。运送、储存条件和检验与血液培养相似。

（二）检验程序

血液和骨髓标本的细菌学检验程序见图 29 - 1。

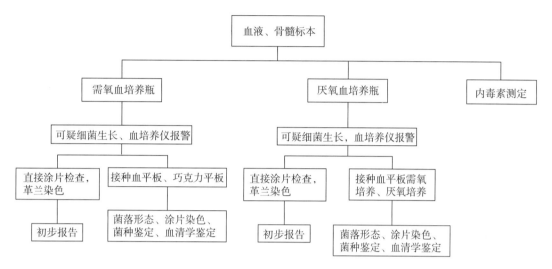

图 29 - 1　血液和骨髓标本的细菌学检验程序

（三）检验方法

1. 手工法　将血液或骨髓标本接种至增菌肉汤中，37℃孵育，每日肉眼观察一次，有生长迹象时涂片镜检和转种平板，无生长迹象则继续孵育。一般在孵育12～18小时和7天后各进行一次盲种至血平板；怀疑亚急性细菌性心内膜炎时，继续培养至3周以上。对于盲种后仍无细菌生长的报告阴性。人工观察敏感性低、不能实时监测，每天观察一次会延误检出时间，且容易污染，造成假阳性。

2. 全自动法　近年来，自动化连续瓶外检测的血培养仪已逐渐在国内推广使用。全自动血培养仪的检测原理是：微生物在生长过程中消耗培养基内的营养物质产生CO_2，通过CO_2感应器反映瓶内CO_2浓度变化，以此来判断瓶内有无微生物生长。各种血培养仪相应配置了标准需氧/厌氧培养瓶、含有吸附抗菌药物树脂的需氧/厌氧瓶、儿童瓶、真菌培养瓶、分枝杆菌培养瓶等多种培养瓶。细菌培养生长曲线、结果等均可在联机的计算机上显示出来。

全自动血培养仪的优点在于：①持续摇动培养；②连续非侵入性的自动检测培养瓶中微生物的生长情况，比人工观察可提早发现微生物的存在；③检测效率高。在开始使用连续监测的自动化血培养仪时，阳性报警后需要立即处理，对于已经培养5天的阴性瓶不需要常规盲传或终点转种。怀疑特殊细菌感染应延长时间。

3. 阳性血培养的处理及报告

（1）阳性血涂片、染色镜检　一旦血培养仪报警阳性，应立即取出阳性瓶，进行涂片、革兰染色和镜检。镜检结果应及时报告给临床医生，以便调整治疗方案，包括革兰染色特性和微生物的镜下形态，如革兰阳性球菌，成对排列。当仪器报警阳性但涂片革兰染色镜检结果为阴性时，可以考虑使用吖啶橙或钙荧光白染色。

（2）阳性血培养　对阳性血培养瓶取样涂片、染色、镜检的同时应至少转种5%羊血平板和巧克力平板等两种培养基进行培养。接种后置于温度35～37℃或在含5%～10%二氧化碳孵箱中孵育至少

48 小时，每天观察有无菌落生长。如果厌氧瓶阳性，还应加种厌氧血平板，在厌氧条件下孵育 48～72 小时，并进行耐氧试验以确认厌氧菌。必要时，根据涂片镜检结果，加种麦康凯培养基、中国蓝培养基等。

对于镜检怀疑为葡萄球菌属或肠球菌属时，考虑到耐药性检测，可以在接种普通培养基的同时，加种万古霉素和甲氧西林耐药筛选平板。

有些分枝杆菌在普通培养基中生长迅速，镜检为革兰阳性杆菌，或者染色效果不好，常常被误认为是棒杆菌，所以有必要用快速抗酸染色进行排查。

涂片镜检和转种培养后，原阳性血培养瓶不要丢弃，应室温保存，以备初次转种无微生物生长时再次转种。

（3）菌种鉴定　根据分离细菌的特征进行鉴定至种，必要时进行分型。鉴定方法包括生化鉴定方法、基质辅助激光解析电离飞行时间质谱和分子生物学鉴定方法等。

（4）涂片为单种细菌直接药敏试验　涂片证实为单种细菌时，可直接取血培养瓶中的培养液进行药敏试验，以快速取得初步药敏结果，为临床医师提供早期开展抗菌治疗的参考。待细菌鉴定后再报告确切的药敏试验结果，供临床修正用药。

4. 几种特殊类型感染的检测

（1）导管相关性血流感染（catheter - related blood stream infection，CRBSI）　静脉插管是常用的医疗手段，在插管时和插管维持期间，病原菌易定植于导管表面，随血流播散可形成严重的全身性感染。在 ICU 内携带中心静脉导管超过 48 小时，出现原因不明的发热或低血压的患者，儿童患者出现低体温者均应怀疑 CRBSI，应及时进行血培养。

1）血培养法　在拔管前通过导管和外周静脉分别取血进行血培养。

2）拔除静脉插管的检测方法　无菌方法拔出的静脉导管，取患者体内端约 5cm 长的导管，用无菌小镊子在血平板表面来回滚动 4 次，将血平板置 35℃培养，在 24 小时、48 小时、72 小时和 96 小时分别观察平板上的生长情况，并进行菌落计数；或者将导管置肉汤中振摇，取定量肉汤接种，进行菌落计数。导管涂片检查的意义不大。

3）结果报告　通过导管和外周静脉采取的两瓶血培养，前者报警时间比后者早 2 小时，鉴定为同种细菌，则提示为导管相关性血流感染；如果两者报警时间差＜2 小时，鉴定为同种细菌，仍提示为导管相关性血流感染。导管培养菌落数≥15CFU/导管节段，应报告具体的菌名和数量；菌落数＜15CFU/导管节段，应报告重要的病原菌名称及数量；如果有多种皮肤表面常驻菌生长，则报告总菌落数及多种细菌生长；如培养 4 天未长菌，报告"培养 4 天无细菌生长"。

（2）多重病原菌引起的血流感染　部分血流感染由多种微生物同时引起。合并有铜绿假单胞菌的多重血流感染致死率很高，并常见于老年患者。当有潜在的致病菌如凝固酶阴性葡萄球菌、芽胞杆菌属、革兰阳性厌氧杆菌或棒杆菌属合并其他微生物检出时，应结合临床表现及血培养阳性份数确定是否为采样污染。

5. 特殊微生物的分离培养　某些微生物，如嗜沫凝聚杆菌、伴放线凝聚杆菌、人心杆菌、侵蚀艾肯菌、金氏金氏菌和布鲁菌属生长缓慢，通常需要更长的孵育时间。而应用全自动血培养系统基本能在常规的程序和培养时间内检出。但是如果高度怀疑有血流感染，而 5 天内仪器未报警，应适当延长孵育时间。脑膜炎奈瑟菌及淋病奈瑟菌等在加有 SPS 的培养基中不能生长，应考虑使用其他方法如溶解离心法等技术。

6. 内毒素测定　革兰阴性细菌感染时可在血液中释放内毒素，可以通过鲎试验检测血液中内毒素含量以辅助诊断。

二、血液和骨髓标本的真菌学检验

(一)标本采集

与细菌学的采集方法基本一致，由于侵袭性真菌感染的临床表现缺乏特异性，因此对于符合中华医学会侵袭性真菌感染诊断标准的患者均应尽早采集标本进行病原学检查。

(二)检验程序

血液和骨髓标本的真菌学检验程序见图29-2。

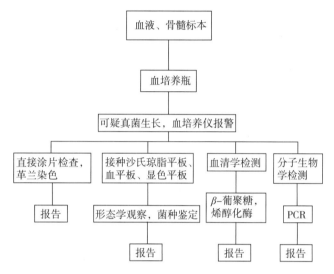

图 29-2 血液和骨髓标本的真菌学检验程序

(三)检测方法

1. 分离培养和鉴定 疑似阳性的培养瓶应进行涂片革兰染色检查，发现有真菌孢子应立即报告临床。同时移种沙氏琼脂，置37℃和25℃进行孵育24~48小时后观察菌落形态。将分离的真菌进行特异性的代谢试验，包括糖同化和糖发酵试验；或采用质谱方法进行鉴定。

2. 显色培养基 报警阳性的培养瓶接种酵母菌显色培养基可以在24小时得到大致的菌株鉴定结果，缩短报告时间。

3. 血清学中真菌胞壁或胞内成分的检测

(1)β-葡聚糖 β-葡聚糖广泛存在于真菌细胞壁中，当真菌进入人体血液或深部组织后，其可从胞壁中释放出来，特异性激活自鲎变形细胞溶解产物提取的G因子，从而旁路激活鲎试验，此过程称为G试验。浅部真菌感染中，β-葡聚糖在体液中的量不增高，深部真菌感染的严重程度常常与血浆多糖的升高水平一致，故可将G试验应用于深部真菌感染的诊断。

(2)烯醇化酶 又称为2-磷酸-D-甘油盐水解酶，在白念珠菌中含量丰富。白念珠菌深部感染时大量释放烯醇化酶，而寄生在浅表部位的白念珠菌一般不会释放该酶。该酶具有很强的抗原性，也可通过监测患者血清中抗烯醇化酶抗体及抗体滴度的动态变化辅助诊断。

4. 分子生物学手段 应用PCR技术针对18S rRNA、5S rRNA、ITS、P450和gp43等目的片段进行检测。

三、血液标本的病毒学检验

（一）标本采集

尽早采集 5ml 抗凝静脉血。

（二）检验程序

血液标本的病毒学检验程序见图 29 - 3。

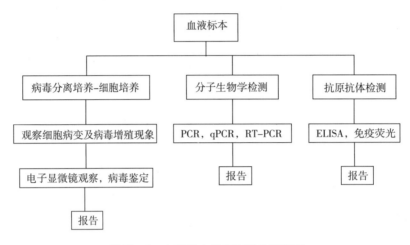

图 29 - 3　血液标本的病毒学检验程序

（三）检测方法

1. 病毒分离与鉴定　详见第九章临床病毒检验技术及第二十四章至第二十七章。根据可疑病毒种类选择敏感的细胞株进行分离。

2. 分子生物学检测　采用 PCR 技术或实时荧光定量 PCR 技术对 DNA 病毒的特定基因进行扩增，可实行定性和定量检测；采用逆转录 PCR 技术对 RNA 病毒进行检测。

3. 抗原抗体检测　采用 ELISA 及免疫荧光等技术检测病毒抗原及抗体。

第三节　结果报告及解读

1. 阳性培养标本　血液及骨髓标本不直接进行涂片检查，但当仪器阳性报警或血培养瓶、骨髓培养瓶内有细菌或真菌生长信号时，涂片染色镜检的结果是临床微生物学检测的重要危急值，实验室应将此结果即刻通知临床医护人员。血培养阳性报告程序分为三级报告。

（1）一级报告（初步报告）　即一旦血培养仪阳性报警，应立即进行涂片、革兰染色和镜检。镜检结果尽量在 1 小时内报告给临床医生，包括患者姓名、阳性血培养瓶类型、瓶数、报警时间、革兰染色特性和微生物的镜下形态，询问患者目前的感染情况和抗菌药物使用情况，可向医师提出治疗建议。同时将阳性培养液传种至适当培养基。

（2）二级报告（补充报告）　根据分离细菌的特征进行鉴定至种，必要时进行分型。将初步鉴定结果及时报告医师。如进行直接药敏试验，应报告药敏结果，给临床医师提供早期开展抗菌治疗的参考。

（3）三级报告（终报告）　即当对所转种的病原菌完成了鉴定及标准化的药敏试验后，实验室发出最终报告。报告包括菌种名称、血培养阳性时间和标准药敏试验结果，供临床修正用药。此外，还应加入一些相关信息，如血培养瓶放入仪器前延误的时间、血培养瓶中注入的标本量。

2. 阴性培养标本　常规培养5天仍无微生物生长，仪器未予报警，则取出培养瓶，报告"培养5天未见细菌生长"。

3. 血培养的污染　区分真正的致病菌和污染菌是诊断血流感染的难点。皮肤除菌（消毒）、静脉穿刺过程中的无菌操作是避免污染的重要环节。常见的污染菌有：凝固酶阴性葡萄球菌、芽胞杆菌属（除外炭疽杆菌）、棒杆菌属、皮肤杆菌属、草绿色链球菌群、气球菌属、微球菌属等。这些菌在一定条件下仍能引起严重的感染，因此如从2份或2份以上血培养中分离到同一种细菌，也应结合临床表现，作出是否为病原菌的诊断。尤其是凝固酶阴性葡萄球菌既存在于人体皮肤，也可以在侵入性医疗装置上形成生物被膜，因此既是血培养最常见的污染菌，也是首要的导管相关性菌血症的病原菌。

如果怀疑为污染菌，可向临床报告为："该菌株可能为采样时皮肤污染微生物。如果需要进一步检测请与微生物科联系"。对于怀疑为污染的菌株，应该保存该患者所有的分离菌株以备后续的血培养中再次分离出该菌时进行进一步检测；在这种情况下，应该对前后的分离菌株都进行详细的鉴定和药敏试验。

▶ 知识拓展 ◀

全自动血培养仪的工作原理

全自动血培养仪主要包括培养、实时监测和结果报告三个步骤。接种患者血液样本的血培养瓶被放置在全自动血培养仪的恒温振荡培养室内，培养室的温度通常设定在35~37℃，以模拟人体内的温度环境，促进微生物的生长和繁殖。全自动血培养仪配备高灵敏度的传感器，微生物在生长过程中消耗培养基内的营养物质产生 CO_2，血培养仪通过检测 CO_2 变化引起的荧光信号或颜色变化等，对每个培养瓶内的状态进行连续、实时地监测。当传感器检测到荧光信号或颜色变化达到预设阈值时，系统自动判定培养瓶内存在微生物，并发出阳性报警。全自动血培养仪的高效性和自动化程度显著提高了血流感染的检测效率和准确性，为临床治疗提供重要的诊断依据。

? 思考题

答案解析

案例　患者，女，46岁。

主诉：因发热、寒战和全身乏力前来急诊。

现病史：患者近3天来出现持续高热，最高体温达38.8℃，并伴有寒战和显著的全身乏力。透析导管插入部位有红肿和脓性分泌物，怀疑为感染源。无恶心、呕吐或腹泻。

既往史：患者有5年慢性肾病史，正在接受透析治疗。她在过去两周内未出国旅行或接触已知的感染源。无其他慢性疾病史。未曾有类似感染史或重大手术史。

基本检查：体温38.8℃，血压90/55mmHg，心率110次/分，透析管插入部位有红肿和脓性分泌物；实验检查：血常规白细胞计数升高，C反应蛋白升高。

问题

（1）根据患者的主诉和现病史，怀疑患者可能患有什么类型的感染性疾病？应该如何进行进一步的实验室检查？

（2）怀疑患者血流感染时，血液样本采集的最佳时间是什么？

（3）血培养阳性结果应该如何分级报告给临床？

（周铁丽）

书网融合……

重点小结

题库

微课/视频 1

微课/视频 2

第三十章 脑脊液标本与体液标本临床 微生物学检验

PPT

脑脊液（cerebrospinal fluid，CSF）是存在于脑室及蛛网膜下隙内的一种无色透明液体，约70%由脑室的脉络丛主动分泌和超滤的联合过程形成；约30%由大脑和脊髓的细胞间隙形成。形成的脑脊液经第三、第四脑室进入小脑延髓池，分布于蛛网膜下隙。脑脊液是中枢神经系统感染病原学检测的常用标本。正常人脑脊液是无菌的，当病原微生物穿透血脑屏障进入中枢神经系统时，可引起感染。因此，快速的鉴别诊断与早期治疗有助于降低疾病的死亡率和致残率。

体液标本特指除血液、骨髓及脑脊液之外的心包液、关节液、胸腔积液、腹水、羊膜液以及阴道后穹隆穿刺液等样本。在正常情况下，健康个体的体液是无菌状态。因此，在采集体液标本时，必须严格依照无菌操作规范进行，以确保样本不受到体表正常菌群的污染。 🅔 微课/视频

第一节 常见病原微生物

一、脑脊液标本中常见病原微生物

表30-1列出了脑脊液标本中常见的病原微生物。

表30-1 脑脊液标本中常见病原微生物

细菌	病毒	真菌
脑膜炎奈瑟菌	人疱疹病毒1型（HHV-1）	白念珠菌
肺炎链球菌	人疱疹病毒3型（HHV-3）	新型隐球菌
葡萄球菌属细菌	流行性乙脑病毒（JEV）	曲霉属
流感嗜血杆菌	柯萨奇病毒血清群	
无乳链球菌	埃可病毒血清群	
布鲁菌	EV-70、EV-71	
大肠埃希菌	腮腺炎病毒	
产单核细胞李斯特菌	麻疹病毒	
结核分枝杆菌	狂犬病毒	
星形诺卡菌	朊粒	
苍白密螺旋体苍白亚种		

二、体液标本中常见病原微生物

表30-2列出了体液标本中常见的病原微生物。

表 30-2　体液标本中常见病原微生物

革兰阳性细菌	革兰阴性细菌	真菌
金黄色葡萄球菌	大肠埃希菌	白念珠菌
A 群化脓链球菌	产气克雷伯菌	近平滑念珠菌
肺炎链球菌	肺炎克雷伯菌	热带念珠菌
非化脓性链球菌群	产碱杆菌属	都柏林念珠菌
肠球菌属	铜绿假单胞菌	
厌氧链球菌	不动杆菌属	
星形诺卡菌	嗜血杆菌属	
红斑丹毒丝菌	枸橼酸杆菌属	
结核分枝杆菌		

第二节　标本采集、检验程序与方法

一、标本采集

(一) 脑脊液标本采集

1. 采集方法　一般采用腰椎穿刺术无菌采集脑脊液标本，局部皮肤消毒后，在第三、四腰椎间隙插入带有管芯针的空针，进针至蛛网膜间隙，拔去管芯针，收集脑脊液5~10ml，分装于3支无菌管中立即送检。取第二管做微生物学检查。特殊情况下可采用小脑延髓池或脑室穿刺术。

2. 采集量　如果用于检测细菌，脑脊液的量应不少于1ml；如果用于检测真菌，脑脊液的量应不少于2ml；如果用于检测分枝杆菌，脑脊液量应不少于5ml；如果用于检测病毒，脑脊液的量应不少于2ml。

3. 注意事项　要立即送检、检验，一般不能超过1小时。因放置过久，其性质可能发生改变，影响检验结果；避免凝固和混入血液；做脑脊液培养时应同时采集患者血液标本进行血培养；培养脑膜炎奈瑟菌、流感嗜血杆菌等苛养菌时，标本应室温25℃送检，不宜低温运送。做病毒检验的脑脊液标本应放置冰块送检，可在4℃放置72小时。

(二) 体液标本采集

1. 严格无菌操作。尽量不使用外科引流液进行细菌学检查，因引流过程中标本可能受污染从而影响标本质量。

2. 如采集标本为腹水或胸腔积液，应采集≥10ml，室温下立即送检。

3. 穿刺获得的体液标本可直接注入血培养瓶，为提高病原体的检出率，可同时采用需氧瓶和厌氧瓶，特别是羊膜液和后穹隆穿刺液应进行厌氧培养。

二、检验程序

脑脊液标本及体液标本的检验程序如图 30 – 1。

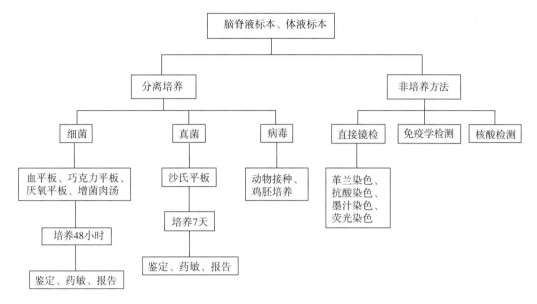

图 30 – 1　脑脊液标本及体液标本的检验程序

三、检验方法

（一）细菌、真菌的检验方法

1. 直接镜检

（1）革兰染色　浑浊或呈脓性的标本可直接涂片染色镜检，无色透明的标本应 3000r/min 离心 10～15 分钟后，取沉淀涂片革兰染色镜检，根据细菌形态和染色特性可初步提示感染细菌或真菌的种类。使用细胞离心机，脑脊液可以在载玻片上浓缩 10～100 倍，达到富集病原菌的目的，提高阳性率。

（2）抗酸染色　怀疑结核分枝杆菌或非结核分枝杆菌感染时，标本 4000r/min 离心 30 分钟，取沉淀物涂片，进行抗酸染色并镜检。在油镜下观察至少 300 个视野，在蓝色背景下找红色杆菌。

（3）墨汁染色　怀疑中枢神经系统感染隐球菌时，脑脊液标本 3000r/min 离心 10～15 分钟，取沉淀物做墨汁染色，显微镜下观察黑色背景中有无透亮的菌体和宽厚荚膜。

2. 分离培养与鉴定　培养阳性可确诊感染的发生。应根据检验流程，针对不同部位的标本，选择不同的培养基及培养方法。

（1）培养基选择　血培养和巧克力平板是初次接种脑脊液标本或转种用的主要培养基；如标本量较少可应用肉汤培养基和血培养瓶进行增菌培养，但应注意含有 SPS 的血培养瓶对脑膜炎奈瑟菌的生长有抑制作用；怀疑结核分枝杆菌感染的脑脊液标本应接种于结核分枝杆菌培养用的液体培养基或罗 – 琴培养基；怀疑真菌感染的脑脊液标本应接种于沙氏或马铃薯培养基。脑脊液标本很少有厌氧菌，但对于脑脊液引流的患者，皮肤上的痤疮皮肤杆菌可以成为脑脊液中的致病菌，此时需行厌氧菌培养。

（2）培养条件和时间　用接种环挑取浑浊脑脊液或离心（3000r/min，15 分钟）后的沉淀物，分别接种于增菌肉汤和血平板和（或）巧克力平板和（或）沙氏平板和（或）厌氧血平板上，置于 35℃ CO_2 环境或者厌氧环境中培养。对于接种至血培养瓶中的脑脊液标本，在仪器报警后，根据涂片、染色、镜检结果转种至相应培养基，根据镜检所见及菌落特征，初步判定细菌或真菌种类。

培养阳性的标本需做药物敏感性试验，具体方法和内容详见第十章抗微生物药物敏感性检验技术。

3. 免疫学方法　免疫学检测通过检测脑脊液中的抗体或抗原来诊断感染的病原，可以用于检测病原体感染的免疫反应，由于免疫反应需要一定的时间，故不适用于感染极早期，优势是可用于一些病原体无法检测或直接检测困难的情况。

（1）神经性梅毒的检测　神经性梅毒的诊断首选荧光密螺旋体抗体吸收试验（fluorescence treponemal antibody absorption，FTA-ABS），其敏感度、特异性均很高。次选性病研究实验室试验（venereal disease research laboratory test，VDRL），其敏感性较低，而特异性较高。如果患者脑脊液测定FTA-ABS阳性而VDRL试验阴性时，应结合患者神经系统体征加以综合判断。

（2）结核性脑膜炎的检测　中枢神经系统受到结核分枝杆菌抗原刺激时能产生特异性抗结核抗体。用此法测定结核性脑膜炎患者血清及脑脊液中抗结核菌纯化蛋白衍生物或抗结核分枝杆菌抗原成分等特异性IgG抗体，如果脑脊液中抗体水平也高于自身血清，这对结核性脑膜炎的诊断及鉴别有价值。

（3）隐球菌抗原检测　荚膜多糖是新型隐球菌特有的分泌物，其分子组成与结构区别于其他真菌和细菌，是隐球菌存在的直接证据。在感染的初期，荚膜多糖就能够在血清、脑脊液、肺泡灌洗液和尿液中被检测到，可作为隐球菌病早期诊断的标志物。随着病情的发展，荚膜多糖的含量会随之发生变化，可作为病情监测的指标。目前，商品化的新型隐球菌荚膜多糖抗原检测试剂盒包括乳胶凝集法，胶体金法和ELISA法。

4. 核酸检测　脑脊液病原分子生物学检测技术，凭借其特异性、高灵敏度和快速性，主要通过核酸扩增试验（nucleic acid amplification test，NAAT）精准识别样本中病原体所特有的片段，为中枢神经系统感染的诊断提供有力支持。

1）脑脊液Xpert MTB/RIF（Xpert）　相较于传统的涂片、培养及其他分子生物学检测方法，Xpert以其高度自动化的特性，显著简化操作流程，提高诊断的敏感度，减少潜在的污染风险，并确保生物安全性。它能在短短2小时内迅速提供检测结果，为医疗专业人员提供了及时、准确的诊断依据。

2）宏基因组二代测序（metagenomic next-generation sequencing，mNGS）　通过提取脑脊液中核酸、建立DNA扩增文库、测序，识别并排除人源性序列，非靶向地检测临床标本中病原体核酸的技术。与传统脑脊液诊断技术相比，不仅具有高敏感度优势，更具有无偏性特点，这对中枢神经系统感染性疾病诊断与鉴别诊断十分重要。

（二）病毒的检验方法

1. 直接显微镜检查

（1）光学显微镜　敏感细胞被病毒感染后会出现细胞病变效应（cytopathic effect，CPE），表现为细胞内颗粒增多、圆缩、聚集或融合，有的可形成包涵体，最后出现细胞溶解、脱落、死亡等。不同病毒的CPE特征不同，可据此判断感染病毒的种类。

（2）电子显微镜和免疫电镜　电镜不仅能观察病毒的形态特征，还可测量病毒的大小。含有高浓度病毒标本，可直接在电镜下观察病毒颗粒，低浓度病毒标本应用免疫电镜技术观察。

2. 分离培养　若培养出病毒可确诊，但此项检测费时、费力、要求技术条件高，医院临床实验室很少开展。常用的病毒分离方法包括动物接种、鸡胚培养及组织细胞培养。

3. 核酸检测　用基因扩增技术检测脑脊液中各种病毒核酸，有极高的敏感性和特异性，用于早期诊断。

第三节　结果报告及解读

一、脑脊液标本

正常脑脊液是无菌的，如发现有病原菌，通常提示存在感染。应将脑脊液直接涂片结果和阳性培养结果作为危急值立刻通知临床医护人员。

（一）细菌学、真菌学检验

1. 涂片报告　脑脊液直接涂片、染色及镜下观察后，根据细菌形态特征，报告"找到革兰阳性或阴性球菌或杆菌"，若发现以下特殊形态者，可初步判断并报告病原菌的种类。

（1）革兰染色

1）革兰染色阴性、凹面相对的球菌，位于细胞内或细胞外，可报告"找到革兰阴性双球菌，形似脑膜炎奈瑟菌"。

2）革兰染色阳性球菌、菌体周围有明显荚膜，排列呈矛头状或成双或短链状，可报告"找到革兰阳性双球菌，形似肺炎链球菌"。

3）革兰染色阴性、多形性、菌体大小不一，有杆状或丝状的细菌，可报告"找到革兰阴性杆菌，形似流感嗜血杆菌"。

4）革兰染色阳性小杆菌，规则、单独或呈 V 形排列，出现于大量单核细胞之间者，可报告"找到革兰阳性杆菌，形似产单核李斯特菌"。

（2）抗酸染色阳性、杆状，单个或呈点状或聚集，可报告"找到抗酸杆菌"。

（3）墨汁染色，在黑色背景中，见到菌体周围有透明的荚膜，似一晕轮或见到出芽的酵母菌，可报告"找到隐球菌"。新型隐球菌，特别是荚膜狭窄者易与白细胞相混淆，可用 0.1% 甲苯胺蓝染色法加以区别：新型隐球菌的菌体呈红色圆球状，荚膜不着色，白细胞染色成深蓝色。

2. 阳性培养报告　根据细菌、真菌的生物学特征，可以鉴定菌种，并发出确定报告。对常见的细菌，如肺炎链球菌、金黄色葡萄球、肠球菌属、流感嗜血杆菌、肠杆菌目细菌、非发酵革兰阴性杆菌等，可进行药敏试验。

3. 阴性培养报告　细菌培养孵育至少 48 小时，血培养瓶在自动化仪器中至少放 5 天，若在罗 – 琴培养基上培养结核分枝杆菌，应培养 8 周。如无菌落生长，可报告"培养 × 天无细菌（或真菌或结核分枝杆菌）生长"。

（二）病毒学检验

脑脊液标本检出病毒视为阳性，报告：检验鉴定方法和检出病毒种名。检出病毒抗原或抗体、病毒核酸或包涵体有临床诊断价值。

1. 直接显微镜检查报告　在脑组织活检标本中可发现病毒或嗜酸性包涵体，不同病毒的 CPE 特征不同，依据临床资料判断可能感染的病毒：如脑组织检测到 Negri 小体诊断为狂犬病病毒感染。

2. 免疫学检查　包括免疫荧光法、ELISA 等用于发病初期患者血液和 CSF 中的病毒抗原或抗体。如怀疑乙脑患者检测患者血液和 CSF 中乙脑病毒抗原检测具有早期诊断的意义。HSV 引起的脑炎难以诊断，快速诊断检测 CSF 中 HSV 抗原具有早期诊断的意义，也可以检测 CSF 中 HSV – IgG 可诊断为 HSV 脑炎。值得注意的是由于 IgG 的产生需要几周的时间，因此对于病毒的早期诊断和治疗其意义不大。埃可病毒可从粪便、咽拭子以及 CSF 中获得用人或猴肾细胞分离病毒，应用中和试验或血细胞凝集抑制试验进行病毒分型。肠道病毒 70、71 感染神经系统后难以分离，只有依靠血清学试验方法进行诊断。

二、体液标本

体液标本应是无菌的，检出细菌对临床感染性疾病的病原学诊断很重要。因此体液中发现细菌应尽快向临床报告。

1. 涂片结果 将涂片染色后，根据镜检到的细菌形态和染色性报告"找到革兰阳性或阴性球菌或杆菌"，若发现以下特殊形态者，可初步判断并报告病原菌的种类。

（1）革兰染色阳性、排列呈矛头状，可报告"找到革兰阳性双球菌，形似肺炎链球菌"。

（2）革兰染色阳性（着色不均匀）、圆形或卵圆形菌体或孢子及假菌丝，可报告"找到革兰阳性圆形或卵圆形菌体或孢子，形似念珠菌"。

（3）抗酸染色阳性，可报告"找到抗酸染色阳性细菌"。

2. 阳性培养报告 根据细菌、真菌的生物学特征，鉴定菌种并发出确定报告。对常见的细菌，如肠杆菌目细菌、非发酵革兰阴性杆菌、肠球菌属、葡萄球菌属等，应进行药敏试验。

如果怀疑为污染菌，可向临床报告为："该菌株可能为采样时皮肤污染微生物。如果需要进一步检测请与微生物科联系"。对于怀疑为污染的菌株，应该保存该患者所有的分离菌株以备后续的血培养中再次分离出该菌时进一步研究；在这种情况下，应该对前后的分离菌株都进行详细的鉴定和药敏试验。

3. 阴性培养报告 无菌生长的平板应继续孵育至 48 小时，增菌培养基或血培养瓶持续孵育至少 5 天，经转种证实仍无细菌生长者，方可报告阴性。如临床怀疑诺卡菌，平板应持续孵育 7 天，培养结核分枝杆菌用罗氏培养基孵育 8 周后，仍无细菌生长，可报告"培养×天无细菌生长"。阳性培养需报告最终细菌鉴定和药敏试验的结果。

▸ 知识拓展 ◂ ···

基于多组学在结核性脑膜炎脑脊液实验诊断的应用

近年来组学技术发展快速，为结核性脑膜炎（tuberculous meningitis, TBM）寻找疾病诊断生物标志物提供了新的契机。TBM 较其他脑膜炎因为病原菌及致病机制的不同，导致脑脊液中可能存在 TBM 所特有的生物标志物，这为组学技术在脑脊液中寻找生物标志物打下基础，这些标志物可能成为疾病诊断的分子标记。

1. 脑脊液蛋白组学 目前国内外研究发现花生四烯酸 5 - 脂氧合酶（arachidonate 5 - lipoxygenase，ALOX - 5）、神经表皮样生长因子 2（neural epidermal growth factor - like like 2，NELL2）、载脂蛋白 - B（lipoprotein - B，APOB）有望成为 TBM 诊断蛋白标志物。但是这些研究仅筛选 2 ~ 3 个候选蛋白通过 Western blot 或 ELISA 验证，研究样本量少，对照组病种单一，且主要为健康对照。因此，需要扩大样本量、增加对照组疾病种类对筛选出的蛋白进行独立验证。

2. 脑脊液代谢组学 研究表明，基于 ^{1}H 核磁共振的代谢组学发现了 25 个代谢物（涉及氨基酸、碳水化合物、脂质、核苷代谢）在 TBM 与病毒性脑膜炎脑脊液水平存在差异，可能是 TBM 潜在诊断标志物；TBM 死亡组较非死亡组色氨酸水平高，提示色氨酸有可能成为 TBM 诊断及预后标志物。

3. 脑脊液转录组学 微小 RNA（miRNA）是一类保守的非编码小 RNA（21 ~ 25 个核苷酸长度），在基因表达调控等生物学方面起着重要作用。研究表明 miR - 29a 有可能成为儿童 TBM 有潜在诊断价值的标志物，但 miR - 29a 在其他常需要与 TBM 进行鉴别的细菌性脑膜炎、病毒性脑膜炎及脑膜肿瘤等疾病中的表达仍需进一步研究。全基因组 miRNA 微阵列发现 miR – 126 – 3p、miR – 130a – 3p、miR – 151a – 3p 在 TBM 与病毒性脑膜炎外周血单个核细胞及脑脊液表达水平有差异。

? 思考题

答案解析

　　案例　一名 2 岁女童因体温 40℃就诊医院急诊科，医生诊断为双侧中耳炎，予阿莫西林/克拉维酸治疗，留院观察。夜间，患者嗜睡，并出现紫癜和颈部僵硬。采集脑脊液样本，开始头孢曲松治疗。脑脊液标本革兰染色未发现细菌。第 2 天，培养结果报告脑脊液培养革兰阴性双球菌生长。

　　问题

　　（1）该病例中患者疑似感染的病原体是什么？实验诊断方法有哪些？

　　（2）请简述脑脊液标本正确采集的方法。

　　（3）脑脊液标本涂片革兰染色未见细菌，此结果应如何解读？

（陈怡丽）

书网融合⋯⋯

重点小结

题库

微课/视频

第三十一章　尿液及生殖道标本临床微生物学检验

PPT

学习目标

1. 通过本章学习，掌握尿路及生殖系统感染病原体的检测程序、检验方法、结果报告与解释；熟悉引起尿路感染的常见病原体种类。

2. 具有对尿液及生殖道分泌物常见病原微生物的辨别和鉴别能力。

3. 树立终身学习理念，培养严谨求实的科学态度、创新意识和批评性思维，不断追求工作优质高效和专业卓越发展。

尿路感染是由病原体逆行感染（细菌、真菌、支原体和滴虫等）直接侵犯尿路黏膜或组织引起的尿路炎症，通常伴随菌尿和脓尿。根据感染部位，尿路感染可分为上尿路感染（肾盂肾炎）和下尿路感染（膀胱炎与尿道炎）。健康人群膀胱穿刺尿是无菌的，但由于经尿道排出尿液，受到尿道口与外尿道寄居的正常菌群污染而混有细菌，因此尿液细菌计数是判断尿路感染的实验室依据。一般临床上怀疑为尿路感染（泌尿系统感染）的患者可采集尿道分泌物、尿液等标本，进行病原生物学检测，以确定感染的病原体、性质与部位。

生殖系统感染来源可分为内源性，也可通过性接触传播外源性病原体。一般是由细菌、病毒、真菌与寄生虫通过性接触（外源性）或由生殖道黏膜（内源性）上的固有菌群紊乱入侵生殖系统所致。前者又称性传播疾病（sexually transmitted disease，STD），简称性病，如艾滋病、梅毒、淋病、软下疳、性病淋巴肉芽肿、尖锐湿疣等20余种疾病。女性阴道具有多层上皮细胞，在其细胞表面定植许多内源性细菌，如乳杆菌属、棒杆菌属、阴道加德纳菌、凝固酶阴性葡萄球菌、肠球菌属、大肠埃希菌及念珠菌属等。若患者疑似生殖系统感染时，应采集尿道分泌物、下疳渗液、疱疹基底组织刮片、宫颈拭子或刮片等标本进行病原微生物学检测，为生殖道感染的确诊提供依据。🄴 微课/视频

第一节　常见病原微生物

引起尿道或生殖系统感染的病原体种类很多，多数患者为单一病原体感染，偶尔也可见一种以上病原体感染。若同一份标本同时检出3种及以上细菌时，应认为采集或处理标本时被污染可能，建议重新留取标本进行检查。尿道感染常见病原体如表31-1。

表31-1　尿路感染临床标本的常见病原微生物

细菌			真菌	病毒
大肠埃希菌	粪肠球菌	结核分枝杆菌	白念珠菌	少见
奇异变形杆菌	阴沟肠杆菌	厌氧菌		
产气克雷伯菌	屎肠球菌	凝固酶阴性葡萄球菌		
肺炎克雷伯菌	金黄色葡萄球菌	支原体		
铜绿假单胞菌	淋病奈瑟菌	衣原体		

生殖系统感染常见病原体，见表31－2。

表31－2　生殖系统感染临床标本的常见微生物

细菌	真菌	病毒
苍白密螺旋体苍白亚种	白念珠菌	人类免疫缺陷病毒
沙眼衣原体沙眼生物变种	光滑念珠菌	单纯疱疹病毒
沙眼衣原体性病淋巴肉芽肿变种	热带念珠菌	人乳头瘤病毒
淋病奈瑟菌	近平滑念珠菌	传染性软疣病毒
杜克嗜血杆菌		巨细胞病毒
解脲脲原体		
阴道加德纳菌		
厌氧菌（克氏动弯杆菌、拟杆菌属）		
大肠埃希菌		
肠球菌属		
无乳链球菌		

第二节　标本采集、检验程序与方法

一、标本采集

当患者出现下列情况之一时，应采集尿液标本进行培养：①有典型的尿路感染症状；②肉眼脓尿或血尿；③尿常规检查白细胞或亚硝酸盐阳性；④不明原因的发热，无其他局部症状；⑤留置导尿管的患者出现发热；⑥膀胱排空功能受损；⑦可能引起泌尿生殖道黏膜出血的侵入性操作或通过尿道进行前列腺切除术。

当患者出现斑疹、丘疹、结节、水疱、囊肿、糜烂、溃疡等下肢生殖道周围皮肤黏膜损害；或男性患者出现尿痛、尿频、尿急、尿道分泌物增多，会阴部疼痛及阴囊疼痛、性功能障碍，甚至泌尿生殖器畸形和缺损等；或女性患者出现阴道分泌物增多及性状异常、阴道瘙痒及脓性分泌物流出、下腹疼痛、月经失调、外阴瘙痒、疼痛或性功能障碍时应立即采集生殖道标本进行病原学检测。

（一）尿液标本

嘱患者睡前少饮水或不饮水。用于培养的尿液标本，尽量在使用抗菌药物前采集晨尿，尿液在膀胱内停留4小时以上，可降低假阴性率。留取的尿液标本置于带盖无菌容器瓶中，尽快（2小时内）送检。

1. 中段尿标本采集　女性患者用肥皂水清洗外阴（男性患者翻转包皮，用0.1%苯扎溴铵消毒尿道口），并用干净纱布或毛巾自前至后擦拭皮肤皱褶处。然后排尿弃去前段，不中断尿流，留取中段尿10ml置于带盖无菌容器中，立即送检。由于<3岁儿童或婴幼儿不能自主控制膀胱收缩，可在清洗外阴后，将无菌塑料标本采集袋固定在外阴部位收集排出的尿液标本，时间应控制在30分钟之内，并于30分钟内送至实验室处理以减少污染的影响。

2. 导尿法

（1）直接插入导管导尿　由医护人员无菌插入导管后先让尿液流出15ml弃去，再留取尿液标本；此方法在操作过程中容易将尿道细菌带入膀胱，增加医源性感染的风险。

（2）通过滞留导尿管收集尿液　用75%乙醇消毒导管口，夹住导管口10～20分钟，用针筒从导管口抽取5～10ml尿液，置于无菌容器中送检。切不可取尿袋内的尿液直接送检。

3. 膀胱穿刺尿 自脐至尿道口消毒皮肤，穿刺点局部麻醉。在脐和耻骨联合中间线上、耻骨联合上方2cm处，用带22号针头的注射器穿刺进入充盈的膀胱，吸取20ml尿液标本，将标本转至无菌容器中送检。婴幼儿穿刺点一般位于耻骨联合上1~2cm，抽取5ml左右尿液用作培养。

（二）尿导管标本

将尿导管周围皮肤消毒后拔管，用无菌剪剪下导管尖端5cm，置于无菌容器中立即送检。

（三）生殖道标本

根据不同疾病的特征及检验项目采集不同标本，如性传播性疾病常取尿道口分泌物、外阴糜烂面病灶边缘分泌物、阴道宫颈口分泌物和前列腺液等。盆腔脓肿患者则于直肠子宫凹陷处穿刺抽取脓液。采集标本所用的拭子应对病原体和组织培养细胞无毒性，宜用Dacron拭子。为提高培养阳性率，淋病奈瑟菌最好在床边即刻接种在选择培养基上，并置于5%CO_2环境中保温送检。男性尿道口、女性阴道等部位外生殖器可有正常菌群的存在，应避免正常菌群污染。对不能人工培养的梅毒螺旋体，临床常采集血液标本分离血清进行抗体检测。

1. 男性尿道、生殖器分泌物 无菌生理盐水清洗外生殖器，然后用无菌拭子或棉球擦干。挤压尿道，采集从尿道溢出的脓性分泌物或用尿道拭子插入尿道内2~4cm处停留3秒左右，轻轻旋转后取出，置于无菌试管中。建议同时采集2份拭子送检。采集前列腺液时，从肛门用手指按摩前列腺，使前列腺液流出，收集于无菌试管中。

2. 女性生殖道标本的采集 在使用窥阴器下，用3支长的无菌拭子采集阴道后穹隆分泌物（分别作直接涂片，用于常规检查、滴虫检查和常规细菌培养）。先用无菌棉拭擦去宫颈口分泌物，再用拭子深入宫颈内1~2cm处旋转、停留5~10秒取出（保证足够标本量）。盆腔脓肿者，应进行后穹隆穿刺，由直肠子宫凹陷处抽取标本。

3. 硬下疳分泌物 先以无菌生理盐水清理硬下疳处创面，除去表面的脓痂，再从溃疡底部挤出少许组织液，用清洁玻片直接蘸取，加盖玻片后送检。

二、检验程序

尿道及生殖道标本病原体的检验程序见图31-1。

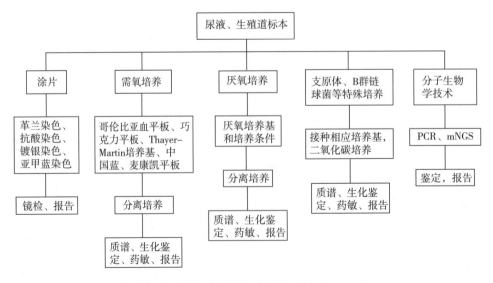

图31-1 尿道及生殖道标本病原体检验程序图

三、检验方法

（一）尿液菌落计数

引起尿路感染的细菌通常是由患者自身的常居菌所致。正常人体内，膀胱尿液应该是无菌的，但膀胱尿液经尿道排出时，往往受到尿道中常居菌的污染而混有少量细菌，当中段尿细菌数 <10³CFU/ml 时一般认为无临床意义，中段尿细菌数 ≥10⁵CFU/ml 则认为尿路发生了感染。因此，尿液细菌计数是判断常居菌引发尿路感染的良好实验依据（而其他致病菌如结核分枝杆菌、淋病奈瑟菌等引发的尿路感染无须细菌计数）。

1. 定量接种法　该法是尿液细菌计数最常用的方法。用接种环或加样枪取混匀但未离心的尿液置于血平板一侧，用接种环从上到下划线到平板的 1/3 处，然后与此线垂直方向左右连续划线，后 2/3 稀疏划线（线与线间不重叠）。若接种 1μl 的尿液生长 1 个菌落相当于 10³CFU/ml；若接种 10μl 的尿液生长 1 个菌落相当于 100CFU/ml。当生长细菌大于 100 个菌落时，则结果分别报告为 >10⁵CFU/ml（接种 1μl 尿液）或 >10⁴CFU/ml（接种 10μl 尿液）。

2. 倾注培养法　取 0.1ml 尿液标本与 9.9ml 无菌生理盐水稀释混匀后，取 1ml 置于无菌平皿中，随后加入溶化冷却至 50℃ 的普通琼脂培养基，立即混匀，待凝固后将培养皿置 35℃ 培养中培养 18～24 小时，计数平板上生长的菌落数。

$$每毫升尿液中的细菌数 = 平板上生长的菌落数 \times 10 \times 10$$

（二）直接显微镜检查

1. 将未离心的尿液标本混匀后，取 10μl 涂片，待干固定后革兰染色，油镜下观察有无细菌、白细胞和上皮细胞。细菌数 ≥1 个/视野与培养菌落计数 >10⁵CFU/ml 至少有 85% 的相关性；或取 5～7ml 尿液，3000r/min 离心约 10 分钟后，取沉淀物 1ml，用细胞离心机（2000r/min，5 分钟）制备涂片，染色后镜检。若怀疑为分枝杆菌感染患者，需留取 24 小时尿液取其沉渣 10～15ml 送检，进行抗酸染色或金胺"O"荧光染色检查。

2. 取尿液（直接或离心沉淀）或生殖道分泌物或皮肤黏膜损害部位的渗液或肿大淋巴结穿刺液，涂片、染色显微镜检查。若怀疑为钩端螺旋体感染的患者，将其发病 1 周后的尿液（若为酸性尿者应在取尿前一晚服小苏打 2～4g，使尿呈中性或弱碱性）离心取沉淀物，通过暗视野显微镜检查或 Fontana 镀银染色法、免疫荧光法检测。阴道分泌物湿片高倍显微镜下可见有成簇吸附小杆菌、细胞边缘晦暗、呈锯齿形的上皮细胞（即线索细胞）；若怀疑为真菌感染患者，注意镜下观察卵圆形革兰阳性孢子或与出芽细胞相连接的假菌丝成链状及分枝状；若怀疑为衣原体感染患者，宫颈拭子或刮片进行荧光抗体检查是否衣原体感染等。

3. 基底组织刮片瑞氏染色，查找多核巨细胞和核内嗜酸性包涵体。阳性结果可能为疱疹病毒感染。

4. 尖锐湿疣黏膜巴氏涂片镜检，HPV 感染时出现空泡化细胞，该细胞较大、核深染异型、核周有透明的空泡、细胞浆致密；还可见到成簇分布的角化不良细胞，核小致密，胞浆红染。巴氏涂片敏感性不高，但简单、易行，尤适用于大样本的普查。

（三）分离培养与鉴定

1. 一般细菌培养

（1）普通培养　将尿道分泌物、尿液标本接种于血平板和中国蓝或麦康凯培养基，35℃ 孵育 18～24 小时，观察有无菌落生长，根据菌落特征、涂片革兰染色进一步选择生化反应进行鉴定。如为革兰阴性杆菌、氧化酶试验（－）、触酶试验（＋）、硝酸盐还原试验（＋），初步判断为肠杆菌目细菌。后续接种于 KIA 与 MIU 培养基进行肠杆菌目内的细菌鉴别。鉴定程序详见肠杆菌目章节。临床怀疑结核分枝杆菌感染的患者应连续 3 天留取第一次晨尿进行结核分枝杆菌的检测，鉴定程序详见分枝杆菌属章节。

（2）厌氧培养　用耻骨上膀胱穿刺尿液进行培养，无菌操作将尿液接种后置于厌氧袋或厌氧罐中，如培养出菌落则作出菌种鉴定。鉴定程序详见第二十章厌氧菌。

2. 特殊细菌培养

（1）钩端螺旋体培养　取患者发病后 2 周的中段尿，离心取沉淀接种于 2 ~ 4 管 Korthof 培养基内培养。鉴定程序详见第二十一章螺旋体和支原体。

（2）淋病奈瑟菌培养　培养基常用巧克力琼脂培养基、改良的 T－M 培养基、NYC 等，接种标本后置于 35℃、5% CO_2 的潮湿环境中培养，18 ~ 48 小时后观察菌落性状。鉴定程序详见奈瑟菌属章节。

（3）肠杆菌目显色培养　用于快速检测尿道感染常见致病菌。接种培养 24 小时，大肠埃希菌菌落显红色；肺炎克雷伯菌菌落显蓝灰色；奇异变形杆菌菌落显褐色。

（4）支原体培养　标本接种后置于 5% CO_2、35℃ 孵箱中培养，观察固体培养基菌落形态和液体培养基颜色变化，并测定菌落形成单位（CFU）或颜色改变单位（CCU）。人型支原体和解脲脲原体可在大多数成年男性或女性的下生殖道定居，只有部分人群引起疾病。当其数量超过 10CFU/ml 才具诊断价值，故菌落计数在诊断上具有意义。

3. 真菌培养

（1）沙氏培养基　25 ~ 30℃ 孵育 18 ~ 24 小时观察，若有光滑、奶油色菌落出现，经革兰染色后镜检可见真菌孢子，则按真菌检查程序进行鉴定。

（2）念珠菌显色培养基　在念珠菌显色培养基上生长的念珠菌菌落呈现不同颜色和不同形态。如白念珠菌呈翠绿色；光滑念珠菌呈紫色；热带念珠菌呈铁蓝色；克柔念珠菌呈粉色等。

四、非培养诊断技术

常用 PCR、高通量测序、快速检测试剂盒等方法进行检测，比传统培养法快速、灵敏度高、特异性好。

1. 免疫标记快速检测技术　检测组织细胞内和胞外游离的病原体抗原是一种快速的早期诊断。如用胶体金免疫层析试验（gold－immunochromatography assay，GICA）检测标本中衣原体细胞壁中特有的特异性 LPS（脂多糖）抗原（详见第二十二章衣原体与立克次体），阳性检测结果表明标本中含有衣原体 LPS 抗原，阴性结果表明此标本中不含衣原体 LPS 抗原或所含衣原体 LPS 抗原的水平没有达到本试剂盒的检测限。

2. PCR 检测技术　现已有衣原体、支原体、淋病奈瑟菌及白念珠菌等核酸检测试剂盒用于临床生殖道标本的检测，2 小时可完成检查结果，并有较高特异性和敏感性。1 小时可报告试验结果，并有较高特异度和敏感度。

3. 高通量测序技术　高通量测序方法为标本中所有微生物的基因组分析提供了一种理想的方法。目前主流的测序策略包括扩增子测序、宏基因组下一代测序（mNGS）和靶向下一代测序（tNGS）。高通量测序具有高通量、高准确度、速度快、成本低、数据产出全面等特点。

第三节　结果报告及解读

尿路感染绝大多数是由革兰阴性菌感染引起，其中最常见的尿路感染病原菌是大肠埃希菌（血清分型可达 140 余种）。致尿路感染的大肠埃希菌与患者粪便中的大肠埃希菌为同一种菌型，多见于无症状菌尿或无并发症的尿路感染；变形杆菌属、产气克雷伯菌、肺炎克雷伯菌、铜绿假单胞菌、粪肠球菌等常见于再感染、留置导尿管有并发症的尿路感染患者；白念珠菌、新型隐球菌感染多见于糖尿病及使用糖皮质激素和免疫抑制剂的患者及肾移植后；金黄色葡萄球菌多见于皮肤创伤及吸毒者引起的菌血症和败血症；病毒、支原体感染虽属少见，但近年来有逐渐增多趋向。多种细菌感染见于留置导尿管、神经源性膀胱、结石、先天性畸形和阴道，肠道、尿道瘘等。少数尿路感染患者，在同份尿道标本中分离到 2 种细菌，且均为病原菌。中段尿培养必须进行菌落计数，根据尿中细菌的多少来判断是否感染。

生殖系统感染主要包括外阴部病变、尿道炎、阴道炎、阴道病、宫颈炎、子宫内膜炎和盆腔炎。病原体包括淋病奈瑟菌、解脲脲原体和人型支原体、沙眼衣原体等。通常外生殖道标本检出肠杆菌科、金黄色葡萄球菌、肠球菌属等无临床意义。内生殖道脓肿或抽吸液标本分离出肠杆菌科、葡萄球菌属、肠球菌属等及厌氧菌可考虑为病原菌。因此，根据生殖道标本培养结果结合临床症状判断是否存在感染。

一、直接显微镜检查结果报告及解读

1. 尿液标本　经革兰染色镜检，如找到革兰阳（阴）性杆菌或球菌，可报告为"找到革兰阳（阴）性杆菌或球菌"；如找到白细胞内或白细胞外有革兰阴性双球菌，呈双肾形，则报告为"找到革兰阴性双球菌，疑似淋病奈瑟菌"。女性尿液标本中如果存在许多扁平上皮细胞，有或无细菌，都提示标本可能受到阴道分泌物的污染，应重新送检。

2. 生殖道标本　在生殖分泌物中性粒细胞内革兰阴性卵圆形或肾形成对排列双球菌，男性患者阳性结果可做出淋病诊断；女性患者可疑淋病，确诊还需结合培养或核酸检测。阴道分泌物湿片高倍显微镜下见线索细胞提示可能为 BV 患者；阴道分泌物中见卵圆形芽生孢子和假菌丝多为白念珠菌阴道炎；阴道分泌物中见阴道毛滴虫诊断为滴虫性阴道炎。下疳渗液暗视野显微镜下查找密螺旋体，阳性者提示为梅毒螺旋体感染，标本阴性不能排除梅毒诊断。宫颈拭子或刮片衣原体荧光抗体染色涂片，见细胞内散在点状荧光阳性者可诊断衣原体感染。疱疹基底组织刮片瑞氏染色，多核巨细胞和核内见嗜酸性包涵体可能为疱疹病毒感染。湿疣标本制成病理切片后观察，表皮浅层出现空泡化细胞，怀疑为尖锐湿疣。

二、阴性培养结果报告及解读

1. 尿液标本　培养 48 小时如未发现菌落生长即为阴性，则报告"培养两天无菌生长"。对于同时培养出三种或三种以上的细菌时，报告细菌计数结果（CFU/ml），并注明"多种细菌存在，提示污染可能"。对于在近期使用过抗生素的患者、尿频（膀胱内细菌停留时间短）、大量饮水或输液、使用利尿剂等情况下，菌落计数可能会 $< 10^5 \text{CFU/ml}$，需根据具体情况综合评估是否有临床意义。

2. 生殖道标本　培养 48 小时如未发现菌落生长即为阴性，则报告"培养两天无菌生长"。如培养出常见定植菌，则报告"正常生殖道菌群生长"。对于同时培养出三种或三种以上的细菌时，报告注明"多种细菌存在，提示污染可能"。

三、阳性培养结果报告及解读

1. 尿液标本 一般将 10^5 CFU/ml 尿液标本作为诊断尿路感染的阈值。当有单一细菌生长，且细菌计数革兰阴性杆菌菌落计数 $\geq 10^5$ CFU/ml 或革兰阳性球菌菌落计数 $\geq 10^4$ CFU/ml 时，报告尿液定量培养报告："××菌，××CFU/ml"及参照 CLSI 标准报告抗菌药物敏感性试验结果。当有两种细菌生长时，报告有临床意义计数结果的细菌鉴定和药敏结果。而对于女性、幼儿和插管患者等较低的细菌计数结果也可能具有临床意义。如在幼儿，特别是男婴，尿液在膀胱中停留时间可能不足以使其增殖至 10^5 CFU/ml 阈值水平，较低的细菌计数也可能是有临床意义的。幼儿尿标本有临床意义的细菌计数结果分别为：中段尿标本 $\geq 10^4$ CFU/ml（有临床症状时）或 $\geq 10^5$ CFU/ml（没有临床症状时），临时插管尿标本 ≥ 1000 CFU/ml，耻骨上穿刺尿标本 $> 10^2$ CFU/ml 即具有临床意义。不同采集方法尿液标本细菌计数的结果解释如下表 31 - 3。

表 31 - 3　不同采集方法尿液标本细菌计数的结果解释

标本来源	菌落（CFU/ml）	结果解释
中段尿	革兰阴性杆菌 $\geq 10^5$	可判断为感染，报告"每毫升尿液中细菌数为××"并须进一步进行菌种鉴定和药敏试验
	革兰阳性球菌 $\geq 10^4$	
	革兰阴性杆菌 $\leq 10^3$	可判断为污染，报告"普通需氧菌培养48小时无细菌生长"
	革兰阴性杆菌 $10^4 \sim 10^5$	可判断为有污染或治疗有效，应与临床联系并复查
导尿	$\geq 10^3$	可判断为感染，报告"每毫升尿液中的细菌数为××"并须进一步进行菌种鉴定和药敏试验
膀胱穿刺	无需计数	可判断为感染，所有细菌应做菌种鉴定和药敏试验

2. 生殖道标本 生殖道感染包括淋病奈瑟菌、念珠菌属、杜克雷嗜血杆菌、阴道加德纳菌、沙眼衣原体等。通常外生殖道标本检出肠杆菌目、金黄色葡萄球菌、肠球菌属等无临床意义。内生生殖道脓肿或抽吸液标本分离出肠杆菌目、葡萄球菌属、肠球菌属及厌氧菌等可考虑为病原菌，并报告："××菌"及参照 CLSI 标准报告抗菌药物敏感性试验结果。

▶ 知识拓展 ◀

B 群链球菌

B 群链球菌（group B streptococcus，GBS）是新生儿侵袭性感染的主要原因，也是免疫功能低下成人的重要病原体。GBS 的毒力主要来自表面荚膜多糖（capsular polysaccharides，CPS）抗原物质，根据物质的不同，GBS 可分为 Ia、Ib、II~IX 等十种血清型，每种血清型具有不同的毒力和致病性。为了准确预测分娩时的 GBS 定植状态，CDC 指南建议在妊娠 35~37 周时采集下阴道和直肠拭子以筛查 GBS。目前 GBS 感染的检测方法多种多样，如传统培养法、基质辅助激光解吸电离飞行时间质谱、免疫学、核酸探针检测、荧光原位杂交、脉冲凝胶电泳和显色培养基等技术。但都有其局限性，细菌培养仍然是检测的金标准。GBS 荧光定量 PCR 检测方法具有快速、准确、灵敏度高的特点。这是快速检测 GBS 最准确的方法。为了预防 GBS 感染，GBS 疫苗是最理想策略。如果孕妇接种疫苗，产生的特异性 IgG 抗体可通过胎盘保护胎儿，显著降低新生儿的早期发病率。但因 GBS 不同血清型的 CPS 结构具有特异性，导致不同血清型的不同 CPS 疫苗之间缺乏有效的交叉保护。疫苗开发仍处于早期阶段，普遍筛查和产前抗生素预防仍然是 GBS 感染的主要预防措施。

答案解析

思考题

案例　患者，女，26 岁，已婚。发热伴尿频、尿急、尿痛 2 天。

患者自诉 2 天前劳累后出现尿频、尿急、尿痛，无肉眼血尿，后出现发热，体温 37.8℃。无咳嗽、恶心、呕吐，无腹痛及腰痛。1 年前有类似发作史 1 次，经抗感染治疗后症状消失。否认结核病史，无药物过敏史。

查体：T 37.5℃，P 93 次/分，R 18 次/分，BP 120/70mmHg。一般情况好，浅表淋巴结未及，扁桃体不大，无口唇疱疹，颈软，心肺无异常，肝脾肋下未触及，肝肾区无叩击痛，双下肢不肿。

辅助检查：血 WBC 10×10^9/L，N 80%。尿常规：蛋白阴性，WBC 10～20 个/HP，RBC 5～10 个/HP。

问题

（1）根据现有信息，首先考虑什么临床诊断？

（2）做出此项临床诊断的主要依据是什么？

（3）如何选择进一步实验检查？

（4）此次病症的治疗原则是什么？

（刘双全）

书网融合……

重点小结

题库

微课/视频

第三十二章 呼吸道标本临床微生物学检验

PPT

📝 **学习目标**

1. 通过本章学习，掌握呼吸道标本采集、检验程序与方法，呼吸道标本检验结果报告与解读，合格呼吸道标本的特点。

2. 具有判断呼吸道标本质量，开展标本检验及结果分析报告的初级能力。

3. 树立对标本负责、对患者负责的职业意识，不断提升个人专业能力，以更好实现个人价值。

呼吸道与外界直接相通，易受病原体侵袭，呼吸系统感染是高发的临床感染。临床常采集怀疑为呼吸道感染的上呼吸道或下呼吸道分泌物、胸膜和肺组织的穿刺物等标本，进行病原微生物检测，以确定是否存在呼吸道感染以及感染的性质。📱 微课/视频

第一节 常见病原微生物

人体的上呼吸道有正常菌群存在，而下呼吸道一般是无菌的，但下呼吸道分泌物经上呼吸道排出时通常会受到正常菌群的污染，故从呼吸道标本中检测到上呼吸道的正常菌群需结合临床表现判断是否存在由该微生物引起的感染。常见呼吸道标本的病原微生物见表 32 - 1、表 32 - 2。

表 32 - 1 上呼吸道标本常见病原微生物

部位	细菌	真菌	病毒
咽部	化脓链球菌 溶血隐秘杆菌	念珠菌属、曲霉属、毛霉目真菌	冠状病毒、鼻病毒、腺病毒、副流感病毒、流感病毒
鼻窦	肺炎链球菌、流感嗜血杆菌、金黄色葡萄球菌、化脓链球菌、卡他莫拉菌	念珠菌属、曲霉属、毛霉目真菌	鼻病毒、流感病毒、副流感病毒
会厌	流感嗜血杆菌、化脓链球菌、厌氧菌	念珠菌属、曲霉属、毛霉目真菌	流感病毒、鼻病毒、冠状病毒
喉部	溶血性链球菌、流感嗜血杆菌、肺炎链球菌、白喉棒杆菌	念珠菌属、曲霉属、毛霉目真菌	流感病毒、鼻病毒、冠状病毒

表 32 - 2 下呼吸道标本常见病原微生物

部位	细菌	真菌及其他病原体	病毒
气管 - 支气管	肺炎链球菌、百日咳鲍特菌、肺炎支原体、肺炎衣原体、诺卡菌属	念珠菌属、曲霉属真菌	流感病毒、腺病毒、鼻病毒、副流感病毒、呼吸道合胞病毒、冠状病毒
肺	流感嗜血杆菌、卡他莫拉菌、肺炎链球菌、金黄色葡萄球菌、肺炎克雷伯菌、铜绿假单胞菌、肠杆菌属、大肠埃希菌、变形杆菌属、嗜肺军团菌、结核分枝杆菌、非结核分枝杆菌、肺炎支原体、Q 热立克次体、鹦鹉热衣原体、肺炎衣原体、诺卡菌属	隐球菌、曲霉属、毛霉目真菌、耶氏肺孢子菌	腺病毒、呼吸道合胞病毒、流感病毒、麻疹病毒、巨细胞病毒、单纯疱疹病毒、冠状病毒、禽流感病毒

第二节　标本采集、检验程序与方法

一、呼吸道标本细菌学检验

（一）标本采集

1. 上呼吸道标本　包括鼻前庭、鼻咽、喉、口腔及鼻窦来源的标本。通常用拭子获取鼻前庭、咽、喉部位的分泌物送检。鼻窦标本采集通常经穿刺或抽取鼻窦内的分泌物或液体。

2. 下呼吸道标本

（1）咳痰　应在临床怀疑感染及使用抗菌药物之前采集，必要时应多次收集。正确的采集方法是：嘱患者先行漱口，深咳嗽，然后留取脓性痰或分泌物送检，最佳痰液采集量为 2～10ml，最低不能少于 1ml。

（2）诱导痰　无痰患者如需留痰标本，可在医护人员指导下，用 3% NaCl 雾化吸入诱导下咳出痰液。

（3）气道内吸引物　气管插管和气管切开患者，经人工气道吸引气道分泌物，可靠性高于痰标本。其病原学检测有很高的敏感性和特异性。

（4）支气管肺泡灌洗液（BALF）、支气管保护性毛刷（PBSP）、肺穿刺组织或手术取出肺组织的呼吸道标本，均由临床医生经特殊操作获得，从中检测到病原菌对临床诊断具有重要意义。

上呼吸道拭子标本和下呼吸道痰液标本应在 2 小时内送到实验室，肺组织标本应在 15 分钟内送到实验室，痰标本、BALF 和 PBSP 在 4℃ 保存不超过 24 小时。实验室技术人员要尽快（自标本取出后不超过 2 小时）给予处理。呼吸道标本延迟处理会降低苛养菌，如肺炎链球菌和流感嗜血杆菌的分离率。

（二）检验程序

1. 下呼吸道标本合格性筛查　对送检标本进行质量评价，确认标本是否应进入下一步检验流程。

（1）痰标本　显微镜观察，每低倍视野下鳞状上皮细胞数≤10 个，且白细胞≥25 个者为合格痰标本。

（2）气管吸出痰液　平均每低倍视野白细胞与鳞状上皮细胞的数量比值应大于 2.5。

（3）BALF　鳞状上皮细胞数 <细胞数的 1%。

2. 呼吸道标本细菌检验操作程序　呼吸道标本经筛选为合格标本后进入以下操作程序，见图 32-1。

（三）检验方法

1. 直接显微镜检查　呼吸道标本在涂片后，以革兰染色、抗酸染色或其他相关特殊染色直接镜检寻找病原体。

（1）革兰染色　是细菌学中广泛使用的一种鉴别染色法。根据革兰染色的结果，即细菌的染色性、形态、排列，对后续的细菌鉴定起到导向作用。

（2）抗酸染色　是鉴定结核和麻风等分枝杆菌属细菌的重要方法。痰标本在做成抗酸染色涂片前需对痰液标本进行消化处理，主要是要降低痰液的黏稠度，去掉结核分枝杆菌周围的蛋白和细胞，使结核分枝杆菌充分暴露（详见第十九章分枝杆菌属章节）。

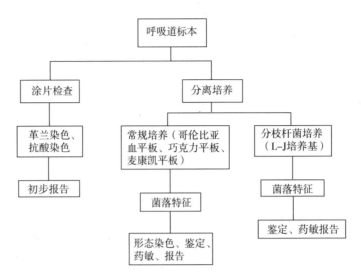

图 32 – 1　呼吸道标本的细菌学检验程序

（3）弱抗酸染色　与抗酸染色的区别在于，抗酸染色的脱色液使用 3% 盐酸乙醇，而弱抗酸染色的脱色液则是 1% 硫酸水溶液，弱抗酸染色适用于部分抗酸染色结果不理想的细菌，如诺卡菌属。

2. 分离培养与鉴定　对送检呼吸道标本做分离培养，获得单个菌落后进行纯培养，并进行鉴定和药敏试验，最终得出确切报告。来自咽、鼻、咳出的痰、导出的痰、通过支气管镜（无特殊保护套）取出的分泌物均不适合做厌氧菌培养。

（1）呼吸道标本细菌培养与鉴定　除基本分离培养基外，有时还须用特殊培养基，在合适的培养条件下进行培养。通常采用分区划线接种的方法进行标本的初次接种，并对培养的细菌进行鉴定（详见第七章临床细菌检验技术）。

（2）定量培养　用于 BALF 和 PBSP 的细菌培养，具体如下。

1）定量接种方法　用加样器取样进行接种，再用玻璃棒均匀涂布，或用定量接种环进行接种，并将接种物均匀涂布于培养基表面。

2）定量接种用培养基　通常采用血平板或巧克力平板，也可根据需要使用其他培养基，但不能使用选择性培养基。

3）定量接种操作程序　根据稀释倍数确定最终菌落数。①BALF 标本：用加样器（或用 $10\mu l$ 接种环）取 $10\mu l$ 标本接种至血平板或巧克力平板上，若有 1 个菌落生长，计数 100CFU/ml；用加样器取 $50\mu l$ 标本加入 5ml 磷酸缓冲盐水做 1∶100 稀释，取其中 $100\mu l$（或用 $1\mu l$ 接种环直接取标本）接种至血平板或巧克力平板上，若有 1 个菌落生长，计数为 10^3CFU/ml；在 1∶100 稀释方法上分别稀释 10 倍和 100 倍，并分别取 $100\mu l$ 接种至血平板或巧克力平板上，若有 1 个菌落生长，计数为 10^4CFU/ml 和 10^5CFU/ml。②PBSP 标本：混匀后，用加样器取 $100\mu l$ 标本接种至血平板或巧克力平板上，若有 1 个菌落生长，计数为 10CFU/ml；用加样器（或用 $10\mu l$ 接种环）取 $10\mu l$ 标本接种至血平板或巧克力平板上，若有 1 个菌落生长，计数为 100CFU/ml；先用加样器取 $50\mu l$ 标本加入 5ml 磷酸缓冲盐水（1∶100 稀释），取其中 $100\mu l$（或用 $1\mu l$ 接种环直接取标本）接种至血平板或巧克力平板上，若有 1 个菌落生长，计数为 10^3CFU/ml。

二、呼吸道标本真菌学检验

（一）标本采集

1. 上呼吸道标本　对于口腔溃疡，先用拭子拭去溃疡或创面浅表分泌物，再用第二个拭子采集溃疡边缘或底部的标本。不主张采集上呼吸道拭子标本进行真菌培养。

2. 下呼吸道标本　在微生物学检验方法上，下呼吸道真菌检验的标本采集、运送与细菌的方法相同。肺穿刺活检肺组织的真菌检验是诊断肺部真菌感染的金标准，肺组织标本真菌检验的采集、送检与细菌学检验相同。

（二）检验程序

1. 下呼吸道标本合格性筛查　对送检标本进行质量评价，确认标本是否应该进入下一步检验流程。与细菌学检验相同。

2. 呼吸道标本真菌检验操作程序　呼吸道标本经筛选为合格标本后进入以下操作程序，见图 32 – 2。

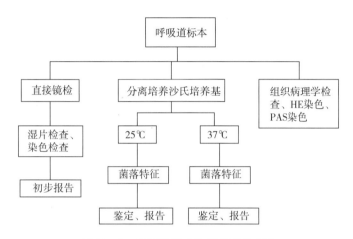

图 32 – 2　呼吸道标本真菌学检验程序

（三）检验方法

1. 直接显微镜检查　通过显微镜观察呼吸道标本中孢子、菌丝等真菌结构成分来确定有无真菌存在，非无菌部位存在真菌定植，不能判断是否感染，需结合临床情况综合判断。常用的方法有标本不染色显微镜真菌检查（湿片镜检）和染色显微镜真菌检查。详见第八章临床真菌检验技术。

真菌的直接镜检与细菌大致相同，但有其特殊性，主要体现在以下检查。

（1）涂片显微镜检查　曲霉属是肺部真菌感染中最常见的丝状真菌，痰液中的排菌量少，极易漏诊，尤其是革兰染色；10% KOH 透明后湿片镜检方法的敏感性高于革兰染色法，且方法简便易行，被常规采用；对于肺部新型隐球菌，先采用 10% KOH 处理，再行墨汁染色有助于快速发现该菌；真菌荧光染色敏感度和特异性高，具有很好的应用价值。

（2）肺组织标本显微镜检查　怀疑为真菌感染的肺组织标本做镜检时，制片方法主要采用病理切片的方法，不采用匀浆法；染色法主要为银染色、糖原（PAS）染色和苏木精–伊红（HE）染色等染色方法，较少采用革兰染色。

2. 分离培养与鉴定　分离培养的目的在于鉴定真菌的菌种。

（1）常规培养　在生物安全柜中操作。用红外线加热器灭菌接种针，挑取少量标本，接种于试管的斜面中下部，将标本浅埋入常用的真菌培养基，用胶塞封口；放置恒温箱培养 25℃，某些双向型真菌需要同时放置 37℃ 培养；分别于 24 小时、48 小时和 72 小时观察，如果有真菌生长则进入鉴定程序；如果无真菌生长则建议继续培养至最多 4 周。

（2）真菌小培养　小培养法有很多种，常用的有琼脂方块培养法和小型盖片直接培养法。真菌小培养，能在光镜下观察真菌的形态和结构特点及生长发育的全过程，便于真菌的鉴别鉴定。详见第八章临床真菌检验技术。

三、呼吸道标本病毒学检验

呼吸道标本病毒检查方法包括电镜直接观察形态、病毒分离鉴定、检查病毒抗原、核酸等，免疫学检测技术和分子检测技术的应用使得呼吸道病毒感染的快速诊断成为可能。

（一）标本采集

用作病毒检查的呼吸道标本采集与用作细菌学检查的呼吸道标本采集基本相同，采集的标本包括上呼吸道标本（包括咽拭子、鼻拭子、鼻咽抽取物、咽漱液和鼻洗液）、下呼吸道标本（如气管吸取物、肺洗液、肺组织标本）。应当尽量采集病例发病早期的呼吸道标本（尤其是下呼吸道标本）。标本置于采样液或运送培养基（含抑制细菌和真菌的成分）中运送，并做好相应的生物安全防护。新鲜的临床采集标本应在4℃条件下尽快送至检测实验室。未能及时送至实验室的，应置 -80℃或以下保存；冻存的标本应在冻存条件下，低温送至实验室。

（二）检验程序

标本送至实验室后，含棉拭子的标本，先将棉拭子在管壁上反复挤压后取出。鼻腔或咽部洗液，将标本管充分振荡，将黏液打碎，置4℃待其自然沉淀 5~10 分钟，取上清 5ml，上清可直接接种或低温保存。

（三）检查方法

1. 直接显微镜检查

（1）电子显微镜　能观察病毒颗粒的形态和大小。对含有高浓度的病毒颗粒（$\geq 10^7/ml$）的样品，可直接用电镜进行观察。对含量少的样品可用免疫电镜法检查，即先将标本与特异性血清混合，使病毒颗粒凝聚，再进行电镜观察，可提高检出率。

（2）光学显微镜　能观察病毒感染细胞内的病理变化，如包涵体或多核巨细胞等。多数情况下，包涵体是由大量病毒在细胞内合成堆积而形成。包涵体（胞浆内或核内）和经吉姆萨染色表现的嗜酸性或嗜碱性的不同对某些病毒性疾病的诊断有重要意义。

2. 分离培养与鉴定　病毒的分离用于：①有新的流行发生时，如流感、禽流感；②不能应用血清学诊断时；③一种临床疾病可被多种病原体引起时。如呼吸系统疾病综合征可被多种病毒或其他病原体感染引起。病毒必须在敏感的活细胞内增殖，所以应使用易感的活细胞对病毒进行分离培养和鉴定。其方法包括动物接种、鸡胚培养和细胞培养等（详见第九章临床病毒检验技术）。

3. 病毒成分的检测

（1）病毒抗原的检测　主要采用免疫学技术，用已知病毒特异性抗体来检测可疑标本是否含有病毒的抗原。经常使用的诊断试剂是单克隆抗体，目前常用的技术是荧光标记技术、酶标记技术（如ELISA）或放射免疫标记技术。

（2）病毒核酸的检测　核酸检测在呼吸道标本病毒的检测中有很重要的意义。由于核酸检测是直接检测病毒的核酸，具有高敏感、高特异和短检测窗口期等优点，为疫病早诊断、早治疗、降低病死率以及控制疫情争取时间。核酸检测技术已经从定性检测发展到实时荧光定量检测。针对有些临床需要，除能够定性判断确诊病例以外还可以依据核酸的载量判断感染程度。如可通过实时荧光定量 PCR（RT – PCR）对 SARS – CoV – 2 病毒载量进行定量检测。

第三节 结果报告及解读

在上呼吸道标本的微生物学检验中，几乎每一份鼻、咽、喉拭子都是有菌的，分离出来的病原微生物是否与疾病有关，需要临床医生根据病原微生物的特点及其检出量、患者临床症状等综合分析，做出正确判断。

一、直接显微镜检查

（一）细菌

一般情况下报告为"检到革兰阴性或阳性细菌"。如见排列成葡萄状的革兰阳性球菌，可报告为"检到革兰阳性球菌，形似葡萄球菌"；如见矛头状、尖端相背、呈双排列、具有明显荚膜的革兰阳性球菌，可报告为"检到革兰阳性双球菌，形似肺炎链球菌"；如查见短而粗的革兰阴性杆菌，排列多成对且有明显荚膜时，可报告为"检到革兰阴性杆菌，形似肺炎克雷伯菌"。抗酸染色结果报告为"检到（未检到）抗酸杆菌。"

（二）真菌

镜下观察到真菌菌丝与孢子报告为阳性，镜下特征对真菌菌种仅有提示意义，明确菌种需要结合真菌培养和鉴定。未见真菌菌丝与孢子报告为阴性。镜下观察提示：①孢子和假菌丝提示念珠菌；②有荚膜的孢子提示隐球菌；③透明、有隔菌丝，分枝角度在45℃左右提示曲霉属或其他丝状真菌；④透明、无隔或少隔菌丝提示毛霉目真菌；⑤咖啡色菌丝提示暗色丝状真菌；⑥隐球菌感染以新型隐球菌最常见，HE 和六胺银（GMS）染色易发现隐球菌，但可能会与念珠菌或组织胞浆菌混淆。

（三）病毒

镜下观察病毒感染细胞内的病理变化，如包涵体或多核巨细胞等。免疫电镜可直接检出标本中的甲肝病毒等。

二、分离培养与鉴定

自动化细菌、真菌检测技术可按照使用说明书进行结果的判读和报告。

（一）细菌

1. 上呼吸道标本　上呼吸道存在正常菌群，因此只对特定的细菌进行分离培养鉴定，并报告相应结果。

2. 下呼吸道标本　细菌学检验 3 种常见的结果报告形式。

（1）细菌分离培养出正常菌群　最终检验结果应报告"正常菌群"生长并以"＋"表示。如标本为支气管灌洗液，分离菌为单一定植的正常细菌时（大量或长期应用抗菌药物者），应报告"菌群失调"。若无菌生长应报告经48小时培养无细菌生长。怀疑慢生长细菌感染应延长培养时间。

（2）细菌分离培养检出优势菌　若与涂片染色镜检结果相符时，除及时初步报告外，最终检验结果应报告标本肉眼观察的结果、涂片革兰染色白细胞和鳞状上皮细胞计数、细菌学镜检的描述性报告、优势菌鉴定的细菌名称和药敏试验结果等；若培养结果与涂片不一致，但培养出"优势可疑病原菌"时，还需做药敏试验，并及时与临床联系，最终检验报告应报告标本肉眼观察结果，涂片革兰染色白细胞和鳞状上皮细胞计数，细菌学镜检的描述性报告，细菌鉴定的细菌名称和药敏试验结果。但提示此结果请结合临床和涂片所见进行分析。

（3）BALF细菌培养 在下呼吸道感染的诊断中有重要地位。对于普通细菌感染，将半定量培养菌落计数值≥10^4 CFU/ml 作为确定感染的阈值，但对于某些特定的病原体一经发现就有意义，如结核分枝杆菌、军团菌属。对于分离菌中数量≥10^4 CFU/ml 的一些条件致病菌或通常被认定为正常菌群的细菌，需要引起足够的重视。

（二）真菌

真菌培养结果有如下几种情况：①两支培养管都有单一形态真菌生长（包括真菌菌落与培养物镜下形态），标本直接真菌镜检同时皆为阳性者提示具有临床意义，可报阳性；②仅一支培养管有真菌生长，且生长真菌菌落位于非接种部位、呈霉菌样菌落生长则可能是污染，建议不报阳性，同时通知临床科室重复培养；③培养试管内有1种以上真菌生长时，结合真菌生长部位、真菌镜检以及临床信息区分致病菌和污染菌，如果难以确定，需要通知临床科室重复取材培养。

（三）病毒

呼吸道标本检出病毒视为阳性，应报告所用的检验鉴定方法与检出病毒种名（详见第九章临床病毒检验技术）。

病毒抗原检测操作简便、特异性强、敏感性高，待检样品中不必有完整的病毒体存在，可以节省分离鉴定病毒的时间和繁杂的实验步骤，对于一些血清型别有限的、难以用常规细胞培养技术培养的病毒，是一种快速而实用的方法。只要具有较高质量的特异性抗体，标本中存在一定量的病毒抗原，可在几小时到1天的时间内完成检测。

知识拓展

恒温扩增技术在呼吸道病毒检测中的应用

恒温扩增技术（isothermal amplification techniques）是一类在恒定温度下进行核酸扩增的技术，与传统的PCR相比，不需要循环变化的温度，从而简化了设备要求，缩短了反应时间，提高了检测的便捷性和灵敏度。作为一项新兴技术，它在呼吸道病毒检测中具有极大的应用潜力。

目前常见的恒温扩增技术有：环介导等温扩增（LAMP）、重组酶聚合酶扩增（RPA）、环式信号扩增技术（RCA）、核酸序列依赖扩增（NASBA）、环介导端点检测扩增（BEAMing）、交叉引物扩增技术（CPA）、CRISPR – Cas系统等。

恒温扩增技术可以在30分钟到1小时内完成病毒的检测。这对于呼吸道病毒（如流感病毒、呼吸道合胞病毒、冠状病毒等）的快速诊断尤为重要，有助于及时采取隔离和治疗措施，防止病毒传播。

? 思考题

答案解析

你是一名刚刚进入医院检验科微生物实验室的本科实习生。最近，医院接收了多名出现急性呼吸道症状的患者，包括发热、咳嗽、咳痰等。为了确定病原体，微生物实验室医生决定对这些患者进行呼吸道标本的采集和微生物检验。你的任务是参与标本采集和后续的实验室检测工作。

案例

患者A：男，35岁，出现发热、咳嗽和咳痰，症状持续3天。患者有轻微的呼吸困难。

患者 B：女，60 岁，慢性阻塞性肺疾病（COPD）患者，出现发热和咳嗽，伴有黄绿色痰液。症状加重，持续 5 天。

患者 C：儿童，8 岁，出现高烧和剧烈咳嗽，伴随呼吸急促。家长描述最近孩子接触过发热的同学。

问题

（1）针对患者 A、B 和 C，分别描述你会选择哪种呼吸道标本采集方法（如咽拭子、鼻咽拭子、痰液、BALF 等），并解释选择这些方法的原因。

（2）标本采集后，应如何处理和运输这些标本，以确保微生物检验的准确性？请描述具体步骤和注意事项。

（3）对于每位患者，你会选择哪些微生物检验技术进行检测？请说明选择这些技术的理由。

（4）假设检测结果如下：

患者 A：RT‑PCR 检测到甲型流感病毒阳性。

患者 B：细菌培养发现金黄色葡萄球菌阳性。

患者 C：LAMP 检测到新冠病毒阳性。

请解释这些结果的临床意义，以及你认为下一步的临床处理措施应包括哪些。

（5）根据上述病例，提出你对呼吸道感染的预防和控制措施建议，尤其是如何防止院内交叉感染。

（周铁丽）

书网融合……

重点小结

题库

微课/视频

第三十三章　胃肠道标本临床微生物学检验

PPT

✏ **学习目标**

1. 通过本章学习，掌握胃肠道感染标本采集、细菌检验程序与检验方法；熟悉胃肠道感染标本真菌和病毒检验程序与检验方法、胃肠道感染常见的病原微生物；了解常见胃肠道感染性疾病的种类。

2. 具有初步的临床思维能力，能客观地将检验结果用于疾病的诊断、鉴别诊断等。

3. 树立严谨专业的医疗态度，认真对待检验工作，持续学习相关知识；尊重病人关爱生命，自觉履行救死扶伤的职业道德。

胃肠道感染是以呕吐、腹痛、腹泻为临床特征的常见感染病，通常源于食入或饮入被细菌、病毒、真菌或寄生虫污染的食物或水。不同病原微生物引起胃肠道感染的临床症状和体征可能存在相似之处，给临床确诊带来困难，需要通过临床病原微生物检验确定胃肠道感染的病原体。　ⓔ 微课/视频

第一节　常见病原微生物

引起胃肠道感染的病原体种类繁多，可为单一病原体或是 2 种及 2 种以上的病原体混合感染。细菌、病毒和真菌均可引起胃肠道感染。细菌中常见的有沙门菌属细菌、志贺菌属细菌、小肠结肠炎耶尔森菌、致肠道感染的大肠埃希菌、类志贺邻单胞菌、弧菌属细菌、螺杆菌属细菌和艰难拟梭菌等；病毒中常见的有轮状病毒属、诺如病毒属、哺乳类星状病毒属和甲型肝炎病毒等。当患者处于严重免疫功能低下或者因抗菌药物治疗而致菌群失调时，真菌也可引起胃肠道感染，常见的有念珠菌属和曲霉菌属等。胃肠道感染常见病原体见表 33 - 1。

表 33 - 1　胃肠道标本常见病原微生物

细菌		病毒	真菌
侵袭性为主	毒素为主		
沙门菌属	霍乱弧菌	轮状病毒 A、B、C	念珠菌属
痢疾志贺菌	福氏志贺菌、宋内志贺菌	诺如病毒属	曲霉属
	鲍氏志贺菌		
小肠结肠炎耶尔森菌	金黄色葡萄球菌	哺乳类星状病毒属	
大肠埃希菌（EPEC/EIEC）	大肠埃希菌（ETEC/EHEC/EAggEC）	甲型肝炎病毒	
副溶血弧菌	产气荚膜梭菌		
类志贺邻单胞菌	艰难拟梭菌		
幽门螺杆菌	肉毒梭菌		
	嗜水气单胞菌		
	炭疽芽胞杆菌		
	蜡样芽胞杆菌		

第二节　标本采集、检验程序与方法

一、胃肠道标本细菌学、真菌学检验

（一）标本采集

胃肠道感染最常采集的标本是粪便或直肠拭子，患者的可疑食物、呕吐物也可作为检验标本。胃镜及肠镜下，如发现有病变组织，应夹取少量标本进行相应的检查。为提高阳性检出率，最好在用药前采集新鲜标本，腹泻患者应尽量在急性期采集标本。

1. 粪便　患者在干燥清洁便盆（避免使用坐式或蹲式马桶）内自然排便，用无菌竹签挑取大便中异常的部分（有黏液、脓液和血液部分）2～3g；液体粪便取絮状物1～3ml，放入广口清洁干燥的容器内送检。若无黏液、脓血，则在粪便上多点采集送检。

2. 直肠拭子　一般不推荐使用直肠拭子做胃肠道感染病原菌的培养，在特殊情况下不易获得粪便标本时，可采集直肠拭子，如患有腹泻但暂时没有大便产生的患者、婴幼儿（尤其是监测患有腹泻后溶血性尿毒综合征的婴幼儿），可采用直肠拭子进行检测。采集方法：将无菌拭子前端用无菌甘油或无菌生理盐水湿润，然后插入肛门4～5cm（幼儿为2～3cm）处，轻轻在直肠下段旋转，沾取直肠表面分泌物或黏液后取出，置于运送培养基中加盖封口立即送检。

3. 患者的呕吐物、可疑食物等　取2～3g患者的呕吐物、可疑食物标本，立即送检。

4. 胃镜或肠镜下标本　对于进行胃镜或肠镜检查的患者，当发现相关病变时，可在镜下直接取材，将带有胃黏膜或肠黏膜的标本置于运送培养基中快速送检。为了增加标本培养的阳性率，活检时应采集胃多部位的黏膜组织及时送检。

（二）标本运送

如新鲜粪便不是通过运送培养基送检，标本应在采集后尽快送检，不应超过2小时；若新鲜粪便是通过运送培养基，标本可在4℃保存（用于艰难拟梭菌检测的标本除外），24小时内送到实验室。常用的运送培养基为改良的Cary - Blair培养基和甘油磷酸盐缓冲液（不适用于弧菌属和弯曲菌属）。

（三）检验程序

胃肠道标本的细菌学、真菌学的检验程序见图33 - 1。

（四）检测方法

1. 直接显微镜检查　粪便标本中由于含有大量的正常菌群，故一般不建议做直接涂片检查。如果临床怀疑是霍乱弧菌、艰难拟梭菌感染或真菌二重感染、沙门菌属感染等，直接涂片检查才可能有指导意义。

（1）疑为霍乱的水样粪便或呕吐物标本　采用悬滴法暗视野（或相差显微镜）观察，细菌呈穿梭状或流星样运动。加入O1或O139血清群霍乱弧菌诊断血清，若细菌运动停止则为血清制动试验阳性，提示可能霍乱弧菌感染。应立即上报上级主管部门，并做好患者消毒隔离和治疗工作。

（2）疑为伪膜性肠炎的粪便或肠镜标本　直接涂片，革兰染色油镜观察。发现革兰阳性粗大杆菌、无荚膜，通常有位于菌体一端的卵圆形芽胞，提示可能艰难拟梭菌感染。

（3）疑为肠道菌群紊乱引起腹泻的粪便标本　直接涂片，革兰染色油镜观察。如发现大量革兰阳

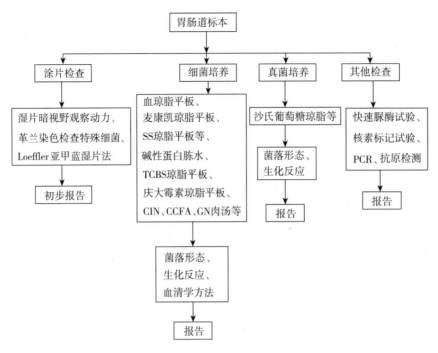

图 33 – 1 胃肠道标本的细菌和真菌学检验程序

性呈葡萄状排列的球菌，提示可能为金黄色葡萄球菌感染；如有革兰阳性的芽生孢子和假菌丝，提示可能念珠菌属真菌感染。

（4）疑为沙门菌属感染 取粪便标本的黏液部分，与等量 Loeffler 亚甲蓝染液均匀混合于载玻片上，盖上盖玻片（Loeffler 亚甲蓝湿片法染色）2~3 分钟后，高倍镜下观察。如见到大量中性粒细胞，则可能与沙门菌属细菌感染有关。

（5）疑为弯曲菌属感染的粪便标本 采用悬滴法暗视野（或相差显微镜）下观察有螺旋状或投标样运动，或革兰染色标本油镜下观察有革兰阴性、弯曲呈 S 状或螺旋状杆菌，提示可能弯曲菌属细菌感染。

2. 分离培养与鉴定

（1）常规粪便培养 条件允许的情况下，建议同时选用一种肠道强选择性培养基（如 SS、XLD 或 HE 平板）和一种弱选择性培养基（如 MAC、EMB 或中国蓝平板），经 35℃培养 18~24 小时，观察菌落性状。如为乳糖不发酵菌落，则进行下一步生化鉴定及血清学鉴定。若选择性培养基培养后未检出常见致病菌，但感染性腹泻症状明显，可重新采集粪便标本接种 GN 肉汤进行增菌，35℃培养 4~6 小时后，再行分离培养。如怀疑沙门菌属细菌感染，可先用 SF 肉汤（selenite F，亚硒酸盐增菌液）或 TTB 肉汤（tetrathionate broth，四硫磺酸盐煌绿增菌液）增菌 12 小时以提高检出率。

（2）特殊细菌分离培养 将疑似下述特殊细菌感染分别做细菌分离培养与鉴定。

1）霍乱弧菌 取"米泔水样"便或已接种于保存液中的粪便标本 0.5~1ml 或直肠拭子接种于碱性蛋白胨水中于 35℃进行增菌。培养 6~8 小时后，取增菌液表面菌膜移种于庆大霉素琼脂平板和 TCBS 平板中进行分离培养。对鉴定为霍乱弧菌的标本和菌种要妥善保存，以供疾病预防控制中心进行核对和流行病学调查分析。

2）副溶血弧菌 取可疑粪便（或可疑食物）接种于碱性蛋白胨水中，同时划线接种于 TCBS 平板和 SS 平板上，35℃ 18~24 小时培养后观察菌落生长情况。增菌管在孵育 16~18 小时后移种至上述平板中，35℃ 18~24 小时培养后观察，取绿色或蓝色菌落进行鉴定。

3）小肠结肠炎耶尔森菌　将粪便标本同时接种于耶尔森菌专用选择性培养基（CIN）、MAC 平板及 SS 平板，22~25℃孵育 48 小时后观察菌落形态。取可疑菌落做生化反应等进一步鉴定。如疑为带菌者，可将疑似患者的粪便或直肠拭子接种于 pH 为 7.4~7.8 的 PBS 中，在 4℃进行冷增菌。在第 7 天、14 天和 21 天取增菌液分别接种上述平板进行培养、分离和鉴定。

4）空肠弯曲菌　直接取液状或血性粪便标本或保存于 Cary–Blair 运送培养基中的粪便标本接种于 Camp–BAP 平板或 Skirrow 血平板等弯曲菌选择培养基，在 37℃和 43℃微需氧环境下（85% N_2、10% CO_2 和 5% O_2）分别培养 48~72 小时后，观察平板菌落生长情况。

5）幽门螺杆菌　对于胃镜下胃黏膜活检标本，革兰染色油镜下观察，幽门螺杆菌为细长弯曲或呈海鸥展翅状排列的菌体。另外，用快速脲酶试验、核素标记试验、PCR 及抗原检测均可对幽门螺杆菌做快速检查。若要进行药敏试验和流行病学调查，需要做细菌培养。用含 5% 绵羊血的布氏平板或加入 7% 马血的心脑浸液作为非选择性培养基。用改良的 Skirrow 平板（加入万古霉素 10mg/L，两性霉素 B 10mg/L，甲氧苄啶 5mg/L）作为选择性培养基，在微需氧环境中 37℃孵育 3~5 天，如长出细小、灰白色、半透明、不溶血的菌落，再进行进一步鉴定。

6）艰难拟梭菌　取肠镜下检材或带有假膜的新鲜粪便，立即接种于 CCFA 培养基上 30~37℃厌氧环境，培养 48~72 小时，选择疑似菌落做毒素检测及生化鉴定。

7）金黄色葡萄球菌和蜡样芽胞杆菌　将怀疑为金黄色葡萄球菌和蜡样芽胞杆菌感染的黄绿色水样粪便，称量并稀释（10^{-5}~10^{-1}）后接种于甘露醇培养基或卵黄平板上，35℃培养 18~24 小时，观察菌落形态，同时对菌落进行计数和鉴定。每 1g 粪便含 10^5 CFU 的金黄色葡萄球菌或蜡样芽胞杆菌才具有临床意义。

8）真菌　将标本接种于含有氯霉素的沙氏葡萄糖琼脂培养基上，分别于 25℃和 35℃培养 24~48 小时观察。如有乳白色、奶油状、表面略隆起的菌落，可能为念珠菌属真菌；如有毛样生长且伴有绿色或黄色细小颗粒的，提示可能为曲霉属真菌。

9）致肠道感染大肠埃希菌　取可疑粪便标本接种于中国蓝平板、MAC 平板或 EMB 平板上，35℃培养 18~24 小时后，挑取乳糖发酵菌落 5~10 个，接种于 KIA 和 MIU 培养基管，根据生化反应先确定为大肠埃希菌。然后用 EPEC、EIEC 的多价抗血清进行凝集试验。对于 ETEC，则采用改良的 Elek 法检测不耐热肠毒素（LT）、用乳鼠灌胃试验测定耐热肠毒素（ST）。对怀疑 EHEC 感染的患者标本，应接种在山梨醇麦康凯（SMAC）平板上，挑选山梨醇不发酵的菌落，进行血清凝集试验。对 EaggEC，可采用液体培养 – 凝集试验检测细菌对 Hepa – 2 或 HeLa 细胞的黏附性或用 DNA 探针技术检测 *aggR* 基因。

3. 核酸检测　核酸扩增技术可用于多种病原体的检测，如艰难拟梭菌、弯曲菌属、葡萄球菌属等，主要包括 16S rRNA 序列分析、核酸杂交技术、全基因组测序分析、生物芯片技术等。但上述技术所需试剂和仪器昂贵，专业性强，不适于基层医院对病原微生物的快速鉴定。

二、胃肠道标本病毒学检验

（一）标本采集

取 2~4g 粪便标本在无菌的容器中，加 8~10ml 运送液立即送检。常用于轮状病毒属病毒、诺如病毒属病毒、哺乳类星状病毒 1 和甲型肝炎病毒等的直接镜检、分离培养或抗原检测。

（二）检验程序

胃肠道标本的病毒学检验程序见图 33 – 2。

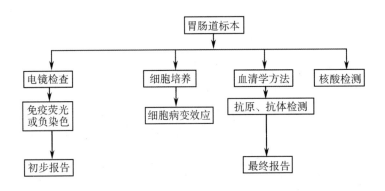

图 33 - 2　胃肠道标本的细菌和真菌学检验程序

1. 电镜检查　采集患者水样便，经磷酸钨负染在电镜下观察病毒颗粒（轮状病毒属、甲型肝炎病毒等）。用免疫电镜可检查病毒 – 抗体复合物并进行分型，是检测肠道病毒感染的最准确、可靠和快速的方法。

2. 分离培养　选择敏感细胞接种标本（详见第二十七章无包膜 RNA 病毒），观察细胞病变效应判断病毒增殖。该法是确诊病毒感染金标准，但操作繁琐，费时费力。

3. 免疫学方法　检测抗原或抗体的免疫学方法是诊断病毒感染的重要手段，目前主要有 ELISA、胶体金法、免疫荧光法（IF）、放射免疫法、免疫印迹法。可以通过 IgM 的检测及双份血清抗体效价 4 倍增长来确定近期感染并提高试验的特异性。目前已经应用于临床的方法包括以下几种。

（1）ELISA 双抗体夹心法　检测群或型特异性单克隆抗体、检测甲型肝炎病毒、哺乳类星状病毒属等抗原并判断血清型。

（2）乳胶凝集试验　检测粪便标本中轮状病毒抗原，也是一种临床应用广泛的快速鉴定轮状病毒的方法。

（3）ELISA 方法　检测病毒感染后产生的相应特异性抗体，如 HAV – IgM 抗体是甲型肝炎早期诊断的最可靠指标。

4. 核酸检测　病毒核酸检测方法主要有 PCR 技术、核酸杂交技术和基因芯片技术。目前，荧光实时定量 PCR 越来越广泛用于临床病原学检测，是一种快速、敏感的检测方法，病毒核酸阳性一般可作为诊断病毒感染的依据。

（1）轮状病毒属　可提取粪便标本中的病毒 RNA，进行 RT – PCR、聚丙烯酰胺凝胶电泳（PAGE）或核酸杂交检测，根据轮状病毒 A、B、C 3 个种、11 个基因片段的分布图形进行分析，对临床轮状病毒感染进行病因诊断和流行病学调查。

（2）星状病毒属　近年来随着对星状病毒克隆和测序的完成，RT – PCR、基因芯片技术也已逐步用于哺乳类星状病毒属的检测。

（3）甲型肝炎病毒　患者前驱期出现病毒血症，故可采用 RT – PCR 检测血液样本中的病毒 RNA 用于早期诊断。HAV – RNA 检测可确证可疑的抗 HAV – IgM 检测结果。

第三节　结果报告及解读

一、直接显微镜检查

1. 革兰染色镜检　标本直接涂片革兰染色镜下检查，如发现形态疑似金黄色葡萄球菌、念珠菌属真菌、艰难拟梭菌等病原体，表明肠道菌群发生紊乱，高度提示抗生素相关性腹泻。

2. 悬滴法镜检　对于水样泻粪便或呕吐物标本，采用悬滴法暗视野（或相差显微镜）镜检，如发现细菌呈穿梭状极活泼的运动如流星样或鱼群样，霍乱弧菌诊断血清进行血清制动试验阳性，可以初步报告为霍乱弧菌感染。若发现投镖式或螺旋式运动的小杆菌，提示可能弯曲菌属细菌感染。

3. Loeffler 亚甲蓝湿片法染色　取黏液便，采用 Loeffler 亚甲蓝湿片法染色。如在高倍镜下见到大量中性粒细胞，则提示与沙门菌属细菌感染有关。

4. 电镜下观察病毒颗粒　患者水样便，经负染色在电镜下观察病毒颗粒或用免疫电镜检查病毒 - 抗体复合物，是检测轮状病毒属、甲型肝炎病毒等病毒感染的最快速的方法。阳性报告提示病毒感染。

二、分离培养与鉴定

采用肠道选择性培养基，可以对常见肠道病原菌进行分离培养和鉴定，如沙门菌属细菌和志贺菌属细菌等，培养阳性结果可以进行伤寒、副伤寒或细菌性痢疾等疾病的初步诊断。

对于其他病原体可选择特殊的针对性更强的培养基进行分离培养和鉴定。如 TCBS 分离霍乱弧菌和副溶血弧菌，CIN 分离小肠结肠炎耶尔森菌，Camp - BAP 平板或 Skirrow 血平板等分离空肠弯曲菌，改良的 Skirrow 平板分离幽门螺杆菌，CCFA 分离艰难拟梭菌等。在合适培养基上生长的菌落，经生化鉴定最终可以鉴定到菌种。对于沙门菌属、志贺菌属、霍乱弧菌及肠道致病性大肠埃希菌等，还要用特异性诊断血清对其进行血清学诊断。

三、抗原抗体检测

对于大多数病毒性感染，抗原抗体的检测有着极其重要的价值。抗体的检测也可应用于某些细菌性感染的辅助诊断，如伤寒和副伤寒。

1. 甲型肝炎病毒、哺乳类星状病毒属等抗原　可用 ELISA 双抗夹心法、群或型特异性单克隆抗体进行检测并判断血清型。

2. 粪便标本中轮状病毒抗原　可用乳胶凝集试验进行检测，是临床广泛应用的快速鉴定轮状病毒的方法。

3. 检测病毒感染后产生的特异性抗体　对疾病的诊断非常有价值。如甲型肝炎病毒早期 IgM 型抗体以及恢复期 IgG 型抗体，前者在感染初期占优势；后者初期滴度较低，后逐渐升高，该抗体在康复后仍可维持相当滴度，可持续数年或更长时间。由于 HAV - IgM 仅在感染早期出现，是进行早期诊断的敏感指标，也是当前诊断甲型肝炎最简便的方法。因此，甲型肝炎病毒 IgM 阳性即提示为急性感染或复发，且只需检测单份血清。诊断甲型病毒性肝炎，还可检测患者各种分泌物中的抗 HAV - IgA。

4. 肥达试验　用已知伤寒、副伤寒沙门菌 O 和 H 抗原来检测患者血清中有无相应抗体及抗体效价的凝集试验，可以用于辅助诊断伤寒和副伤寒。

四、核酸检测

与病毒的培养方法相比，利用核酸检测方法对病毒核酸进行检测与免疫学方法具有同样重要的价值。核酸检测还可应用于某些细菌性感染的诊断。对 EaggEC，可采用 D 探针技术检测 *aggR* 基因。对于艰难拟梭菌，可以利用 PCR 方法检测其毒素基因。对某些生长缓慢或营养要求高的细菌，如幽门螺杆菌等，也可以采用 PCR 方法进行检测。核酸检测方法缩减了检测时间，提高了检测的灵敏度，目前已经广泛应用于有条件的临床实验室进行感染性疾病的辅助诊断。

知识拓展

艰难拟梭菌毒素检测的临床意义

艰难拟梭菌是人和动物肠道中的正常菌群，由于该菌对氨苄西林、头孢菌素、克林霉素、红霉素等抗菌药物大多耐药，所以长期口服这些抗菌药物，会引起肠道菌群失调–肠道中双歧杆菌属及乳杆菌属等对其有拮抗作用的细菌生长受到抑制，致使艰难拟梭菌在肠道中过度繁殖并产生毒素，导致抗生素相关性腹泻和伪膜性肠炎等疾病。但由于艰难拟梭菌是肠道正常菌群，只检测粪便标本中是否有艰难拟梭菌的临床意义有限，目前认为只有产毒素的艰难拟梭菌才具致病性。因此，艰难拟梭菌毒素检测更为关键。若患者不是因为消化道症状入院，但在入院3天之后出现腹泻，则需考虑艰难拟梭菌感染可能，建议患者采集粪便标本进行艰难拟梭菌培养及毒素检测。

思考题

答案解析

案例　患者，女，26岁。主诉无痛性剧烈腹泻。

现病史：患者剧烈腹泻，无里急后重，初始粪便为泥浆样，逐渐变为水样并迅速成为米泔水样，无粪臭。随后出现恶心、呕吐和体温升高。血常规检查白细胞 $30 \times 10^9/L$，中性粒细胞和单核细胞增多。尿液呈酸性，尿蛋白阳性、镜检有红细胞、白细胞和管型，尿比重为 1.110。

既往史：无高血压，无输血史。

基本检查：面部脱水貌，皮肤干燥，未见蜘蛛痣。心肺听诊无异常发现，腹部凹陷，肝脾肋下未及。

问题

（1）该患者临床诊断最可能是什么？

（2）为明确诊断，首选的实验室检查是什么？

（3）对患者粪便进行直接涂片检查和碱性蛋白胨水增菌培养，发现运动活泼的革兰阴性杆菌，可在碱性蛋白胨水中快速生长。据此推测病原菌是什么？

（周铁丽）

书网融合……

重点小结

题库

微课/视频

第三十四章 眼、耳标本临床
微生物学检验

PPT

📝 学习目标

　1. 通过本章学习，掌握眼、耳标本的采集方法、检验程序与方法；熟悉眼、耳标本中常见的致病微生物和分离出的正常菌群。

　2. 具备处理分离眼、耳标本的能力，检验结果报告和解读的能力。

　3. 科学思辨，珍视生命，尊重患者。

　正常的内眼、中耳是无菌的。眼、耳的其他部位与外界直接相通，存在正常菌群。眼、耳部严重感染可引起失明或失聪，因此临床如怀疑眼、耳部感染，应尽早采集相应标本，进行病原微生物检测，确定是否存在感染及其类型，以便及时诊治。

第一节　常见病原微生物

一、眼部标本

　结构正常完整的眼部一般不易发生感染，但是一旦发生眼部感染，由于病原较为复杂、可用抗生素有限，治疗面临较大困难。角膜和后房的感染甚至会造成视力下降和失明。为降低此类眼部感染风险，应及早发现，正确治疗。

　感染眼部的病原微生物较为复杂，包括细菌、病毒和真菌。主要病原微生物见表34－1。 e 微课/视频

表 34 － 1　眼部感染标本常见病原微生物

细菌	真菌	病毒
金黄色葡萄球菌	念珠菌属	单纯疱疹病毒
表皮葡萄球菌	镰刀菌属	水痘－带状疱疹病毒
肺炎链球菌	曲霉属	腺病毒
铜绿假单胞菌	孢子丝菌属	腮腺炎病毒
流感嗜血杆菌		巨细胞病毒
淋病奈瑟菌		
卡他莫拉菌		
痤疮皮肤杆菌		
蜡样芽胞杆菌		
沙眼衣原体		

二、耳部标本

　耳分为三部分：外耳、中耳及内耳。中耳连接鼻腔、鼻咽、咽鼓管及乳突前空间。外耳有正常菌

群存在，中耳及内耳可视为无菌部位。外耳的正常菌群种类较少，常见细菌主要为痤疮皮肤杆菌、金黄色葡萄球菌和肠杆菌目细菌，偶见铜绿假单胞菌，真菌主要为念珠菌属（非白念珠菌）。外耳道神经丰富，其感染常引起明显疼痛。中耳及内耳感染可导致听力损伤甚至失聪。因此耳部感染应早发现、早诊断、早治疗。

耳部感染的病原微生物较为单纯，常见病原微生物见表34-2。

表 34-2　耳部感染标本常见病原微生物

细菌	真菌	病毒
金黄色葡萄球菌	念珠菌属（非白念珠菌）	呼吸道合胞病毒
表皮葡萄球菌	曲霉属	流感病毒
肺炎链球菌		
铜绿假单胞菌		
流感嗜血杆菌		
化脓链球菌		
卡他莫拉菌		
厌氧菌		

第二节　标本采集、检验程序与方法

一、眼部标本

（一）标本采集

无菌操作取眼分泌物。结膜、角膜、玻璃体等眼部感染标本量小，推荐床旁直接接种平板并涂片。某些细菌的生长可能会受麻醉剂抑制，角膜刮取物应尽量在麻醉前由眼科医师用无菌刮匙刮取溃疡或损伤边缘，待检标本直接接种于血平板、巧克力平板及真菌培养基，也可将拭子送检接种。涂片可在床旁或实验室完成，拭子在玻片上滚动，直径为 1~2cm。玻璃体抽吸液注入无菌螺旋盖容器常温运送。

（二）检验程序

眼部标本的病原微生物检验程序见图34-1。

（三）检验方法

1. 直接显微镜检查

（1）一般细菌　以无菌拭子采集的眼标本进行涂片和相应染色，根据镜检形态结果作初步报告。疑似沙眼衣原体感染，可取患者眼穹窿部及眼结膜上皮细胞标本涂片、干燥固定后，行吉姆萨染色镜检，也可用碘液染色或荧光抗体染色以提高检测特异性。

（2）其他病原　①真菌感染标本：涂片后加生理盐水或亚甲蓝染液一滴，覆以盖玻片，高倍镜观察菌丝、孢子；②螺旋体感染标本：离心后取沉渣在暗视野镜下查找折光强、运动活泼的螺旋体，也可用荧光抗体染色后在荧光显微镜下观察。

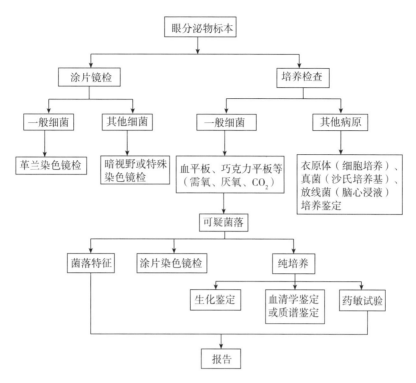

图 34-1　眼部标本的病原微生物检验程序

2. 分离培养与鉴定

（1）细菌培养　将标本接种于血平板、麦康凯平板和巧克力平板，需氧或微需氧培养，在 35℃ 培养 18~24 小时后观察有无细菌生长及其菌落特征。当镜检发现细菌而需氧培养阴性，或典型恶臭分泌物标本等怀疑厌氧菌感染时，将标本接种于厌氧菌专用培养基，厌氧培养 48 小时后观察结果。根据分离培养的细菌菌落特征结合涂片染色结果，按细菌生化反应与生物学特性鉴定或质谱鉴定。若遇难以鉴定的细菌时，则应详细描述革兰染色性、菌体及菌落的形态特点、生化反应、血清学试验等结果，以供临床参考。

（2）真菌培养　将眼分泌物接种于两份沙氏葡萄糖琼脂培养基上，分别置 35℃ 及 22℃ 培养 2~7 天，观察菌落生长情况。根据真菌菌落特征，涂片观察显微镜下真菌的结构（菌丝、孢子等），必要时结合生化反应、血清学试验或质谱进行鉴定。

（3）衣原体培养　标本接种于 6~8 日龄鸡胚卵黄囊或 HeLa、BGM、McCoy 或 HL 细胞株培养，细胞株比鸡胚培养更敏感。为提高细胞株分离培养阳性率，可通过离心或用 X 线照射细胞，使更多的衣原体吸附到易感细胞表面。

（4）非培养鉴定　可采用免疫学检测（如胶体金免疫层析）和分子生物学检测（PCR、核酸杂交等）等方法对病原体的特异性抗原和特征基因进行检测。必要时结合宏基因组测序等技术为临床诊疗提供相关病原学信息。

二、耳部标本

（一）标本采集

采集前，外耳应用温和杀菌剂消毒以减少皮肤正常菌群对标本的污染。用湿拭子清除耳道碎屑或痂皮后，在外耳道内用力旋转拭子取样。中耳、内耳在清洗耳道后，无菌操作下用注射器或拭子收集液体标本，或用拭子取脓液标本。耳部标本应注意厌氧条件运送，以提高厌氧菌的检出率。

（二）检验程序

耳部标本的病原微生物检验程序见图 34 - 2 。

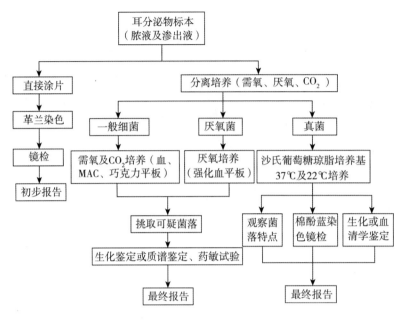

图 34 - 2 耳部标本的病原微生物检验程序

（三）检验方法

1. 直接显微镜检查 从中耳和乳突处采集的标本可直接涂片行革兰染色镜检。荧光染色有助于提高检出率，PAS 染色和六胺银染色可增加真菌的检出率。

2. 分离培养与鉴定

（1）一般细菌培养 将标本接种于血平板、巧克力平板，35℃需氧和 5% ~ 10% CO_2 微需氧培养 18 ~ 24 小时后观察有无细菌生长及其菌落特点。根据菌落特征与细菌染色结果，结合生化反应、生物学特性、血清学试验等进行鉴定或质谱鉴定。

（2）厌氧培养 疑似厌氧菌感染的耳分泌物标本可接种于合适的液体培养基（如硫乙醇酸盐培养基、牛心脑浸液及布氏肉汤等）和平板培养基（如厌氧血平板、BBE 或 KVLB 等），厌氧环境中 35℃ 培养 48 小时后，观察菌落特点及细菌形态特征，结合耐氧试验进行后续鉴定。

（3）真菌培养 耳分泌物接种于两份沙氏葡萄糖琼脂培养基上，分别置 35℃ 及 22℃ 培养 2 ~ 7 天，观察菌落生长特点、真菌形态特征，结合生化特性或者质谱鉴定。

（4）非培养鉴定 由于中耳分泌物的病原菌培养阳性率仅 20% ~ 30%，可采用 qPCR、基因测序等核酸检测方法来提高中耳感染标本的病原菌检出率，或利用商品化的诊断血清或抗体试剂通过标记免疫技术对耳部标本中疑似病原微生物的抗原进行检测。

第三节 结果报告及解读

一、眼部标本

（一）结果报告

1. 镜检结果报告 眼部标本革兰染色镜检结果，需报告其染色及形态。如疑似淋病奈瑟菌感染标本，革兰染色镜检阳性可初步报告"可见白细胞内革兰阴性双球菌，疑似奈瑟菌"；疑似结核分枝杆菌感染标本，抗酸染色镜检阳性可初步报告"查见抗酸杆菌"；疑似真菌感染标本，染色镜检阳性可初步报告"可见圆形或卵圆形真菌孢子及菌丝"；疑似沙眼衣原体感染标本，吉姆萨染色镜检如观察到细胞内呈蓝紫色、深蓝色或暗蓝色的包涵体，可初步报告"疑似沙眼衣原体感染"。眼部标本染色镜检阴性结果，可报告"涂片××染色，未见细菌"或"未见真菌"。

2. 培养结果报告　眼部标本按照相应检验程序培养鉴定出表34 – 1中病原具有临床意义，包括但不限于这些病原。阳性结果应报告"××菌生长"及相应的药敏结果（如有）。按照相应病原培养方法培养足够时间未生长目的病原时，可进行阴性报告，如"（需氧/厌氧）培养××天无细菌生长"。

3. 免疫学检测与核酸检测结果报告　阳性结果报告"××抗原阳性""××核酸阳性"或抗原/核酸定量结果，标注方法学。阴性结果可报告"××抗原阴性""××核酸阴性"或抗原/核酸定量结果，标注方法学。

（二）结果解读

感染性眼病一般可根据患者症状、临床表现和眼科检查进行临床诊断。实验检查可针对合适的眼部标本进行感染性眼病的病原学诊断。正常人的结膜常有葡萄球菌属、类白喉棒杆菌、大肠埃希菌、肺炎链球菌、枯草芽胞杆菌、蜡样芽胞杆菌及铜绿假单胞菌等存在，仅有少数人结膜是无菌状态，这给微生物学检验结果的解读带来困扰，使得确证眼部感染的病原较为困难。即使在结膜炎患者眼部的脓性分泌物中分离到细菌，也不能肯定其与感染相关，因其可能是来自皮肤黏膜的正常菌群。一些有自限性特点的病毒性结膜炎不需特别治疗，亦无需实验检查。但如果眼部标本来自眼科无菌手术取得的前房、后房液，则需要进行全面的实验检查。此外，眼前房积脓和眼眶蜂窝织炎等急性感染患者，也可结合外周血白细胞和中性粒细胞检测辅助感染诊断。

眼部标本的微生物学检验，对眼睑、泪囊、结膜、巩膜、角膜和前房等特殊感染部位，对检出真菌、衣原体等特殊感染病原，对免疫力低下、易发生术后感染等特殊人群来源标本，具有病原学诊断价值。显微镜检查眼部标本发现包涵体，特别是眼结膜上皮细胞内的典型包涵体对沙眼衣原体感染有诊断价值，尤其对急性新生儿包涵体性结膜炎的诊断意义大，而对成人眼结膜炎的意义次之。

二、耳部标本

（一）结果报告

1. 镜检结果报告　耳部标本革兰染色镜检阳性结果，可报告如"可见革兰阳性球菌，疑似葡萄球菌"或"可见革兰阴性双球菌"。阴性结果，可报告如"涂片××染色，未见细菌"或"未见真菌"。

2. 培养结果报告　耳部标本按照相应检验程序培养鉴定出表34 – 2中病原有临床意义。阳性结果应报告"××菌生长"及相应的药敏结果（如有）。按照相应病原培养方法培养足够时间未生长目的菌时，可进行阴性报告，如"（需氧/厌氧）培养××天无细菌生长"。

3. 免疫学检测与核酸检测结果报告　阳性结果报告"××抗原阳性""××核酸阳性"或抗原/核酸定量结果，标注方法学。阴性可报告"××抗原阴性""××核酸阴性"，或抗原/核酸定量结果，标注方法学。

（二）结果解读

外耳并非无菌部位，病原检出结果应结合临床做出解读。外耳部感染类似于其他部位皮肤及软组织感染。急性弥漫性外耳炎常见致病菌为金黄色葡萄球菌、化脓链球菌、铜绿假单胞菌。局部急性外耳炎常由金黄色葡萄球菌引起。化脓链球菌可引起外耳道及软组织感染。外耳道疖是外耳道皮肤毛囊或皮脂腺的局限性化脓性炎症，病原菌主要是金黄色葡萄球菌。大疱性鼓膜炎又称出血性大疱性鼓膜炎，是病毒感染引起的鼓膜和邻近外耳道皮肤的急性炎症，常发生于流感之后，一般认为流感病毒是主要病原体，也可发生在其他上呼吸道感染或脊髓灰质炎之后。

中耳感染可由病原通过咽鼓管侵犯或外伤引发，常伴有上呼吸道感染或洗澡、游泳等危险因素。化脓性中耳炎是以耳部流脓及听力下降为主要特征的中耳化脓性炎症，常见致病菌为革兰阴性杆菌或金黄色葡萄球菌，可有两种以上细菌混合感染。

知识拓展

耳念珠菌

耳念珠菌是近 10 年来新出现的人类致病菌。2009 年日本学者从一位 70 岁女性患者外耳道分泌物中分离出一株新的念珠菌，其 26s 核糖体 DNA（rDNA）D1/D2 区域和内转录间隔区（ITS）测序发现与希木龙念珠菌（Candida haemulonii）相似度分别高达 85.7% 和 87.5%。该菌株在 42℃ 时仍能生长，且在 25℃ 下不能形成假菌丝（希木龙念珠菌的最适温度为 25℃，37℃ 生长受到抑制，40℃ 不生长），作者将其命名为耳念珠菌（Candida auris）。同年韩国学者从 5 所医院的 15 位慢性中耳炎患者耳道分泌物中也分离到相似的念珠菌菌种，并对唑类药物和两性霉素 B 具有不同程度的耐药。2011 年韩国首次报道了耳念珠菌侵袭性感染引起的真菌血症，随后耳念珠菌血流感染相继在全球 30 余个国家及地区发现，部分病例更是呈现出在医疗机构内暴发流行的情况。2018 年，复旦大学生科院黄广华教授与北京大学人民医院王辉教授共同报道了一位 76 岁女性患者支气管肺泡灌洗液中分离到的中国首例耳念珠菌临床菌株，迄今我国已报道耳念珠菌感染 18 例。

耳念珠菌是一种以出芽方式生殖的酵母类真菌，几乎不会形成短的假菌丝或者芽管，在 40~42℃ 下仍能在 CHROMagar 显色培养基上生长良好，并呈现白色、粉色、红色或紫色等颜色各异的菌落。传统的表型鉴定方法包括 VITEK 2 YST、API 20C 等酵母菌鉴定系统，极易将耳念珠菌误判为其他微生物，需进一步采取质谱或分子生物学方法鉴定。目前精确鉴定耳念珠菌的方法包括 MALDI - TOF 质谱鉴定技术和 D1 - D2 或 ITS 测序技术。强耐药性和高致死率已经使耳念珠菌变成了"超级真菌"。由于各地报道的耳念珠菌耐药类型存在差异，故建议所有耳念珠菌分离株均应进行药敏试验。耳念珠菌侵袭性感染类型多样，其中血流感染最为常见，高危因素包括广谱抗生素使用、抗真菌药物暴露、中心静脉导管、导尿管留置、低 APACHE Ⅱ 评分、心血管手术、合并其他严重基础疾病及长期入住 ICU 等情况。免疫正常人群感染极为少见。

答案解析

思考题

案例 患者，男，41 岁，左眼因铁钉击伤，出现视物不清，伴眼红、眼痛 4 小时来院就诊，门诊以"左眼角膜穿通伤、左眼晶状体损伤"收入院，行"左眼角膜清创缝合 + 眼探查术"。术后控制血压、全身抗感染、抗炎、局部滴眼液抗感染、抗炎、营养角膜等对症处理。术后第八天，患者诉术眼稍有异物感，左眼结膜混合性充血，角膜中央区呈白色浑浊，水肿，前房可见纤维渗出膜形成，前房可见白色分泌物液平面，虹晶状体轻度浑浊，眼底视不入。在局部麻醉下行左眼前房冲洗术 + 前房诊断性抽吸术 + 玻璃体注药术，取角膜分泌物床旁涂片：查见菌丝，未查见细菌，未查见抗酸杆菌；前房抽取脓苔分泌物送细菌及真菌床旁接种培养。

问题

（1）如存在感染，初步判断感染疑似病原及其依据何在？

（2）如脓苔分泌物送细菌及真菌培养阴性，下步实验室检查有何措施或建议？

（向　阳）

书网融合……

重点小结

题库

微课/视频

第三十五章 皮肤及软组织标本临床微生物学检验

PPT

✎ **学习目标**

1. 通过本章学习，掌握皮肤及软组织感染标本的采集、检验程序与方法；熟悉常见微生物种类及其检验结果的解读；了解皮肤及组织感染的临床特征。

2. 培养采集、处理、保存皮肤及组织感染标本，及进行检验和初步分析判断的能力。

3. 培养服务临床意识，坚持人道主义精神和实事求是，根据患者实际选择合理实验方案，追求工作的高效和专业发展。

皮肤作为身体与外界环境之间的屏障，覆盖于体表，其下为组织。皮肤表面常有微生物定植，而组织则保持无菌状态。皮肤感染（cutaneous infections），亦称为皮肤和软组织感染（skin and soft tissue infections，SSTI），常见于烧伤、创伤、咬伤、手术及介入引流等侵入操作后。皮肤屏障一旦受损，外界微生物便可能侵入，引发皮肤软组织感染。此外，局部器官的正常菌群因损伤进入无菌组织，可能发生组织的内源性感染。在全身感染情况下，某些微生物也可能通过血液传播至皮肤或皮下组织，引起感染。

第一节 常见病原微生物 📱 微课/视频1

皮肤和组织感染由多种微生物引起，其种类和感染类型因部位和原因而异，感染可能由一种或多种微生物混合引起。引起皮肤和组织感染的常见微生物见表35-1。

表35-1 皮肤和软组织感染的常见微生物

细菌			真菌	病毒	其他病原体
革兰阳性需氧菌	革兰阴性需氧菌	厌氧菌			
金黄色葡萄球菌	铜绿假单胞菌	皮肤杆菌属	毛癣菌属	单纯疱疹病毒	衣氏放线菌
肠球菌属	变形杆菌	脆弱拟杆菌	小孢子菌属	水痘-带状疱疹病	星形诺卡菌
A群链球菌	肺炎克雷伯菌	普雷沃菌属	絮状表皮癣	人乳头瘤病毒	结核分枝杆菌
凝固酶阴性葡萄球菌	大肠埃希菌	产气荚膜梭菌	糠秕马拉色菌	传染性软疣病毒	非结核分枝杆菌
棒杆菌属	鲍曼不动杆菌复合群	韦荣球菌属	白念珠菌	柯萨奇病毒	梅毒螺旋体
丹毒丝菌属	嗜麦芽窄食单胞菌	消化链球菌属	申克孢子丝菌	风疹病毒	
	沙雷菌属	破伤风梭菌	马尔尼菲篮状菌	痘病毒	

皮肤感染类型较多，常由多种病原菌引起。毛囊炎是常见的皮肤感染，常由金黄色葡萄球菌引起，蜂窝织炎多由化脓链球菌（A群链球菌）引起，而外科浅表伤口感染常与凝固酶阴性葡萄球菌

相关；真菌性感染中，皮肤癣菌可导致皮肤、毛发和指（趾）甲等浅部感染，申克孢子丝菌常见于由植物刺伤引起的手指感染；多种病毒如疱疹病毒、风疹病毒及梅毒螺旋体也可引起皮肤感染；此外，非结核分枝杆菌也可引起皮肤和软组织感染，如偶发分枝杆菌可引起深部肌内注射的臀部脓肿；溃疡分枝杆菌常与热带地区的坏死性皮肤溃疡相关，海分枝杆菌可导致游泳人群及渔民的慢性溃疡性结节损伤。

组织感染中，金黄色葡萄球菌是急性化脓性骨髓炎和化脓性关节炎的主要病原菌，而慢性骨髓炎和慢性化脓性关节炎通常由金黄色葡萄球菌和结核分枝杆菌引起。气性坏疽主要由产气荚膜梭菌引起，其他如水肿梭菌、败毒梭菌及溶组织梭菌等也是常见病原体，这些坏疽往往伴随葡萄球菌属、链球菌属、大肠埃希菌或其他兼性厌氧菌感染。破伤风梭菌引起的破伤风是一种严重的组织感染，致死率极高。深部组织脓肿多为厌氧菌感染，可导致心脏瓣膜、支气管、肺、肝、胆、脾、胃等器官的病变。由病原微生物引起的深部组织感染通常较为严重，且久治不愈，通过内镜和手术获得相应的组织标本可辅助诊断和治疗。

第二节　标本采集、检验程序与方法 📱微课/视频2

一、皮肤和软组织感染细菌学检验

（一）标本采集

脓性分泌物是皮肤和软组织感染的重要标本。在采集过程中，应采用无菌技术（穿刺或手术），以防皮肤表面细菌的污染。疑似厌氧菌感染的脓肿推荐使用针筒直接抽取，减少接触氧气；疑似为放线菌感染的样本在采样时应特别注意收集脓液中的"硫磺颗粒"。所有采集的样本都应在2小时内送至实验室进行分析，以确保检测结果的准确性和时效性。

1. 开放性感染分泌物/脓液或窦道/瘘管　先用无菌生理盐水冲洗创口表面，用注射器抽吸，尽量采集深部组织或脓液送检，标本量≥1ml。应避免用棉拭子采集少量标本，若必须使用拭子采集分泌物，则应以拭子深入伤口，取邻近新生组织处的标本，并置运送培养基送检。对窦道和瘘管应深部刮取，获得部分管壁组织。通常建议采集两份标本，分别用于培养及涂片染色。

2. 封闭性脓肿　局部消毒后，用注射器抽取脓液和脓肿壁标本置于厌氧运送培养基内送检。

3. 蜂窝织炎　局部消毒后，用注射器自炎症中央（而非边缘）抽吸。未形成脓肿时，标本难以采集，可用小量无菌生理盐水灌洗。抽取的灌洗液注入无菌螺旋盖容器运送。

4. 深部组织样本　在进行样本采集时，可以通过手术、穿刺活检或抽取分泌物等多种方式获取，内镜技术也可用于采集活检标本。采集后的标本应放入无菌容器中，并加入少量生理盐水以保持湿润，或置肉汤增菌液中送检。组织活检的培养应建议补充组织病理学检查，以更好地确定微生物侵袭的程度和组织的损伤程度。

5. 血液标本　严重的软组织感染可能与血流感染相关，血培养有助于其病原学诊断。

（二）检验程序

皮肤与软组织标本的细菌学检验程序见图35-1。

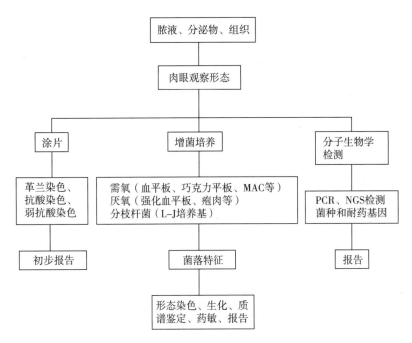

图 35 - 1 皮肤与软组织标本的细菌学检验程序

（三）检验方法

1. 肉眼观察 在处理注射器抽吸得到的标本时，应仔细观察颜色、性状和气味等；血培养需注意样本量是否足够。

（1）颜色 红色脓液通常是混有血液；而铜绿假单胞菌所致术后或创伤性（如烧伤）感染的脓液常呈蓝绿色。

（2）性状 脓液可呈稀薄至黏稠状，分枝杆菌感染的"冷脓肿"常呈干酪状。窦道脓液中如找到"硫磺颗粒"，可考虑放线菌感染；各种颜色小颗粒（白色、黑色、红色或棕色）提示足分枝菌病或肉芽瘤；彩色颗粒可能与丝状细菌（如诺卡菌或真菌菌丝体）有关。

（3）气味 分泌物恶臭常提示厌氧菌感染和（或）需氧菌感染。

2. 直接显微镜检查 脓液、创口的分泌物标本可直接涂片，胸腹水、穿刺液等标本 3000r/min 离心 15 分钟后取沉淀物制片，进行相应的染色后显微镜镜检。疑为放线菌、诺卡菌感染标本，需用接种环挑取脓汁或组织中含有硫磺颗粒的标本置于洁净的玻片上，覆以盖玻片并轻轻挤压后，用低倍镜及高倍镜仔细观察有无菌丝，再进行革兰染色和弱抗酸染色，观察菌丝形状和染色特性。

3. 分离培养与鉴定 当镜检发现细菌时，根据镜检结果及感染部位，选择适当的培养基进行分离培养。培养前需要对样本进行必要的处理。对于组织，以无菌操作将组织标本与约 0.2ml 增菌肉汤或无菌生理盐水一起在组织研磨器内制成匀浆；若组织标本过大可用灭菌后的手术剪刀剪碎后再研磨，若高度怀疑接合菌病的则不能研磨，可剪碎后直接接种。不可研磨的标本，如骨或软骨等，先将标本放入含有硫乙醇酸钠的培养基中培养，次日再转种。

（1）一般细菌培养 将分泌物及脓液等标本接种于血平板和选择性培养基（如麦康凯琼脂），35℃培养 18～24 小时，观察菌落特征并进行菌种鉴定。儿童的蜂窝织炎还应接种于巧克力平板，置 5%～10% CO_2 环境下 35℃培养 48 小时，避免漏检流感嗜血杆菌。

（2）厌氧菌培养 当标本有典型的恶臭气味，或临床医生怀疑为放线菌感染，或怀疑有梭菌感染所致的气性坏疽时，应当进行厌氧培养。取标本接种于厌氧强化血平板或厌氧选择培养基上，置厌氧环境中 35℃培养 48～72 小时，放线菌培养 72～96 小时，经耐氧试验确定为厌氧菌后再进行菌种鉴定。

厌氧选择培养基可选用拟杆菌 – 胆汁 – 七叶苷琼脂培养基（BBE）、冻溶血肉汤培养基（KVLB）或卵黄琼脂培养基（EYA）。

（3）分枝杆菌培养　当抗酸染色发现抗酸杆菌时，将脓液标本至少接种两支罗 – 琴（L – J）培养基进行培养。如标本中同时存在其他病原菌时，应先对标本进行适当处理去污再接种。生长迅速的分枝杆菌如偶发分枝杆菌，在标本处理过程中可能被杀死，但在血平板和麦康凯平板上培养 3~7 天即可见菌落生长。对 L – J 培养基上生长的菌落进行菌种鉴定。

（4）血培养　如考虑血源性感染导致的皮肤感染，可抽取血培养进行评估。如血培养发现可能的病原体感染，需将培养液转种至血平板和厌氧血平板，置 5%~10% CO_2 环境 35℃ 下培养。培养菌落纯化后可进行菌种鉴定。

4. 细菌抗菌药物敏感性试验　分离纯化的菌落参照 CLSI 或 EUCAST 等标准进行药敏试验。

二、皮肤和软组织感染真菌学检验

真菌学检查方法主要有直接显微镜检查、分离培养、组织病理学检查、免疫学试验及核酸检测等。

（一）标本采集

浅部真菌感染的微生物学检验标本通常采集皮屑、甲屑、毛发和痂皮等；皮下真菌感染可采集病变部位的痂皮或脓液。

1. 甲标本　采集标本前用 75% 乙醇彻底清洁病甲。钝刀用高压或者火焰灭菌，从甲的变色、萎缩或变脆部位、健甲与病甲的交界处取材，保证标本达到一定量与一定深度。甲标本应尽量剪碎后接种。对于伴有甲沟炎患者，取材应采用棉拭子，75% 乙醇清洁局部后，沾取损害部位分泌物，每位患者应至少取两个拭子，放入无菌试管中以备镜检和培养。

2. 皮屑/痂皮标本　采集标本前用 75% 乙醇清洁取材区域。钝刀用高压或者火焰灭菌，从皮损的边缘向外刮取或用剪刀剪去疱顶。如果鳞屑量较少或婴幼儿患者，可采用粘着透明胶带或粘着皮肤采样送检，将透明胶带粘着面紧压于损害之上，然后剥下，将粘着面向下贴在透明载玻片上送检。

3. 血液标本　真菌感染的免疫学检测通常使用血清，可使用红头采血管采集 2~4ml 血液送检。

（二）检验程序

皮肤与软组织标本的真菌学检验程序见图 35 – 2。

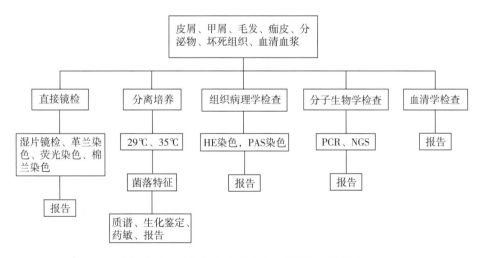

图 35 – 2　皮肤与软组织标本的真菌学检验程序

（三）检验方法

1. 直接涂片显微镜检查

（1）湿片镜检 大多数真菌标本不需染色，KOH 消化即可直接镜检。

（2）染色镜检 脓液、分泌物或皮屑等标本涂于载玻片上，滴加荧光染色试剂，于荧光显微镜观察是否有蓝色荧光，如有蓝色荧光，且有菌体结构，可报告查见菌丝和（或）孢子；湿片滴加乳酸酚棉兰，镜下观察，如有菌体结构，可报告查见菌丝和（或）孢子；干燥后可行糖原染色（PAS 法）或革兰染色镜检，PAS 法将真菌染成紫红至深紫红色，细胞核染成绿色或蓝色，革兰染色将真菌染成紫色。糠秕马拉色菌采用沙黄染色，镜下可见成堆的圆形或卵圆形红色孢子。

2. 分离培养与鉴定 分离培养的目的在于鉴定真菌的菌种。小培养法可用于全面观察真菌结构及生长发育及显示菌落的全部性状。真菌生长后需观察菌落的生长速度、菌落大小、表面形态、菌落性质、菌落颜色、菌落边缘和菌落底部，以及高倍镜观察孢子和菌丝的形态、特征、位置、大小和排列。真菌的菌种鉴定主要依据菌落形态和镜下特征，必要时可采用特殊的鉴别培养基、MALDI - TOF MS 和核酸检测等鉴定。

3. 真菌抗菌药物敏感性试验 分离纯化的菌落参照 CLSI 或 EUCAST 等标准进行药敏试验。

4. 真菌血清学试验 $1,3 - \beta - D$ 葡聚糖试验（G 试验）、曲霉菌半乳甘露聚糖试验（GM 试验）及隐球菌荚膜抗原试验等，可采用血清或脑脊液标本，按照各检测说明书要求操作，或使用全自动检测平台进行检测。

5. 核酸检测 难以获取病原学培养结果或者难以鉴定菌株可以进行核酸检测。最常用的方法为 PCR 或 NGS，样本检测过程需特别注意防止污染。

三、皮肤和软组织感染病毒学检验

病毒所致皮肤感染主要表现为溃疡、疣赘、疱疹性皮疹、红斑等，其临床特征明显，通常根据临床症状和皮损特点即可作出诊断，只在少数不典型或特殊病例时需要依赖实验室作病原学诊断。可采集水疱液或皮损基质上皮细胞在光学显微镜下检查病毒特征性包涵体、电子显微镜观察病毒颗粒，或进行病毒培养及免疫荧光抗体染色检查等。应用 PCR 与特异性核酸探针等分子生物学技术可直接检测感染者组织或体液中病原体核酸，做出早期快速诊断。

（一）标本采集

1. 疱液标本 局部消毒后，用注射器抽取疱液标本，置于无菌容器中尽快送检。

2. 用于病毒学检验的血液样本 抗原抗体检测首选血清，其次为血浆，核酸检验标本首选的抗凝剂是 EDTA；病毒分离培养需使用 EDTA 抗凝血 5~10ml。

（二）检验程序

皮肤与软组织标本的病毒学检验程序见图 35-3。

（三）检验方法

1. 病毒特征性包涵体检查 疱疹液涂片或损害上皮细胞印片经化学固定，用苏木精-伊红染色法或瑞氏-吉姆萨染色法，用光镜直接检查细胞内的包涵体与其在细胞内的位置和染色性，有助于病毒感染的病原学检测。

2. 细胞学与组织学检查 采用病灶刮片或用生理盐水摩擦病灶涂片或印片，以获取脱落的上皮细胞，然后待干，经巴氏染色后进行光镜细胞学检查。

3. 免疫学检测 血清或血浆检测病毒相关的抗原或抗体，可区分检测 IgM、IgG 抗体，具有采样

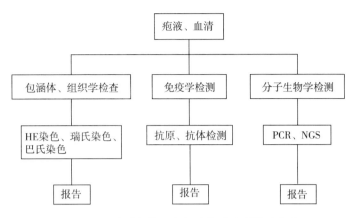

图 35 - 3　皮肤与软组织标本的病毒学检验程序

方便、检测速度快、设备设施条件低、自动程度高等特点，是临床检测病毒感染的有效手段。

4. 核酸检测　血浆样本可用于检测病毒核酸（DNA 或 RNA），最常用的方法为 PCR 或 NGS，样本检测过程需特别注意防止污染。

第三节　结果报告及解读 微课/视频 3

一、结果报告

1. 镜检结果报告　根据镜下所见细菌的形态及染色特点，可初步报告"查见革兰×性×菌"，如发现具有芽胞或荚膜的细菌，报告时应注明其大小与位置及疑似×菌；未发现细菌和真菌，可初步报告"涂片未查见细菌和真菌"。疑有结核分枝杆菌感染标本，抗酸染色检查如找到抗酸杆菌，报告"查见抗酸杆菌（菌量）"，未发现抗酸杆菌，报告"未查见抗酸杆菌"。荧光染色或乳酸酚棉兰染色查见菌丝和/或孢子，报告"查见菌丝和/或孢子（菌量）"，否则报告"未查见真菌菌丝和孢子"。

2. 培养结果报告　按照相应病原培养方法培养足够时间，如目的菌生长，应报告"××菌生长"及相应的药敏结果。目的菌未生长，可进行阴性报告，如"（需氧/厌氧）培养×天无细菌生长"。

3. 免疫学与核酸检测结果报告　阳性结果报告"××抗原/抗体阳性""××核酸阳性"或核酸定量结果。阴性可报告"××抗原/抗体阴性""××核酸阴性"。报告中需标注方法学。

二、结果解读

正确的标本采集和处理方法对确保实验检测结果是非常重要的。实验室应根据所要检测的病原体、标本部位、临床表现、送检目的、患者特征和疾病的流行情况选择所需要的试验方法，实验室在认识到自身检测的局限性的基础上制定相应的检测及解释程序。

标本直接镜检结果若见大量鳞状上皮细胞而无多形核白细胞，则很可能为皮肤表面细菌，此时生长的菌落意义较小；大量多形核白细胞或吞噬细胞提示感染存在。镜检结果可初步判断分离培养的菌株是否是感染相关病原体。

浅部真菌感染的菌种鉴定主要依据菌落形态和镜下特征，MALDI - TOF MS 和核酸检测近年来已成为真菌鉴定的重要方法。深部真菌感染除标本直接培养外，G 试验、GM 试验和荚膜抗原检测等非培养检测方法对深部真菌感染的诊断和治疗监测有很大的作用。

现临床实验室不常规开展病毒包涵体检查和病毒的分离培养，病毒感染更多依靠核酸和免疫学检测技术。由于包被成分、目标序列差异和病毒本身的变异等原因，不同实验室检测同一种病毒的敏感性和特异性有很大差异。实验室应综合免疫学和核酸检测结果，以判断原发感染、复发和再感染等状态。

▶ 知识拓展 ◀

地震灾害中最凶险的并发症——气性坏疽

2008 年汶川大地震后，出现多例气性坏疽病例，均是受伤的幸存者因为开放性伤口感染所致。气性坏疽是厌氧菌引起的急性特异性软组织感染，主要由产气荚膜梭菌所致。产气荚膜梭菌广泛存在于泥土等自然环境中，当人体抵抗力低下时，如失水、大量失血或休克、大量伤口组织坏死、深层肌肉损伤，特别是大腿和臀部损伤、开放性骨折或主要血管损伤，容易发生气性坏疽。该病症凶险，及时送检伤口分泌物可在第一时间发现产气荚膜梭菌感染。早期积极有效治疗，可降低气性坏疽造成的截肢等不良结局。

答案解析

? 思考题

案例 患者，女，39 岁。三月前清理生鱼时伤到指甲，服用一周左右的头孢菌素类抗生素后伤处无好转，右手食指红肿、指甲分离，右手臂出现多处散在性、红斑性、隆起性结节。皮肤显微摄影术显示右手食指远端指甲与甲床分离，甲下角化过度被白色鳞片和裂缝包裹，结节呈粉红色背景，皮纹减少。皮肤病理活检显示病变皮肤慢性化脓性炎症浸润伴脓肿形成，萋尼抗酸染色显示少量抗酸杆菌。从结节中抽取的脓汁真菌培养为阴性，TB - DNA 检查为阴性；罗氏培养基培养阳性，培养物呈现光滑、奶黄色凸起圆形菌落，抗酸染色为阳性，镜下成堆或散在分布、呈现阴阳不定染色状态。患者结核感染 T 细胞 γ 干扰素释放试验阳性。

问题

（1）结合患者病史及实验室检查，初步考虑该感染是由以下何种病原菌所引起（　　）

    A. 诺卡菌属　　　　　　　　B. 结核分枝杆菌复合群　　　　　　C. 非结核分枝杆菌

    D. 戈登菌属　　　　　　　　E. 放线菌属

（2）对于结核分枝杆菌复合群（mycobacterium tuberculosis complex，MTBC）和非结核分枝杆菌（nontuberculous mycobacteria，NTM）的鉴别方法包括以下哪些方式（　　）（多选）

    A. PNB/TCH 生长试验　　　　B. MTP64 抗原检测　　　　　　　　C. 弱抗酸染色

    D. MALDI - TOF MS　　　　　E. 淋巴细胞 γ 干扰素释放试验（IGRA）

（李冬冬）

书网融合……

重点小结　　　　题库　　　　　微课/视频 1　　　　微课/视频 2　　　　微课/视频 3

第三十六章　医院环境卫生监测标本临床微生物学检验

PPT

✏ 学习目标

1. 通过本章学习，掌握各类环境空气、物体表面、医护人员手细菌监测采样方法、结果计算方法和卫生标准。

2. 具有良好的生物安全防范能力，熟练采集、处理和保存临床检验标本的能力。

3. 珍视生命，尊重患者，维护医院患者的健康利益。

医院环境中可存在多种感染性疾病的病原菌，并因抗菌药物的大量使用，病原菌耐药性不断增加，耐药菌一旦出现很难清除。为加强医院感染管理，提高监控效率，应对手术部（室）、产房、导管室、层流洁净病房、器官移植病房、重症监护病房、血液透析室、新生儿病房、感染性疾病科和内镜室等重点科室按要求定期进行环境卫生学监测，其监测内容主要包括空气、物体表面及医护人员手的卫生。此外，医院环境卫生学监测还包括对消毒后物品（如消毒灭菌后的内窥镜、活检钳、各种导管和灭菌物品）、血液透析及透析用水等的监测。当疑似存在医院感染暴发流行时应进行医院环境卫生学监测。 🔲 微课/视频

第一节　医院环境常见微生物

医院环境中常见的微生物主要包括细菌、真菌和病毒。在细菌方面，革兰阴性杆菌优势菌有铜绿假单胞菌、阴沟肠杆菌、肺炎克雷伯菌和大肠埃希菌等；革兰阳性菌主要是葡萄球菌；真菌则主要是白念珠菌。病毒方面，流感病毒和诺如病毒是医院感染的常见病原体，它们可以通过呼吸道或接触传播引起感染。

医院环境常见微生物与医院感染密切相关。微生物通过接触传播、空气传播等途径引发医院感染。为此，医院环境下，针对微生物的特点需要做特定的防护。如正确处置患者使用后的设备和污染物品、防止针刺伤或锐器伤、环境和设备的清洁消毒、使用口罩、手套、护目镜、防护面罩、隔离衣和防护服等。医院应对多重耐药菌进行监测，及时发现和诊断感染患者和定植患者，并采取有效的治疗和感染控制措施。合理使用抗菌药物，避免滥用和过度使用，以减少耐药病原体的发展。定期对医院环境中的微生物进行监测，评估各类消毒效果。如果出现医院感染，应立即报告并采取有效措施进行管控。

第二节　标本采集、检验程序与方法

标本采集后必须尽快对样品进行相应指标的检测；4小时以内送检，若样品保存于4℃下，送检时间不超过24小时。

一、空气卫生监测

1. 环境分类

Ⅰ类环境：采用空气洁净技术的诊疗场所，分洁净手术部分和其他洁净场所。

Ⅱ类环境：非洁净手术部（室）、产房、导管室、血液病区、烧伤病区等保护性隔离病区、重症监护病区、新生儿室等。

Ⅲ类环境：母婴同室、消毒供应中心的检查包装灭菌区和无菌物品存放区、血液透析中心（室）、其他普通住院病区等。

Ⅳ类环境：普通门（急）诊及其检查、治疗室、感染性疾病科门诊和病区。

2. 采样时间　Ⅰ类环境在洁净系统自净后与从事医疗活动前采样；Ⅱ、Ⅲ、Ⅳ类环境在消毒或规定的通风换气后与从事医疗活动前采样。

3. 采样及检测方法

（1）Ⅰ类环境可选择平板暴露法和空气采样器法，每次采样时间不应超过30分钟。Ⅱ、Ⅲ、Ⅳ类环境采用平板暴露法，采样时将平皿盖打开，扣放于平皿旁，暴露规定时间（Ⅱ类环境暴露15分钟，Ⅲ、Ⅳ类环境暴露5分钟）后盖上平皿盖，及时送检。

（2）高度距地面垂直高度80~150cm采样点设置：室内面积≤30m²，在对角线上设里、中、外三点。里、外两点位置各距墙1m。室内面积>30m²，设东、西、南、北、中五点，其中东、西、南、北四点均距墙1m。

（3）将送检平皿置36℃±1℃恒温箱培养48小时，计菌落数，必要时分离致病性微生物。

4. 结果计算

（1）平板暴露法　CFU/（皿·暴露时间）。

（2）空气采样器法　空气中菌落总数（CFU/cm³）= 采样器各平皿上菌落数之和（CFU）×1000/采样速率（L/min）× 采样时间（min）

二、物体表面卫生监测

1. 采样时间　潜在污染区、污染区消毒后采样。清洁区根据现场情况确定。

2. 采样面积　被采样表面<100cm²，取全部表面；被采样表面≥100cm²，取100cm²。

3. 采样方法　5cm×5cm灭菌规格板放在被检物体表面。用浸有无菌磷酸盐缓冲液（0.03mol/L）或无菌生理盐水采样液的棉拭子1支，在规格板内横竖往返各涂抹5次，并随之转动棉拭子。连续采样1~4个规格板面积，剪去手接触部分，将棉拭子放入装有10ml采样液的试管中送检。门把手等小型物体则采用棉拭子直接涂抹物体采样。若采样物体表面有消毒剂残留，采样液应含相应中和剂。

4. 检测方法　把采样管充分振荡后，取不同稀释倍数的洗脱液1.0ml接种平皿，将40~45℃的熔化营养琼脂培养基每皿倾注15~20ml，36℃±1℃恒温箱培养48小时，计菌落数，必要时分离致病性微生物。

5. 结果计算　物体表面菌落总数（CFU/cm²）= 每皿上菌落平均数×采样液稀释倍数/采样面积（cm²）

三、医护人员手卫生监测

1. 采样时间　在手卫生后，接触患者或从事医疗活动前采样。

2. 采样方法 将浸有无菌磷酸盐缓冲液（0.03mol/L）或生理盐水采样液的棉拭子在双手指曲面从指根到指端来回涂擦各两次（一只手涂擦面积约 30cm²），并随之转动采样棉拭子，剪去手接触部位，将棉拭子放入装有 10ml 采样液的试管内送检。采样面积按平方厘米（cm²）计算。若采样时手上有消毒剂残留，采样液应含相应中和剂。

3. 检测方法 把采样管充分振荡后，取不同稀释倍数的洗脱液 1.0ml 接种平皿，将 40~45℃的熔化营养琼脂培养基每皿倾注 15~20ml，36℃±1℃恒温箱培养 48 小时，计菌落数，必要时分离致病性微生物。

4. 结果计算 手菌落总数（CFU/cm²）= 每皿菌落平均数×采样液稀释倍数/（30×2）cm²。

第三节 结果报告及解读

各类环境空气、物体表面菌落总数卫生标准，见表 36-1。

表 36-1 医院环境卫生监测标准

环境类别		空气平均菌落数[a]		物体表面平均菌落数（CFU/cm²）
		CFU/皿	CFU/m³	
Ⅰ类环境	洁净手术部	符合 GB 50333 要求	≤150	≤5.0
	其他洁净场所	≤4.0（30min）[b]		
Ⅱ类环境		≤4.0（15min）	–	≤5.0
Ⅲ类环境		≤4.0（5min）	–	≤10.0
Ⅳ类环境		≤4.0（5min）	–	≤10.0
卫生手消毒后医务人员手				≤10
外科手消毒后医务人员手				≤5

注：a.CFU/皿为平板暴露法，CFU/m³为空气采样器法；b.平板暴露法检测时的平板暴露时间；Ⅱ、Ⅲ和Ⅳ类环境符合 GB 15982。

知识拓展

软式内镜如何清洗消毒

随着消化道内镜诊疗技术的突飞猛进，软式内镜的清洗、消毒、灭菌也遇到了前所未有的挑战。消化内镜作为消化道检查诊疗的主要精密仪器之一，其具有结构复杂、附件多、价格昂贵、不耐高温、怕腐蚀等特点，加之内镜使用频率高、周转快，并在操作过程中患者的体液等黏附于内镜表面和管腔中，因此操作后处理与清洗极为重要。软式内镜清洗消毒一般会按照初洗、酶洗、次洗、浸泡、清洗、干燥、无菌储藏或再次使用的程序进行。其中酶洗要求选用低泡医用清洗剂，并根据需要使用去除生物膜功能的清洗剂，以保证清洗消毒效果。操作过程中还应注意个人防护。

思考题

答案解析

案例 2011 年 7 月 5~21 日，国内某三级医院神经外科的 7 例手术患者在术后 4~7 天内相继发生高热（T＞39.6℃），且通过细菌培养从患者手术部位脓性引流液、伤口渗出液和脑脊液标本中均分离出产碳青霉烯酶的肺炎克雷伯菌（CRKP）。

医院进行流行病学调查，抽查空气、物表及水消毒剂、相关人群标本共 402 份。通过培养及鉴定，发现在送检的 402 份标本中，仅在采集自曾用于为多名患者在手术前除头发的剃刀标本处检出 CPKP，且检出 CPKP 的药敏试验结果与从感染患者临床标本中分离出菌株的结果相同。

初步结果判断：剃刀标本处检出的 CPKP 与从感染患者临床标本中分离出菌株的结果相同。因此，判定该事件为剃刀消毒不当引发的医院感染暴发事件。

问题　请分析此次感染发生的直接原因并列举相关防控措施。

（江玉凤）

书网融合……

重点小结　　　　　　　　题库　　　　　　　　微课/视频

参考文献

［1］ Karen C Carrol, Michael A Pfaller. Manual of Clinical Microbiology［M］. 13th Edition. Washington, DC：ASM Press, 2023.

［2］ Amy L Leber, Carey Ann D Burnham. Clinical Microbiology Procedures Handbook［M］. 5th Edition. Washington, DC：ASM Press, 2023.

［3］ Patricia M Tille. Bailey & Scott's Diagnostic Microbiology［M］. 15th Edition. Amsterdam：Elsevier Inc, 2022.

［4］ Kathleen Park Talaro. Foundations in microbiolog［M］. 8th Edition. New York：The MGraw Hill Higher Education, 2011.

［5］ Patrick R. Murray, Ken S. Rosenthal, Michael A. Pfaller, et al. Medical Microbiology［M］. 8th Edition. Amsterdam：Elsevier, 2015.

［6］ 尚红, 王毓三, 申子瑜. 全国临床检验操作规程［M］. 4版. 北京：人民卫生出版社, 2014.

［7］ 李敏, 刘文恩. 临床微生物学检验［M］. 4版. 北京：中国医药科技出版社, 2019.

［8］ Karen C. Carroll, Stephen A. Morse, Timothy A. Mietzner, et al. Jawetz, Melnick&Adelbergs Medical Microbiology［M］. 27th edition. NewYork：McGraw－Hill, 2016.

［9］ Woo PCY, de Groot RJ, Haagmans B, et al. ICTV Virus Taxonomy Profile：Coronaviridae 2023 ［J］. J Gen Virol, 2023, 104(4)：10. 1099/jgv. 0. 001843.

［10］ Kuhn JH, Alkhovsky SV, Avšič－Županc T, et al. ICTV Virus Taxonomy Profile：Nairoviridae 2024［J］. J Gen Virol, 2024, 105(4)：001974.

［11］ 刘杏忠, 王成树, 杨恩策. 真菌进化生物学［M］. 北京：科学出版社, 2022.

［12］ Johnson DC. Candida Bronchitis and Mucus Plugging［J］. Mayo Clin Proc, 2020, 95(4)：825.

［13］ Hu B, Guo H, Zhou P, et al. Characteristics of SARS－CoV－2 and COVID－19［J］. Nat Rev Microbiol, 2021, 19(3)：141－154.

［14］ Arnold BJ. Horizontal gene transfer and adaptive evolution in bacteria［J］. Nat Rev Microbiol. 2022, 20(4)：206－218.

［15］ Fisher MC. Tackling the emerging threat of antifungal resistance to human health［J］. Nat Rev Microbiol. 2022, 20(9)：557－571.